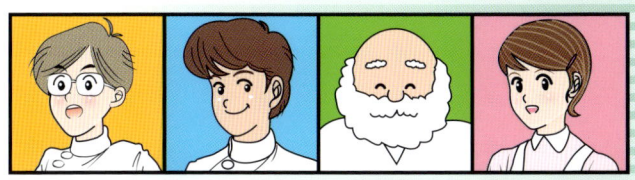

歯周治療って面白い！
―マンガでわかる考え方とテクニック―

1 基礎編

松井　徳雄
浦野　　智
佐々木　猛
山内　　忍
水野　秀治
佐々生康宏
小野　善弘
著

医歯薬出版株式会社

歯周治療って面白い！
―マンガでわかる考え方とテクニック―

1 基礎編

本書の2章以降は，主にマンガで構成されています．マンガを読み進んでいけば，主人公である新人歯科医師Dr.ゴトーの成長に合わせて，歯周治療の基本的な知識をわかりやすく学ぶことができます．

目　次

第1章	治療結果の永続性を求めて	5
第2章	治療に入る前に	17
第3章	治療にかかる前に　モチベーションの向上	29
第4章	初期病変をたたこう1　スケーリング・ルートプレーニング（基礎編）	39
第5章	初期病変をたたこう2　スケーリング・ルートプレーニング（実践編）	53
第6章	非外科処置1　非外科処置の効果	65
第7章	非外科処置2　非外科処置の限界	77

登場人物

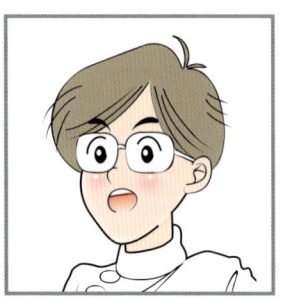

Dr. ゴトー
卒後2年目の新人歯科医師．
最初はさえないが，先輩になんとかついていこうと必死の毎日．
本書の主人公

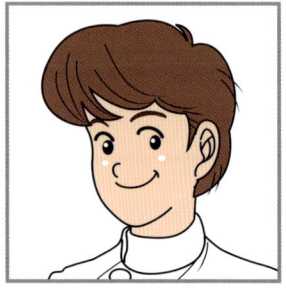

Dr. 囲井（カコイ）
優秀で人柄も優しい先輩ドクター．
患者さんからの信頼も厚く，Dr. ゴトーのあこがれの存在

第8章	**非外科処置3** 文献的考察		**89**
第9章	**共通の治療ゴールを目指して**		**101**
第10章	**歯周外科処置の基本1**		**113**
第11章	**歯周外科処置の基本2**	深い歯周ポケットへの対応　―付着を学ぶ―	**129**
第12章	**歯周外科処置の基本3**	深い歯周ポケットへの対応　―術式・治癒形態を知ろう―	**141**
第13章	**歯周外科処置の基本4**	深い歯周ポケットへの対応　―文献的考察―	**159**
第14章	**歯周外科処置の基本5**	歯槽骨の形態異常に対する考え方1	**175**
第15章	**歯周外科処置の基本6**	歯槽骨の形態異常に対する考え方2	**189**
第16章	**歯周外科処置の基本7**	角化歯肉の重要性	**203**
第17章	**歯周外科処置の基本8**	付着歯肉の重要性	**217**
参考文献			**228**
執筆者一覧			**232**

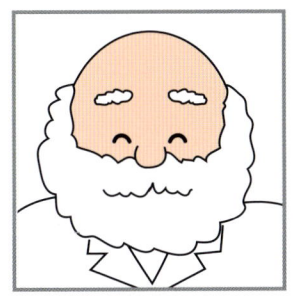

Dr. メンター（院長）
Dr. 囲井の師匠．
患者さんのことを第一に考える名医であるとともに若手ドクターの育成にも力を注ぐよき教育者

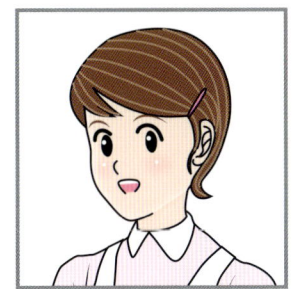

歯科衛生士 コスミ
10年経験のセンパイ歯科衛生士．
Dr. ゴトーを温かく見守っている

This book was originally published in Japanese
under the title of :

SHISYŪCHIRYŌTTE OMOSHIROI—MANGA DE WAKARU KANGAEKATA TO TEKUNIKKU—1. KISO HEN
(Let's Try Periodontics. Concept and Technique 1. Evidence Based Approaches)

MATSUI, Tokuo
    Kiwakai Ginza Dental Clinic
URANO, Satoru
    Urano Dental Clinic
SASAKI, Takeshi
    Kiwakai Shin-osaka Dental Clinic
YAMAUCHI, Shinobu
    Kiwakai Shin-osaka Dental Clinic
MIZUNO, Shuji
    Kiwakai Shin-osaka Dental Clinic
SASAO, Yasuhiro
    Osaka University Dental Hospital
ONO, Yoshihiro
    Kiwakai Ginza Dental Clinic

© 2008 1st ed.

ISHIYAKU PUBLISHERS, INC
    7-10, Honkomagome 1 chome, Bunkyo-ku,
    Tokyo 113-8612, Japan

第1章

治療結果の永続性を求めて

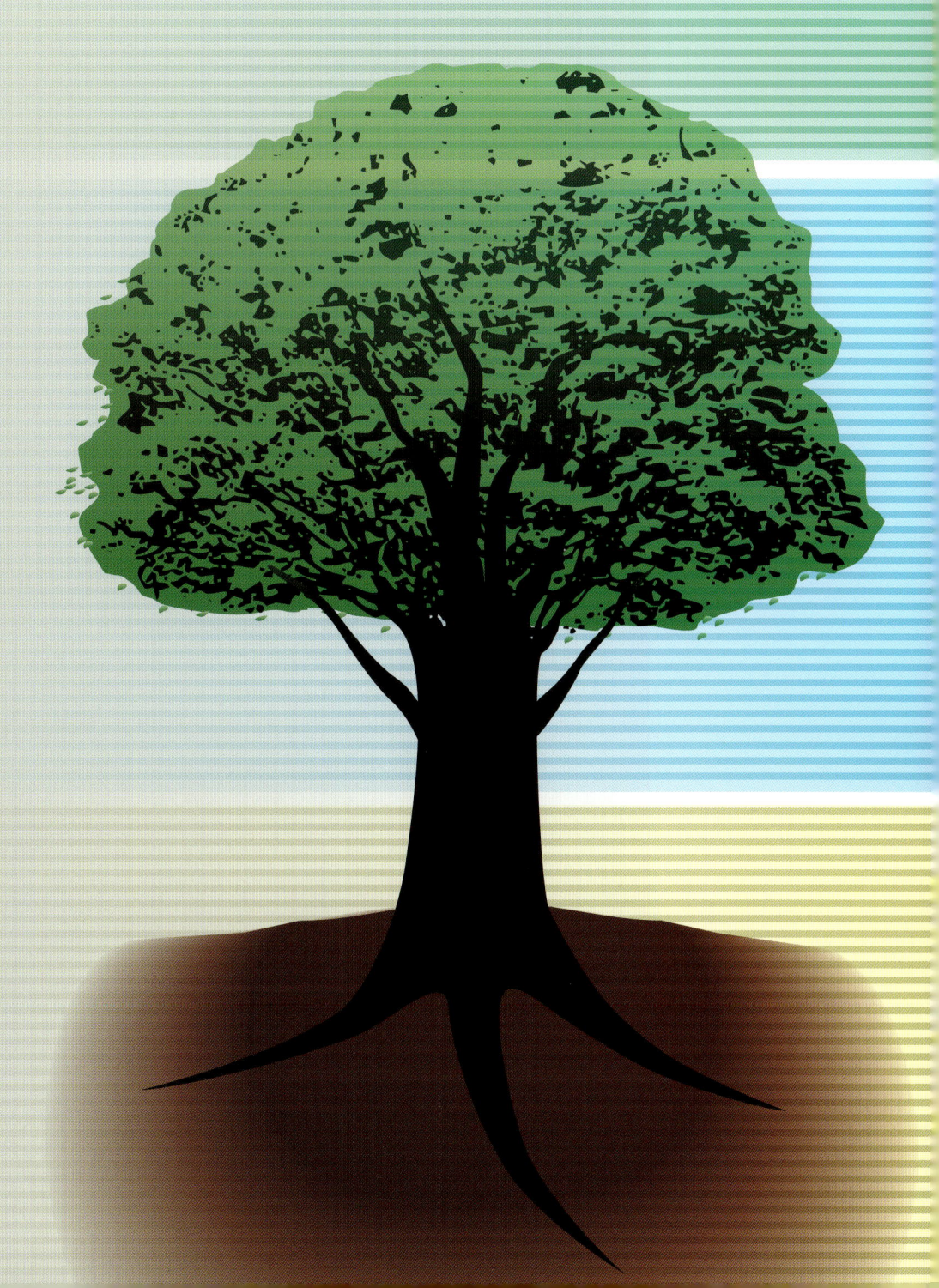

刊行にあたって

　現代社会は情報化が進み，多くの情報が早く簡単に入手できるようになってきた．その反面，情報量が膨大になり，真に必要なものを見極めることが難しくなってきている．

　歯科の分野でも，審美やインプラント治療，再生療法などの高度先端医療の発展にはめざましいものがあり，それに関する情報や新材料が次々と報告され，脚光を浴びるようになってきた．また，治療の概念では，"科学的根拠"，"予知性"という用語が汎用され，多くの歯科医は何が正しいのか判断に迷い，混乱している現状が見受けられる．このような状況のなかで，われわれ歯科医にとって必要なことは，情報や用語の意味するところを正しく理解し，氾濫した情報のなかから患者と術者にとって真に有用なものを見極め，臨床に取り入れていくことだと考えられる．

　日常臨床で，われわれが治療を行う患者の多くは歯周病，齲蝕，根尖病変，歯牙欠損などさまざまな問題を抱えており，非常に複雑な病態を呈している．また同時に，大部分の治療が"過去の治療のやり直し"であることに気づく．この問題には多くの原因が考えられるが，歯科医自身の知識，技術，治療への姿勢によるところも大きいのではなかろうか．

　患者の期待に応えていくためには，歯周治療，根管治療，補綴，矯正，インプラントなど多くの治療オプションを習得し，それらを有機的に連携させた総合治療を実践することが必要となってくる．歯牙欠損や歯周病による骨欠損のある患者にとって，ブラッシングやPMTCなどの予防処置だけでは，咀嚼機能や審美性の回復は得られない．綿密な治療計画に則り，長期的展望に立脚した治療の遂行が望まれる．そして患者の抱える問題が重症であるほど，歯周治療をベースにして，その視点から症例を捉えていくことが重要であり，治療に対する「確固としたコンセプト」をもって，情報を正しく分析・評価し，臨床に取り入れる能力が求められる．

　筆者自身，自分の臨床経験の反省から渡米した際に，長期成功症例を多数実現し，アメリカ歯周病学会のリーダー的役割を担った故 Dr. Gerald M. Kramer や Dr. Myron Nevins らとめぐり会い，彼らの下で学ぶことができたのは幸運であった．帰国後，彼らのコンセプトを基盤に，情報を科学的に検証しながら，補綴専門医である中村公雄氏とともに，それぞれの専門性を活かしつつ25年間治療に携わってきた．

　同時に，そのコンセプトを少しでも多くの歯科医へ伝え，治療のオプションを広げて臨床に応用していただきたいと JIADS 研修会を主宰してきた．その結果，宮本泰和先生（京都府開業）を筆頭に，同じコンセプトで治療を実践している数多くの歯科医が素晴らしい長期結果を患者に提供している．また近年，JIADS として積極的にアメリカ歯周病学会やハーバード大学，タフツ大学などで症例を発表し，そのレベルの高さが賞賛されている．

　本書では，「歯周治療って面白い！」と題し，氾濫する情報のなかから真に有用性のある情報を識別し，臨床へ取り入れる力を養うため，歯周治療を中心とした総合治療に対するわれわれの考え方と治療の実際を紹介し，かつ，文献はもとより臨床の科学性を追求するために，その根拠となるコンセプトについても述べ，21世紀の歯科医療の展望を考察したい．

（小野善弘）

● **Why ?　なぜ 30 年以上もの長期にわたって維持・安定した治療結果が得られたのか？**

●症例 1（*1-1～1-6*）　故 Dr. Kramer と Dr. Nevins らの長期（30 年経過）症例

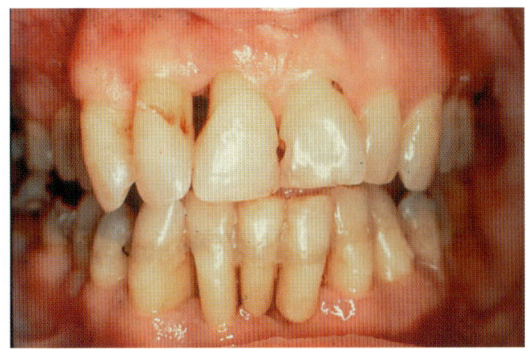

1-1　治療前（1968）

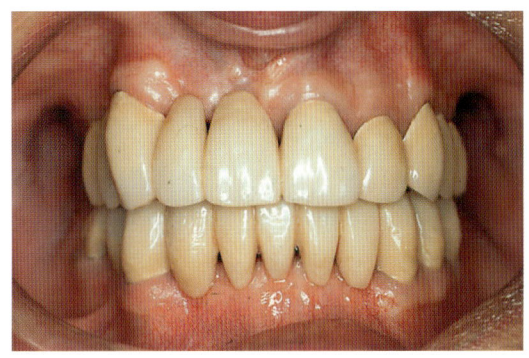

1-2　治療終了直後（1971）

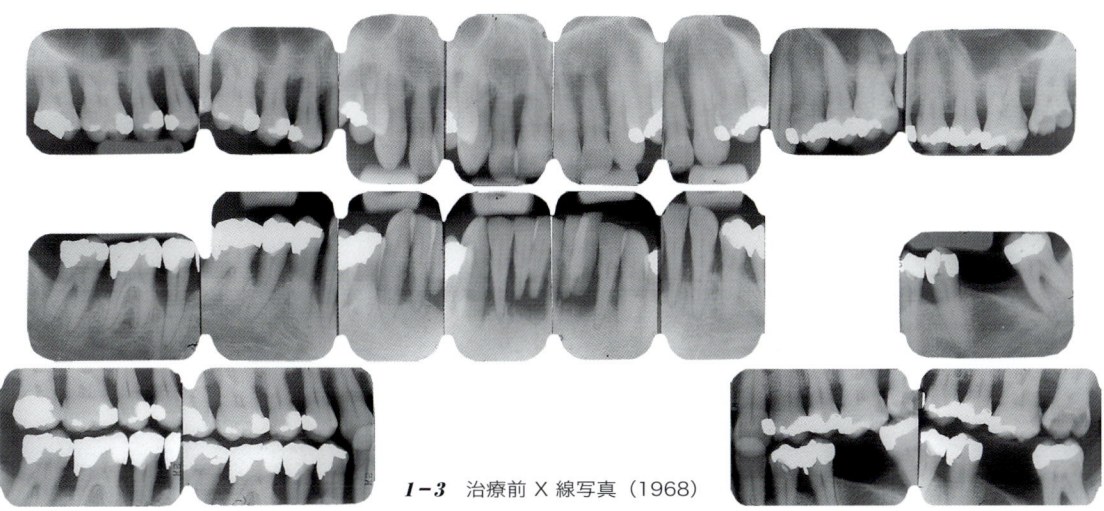

1-3　治療前 X 線写真（1968）

　　1-1～1-6 は，故 Dr.Kramer と Dr.Nevins らの長期(30 年経過)症例である．
　人種，年齢，性別，口腔内の状態，口腔内に対する意識の高さなど，さまざまな要因が関与しているが，どうしてこのように 30 年もの長期にわたって維持・安定した治療結果が得られたのであろうか？

7

第1章 治療結果の永続性を求めて

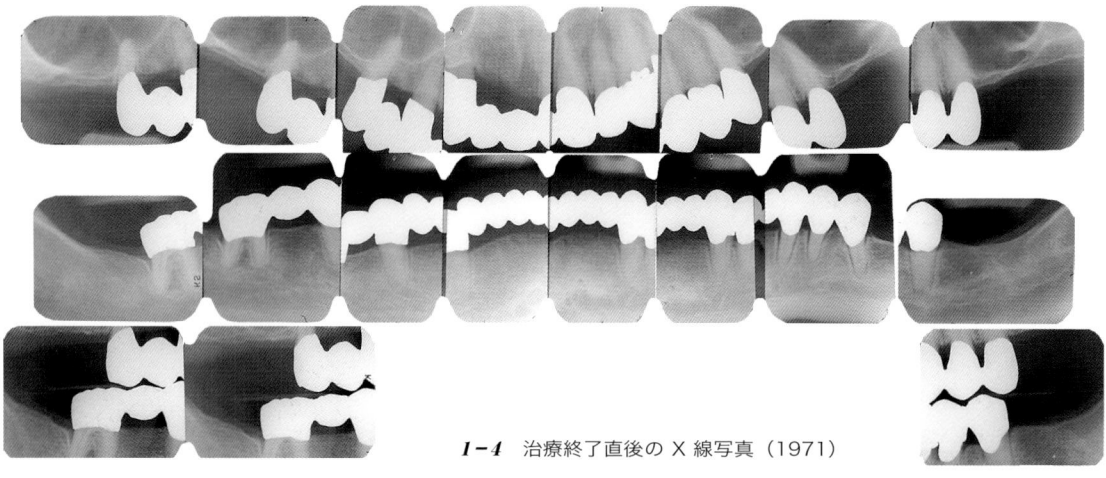

1-4 治療終了直後のX線写真（1971）

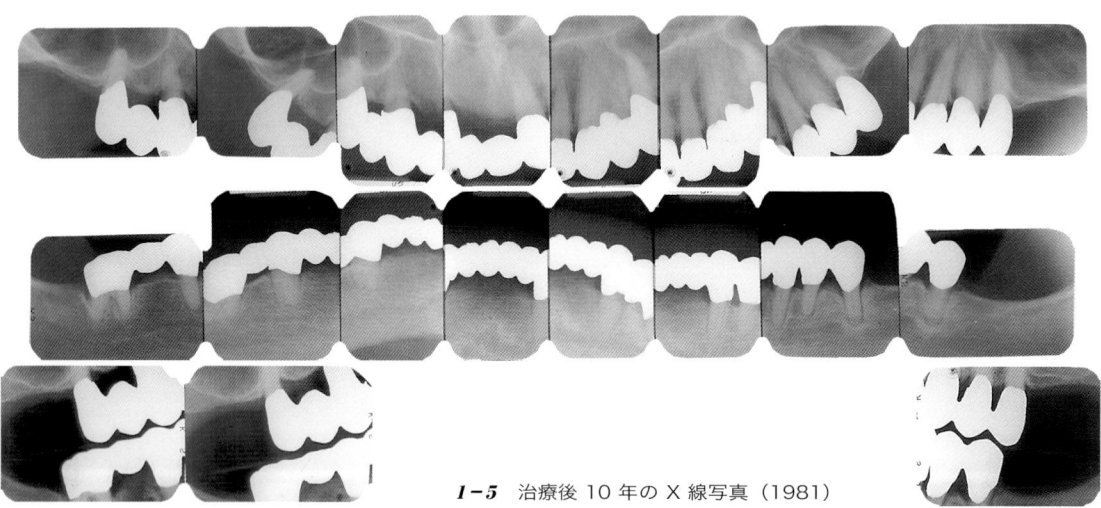

1-5 治療後10年のX線写真（1981）

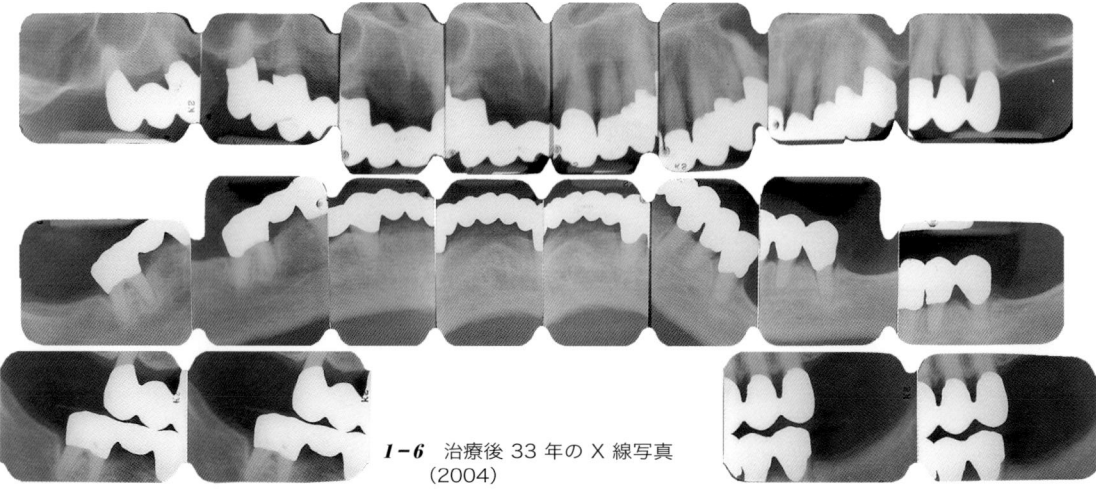

1-6 治療後33年のX線写真（2004）

●永続性をもった治療結果を目指して

　治療後わずかな時間で問題が再発し，歯科治療に対して失望する患者を目の当たりにし，短絡的な治療，場当たり的な治療ではなく，治療結果を長期的に維持・安定するためにはどうしたらよいのか悩んでいる歯科医も多いのではないだろうか．

　筆者（小野）自身，故 Dr. Kramer，Dr. Nevins の多数の長期症例を目にし，その維持・安定性の高さに驚きを禁じえず，当初は「この先生方は，想像できないほど高い特別な技術力をもっているにちがいない」と思っていた．しかし，彼らの答えは単純明瞭であった（**図 1**）．

　「Dr. Ono，それは"清掃性の高い口腔内環境の確立"だよ」

　「そのために歯周組織に求められる条件は，

　　　　　　浅い歯肉溝
　　　　　　段差のない平坦な（歯槽）骨レベル
　　　　　　十分な幅の付着歯肉

を獲得することだよ」

　目から鱗が落ちるような心境であった．そして，日本でも同様に長期に維持・安定した治療結果を提供できればと考え，帰国後，彼らの考え方に基づいて治療を行ってきた．

図 1 永続性をもった治療結果を得るためのコンセプト

永続性をもった治療効果を得るために
Dr. Kramer
Dr. Nevins

清掃性の高い口腔内環境の確立
● 浅い歯肉溝
● 骨の平坦化
● 十分な付着歯肉

第1章 治療結果の永続性を求めて

● 日本人に対しても，同じコンセプトで治療を行えば，
（同じように）長期的維持・安定を得ることができる！

● 症例2（2−1〜2−6）：45歳，男性

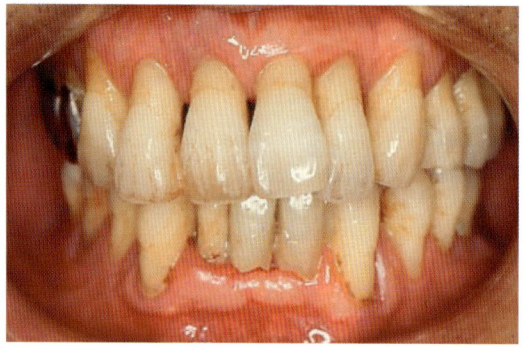
2−1 初診時

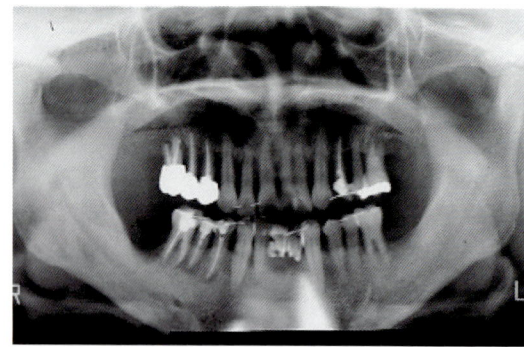
2−2 同，パノラマX線写真

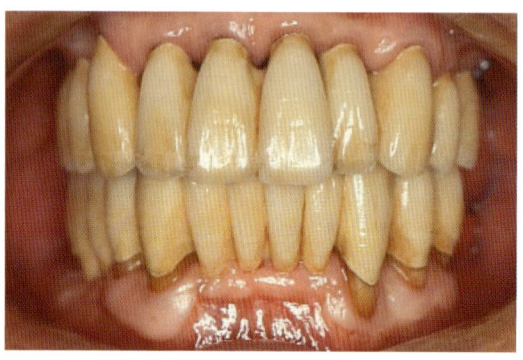
2−3 治療終了直後

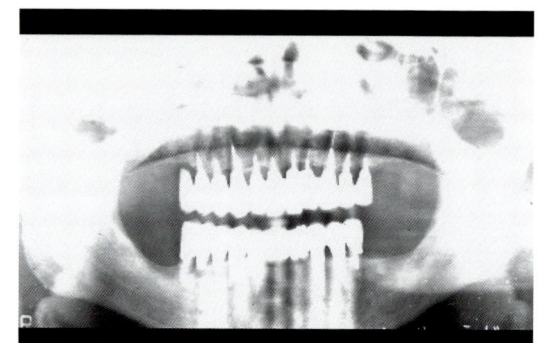
2−4 同，パノラマX線写真

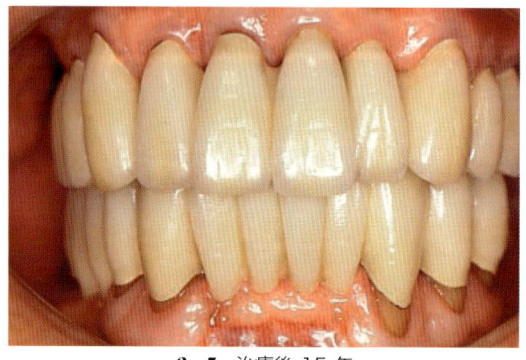
2−5 治療後15年

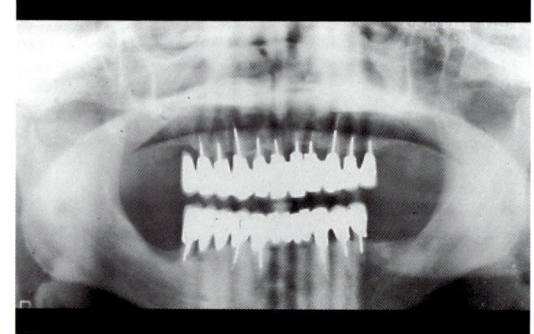
2−6 同，パノラマX線写真

2−1〜2−6，3−1〜3−8は，いずれも当院（小野，中村ら）で行った治療結果である．故Dr. Kramerらのコンセプトに基づいて治療を行った結果，日本人の患者に対しても，このように長期的に維持・安定した治療結果を得ることができ，彼らの考え方の正しさを実感した．これが，現在のわれわれの歯周治療における考え方（コンセプト）の基本になっている．

●症例3（*3-1〜3-8*）：43歳，男性

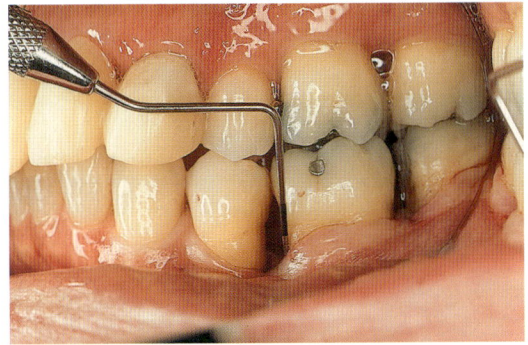
3-1 初診時

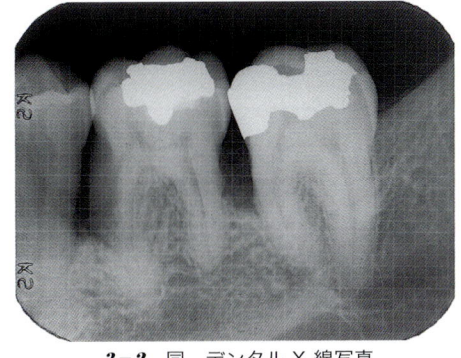
3-2 同，デンタルX線写真

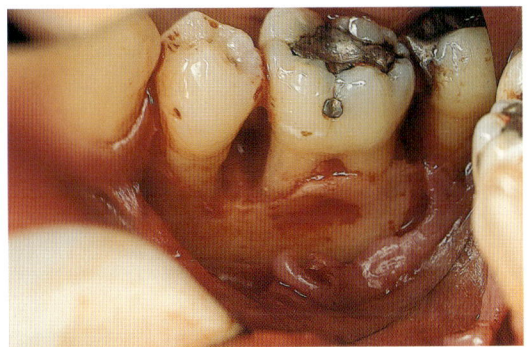
3-3 再生療法

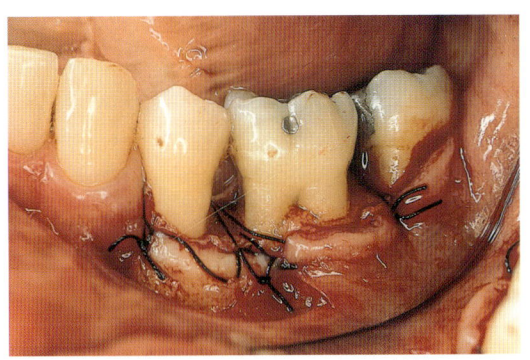
3-4 確定的外科処置：切除療法（再生療法後1年）

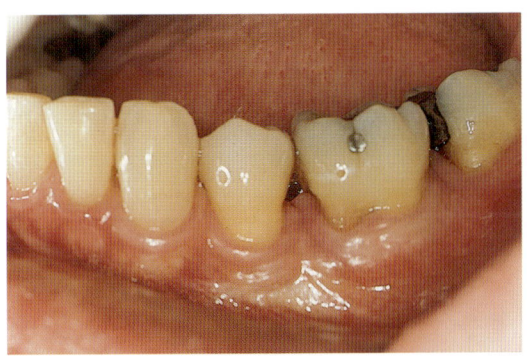
3-5 治療後11年

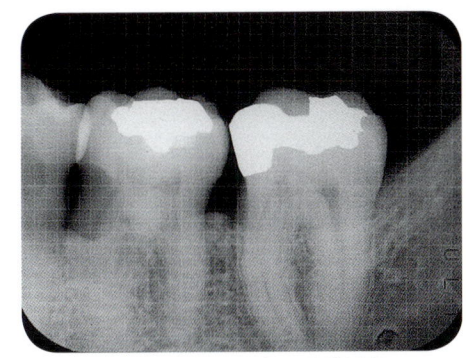
3-6 同，デンタルX線写真

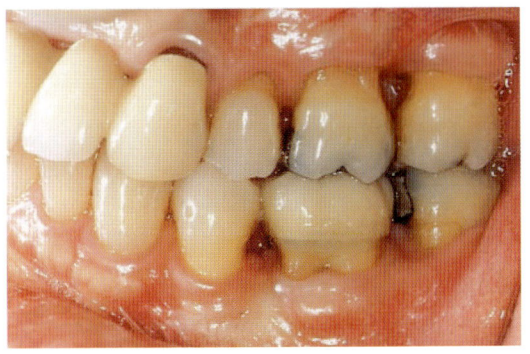
3-7 治療後14年

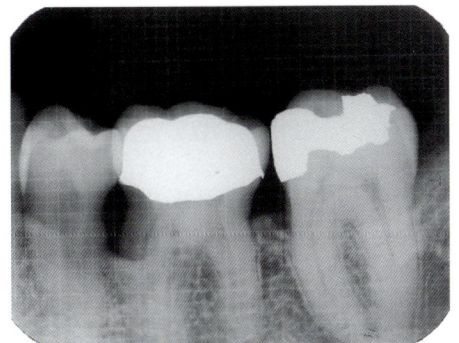
3-8 同，デンタルX線写真

第1章 治療結果の永続性を求めて

●同じコンセプトの下で治療を行えば，同じ治療結果が得られる

●症例4（*4−1〜4−8*） 再生療法による長期症例（京都府開業・宮本泰和先生のご厚意による）

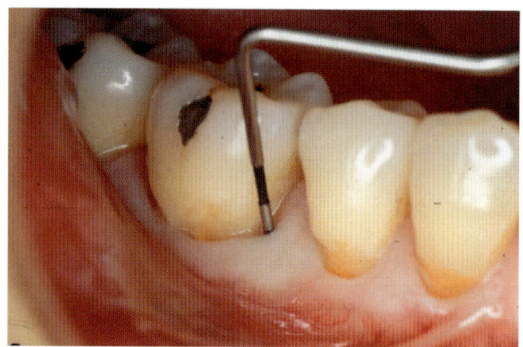

4−1 初診時

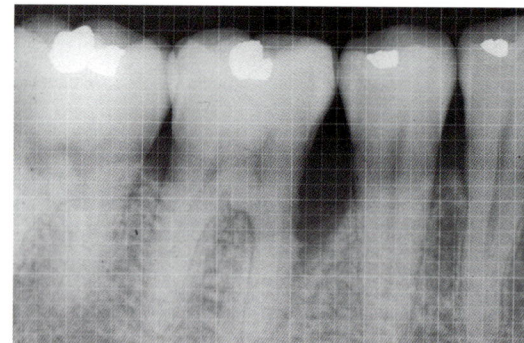

4−2 同，X線写真

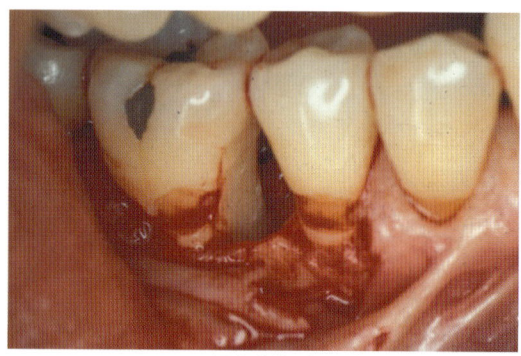

4−3 再生療法（GTR）

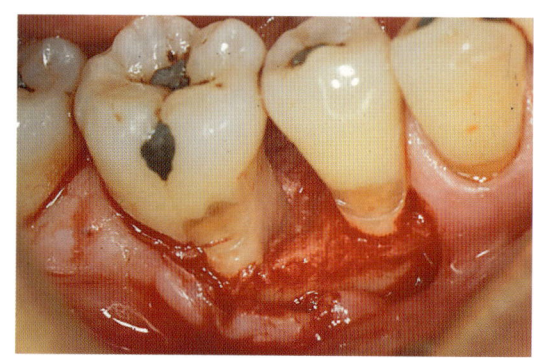

4−4 GTR後1年，リエントリー手術

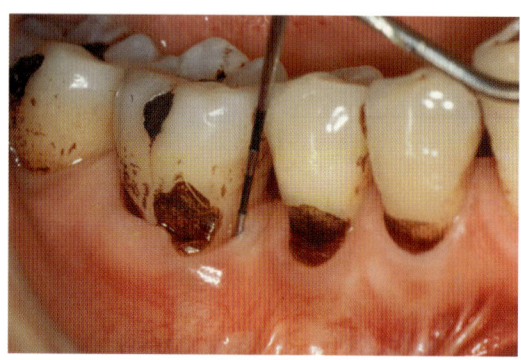

4−5 治療後10年

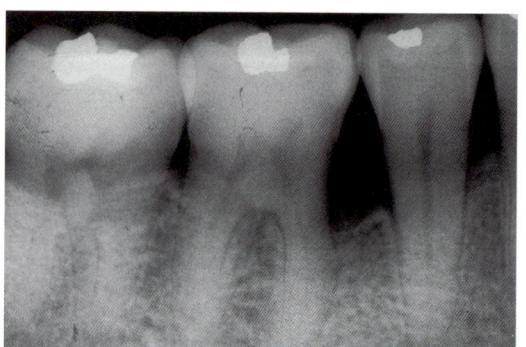

4−6 同，X線写真

　　4−1〜4−8，5−1〜5−4，6−1〜6−6 は，長期的に維持・安定した治療結果が重要であるというわれわれの考え方に共鳴し，そのコンセプトに基づいて治療を行った先生方の長期経過症例である．

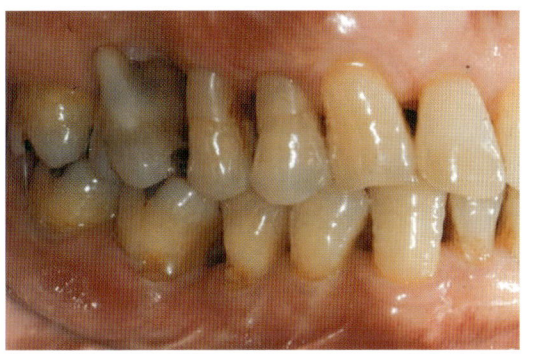

4-7 治療後 13 年

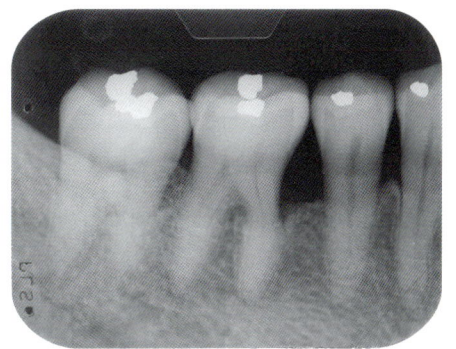

4-8 同，X 線写真

● 症例 5（*5-1〜5-4*） インプラント治療による長期症例（石川県開業・船登彰芳先生のご厚意による）

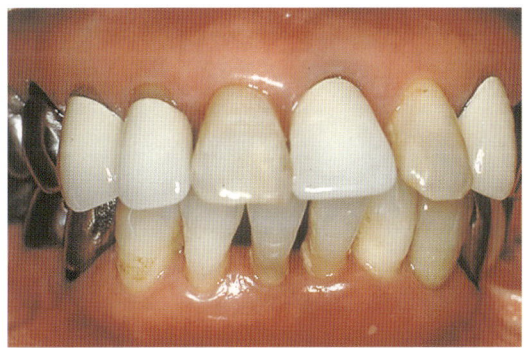

5-1 初診時

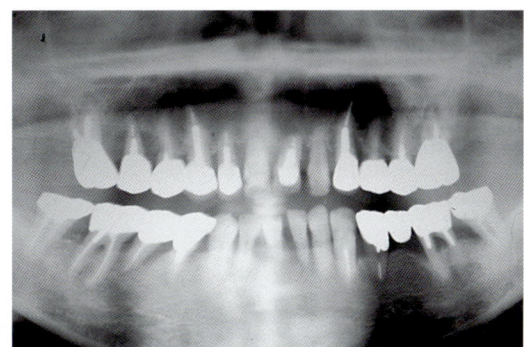

5-2 同，パノラマ X 線写真

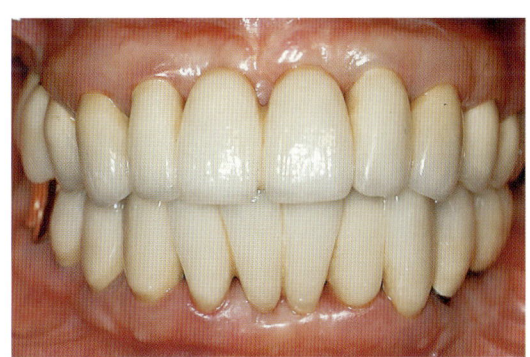

5-3 最終補綴物装着後 7 年

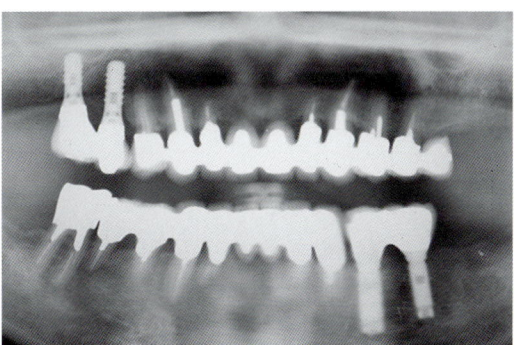

5-4 同，パノラマ X 線写真

第1章 治療結果の永続性を求めて

●症例6（*6-1*〜*6-6*）　前歯部の審美性を考慮した長期症例（静岡県開業・石川知弘先生のご厚意による）

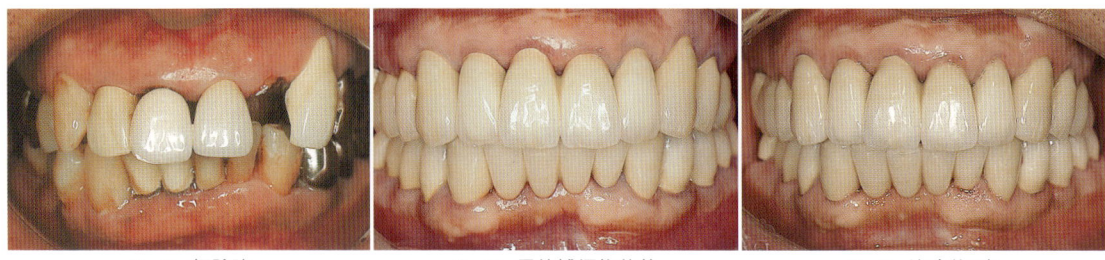

6-1　初診時　　　　　　*6-2*　最終補綴物装着　　　　　　*6-3*　治療後7年

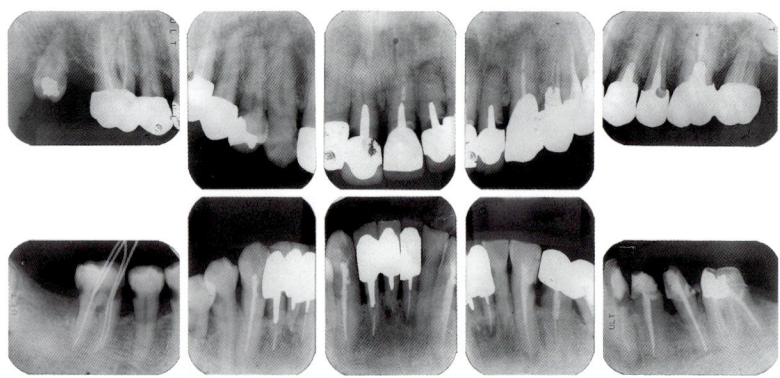

6-4　初診時Ｘ線写真

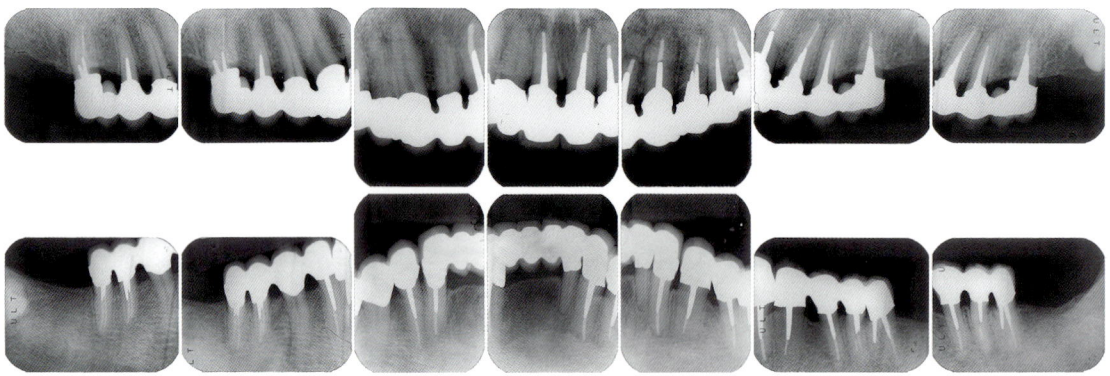

6-5　最終補綴物装着後のＸ線写真

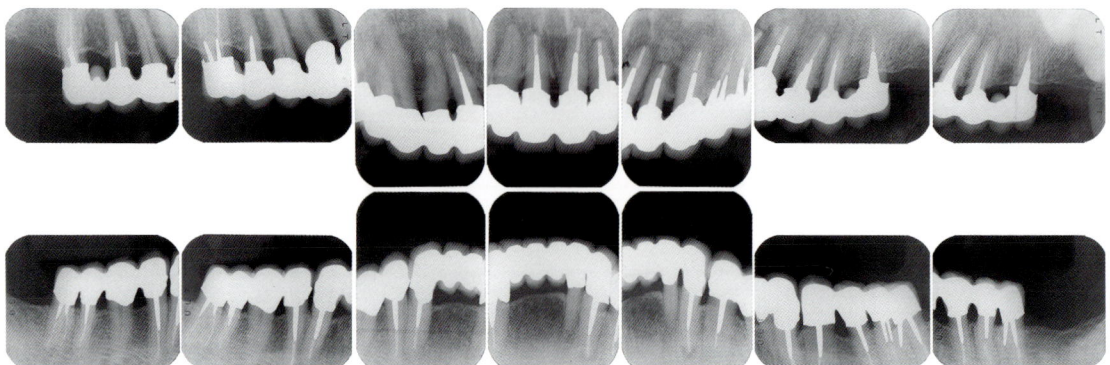

6-6　治療後7年のＸ線写真

●誰が行っても同じ結果が得られるという「科学性」

臨床においては,「偶然成功した治療」,「名人芸や職人技のような特殊な治療」ではなく,同じコンセプトに基づいて治療を実践すれば,誰が行っても同じ結果が得られること(科学性)が非常に重要であると考えている(**図 2**).もちろん,われわれのコンセプトが唯一無二のものではなく,他のいろいろな考え方もあろう.

しかし,**症例 4〜6** に示したように,われわれと同じ考え方の下に臨床を行っている多くの先生方が同様の長期結果を出していることを見れば,故 Dr. Kramer らのコンセプトがいかに高い科学性をもち,多くの患者に福音をもたらしているか,おわかりいただけると思う.

―科学性―
同じコンセプトに基づいて治療を行えば、誰が行っても同じ結果が得られること

図2　「科学性」とは

●治療に対する揺るぎない太い幹をつくろう

近年,再生療法やインプラント治療などの高度先端歯科医療の進歩はめざましく,またそれに伴って,患者の治療に対する要求も非常に高度化かつ多様化してきているように思われる.このような患者の要望に応え,満足のいく治療結果を提供するために,歯科医師は知識・技術の研鑽に努め,科学性の高い治療オプションを多く習得することが求められる.

治療オプションを増やし,臨床の幅を広げることにより,多くの患者が恩恵を受けることができるようになるが,その反面,有効なオプションであっても,その使い方を誤ると全く効果が得られないばかりでなく,逆効果になるおそれがあり,最悪の場合,取り返しのつかない不幸な結果を招く危険性もはらんでいる.

そうならないためにもオプションを増やすことと同時に,いつ,どの部位に,どの術式を,どのように応用すれば良好な結果が得られるかを的確に判断する

第1章 治療結果の永続性を求めて

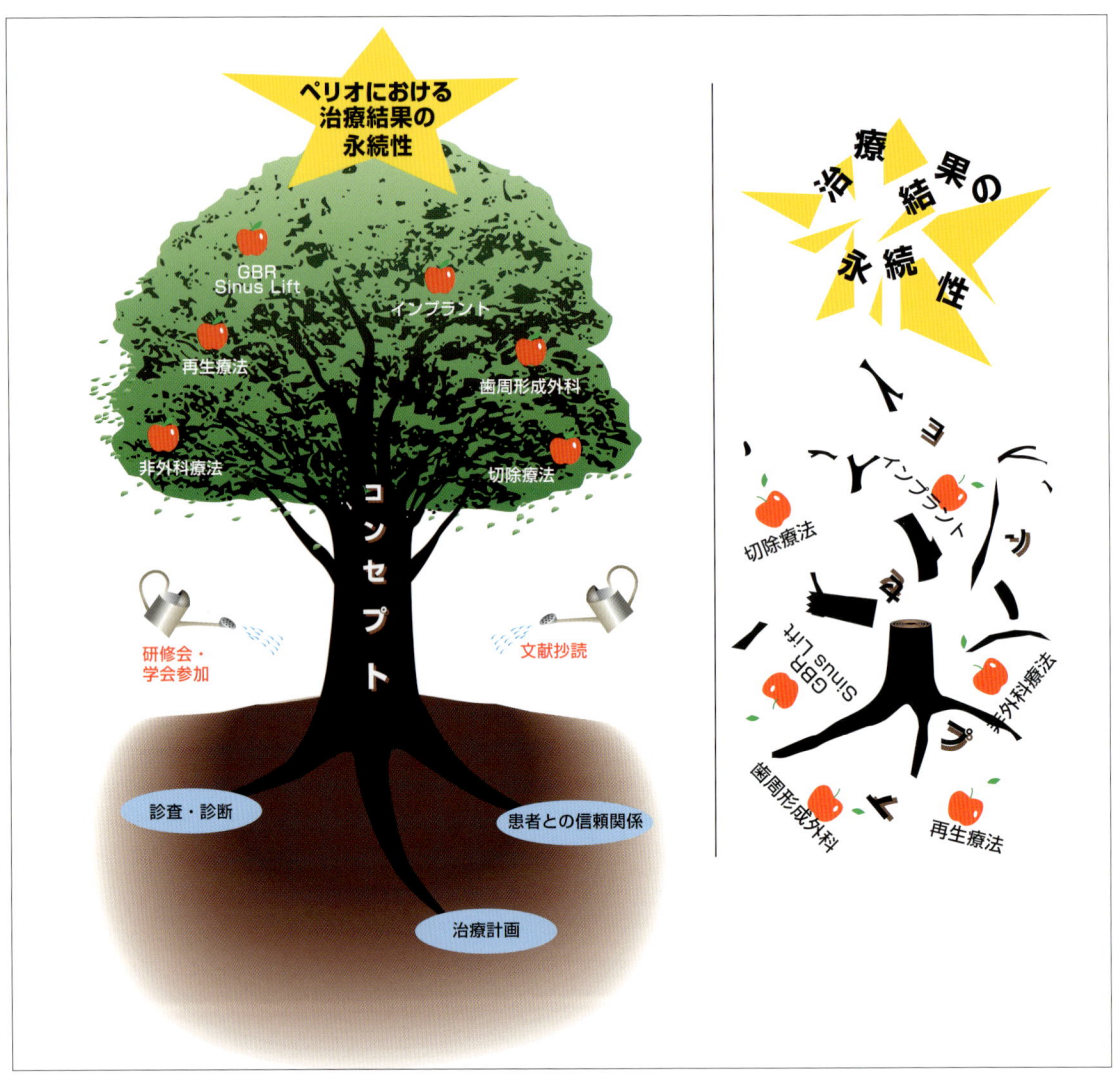

図3 治療オプションをもてばもつほど，それに振り回されない確固とした治療のコンセプト（揺るぎない太い幹）が重要になる（左），コンセプトをもたなければいくら治療オプションがあってもすべてバラバラになる（右）

　治療の確固たるコンセプトの確立が求められ（**図3**），そのためには正確な診査・診断とそれに基づいた綿密な治療計画の立案が非常に重要になる．また，計画に則って確実に治療を遂行し，治療結果の長期的安定を得るためには，患者のコンプライアンスが不可欠であり，強い信頼関係で結ばれた患者―術者が協力して治療のゴールを目指していく姿勢が大切である．
　次章からはさまざまな問題を抱える患者の症例を紹介して，治療の根拠となる文献にもメスを入れながらその解決法を考察し，多くの治療オプションを実らせた揺るぎない大木（コンセプト）を育てていくプロセスを供覧したいと思う．

第 2 章

治療に入る前に

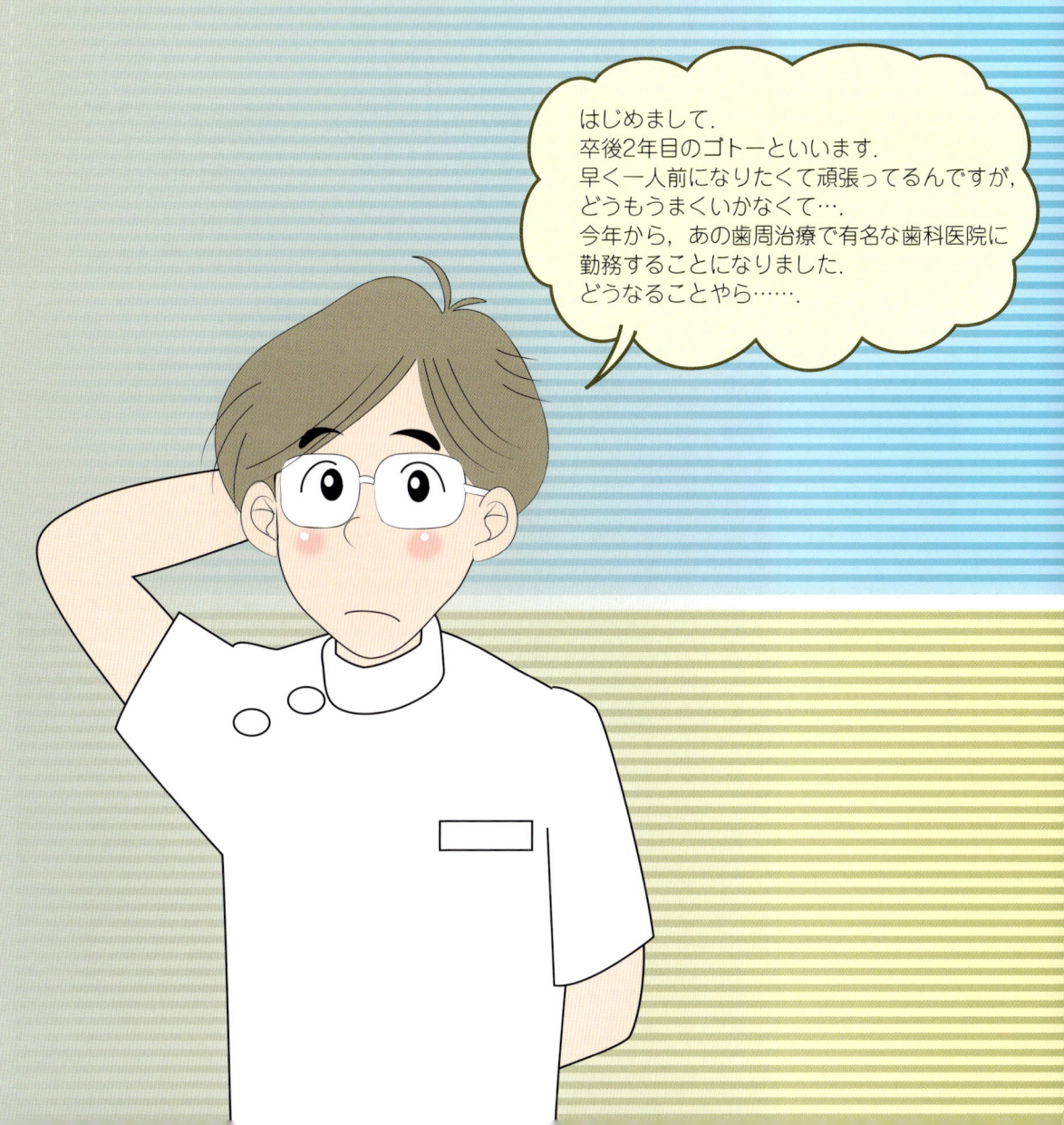

第2章 治療に入る前に

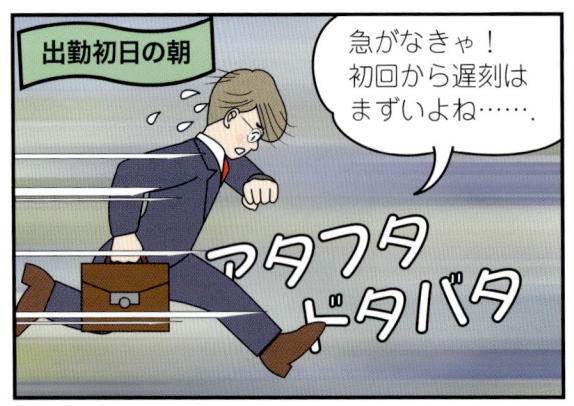
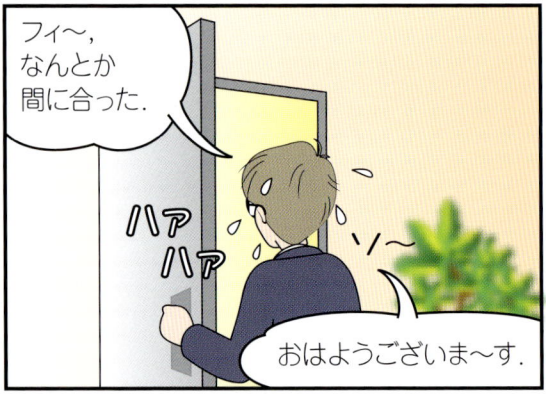
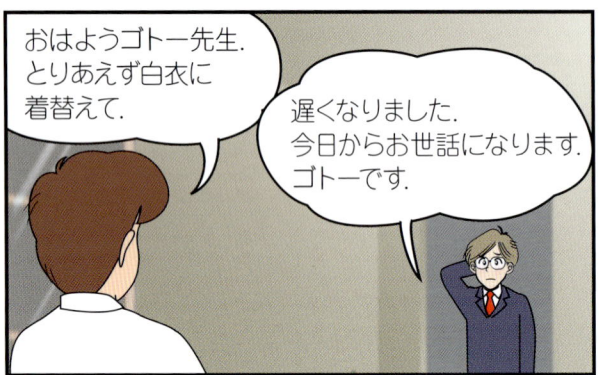
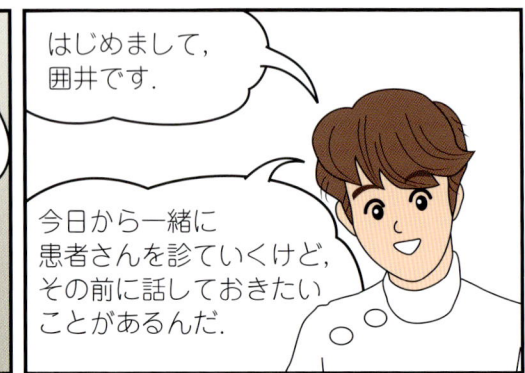

歯科医院に来院されるさまざまな患者さん

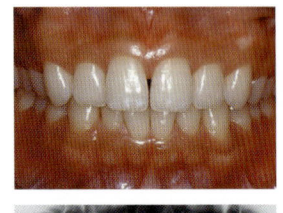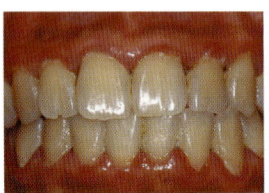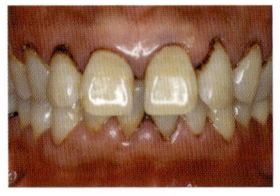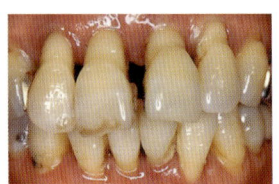
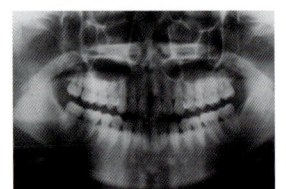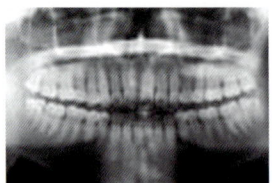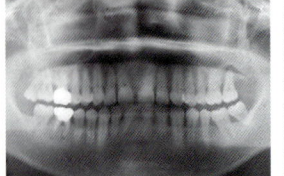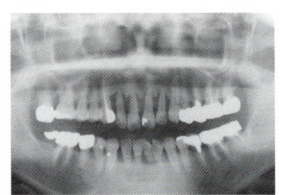

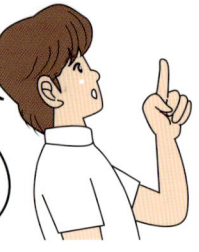
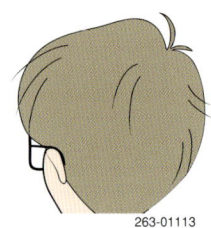

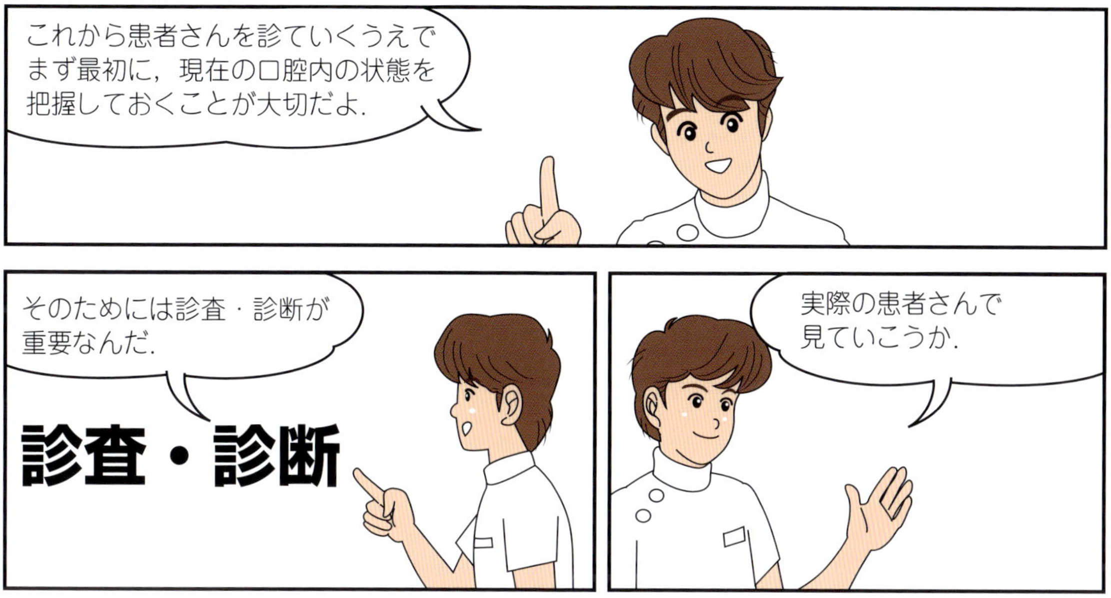

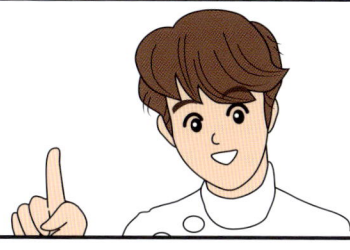

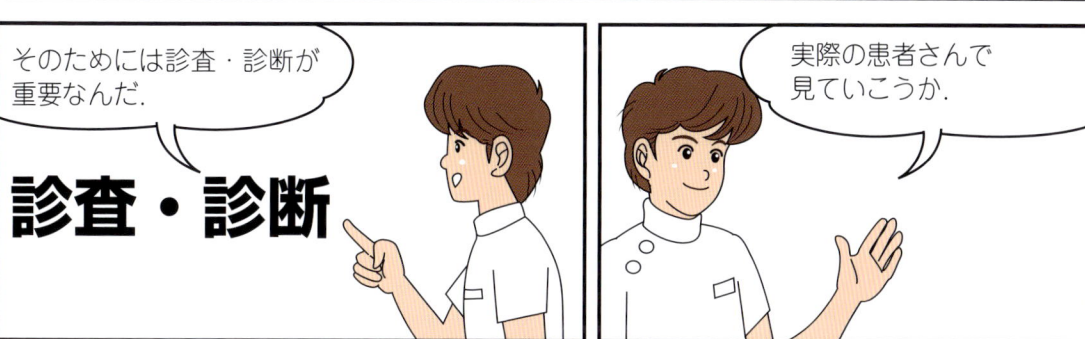

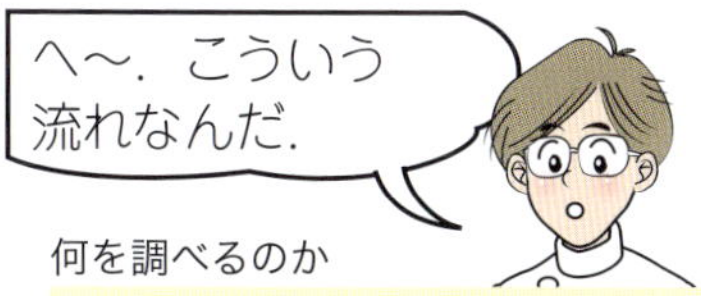

何を調べるのか		
患者自身の状態	口腔内・外	全身の状態
●性格 ●協力度 ●治療への希望や期待度 ●医院への信頼度 ●時間的・経済的制約 ●歯科治療歴	●顔貌，上下の顎関係 ●上下歯列の関係 ●個々の歯および周囲組織の状態	●全身疾患 ●既往歴

具体的にどうやって

●問診 ●会話を通して	●X線写真 ●歯周組織検査 ●模型 ●顎機能検査 ●口腔内写真 ●細菌検査	●問診 ●検査結果

| モチベーションの確立 | 問題点の把握 | 全身疾患のコントロール |

初期治療 ← 診 断
↓   ↓
再評価検査 → 動的治療
              ↓
      メインテナンスに移行できる条件の獲得
              ↓
          メインテナンス

第2章 治療に入る前に

診　査

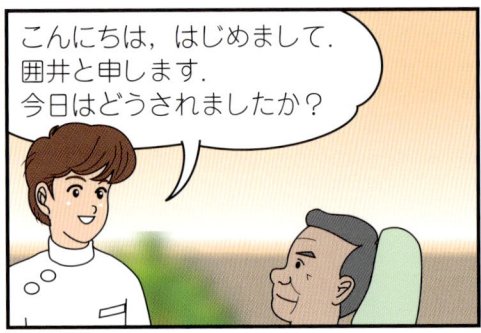
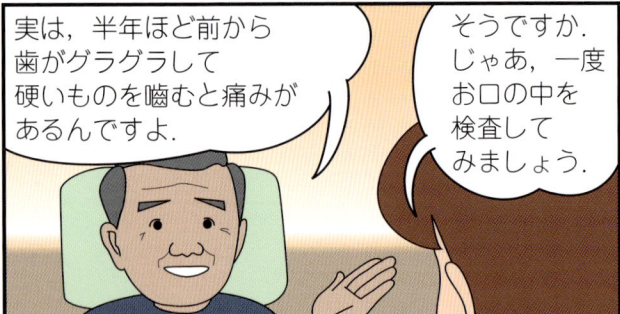

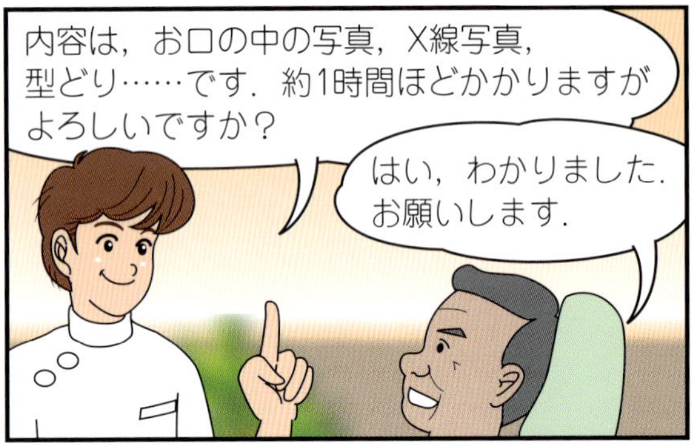

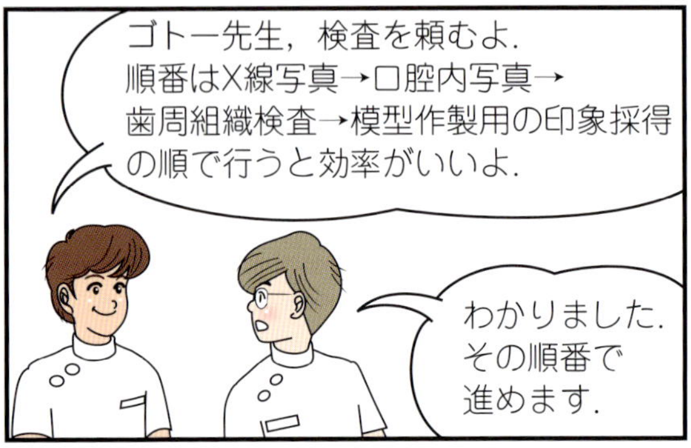

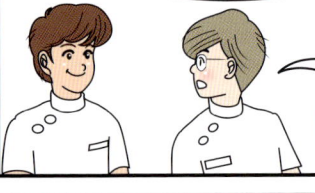

X線写真撮影

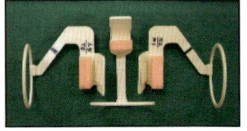
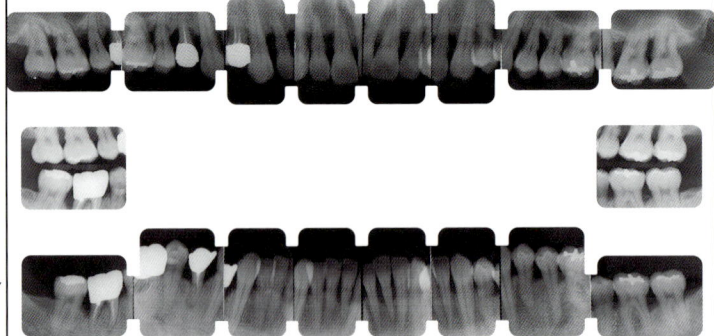

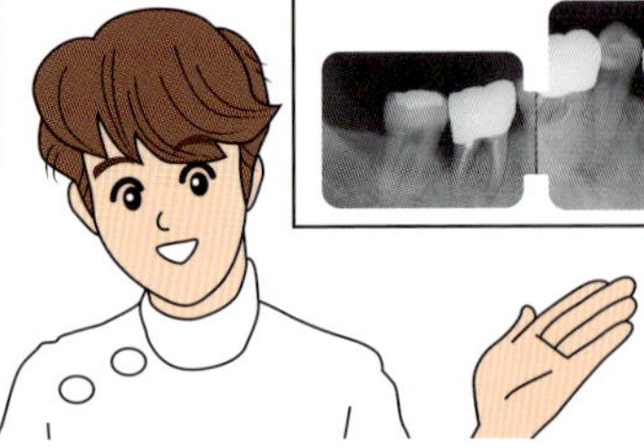

口腔内写真撮影

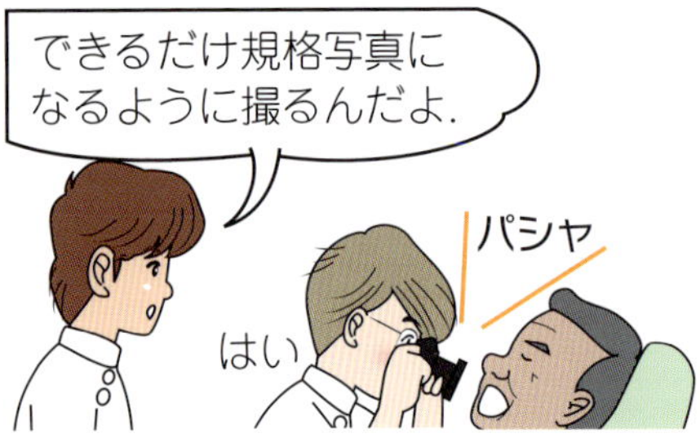

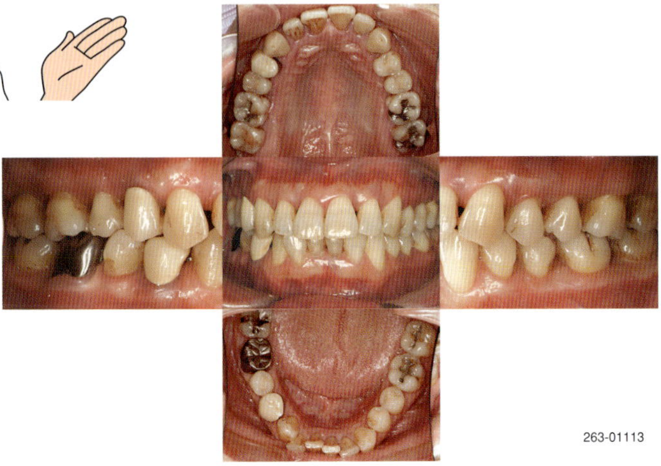

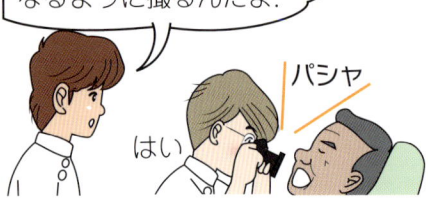
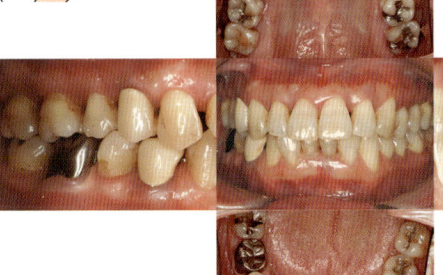
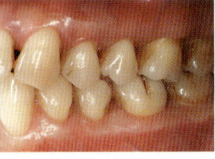

歯周組織検査

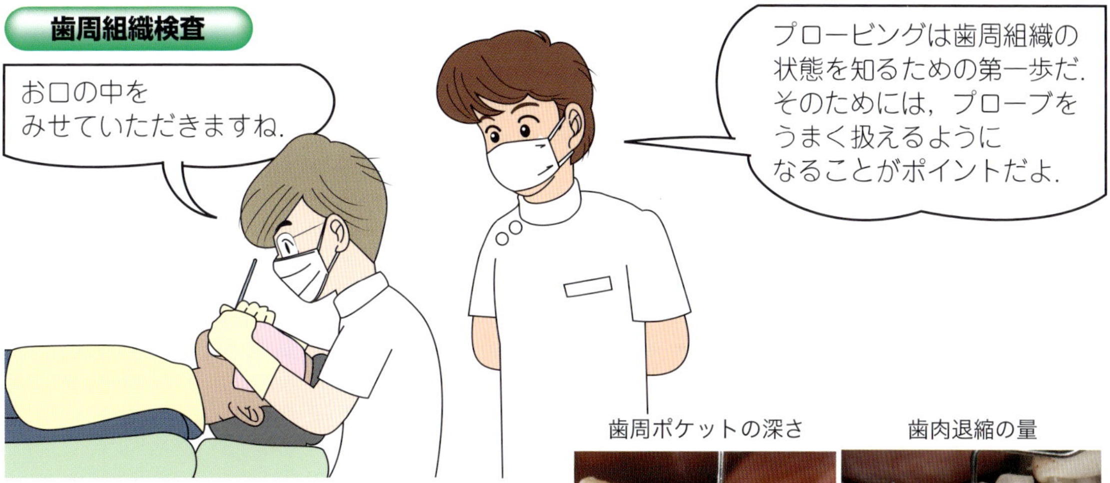

お口の中をみせていただきますね．

プロービングは歯周組織の状態を知るための第一歩だ．そのためには，プローブをうまく扱えるようになることがポイントだよ．

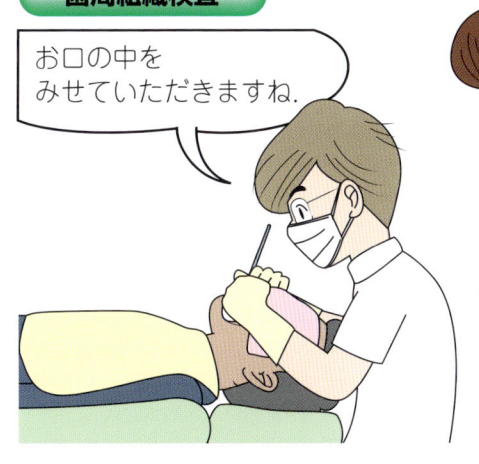

歯周組織検査
- ●歯周ポケットの深さ
- ●歯肉退縮量
- ●歯牙の動揺度
- ●根分岐部病変
- ●角化歯肉の幅
- ●プロービング時の出血
- ●小帯の付着位置
- ●口腔前庭の深さ

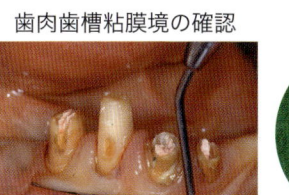

歯周ポケットの深さ　　歯肉退縮の量

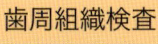

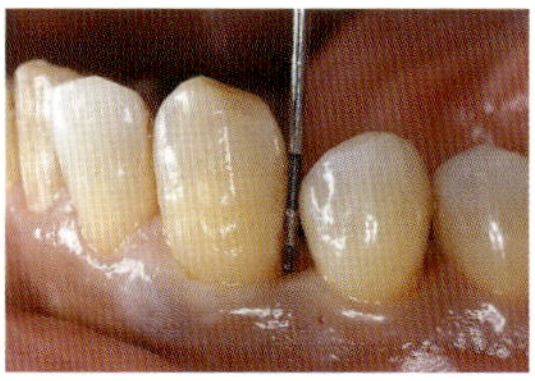

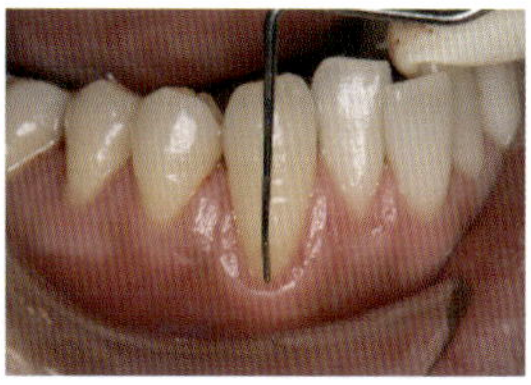

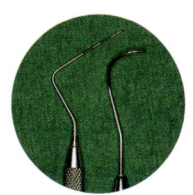

歯肉歯槽粘膜境の確認　　プロービング時の出血

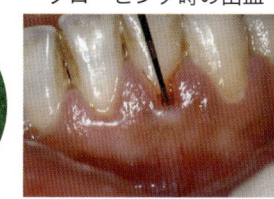

角化歯肉の幅　　根分岐部病変の診査

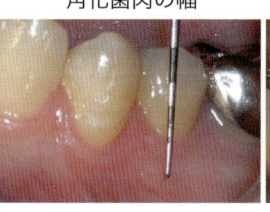

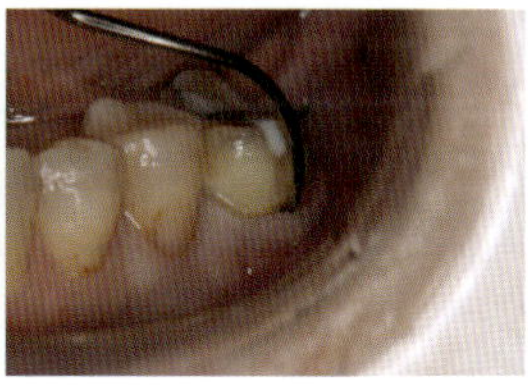

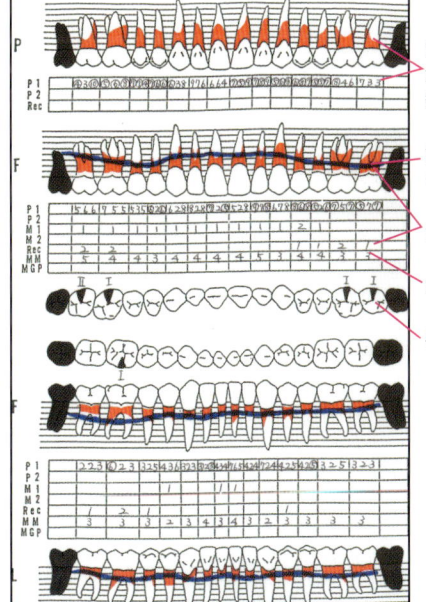

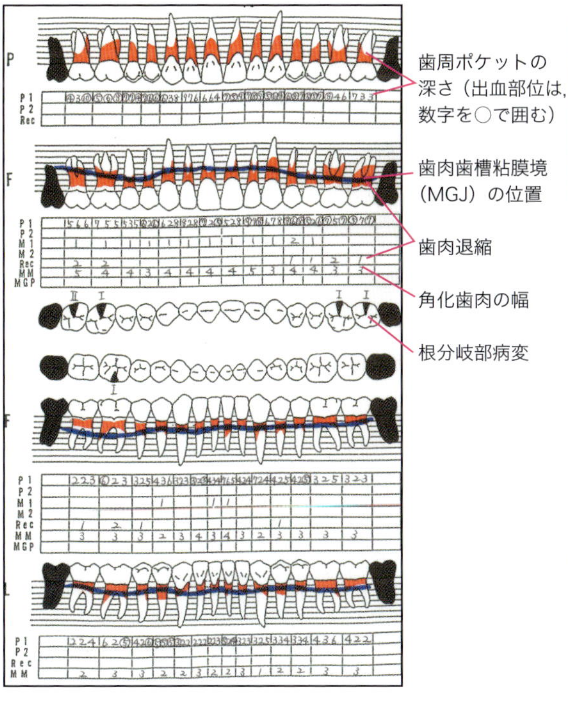

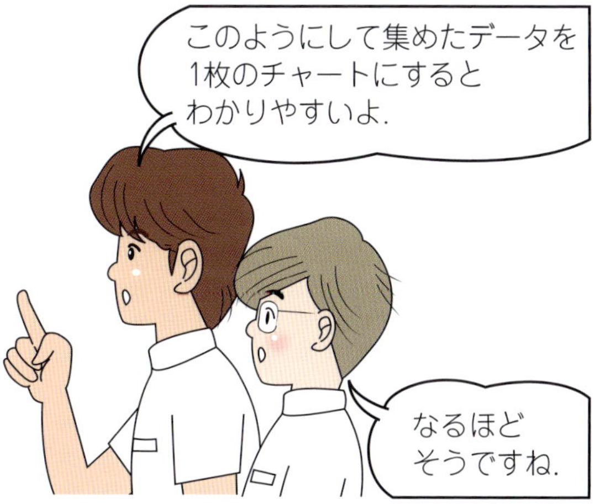

歯周ポケットの深さ（出血部位は，数字を○で囲む）

歯肉歯槽粘膜境（MGJ）の位置

歯肉退縮

角化歯肉の幅

根分岐部病変

このようにして集めたデータを1枚のチャートにするとわかりやすいよ．

なるほどそうですね．

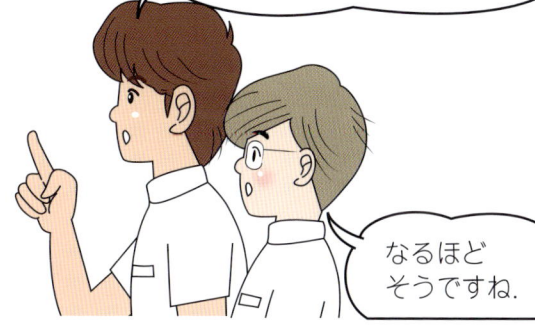

第2章 治療に入る前に

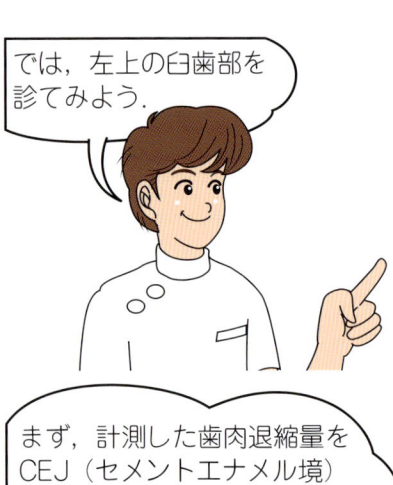

では，左上の臼歯部を診てみよう．

まず，計測した歯肉退縮量をCEJ（セメントエナメル境）からの距離として記入し，辺縁歯肉の位置を決めるんだ．つづいて，歯肉縁から歯周ポケット底部までの幅（プロービング値）を赤く塗るんだ．

なるほど，歯根の上に色を塗ると，数値がより立体的に浮かんでイメージしやすくなるんですね．

歯周ポケットの赤帯の中にMGJのライン（青線）がくると，付着がないことを示しているんだ．

付着……ですか？

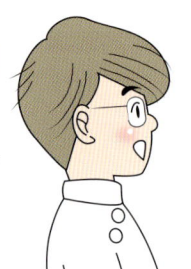
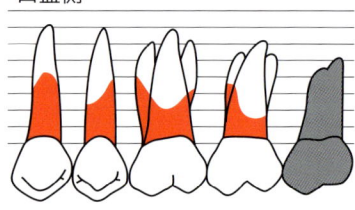

口蓋側

| P1 | ⑥⑧⑦ | ⑤⑥⑦ | ⑧4 6 | 7 3 3 |

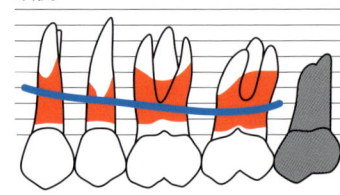

頰側

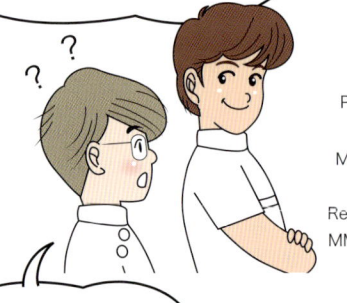

P1	⑦⑥⑨	⑤2⑥	⑦5⑦	5 7⑦
M1	2	1		
Rec	1	1	2	1
MM	4	4	3	3

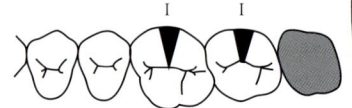

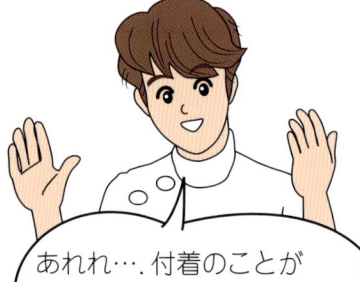

あれれ…．付着のことがよくわかっていないようだね．それはまたいつか説明することにして．同じプロービング値でも歯肉退縮があるかないかで，歯周ポケット底部の位置が異なることがわかったね．

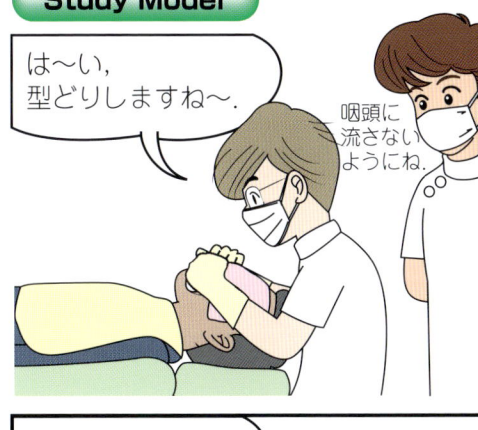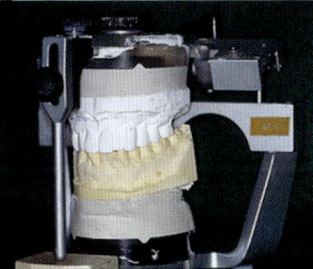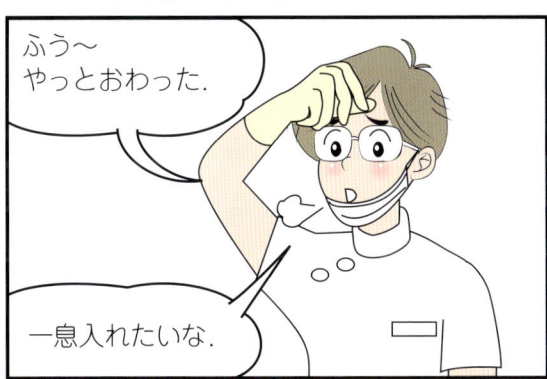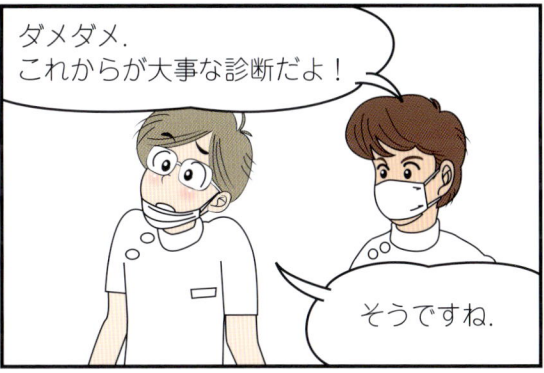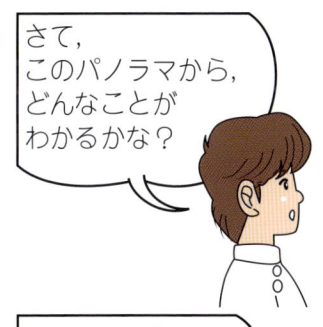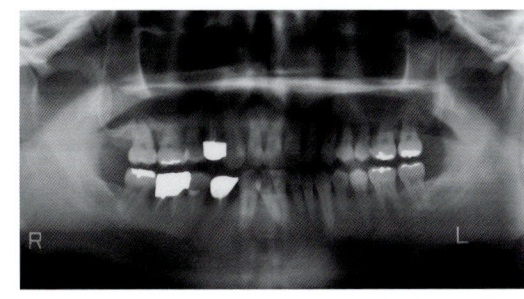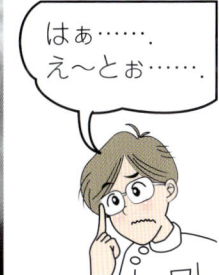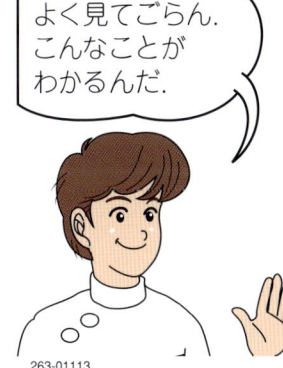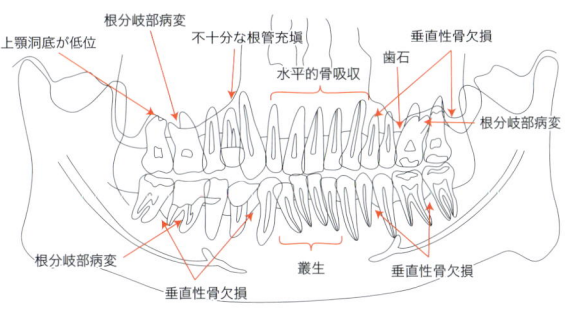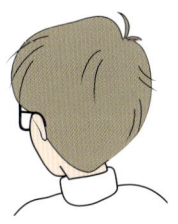

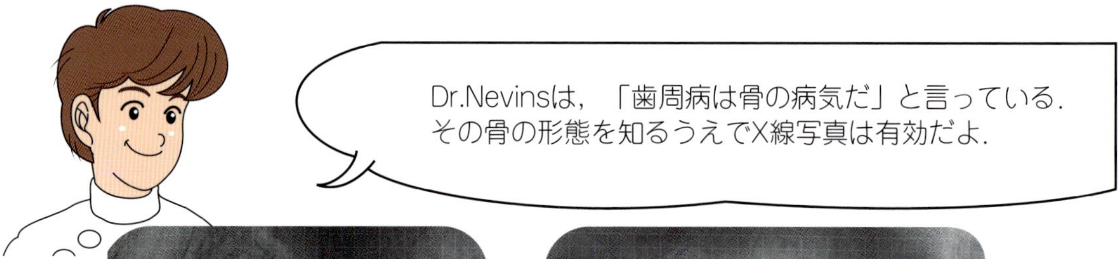

第2章 治療に入る前に

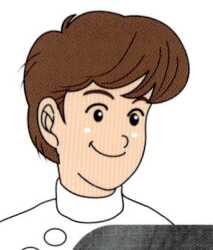

Dr.Nevinsは，「歯周病は骨の病気だ」と言っている．その骨の形態を知るうえでX線写真は有効だよ．

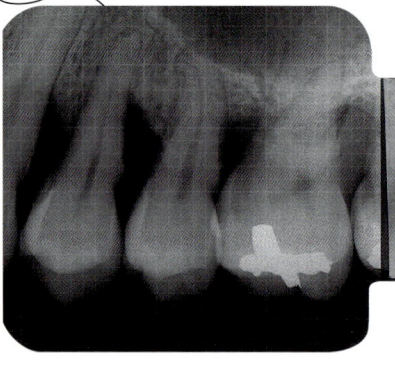
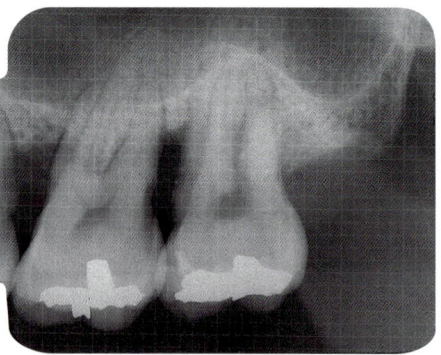

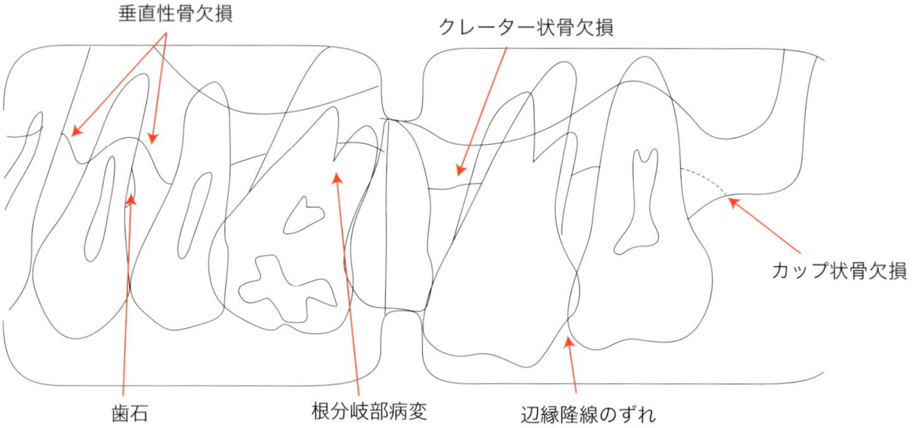

垂直性骨欠損　クレーター状骨欠損　カップ状骨欠損

歯石　根分岐部病変　辺縁隆線のずれ

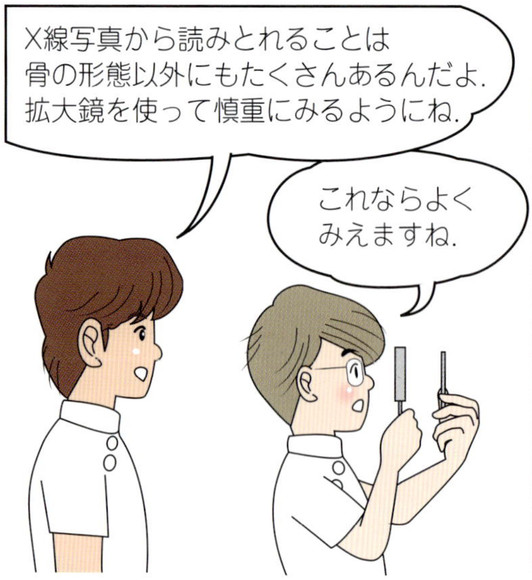

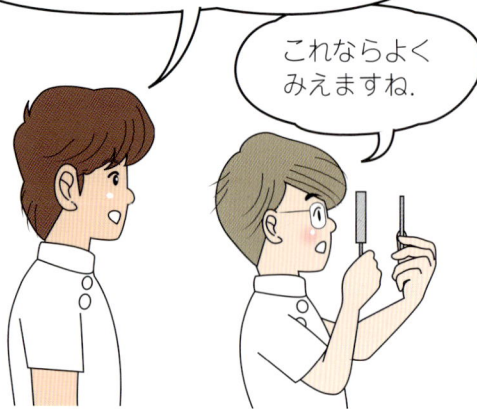

X線写真から読みとれることは骨の形態以外にもたくさんあるんだよ．拡大鏡を使って慎重にみるようにね．

これならよくみえますね．

X線写真から読みとれること

- 歯石の沈着
- カリエス（齲蝕）
- 骨吸収の状態
- 修復物の適合状態
- 根の近接
- コンタクトポイントの状態
- 歯冠-歯根比
- 歯根膜腔の幅
- 歯槽硬線（白線）の状態
- 根分岐部病変
- 歯根膜腔の拡大
- 歯の傾斜，挺出，捻転
- 根尖病変
- 埋状歯
- オトガイ孔および下歯槽管の位置
- 上顎洞の位置，形態
- 歯根の長さと太さ

など

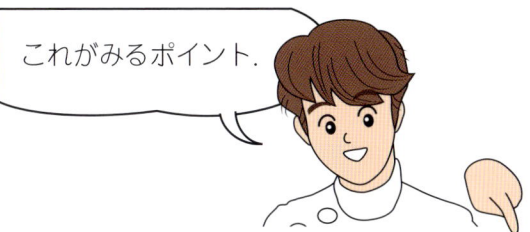
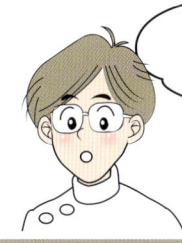
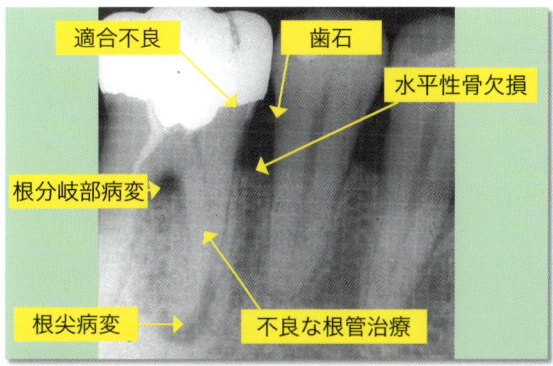
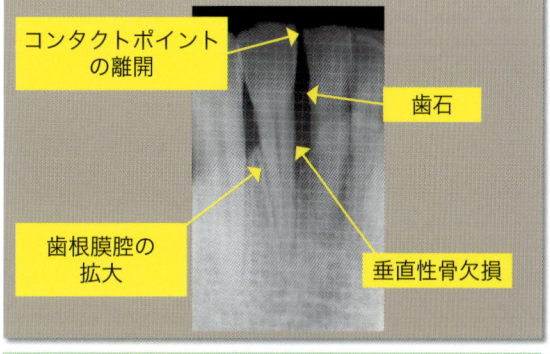
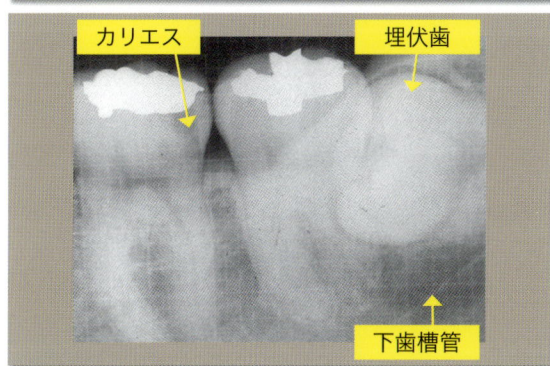
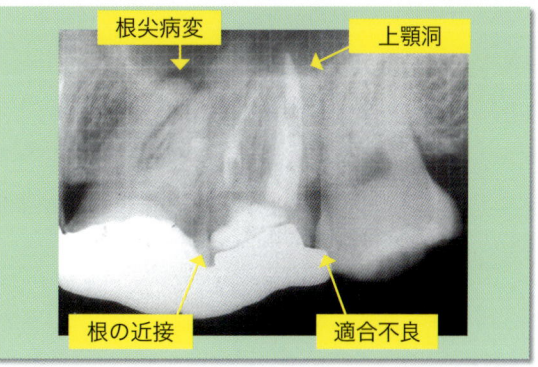
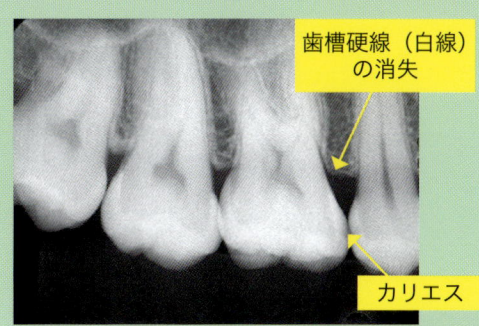

第2章　治療に入る前に

X線写真の限界

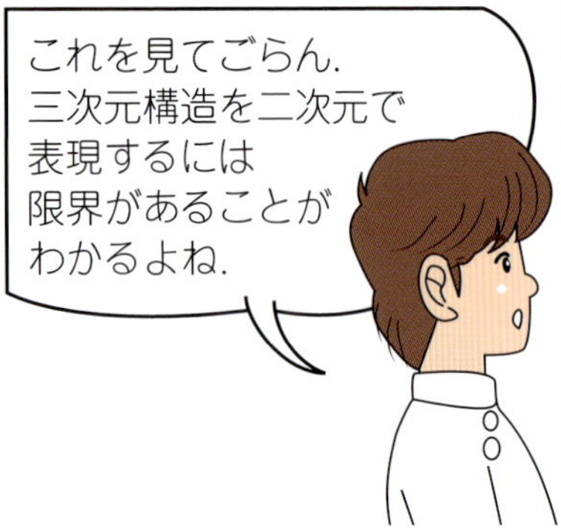

これを見てごらん．三次元構造を二次元で表現するには限界があることがわかるよね．

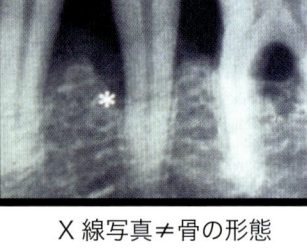
X線写真≠骨の形態

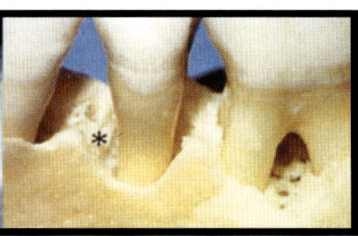
三次元の構造を二次元で表現しているので，限界がある．

Radiographic detection of dental calculus.
X線写真による歯石の確認
Buchanan SA et al:
J Periodontol, **58**(11): 747-751, 1987.

材料と方法：
　　対象；18人の患者，275隣接面
　　観察方法；X線写真は10倍に拡大．その後，抜歯を行い40倍に拡大し観察
結果：
　　顕微鏡で確認できる歯石沈着のうち，X線写真でも識別できるのは43.8%のみ

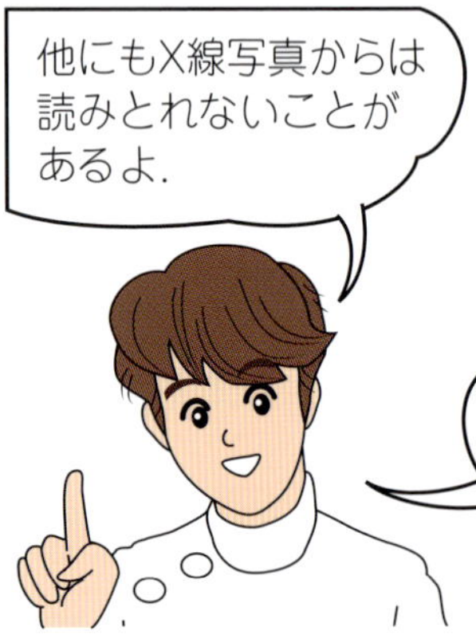

他にもX線写真からは読みとれないことがあるよ．

X線写真から読みとれないこと

- 頬舌側の歯石の沈着
- 歯周ポケットの深さ
- 骨欠損における頬舌的な段差
- 根分岐部病変の正確な程度
- 歯牙の動揺度
- 歯牙の頬舌的形態
- 歯肉の炎症

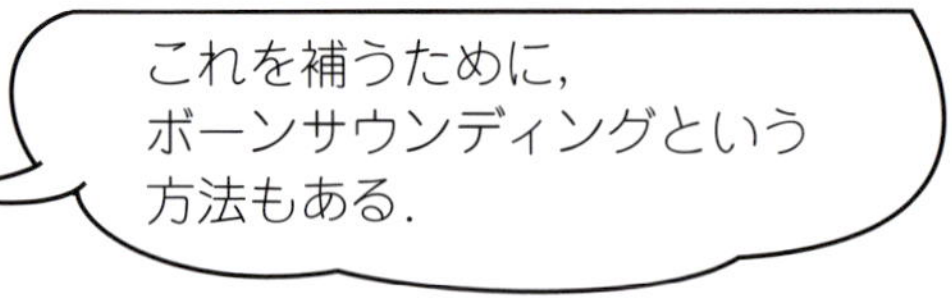

これを補うために，ボーンサウンディングという方法もある．

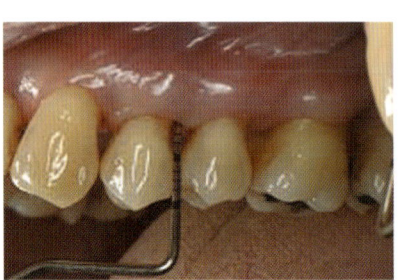
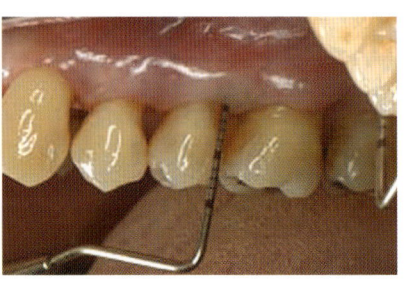

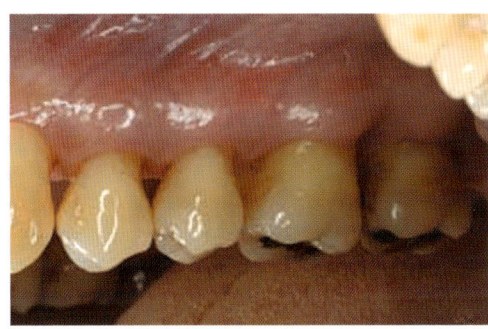

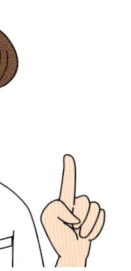

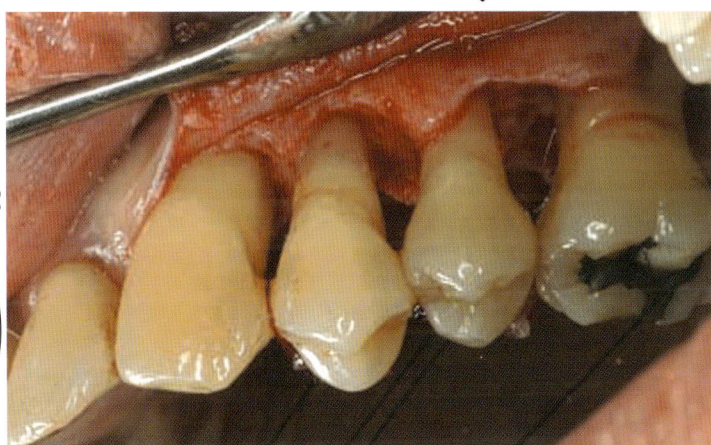

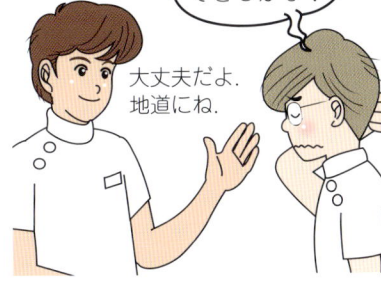

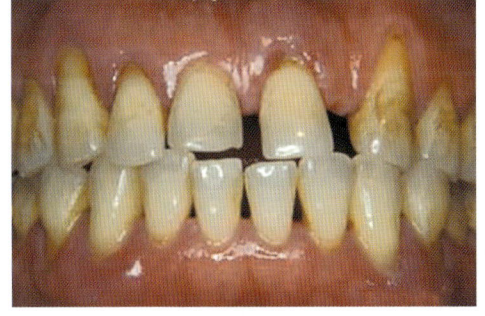
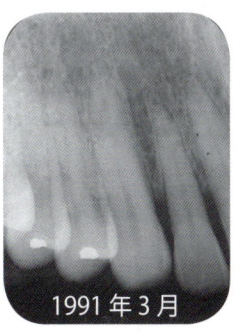

1991年3月

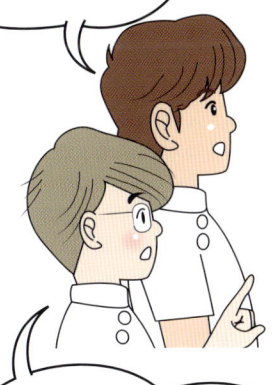

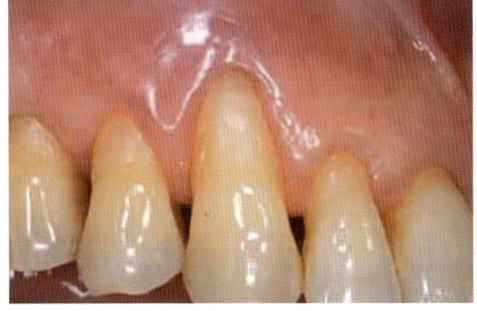
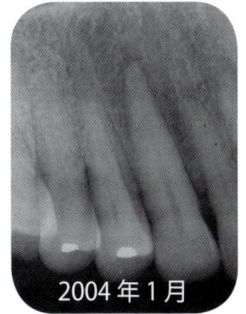

2004年1月

第2章 治療に入る前に

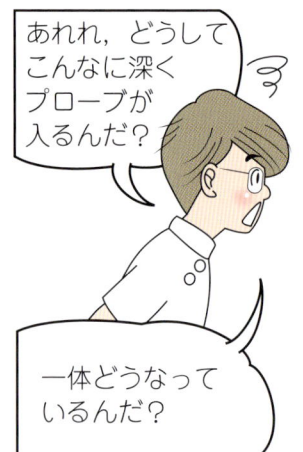

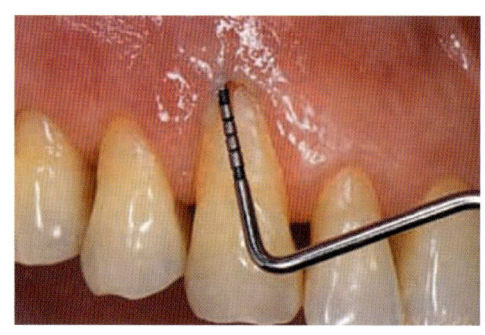

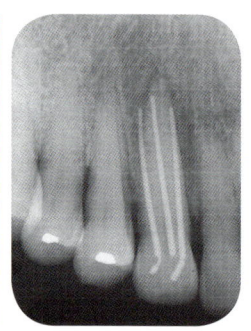

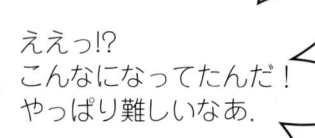

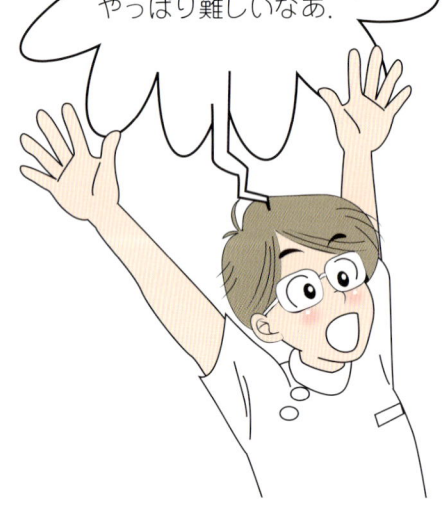

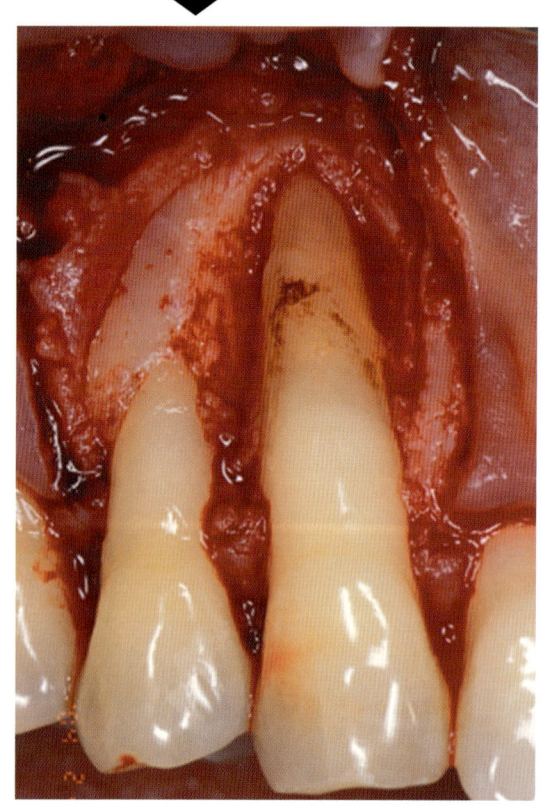

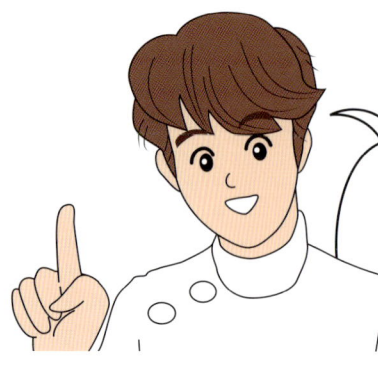

ゴトー先生，このように患者さんの病態はさまざまなんだ．
診査で得られた情報から，いかに正確に病態を把握するかが
歯科医師の手腕なんだよ．
本章の内容は何度も読み返して理解しておくようにね!!
次章は，患者さんにこのような情報を伝える手法に
ついて考えていくことにしよう．

第3章

治療にかかる前に
モチベーションの向上

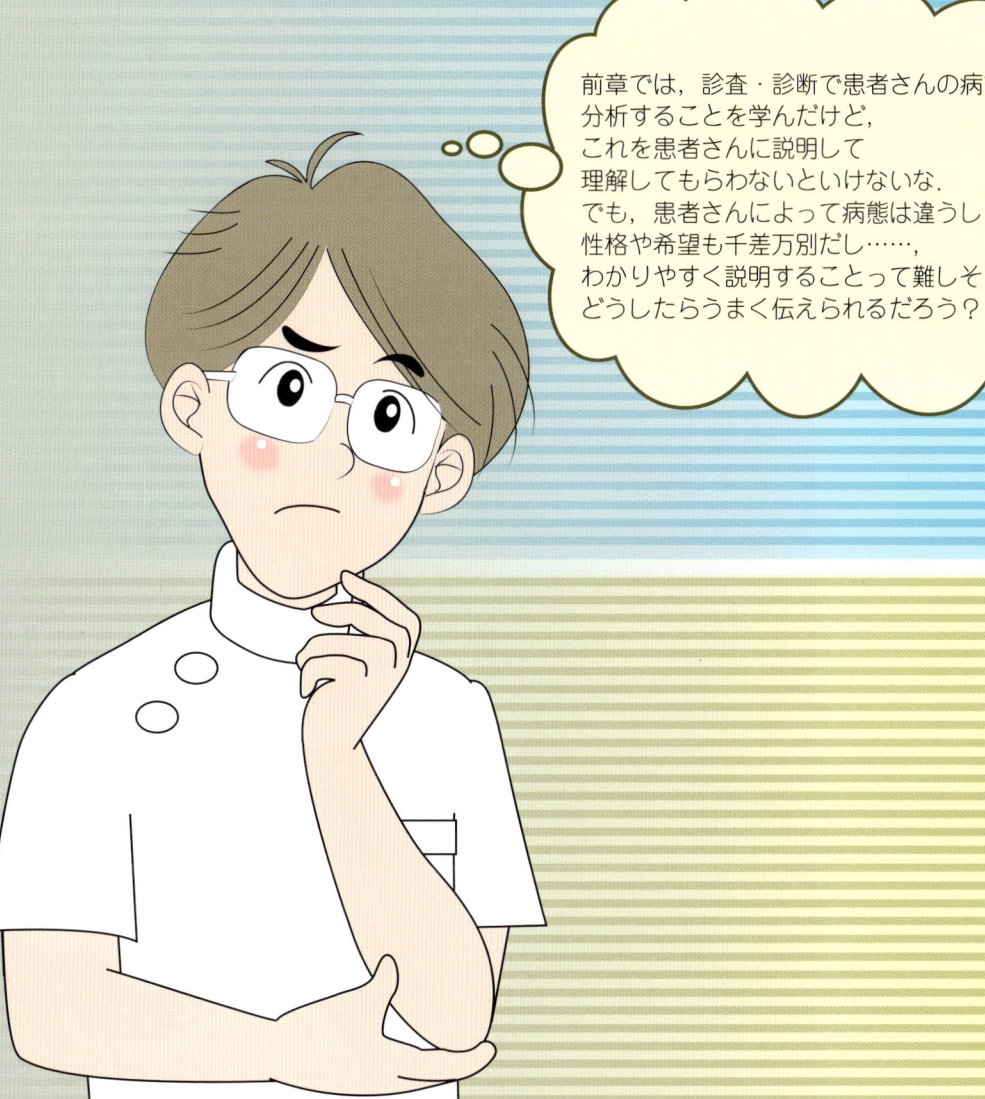

前章では，診査・診断で患者さんの病態を
分析することを学んだけど，
これを患者さんに説明して
理解してもらわないといけないな．
でも，患者さんによって病態は違うし，
性格や希望も千差万別だし……，
わかりやすく説明することって難しそうだなあ．
どうしたらうまく伝えられるだろう？

第3章 治療にかかる前に　モチベーションの向上

治療を成功に導き，長期的安定を得るために

1．モチベーションの向上と信頼関係の確立

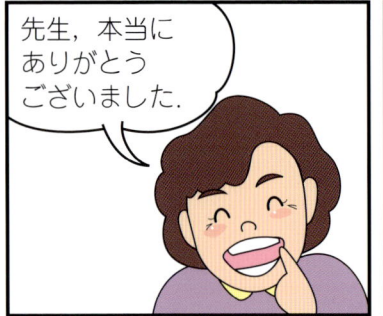
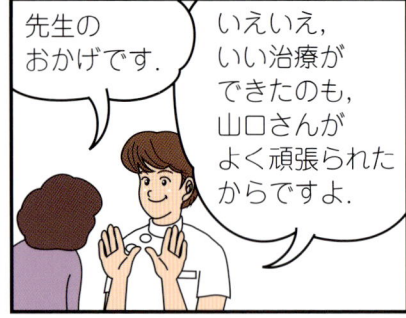
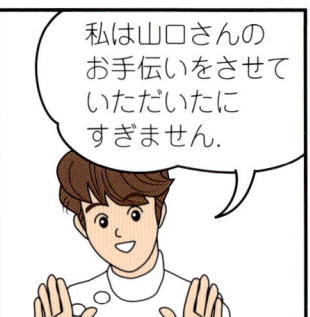
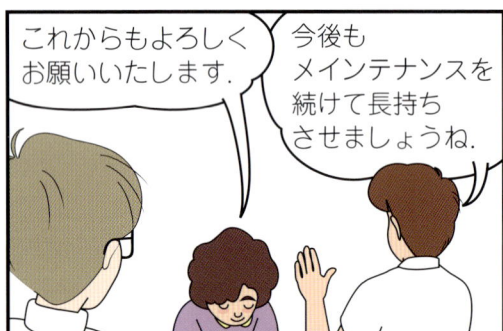
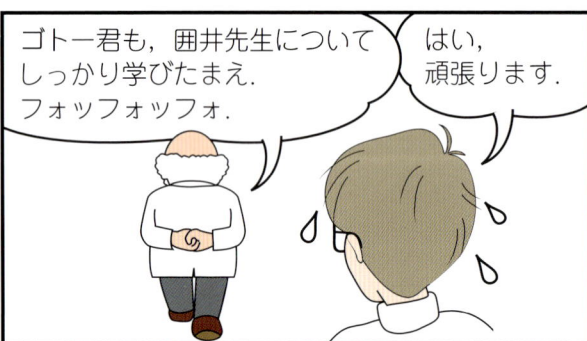
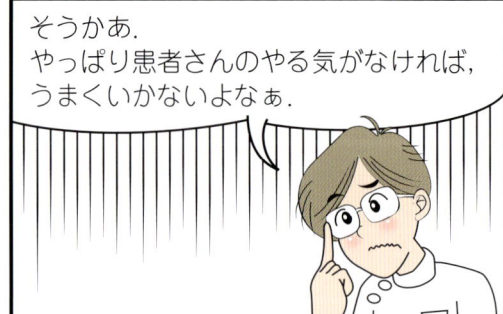

治療結果を長期的に維持するために
1．患者に口腔内への関心をもたせ，積極的に治療に取り組む姿勢をもたせる（モチベーションの向上）．
2．患者と歯科医師，スタッフの間の信頼関係を築く．

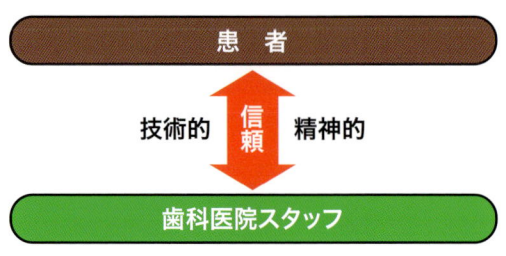

30

2. 患者さんへの情報提供

患者：鈴木さん（仮名）
　　　45歳　男性
職業：会社員
主訴：下顎右側臼歯部の違和感
性格：穏やかでまじめなタイプ

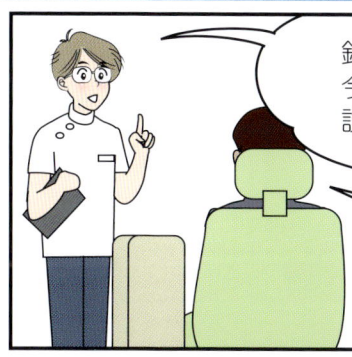

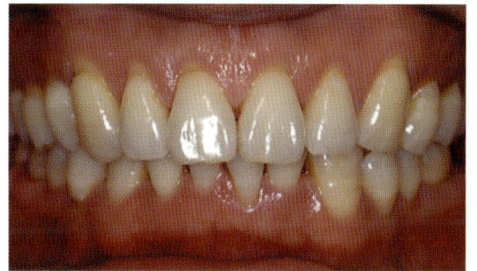
初診時正面観

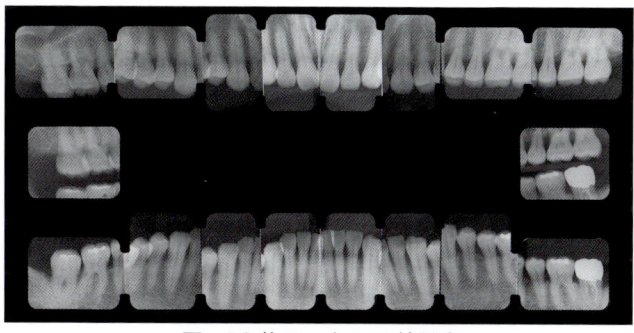
同，18枚デンタルX線写真

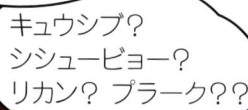

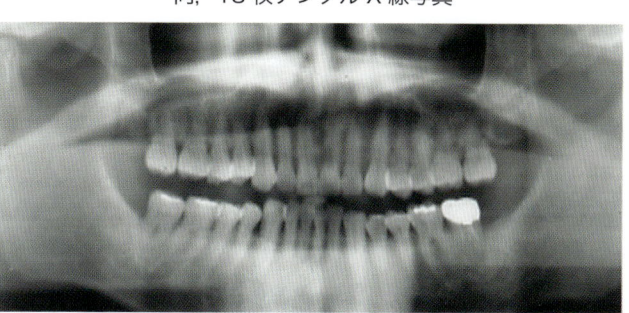
同，パノラマX線写真

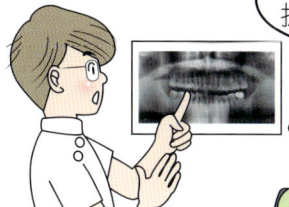

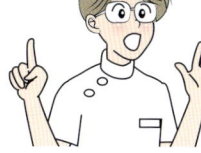

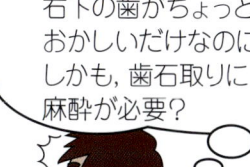

31

第3章 治療にかかる前に モチベーションの向上

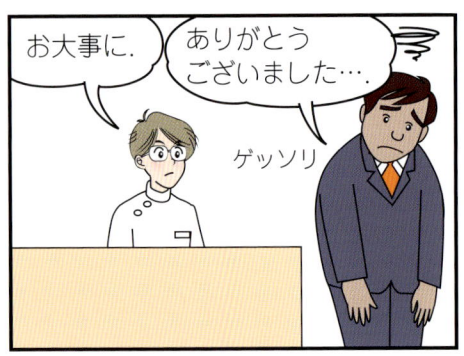

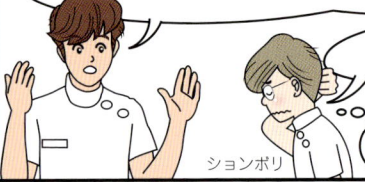

患者説明用ペリオ模型

説明事項

歯・歯周組織の解剖
歯周病について
歯周病の原因
プラーク・歯石除去の重要性
手術・抜歯の必要性・目的
補綴の必要性（連結固定）
メインテナンスの重要性
費用・期間　　　　　　など

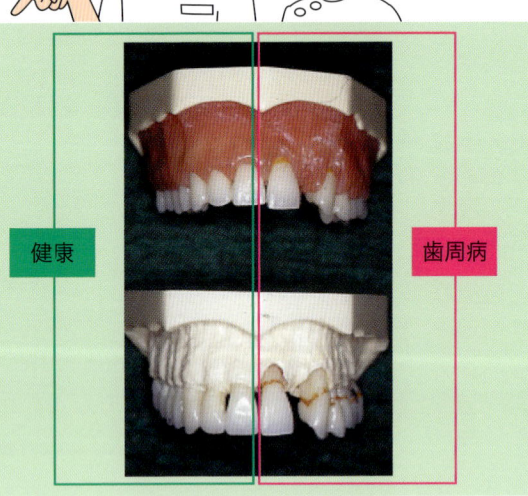

健康　　歯周病

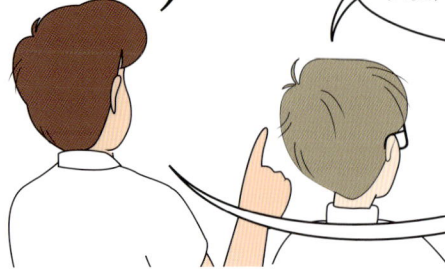

263-01113

再診日

こんにちは鈴木さん．
今日はまず前回の補足説明をさせていただきます．

お願いします．

よし，頑張るぞ．

歯ははぐきに埋まっているように見えますが，実はその下のあごの骨に支えられているんですよ．

健康な場合，十分な骨がしっかり歯を支えているのがわかりますよね．

へぇ〜
あごの骨に支えられているんですか．
頑丈そうですね．

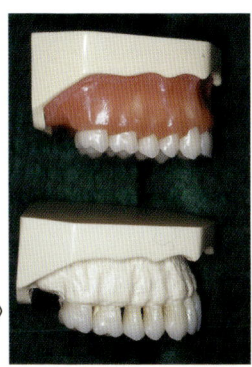
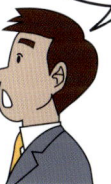

健康

歯周病はこの歯を支えている骨が溶ける病気で，原因は歯の根っこにこびりついたプラークや歯石という細菌の塊なんですよ．

え―，骨が溶けるんですか？
うわ〜，こんなふうになるんですか！

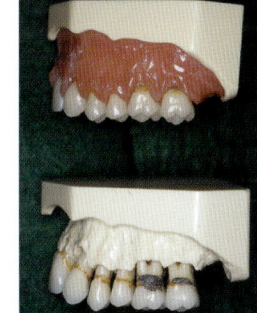
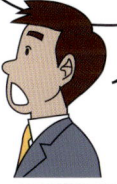

歯周病

歯周病は細菌感染によって骨が溶けていく「骨の病気」なんです．
だから，X線写真が必要になります．

治療法は，軽度であれば麻酔してプラークや歯石を取り除くことでコントロールできますが，重症になると手術が必要になったり，抜歯するしかないこともあるんです．
ですから治療期間もかかるんです．

X線
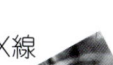

麻酔
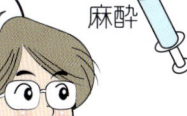

へぇ〜，
すっかり「はぐきの病気」と思ってました．
骨の病気なら仕方ないですね．
骨折の治療でも大変ですもんね．

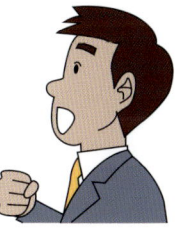

33

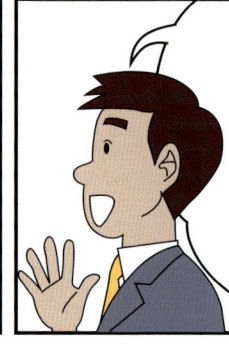
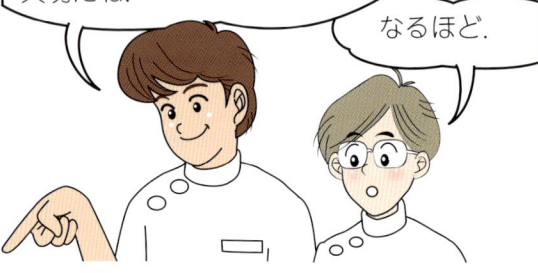
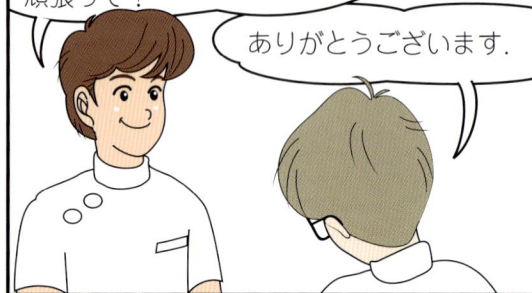
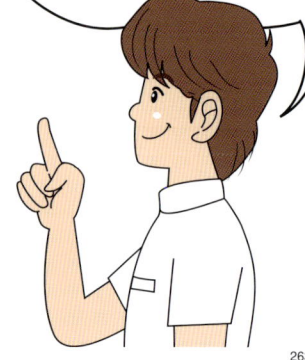

3. 症例

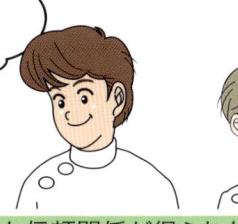

では，モチベーションの大切さを痛感したケースを見てみよう．

はい，お願いします．

CASE 1 ■ モチベーションの向上と良好な信頼関係が得られた例

- 患　者：31歳　女性　教師
- 性　格：まじめ，几帳面
- 主　訴：上顎前歯部歯肉の発赤，腫脹

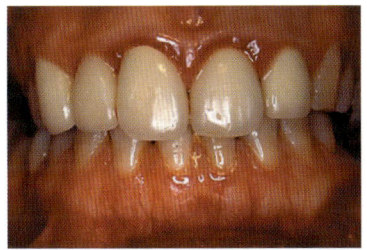
初診時正面観

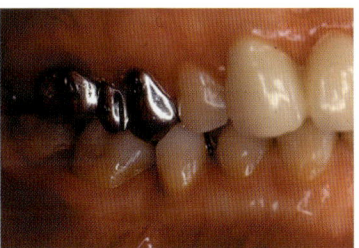
同，右側方面観

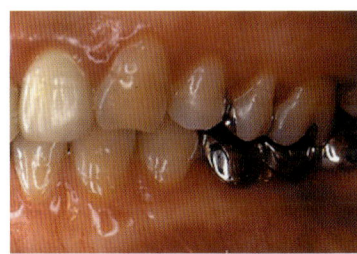
同，左側方面観

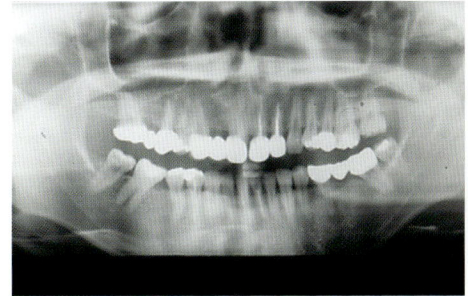
同，パノラマX線写真

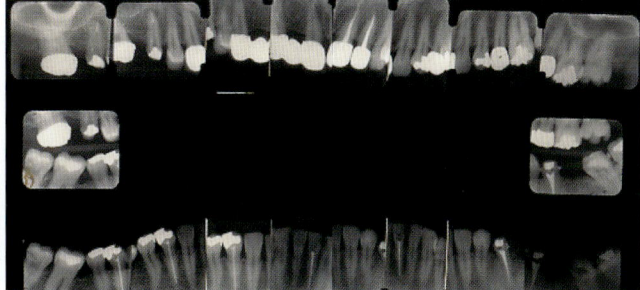
同，18枚デンタルX線写真

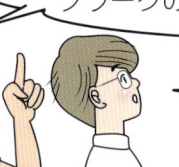

全体的に歯肉の炎症がみられ，特に上顎前歯部は顕著だよね．
プラークの付着のほか，不良補綴物や咬合の問題も原因として考えられるね．

へぇ～，咬合も関係するんですか．

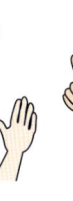

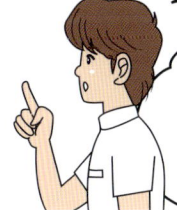

でしたら，不良補綴物を除去して，スケーリング・ルートプレーニングを行えば，炎症を改善できますよね．

でもそれだと，患者さんにプラークコントロールの大切さを実感してもらえないので，再発する危険性が高くないかい？

第3章 治療にかかる前に モチベーションの向上

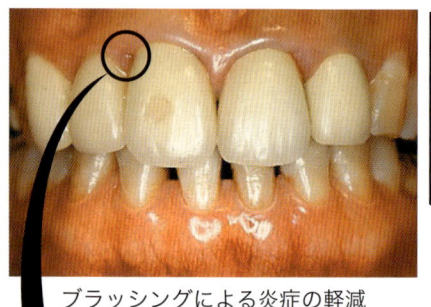

ブラッシングによる炎症の軽減

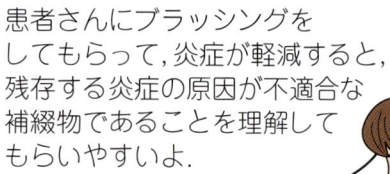

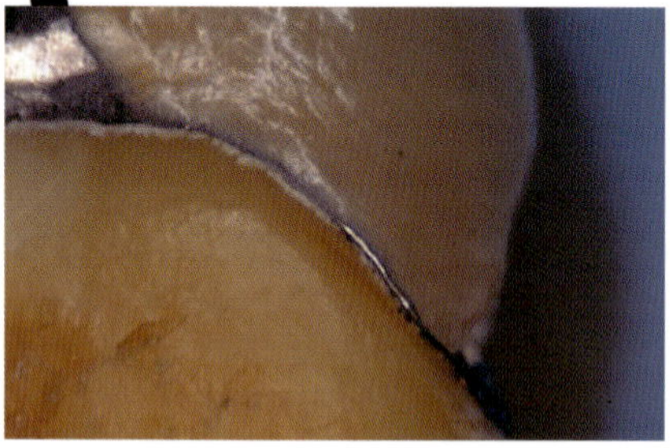

補綴物マージンの不適合

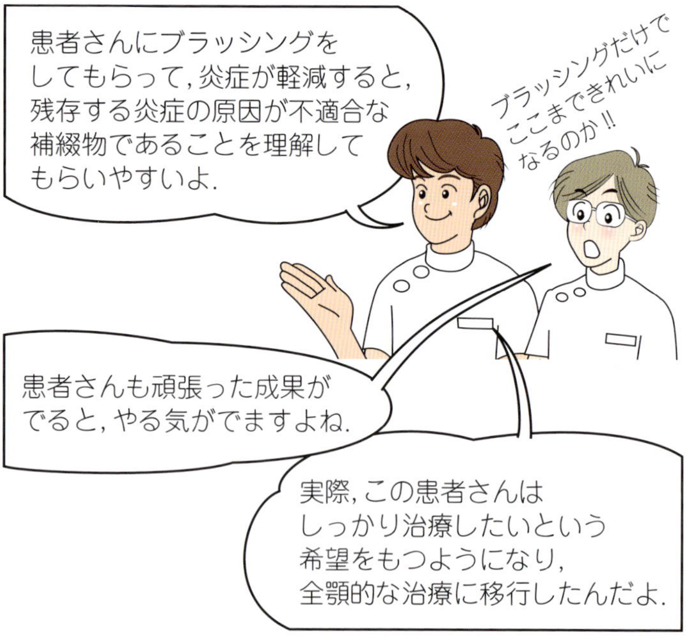

患者さんにブラッシングをしてもらって，炎症が軽減すると，残存する炎症の原因が不適合な補綴物であることを理解してもらいやすいよ．

ブラッシングだけでここまできれいになるのか!!

患者さんも頑張った成果がでると，やる気がでますよね．

実際，この患者さんはしっかり治療したいという希望をもつようになり，全顎的な治療に移行したんだよ．

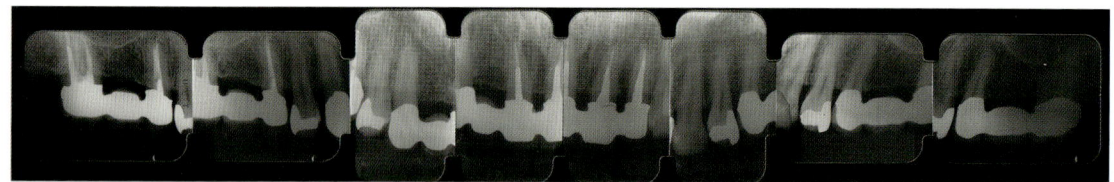

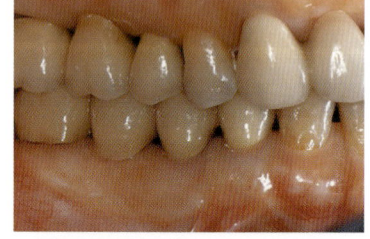
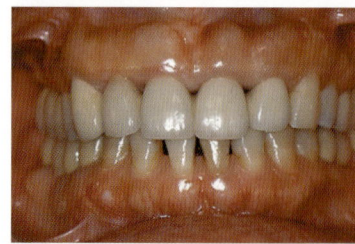
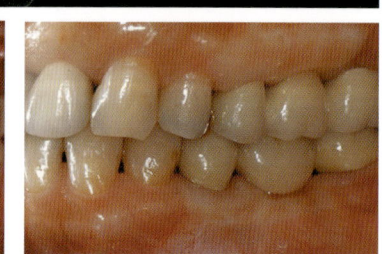

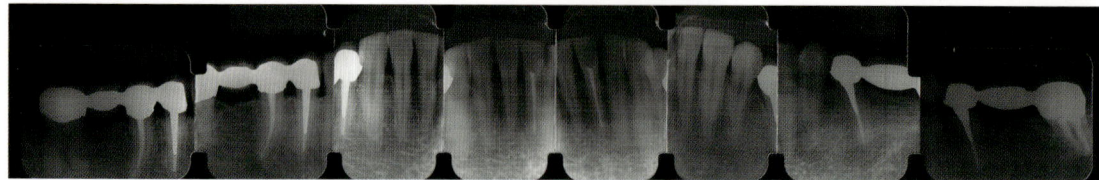

治療終了後7年

3カ月に一度のリコールでメインテナンスを行っている．
セルフケアは良好で，治療結果の安定が図られている

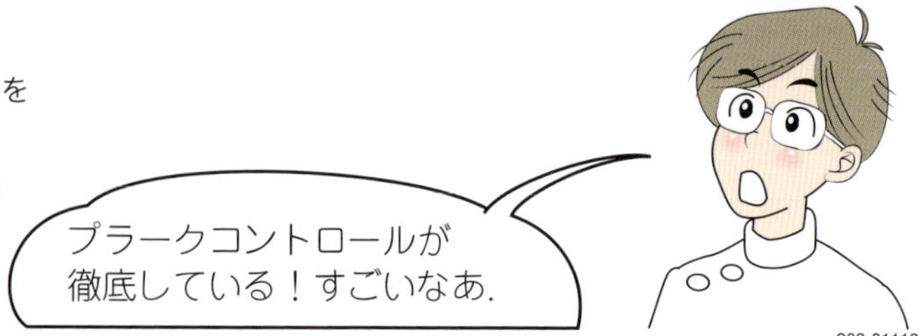

プラークコントロールが徹底している！すごいなあ．

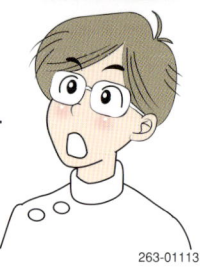

「今度はうまくいかなかったケースを見てみよう.」

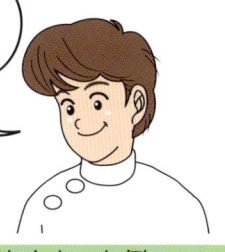

「先生でも,そういう場合があったんですね.」

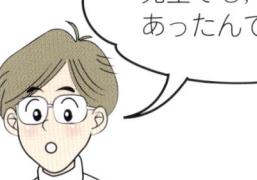

CASE 2 ■ モチベーションが図れなかった例

患　者：55歳　飲食店経営
性　格：せっかち,人の話をよく聞かない
主　訴：歯肉からの出血
　　　　前歯がぐらぐらする

「プラークの付着,歯石の沈着が多量で,歯肉の炎症が著明だね.
患者さんは自分の口腔内に大きなコンプレックスをもっていたんだよ.」

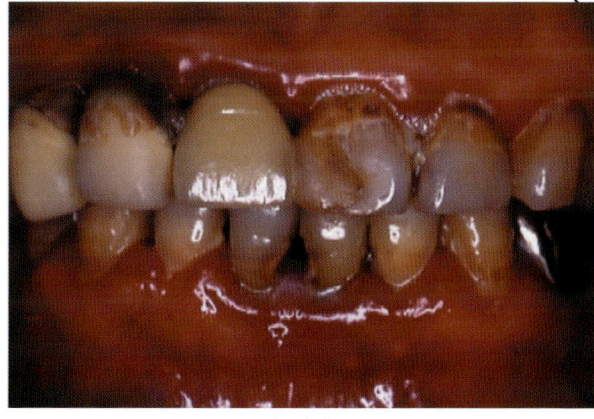

へぇ

初診時

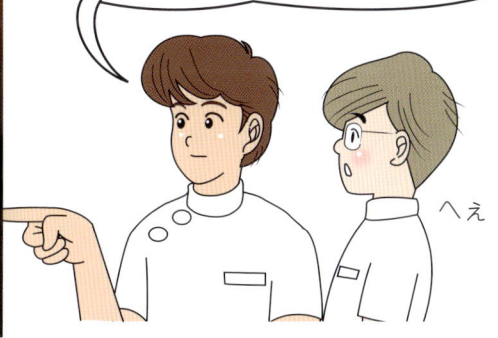

「患者さんへの情報提供もそこそこに術者主導で治療を開始したんだ.
外科処置や予後不良歯の抜歯を行い,一見炎症が改善したようにみえたんだけどねえ…….」

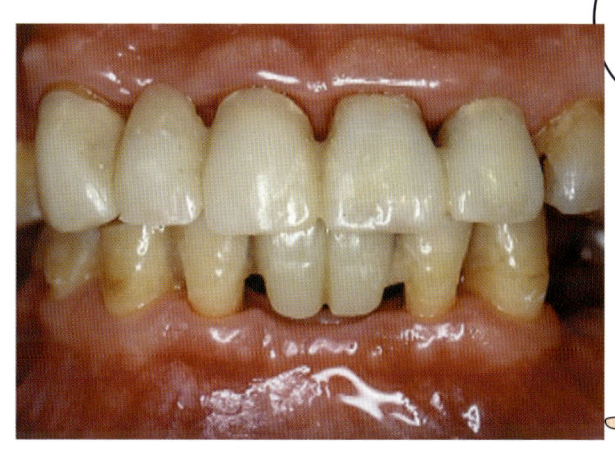

「どうなったんですか?」

初期治療終了後

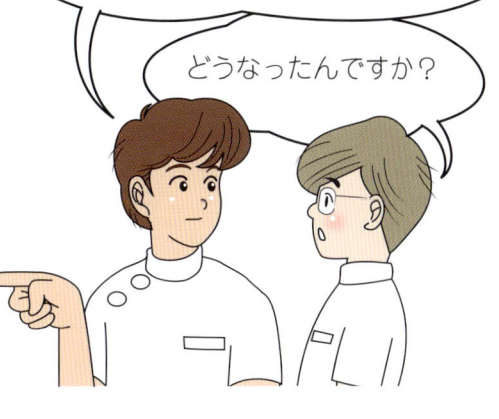

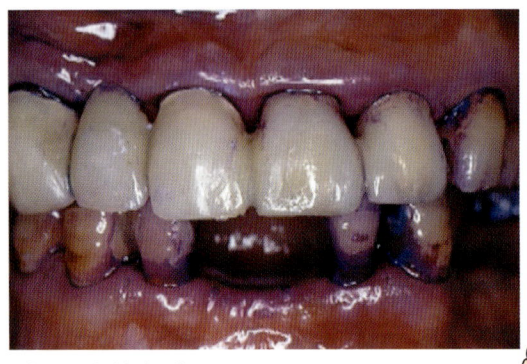

第3章 治療にかかる前に　モチベーションの向上

プラーク染色時
プラークが多量に付着しており
セルフケアが定着していないことがわかる

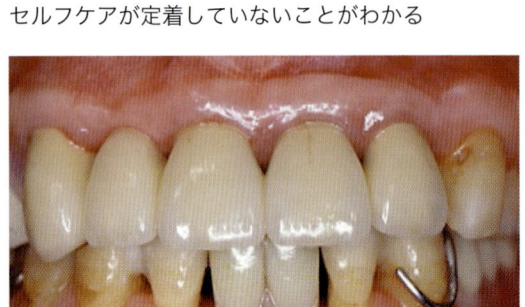

治療終了時
歯肉の炎症が認められる

ごらんのとおりだよ．こちらの言うことに「はい，わかりました」といい返事をしてくれていたので，理解してもらえていたと思い込んでいたんだよ．

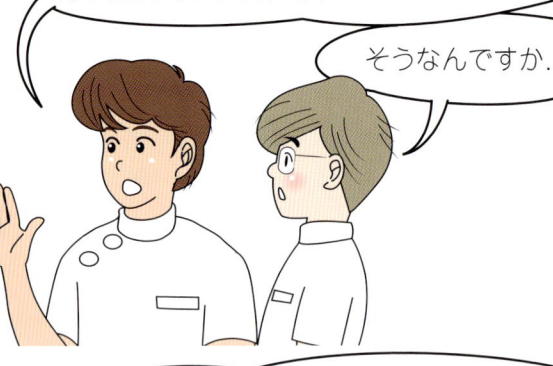

そうなんですか．

なんとか治療終了までこぎつけたけど，最後までモチベーションは上がらず，終了直後には来院しなくなったんだ．今頃どうなっているのやら……．

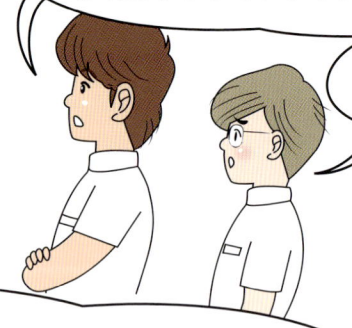

う〜ん，厳しいですね．

歯周治療では，モチベーションと信頼関係が重要だということがよくわかったかい？　一見，遠回りのようでも，基本的なことから丁寧に……．

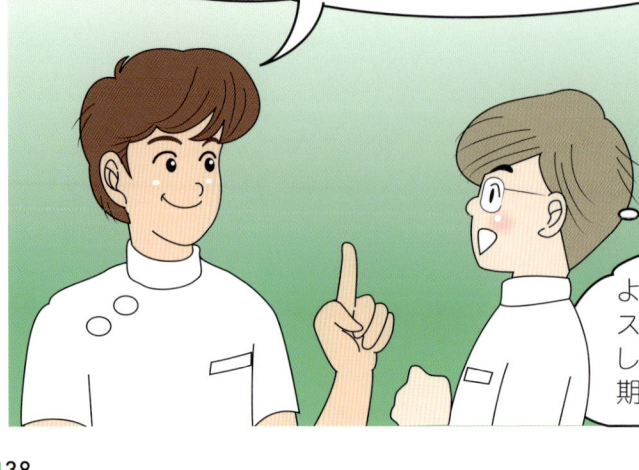

はい，わかりました！

よ〜し，次は
スケーリング・ルートプレーニングだ．
しっかりトレーニングして，患者さんの
期待に応えるぞ！

第4章

初期病変をたたこう1
スケーリング・ルートプレーニング（基礎編）

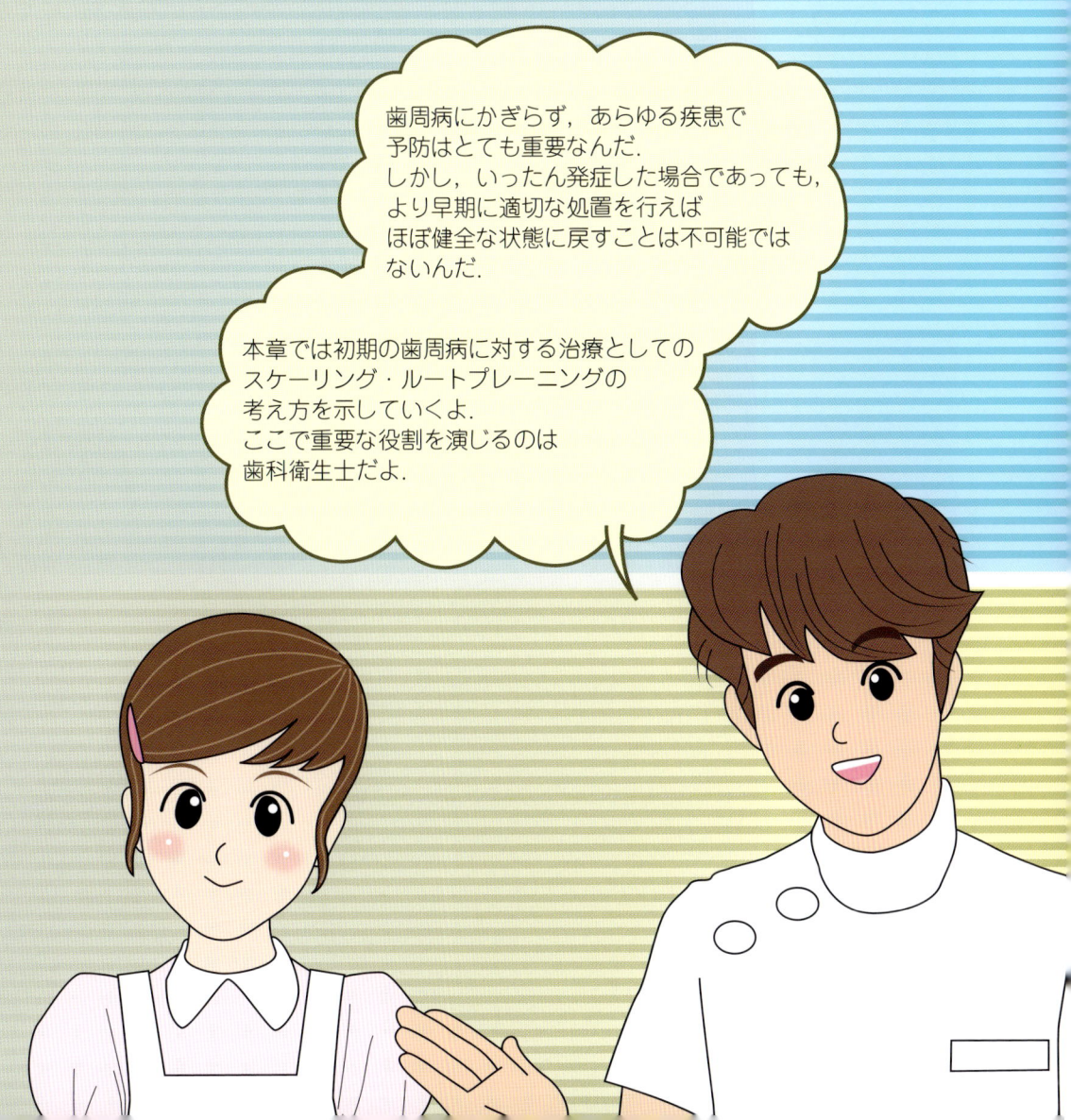

歯周病にかぎらず，あらゆる疾患で予防はとても重要なんだ．
しかし，いったん発症した場合であっても，より早期に適切な処置を行えばほぼ健全な状態に戻すことは不可能ではないんだ．

本章では初期の歯周病に対する治療としてのスケーリング・ルートプレーニングの考え方を示していくよ．
ここで重要な役割を演じるのは歯科衛生士だよ．

第4章 初期病変をたたこう1 スケーリング・ルートプレーニング（基礎編）

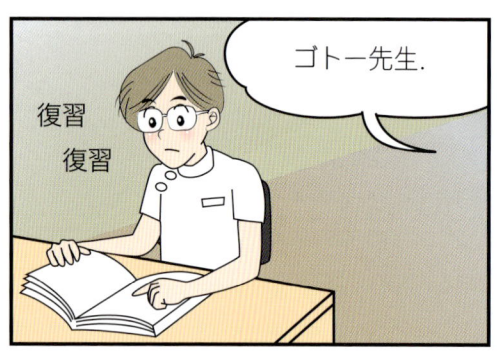

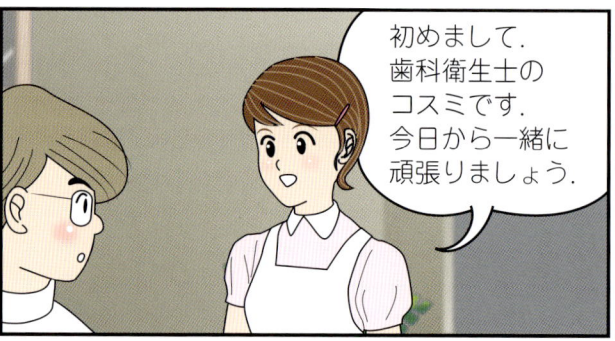

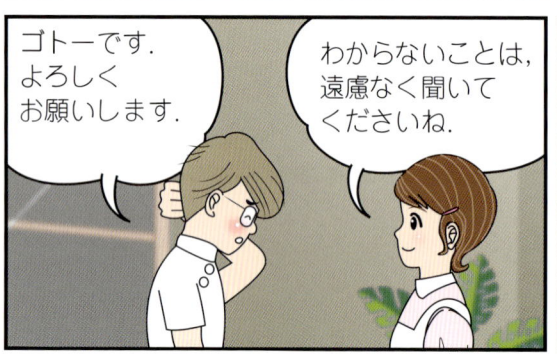

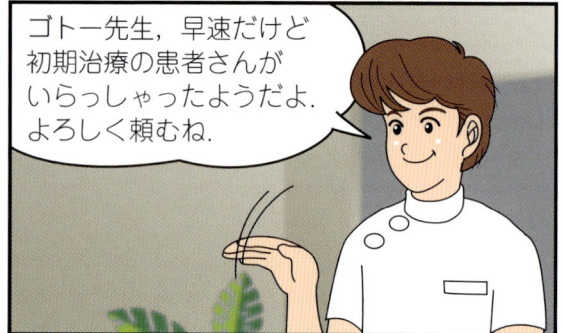

CASE 1

患者：佐藤さん（仮名）　28歳
　　　女性　会社員
主訴：ブラッシング時の出血

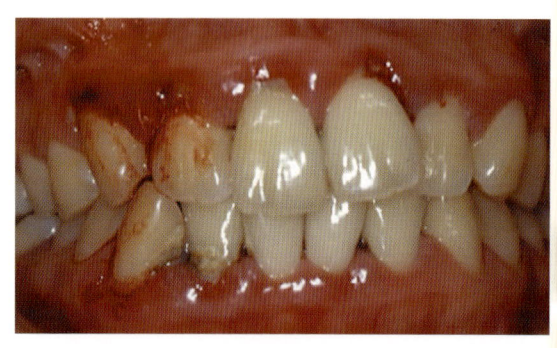

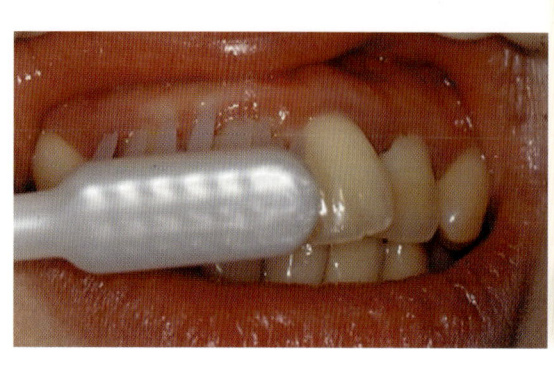

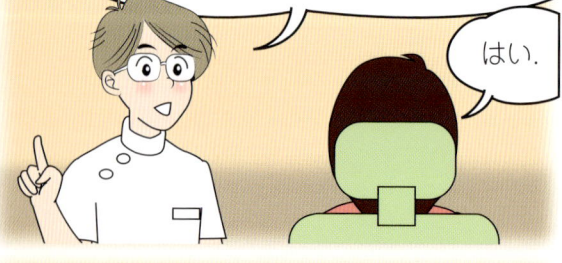

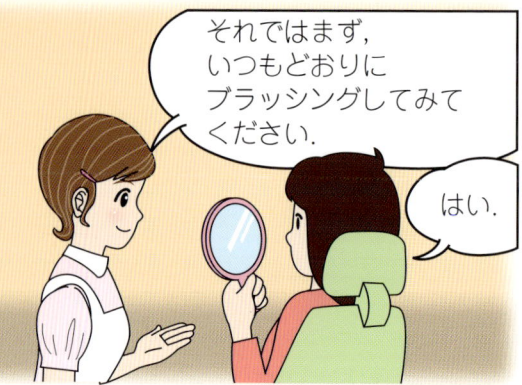

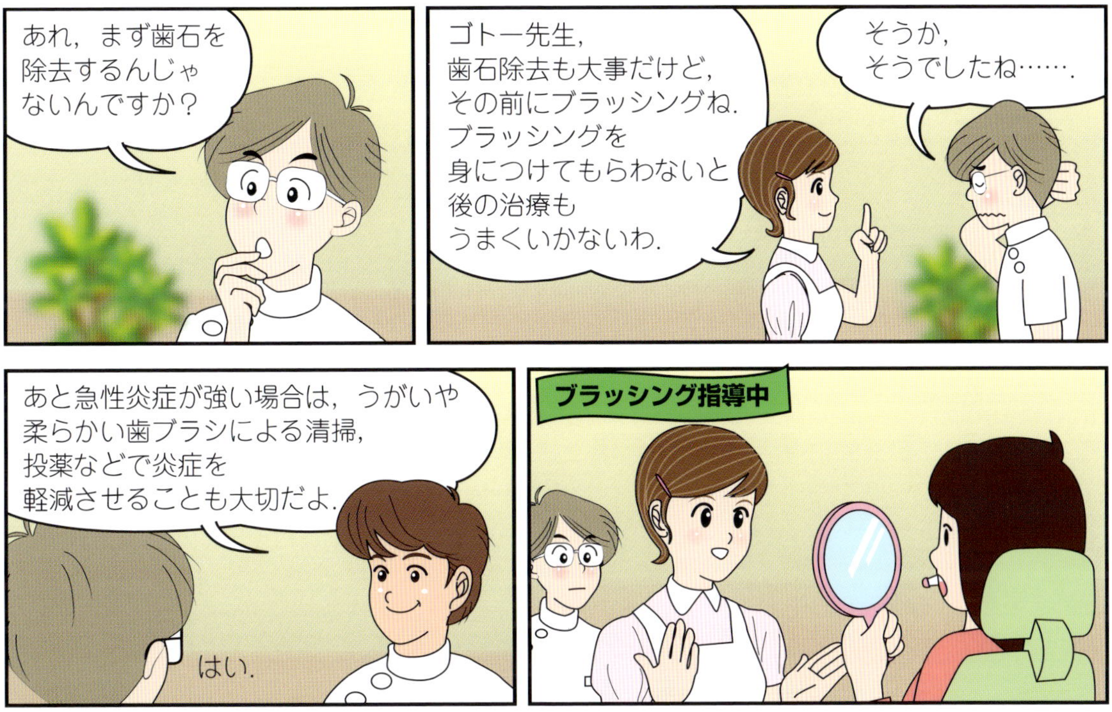

ワンポイント

炎症が強い患者さんには柔らかい歯ブラシを使っていただき，
少しずつプラークを取ってもらうようにすればいいわよ．
炎症の状態によって歯ブラシの硬さやブラッシング方法を変えることね．

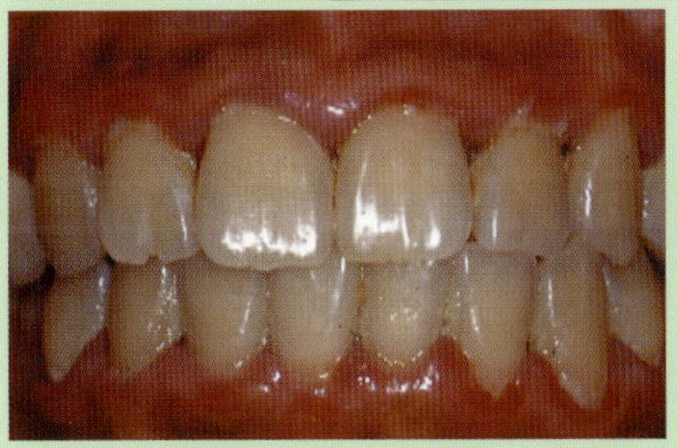

ブラッシング指導前

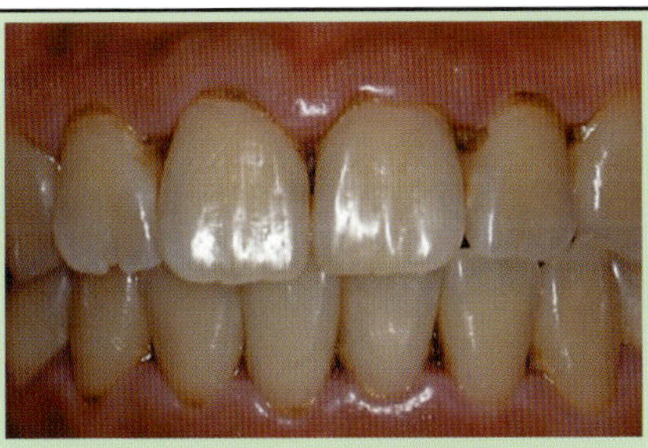

ブラッシング指導後

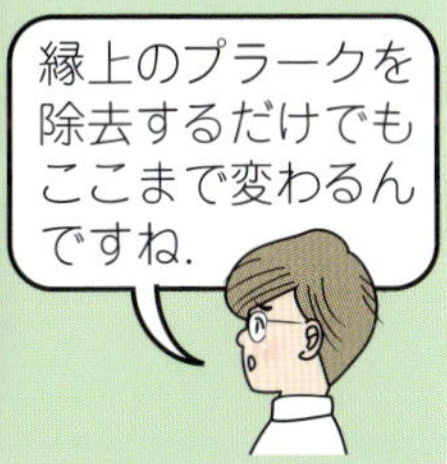

次の来院日

歯肉の炎症が少し
改善してきていますね．

だいぶ，お上手になったけど，
染色液で調べてみると，まだまだ
残っているところがあるようね．
患者さんにも見てもらいましょう．

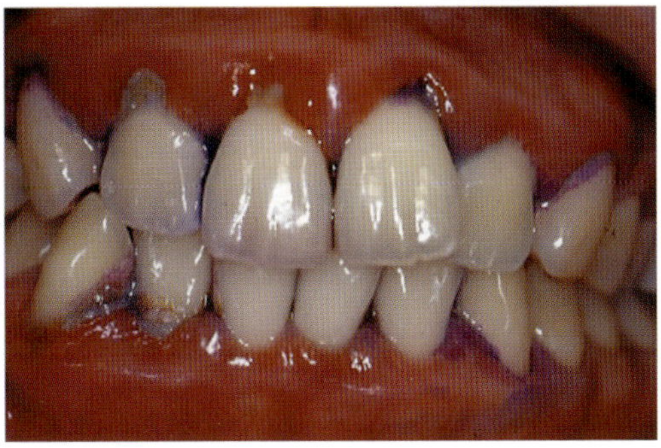

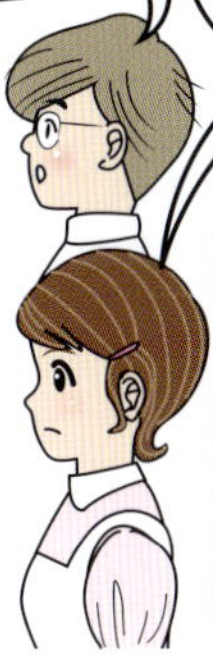

対応

毎回染色部位を確認していただく
もう少し炎症が改善してきたら，普通の硬さの歯ブラシへ
歯肉縁上に見えてきた歯石の除去

ブラッシング指導

染色部位（特に歯頸部）をていねいに磨く（1歯1歯磨く）
ように

第4章 初期病変をたたこう1　スケーリング・ルートプレーニング(基礎編)

1カ月後

最初よりずいぶん炎症が軽減したでしょう．患者さんの意識も向上しているようだわ．モチベーションの獲得は今後の歯周治療には欠かせないものよ．

ゴトー先生，この状態ではじめて正確な診査ができるんだよ．次にあげる診査を始めてみよう．

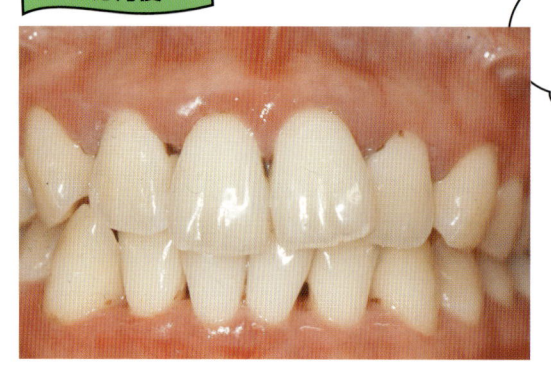

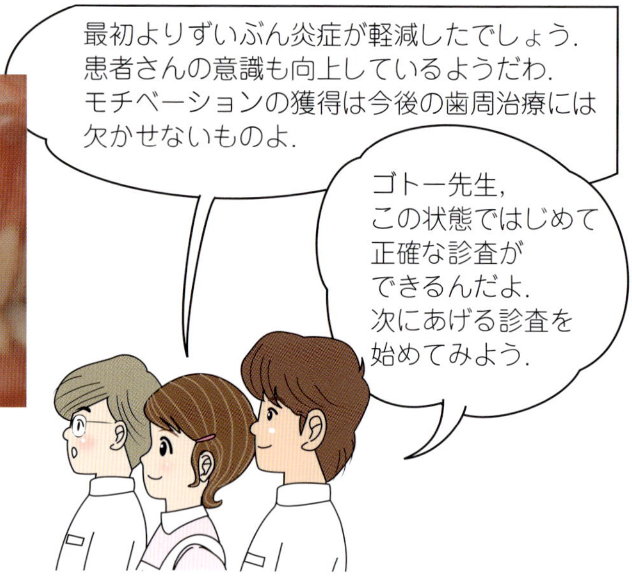

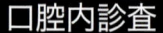

口腔内診査
X線写真撮影
口腔内写真撮影
歯周組織検査
Study Model

プロービング値

上顎	唇側	224	525	524	434	526	723
	口蓋側	625	525	534	355	525	522
		3	2	1	1	2	3
下顎	舌側	425	524	423	224	425	524
	唇側	325	525	622	226	525	323

(mm)

X線診査

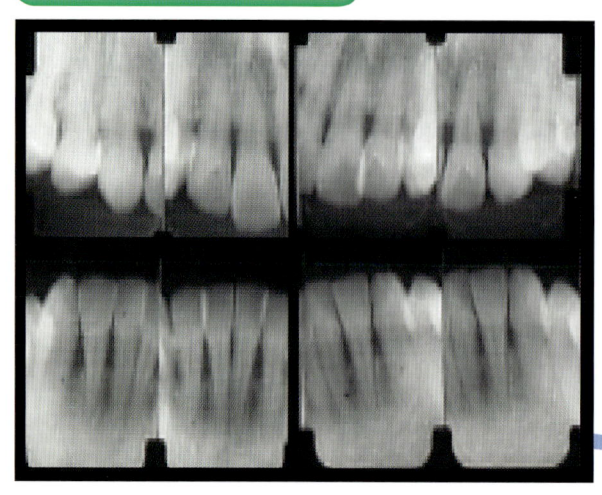

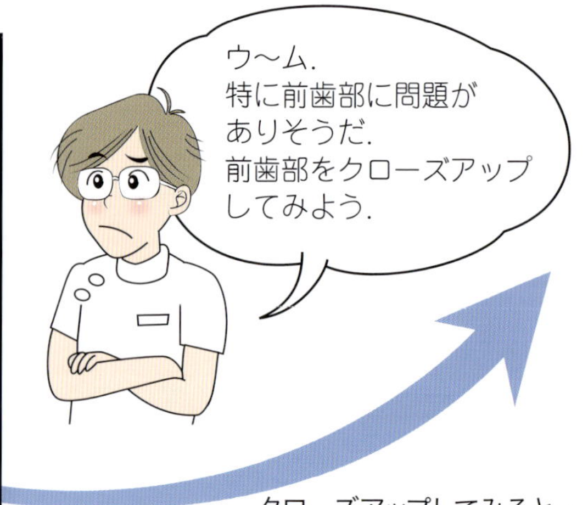

ウ〜ム．特に前歯部に問題がありそうだ．前歯部をクローズアップしてみよう．

クローズアップしてみると…

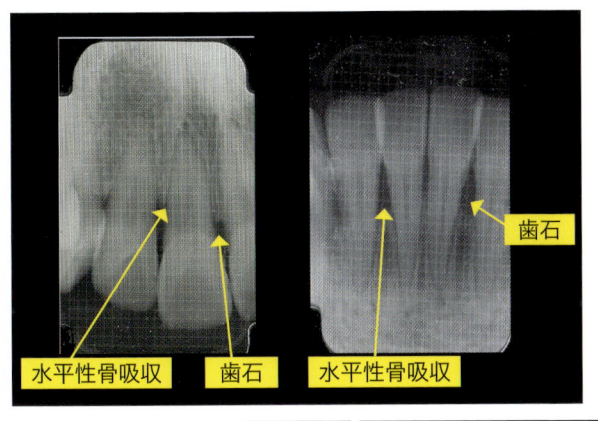

うわっ，やっぱり．X線写真でも歯石がみえるよ．がんばって取らないといけないね．

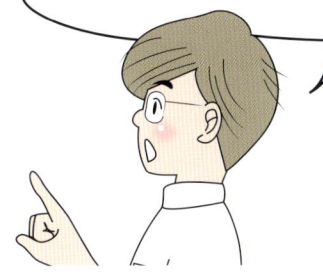

水平性骨吸収　歯石　水平性骨吸収　歯石

次回からは，いよいよスケーリング・ルートプレーニングに移れそうですね．

そうね，これからが本番ね．頑張りましょう．

ゴトー先生，その前にスケーリング・ルートプレーニングの基本はマスターしたんだろうね？

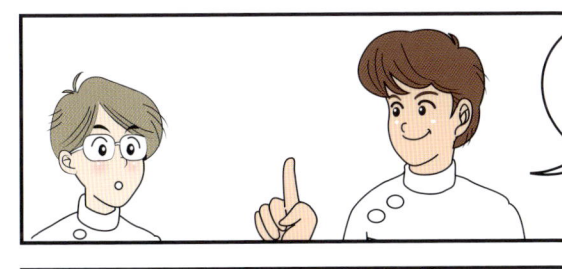

スケーリング・ルートプレーニングをマスターするには，訓練が必要だよ．まずは，歯石がどこに付いているか知らなくてはいけないな……．

歯石の付着部位を見つけるには，プローブやエキスプローラーなどの器具で触診したり，X線写真などで判断するんだ．

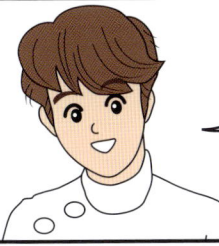

歯の解剖学的特徴や歯根の形態を頭に入れておくことも大事だね．

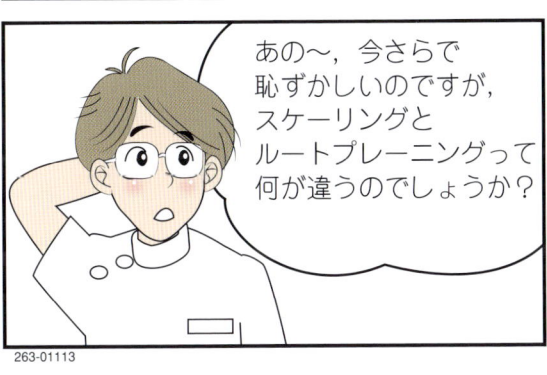

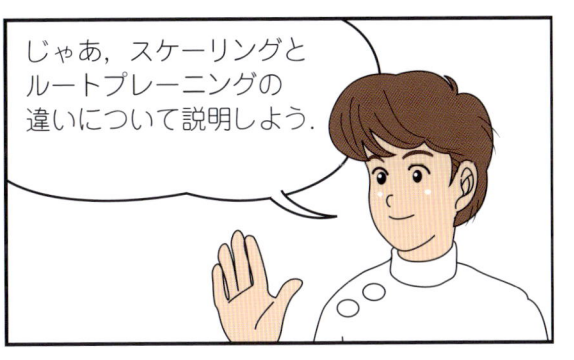

あの〜，今さらで恥ずかしいのですが，スケーリングとルートプレーニングって何が違うのでしょうか？

じゃあ，スケーリングとルートプレーニングの違いについて説明しよう．

第4章 初期病変をたたこう1　スケーリング・ルートプレーニング（基礎編）

まず，歯周病でぐらぐらになった抜去歯をよく見てごらん．

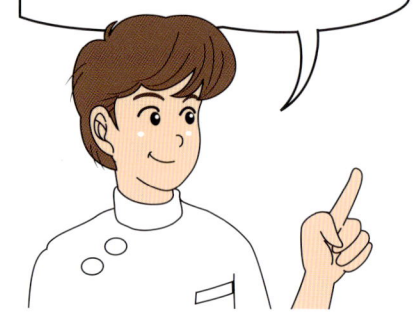

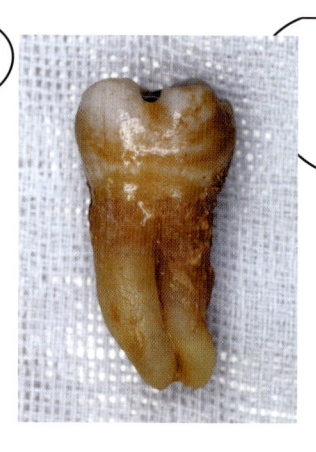

うわ～，大量の歯石が付いていますね．硬そうでしっかり付いてるようです．

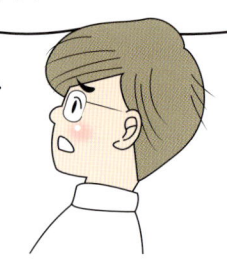

1950年代，今から50年以上も前になるけど，歯石の付き方についての報告がある．その報告では，歯石は根面の内部まで入り込んで付着していることが多いとされている．

セメント質
象牙質
歯石

えっ？
歯石って根面の内部まで入り込んでるんですか！？

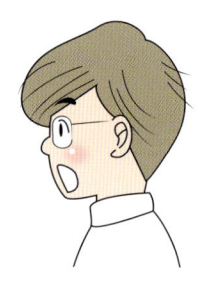

ということは，感染している根表面を除去しないといけないんですね．

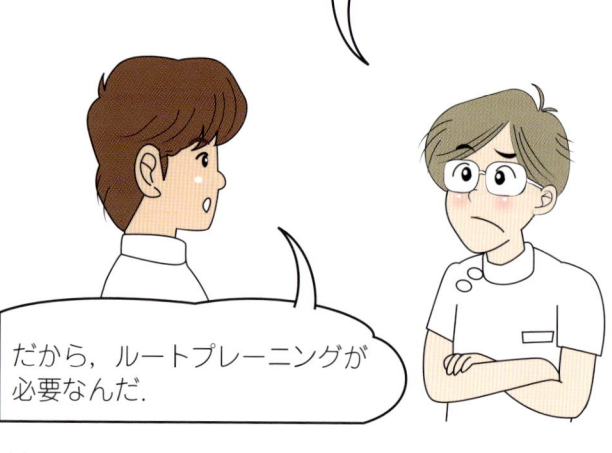

だから，ルートプレーニングが必要なんだ．

スケーリング
歯冠および歯根面からプラーク，歯石，着色を除去する器具操作

ルートプレーニング
粗造で歯石の入り込んだあるいは毒素や細菌で汚染されたセメント質や象牙質表層の除去

(O'Leary TJ, 1986)

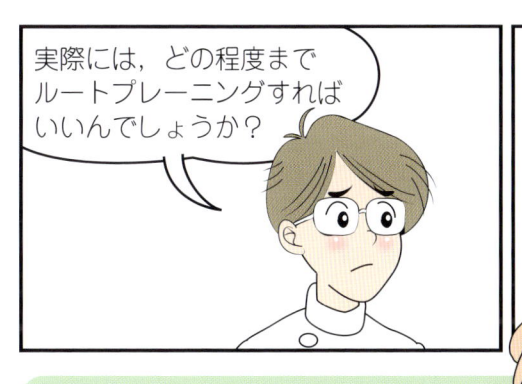

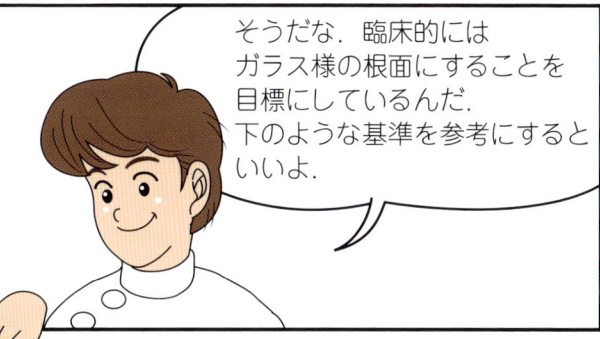

スケーリング・ルートプレーニングの終了基準

視覚：ポケット内から出てくる血液や滲出液などの性状がドロドロからサラサラになる
聴覚：ゴリゴリからキュッキュッという音に変化する
触覚：スケーラーやエキスプローラーにより判断する

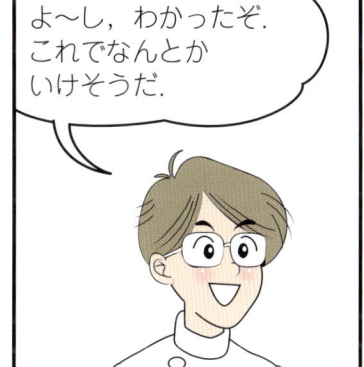

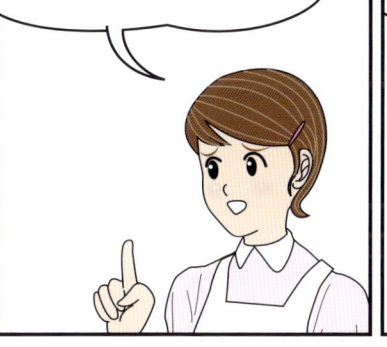

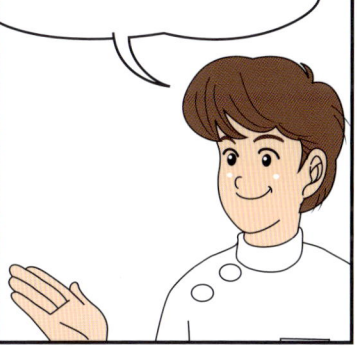

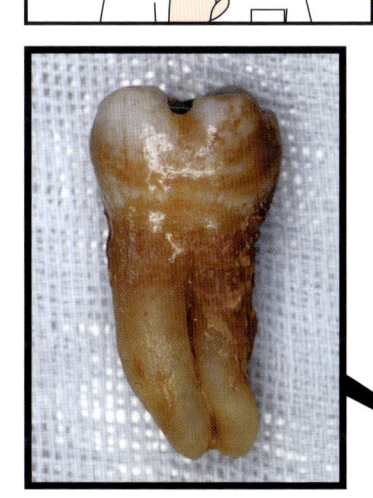

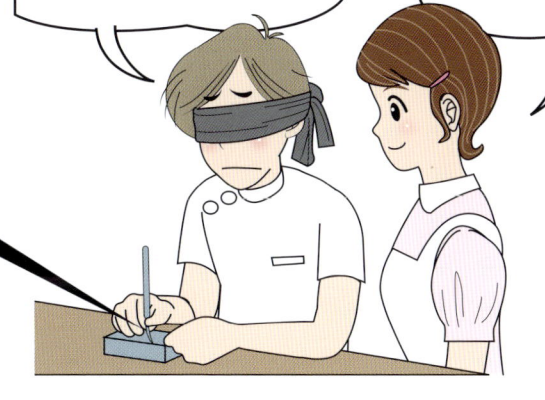

第4章 初期病変をたたこう1　スケーリング・ルートプレーニング（基礎編）

次はキュレットね．
グレーシーキュレットを
よく知っておきましょう．
特徴は，片刃に
なっていることよ．

Shank / Handle / Blade

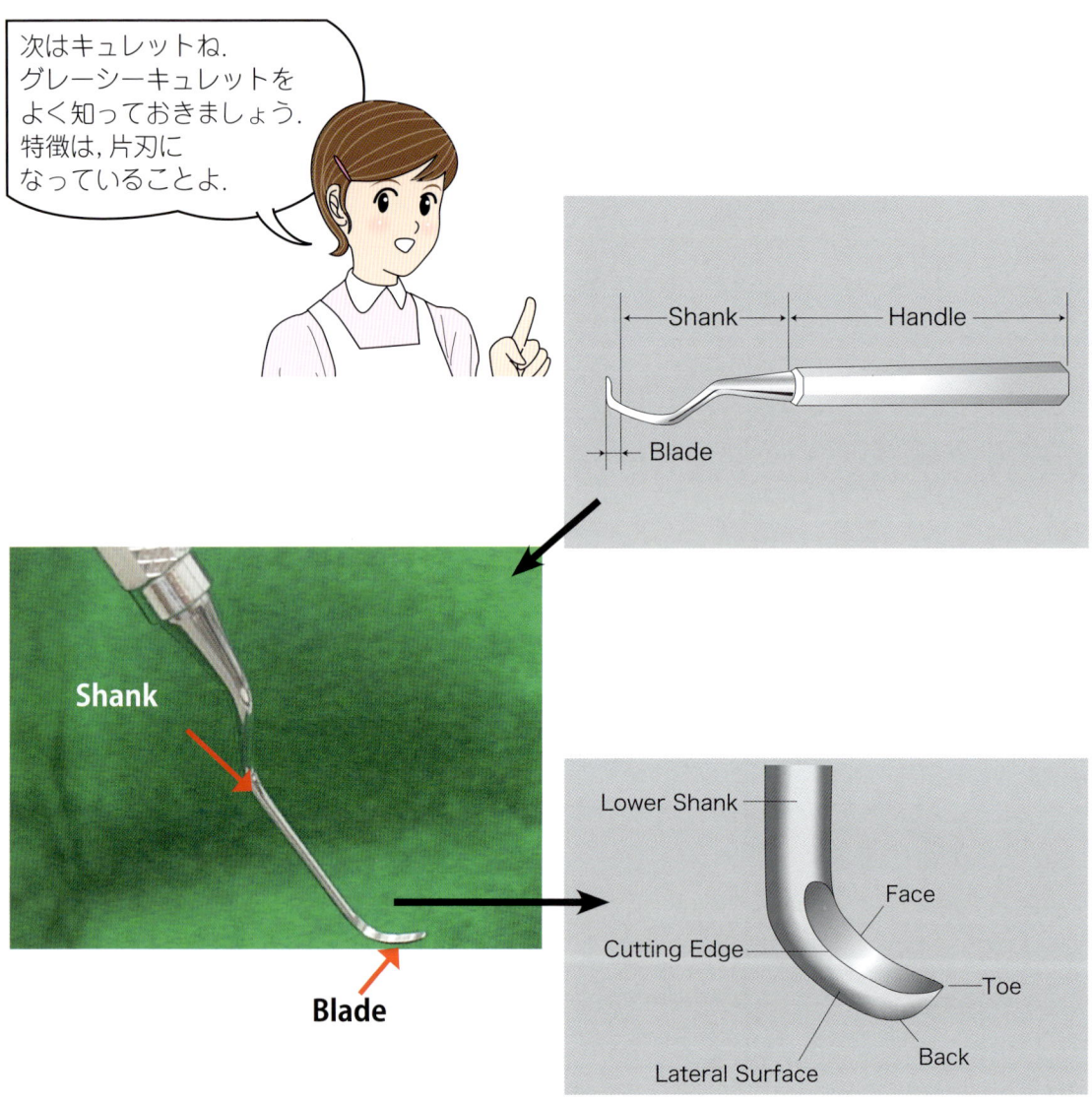

Shank
Blade

Lower Shank
Face
Cutting Edge
Toe
Lateral Surface
Back

BladeとつながっているShankをLower Shankと呼ぶ

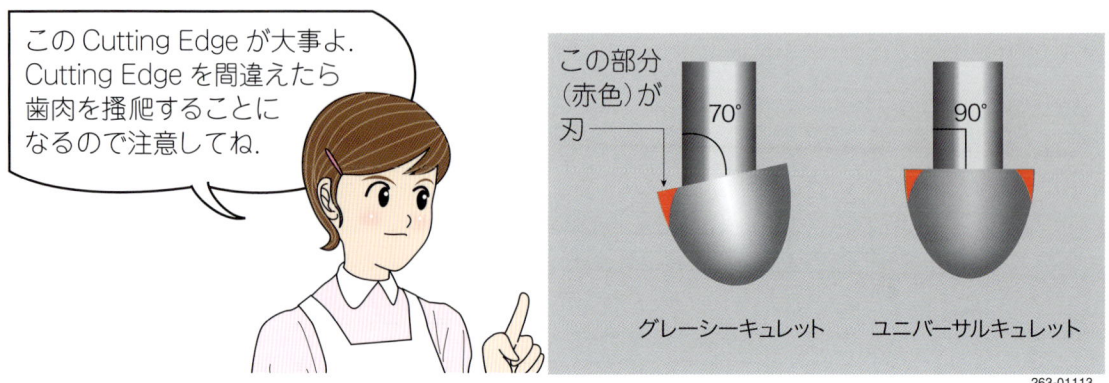

このCutting Edgeが大事よ．
Cutting Edgeを間違えたら
歯肉を搔爬することに
なるので注意してね．

この部分（赤色）が刃

70°　　90°

グレーシーキュレット　　ユニバーサルキュレット

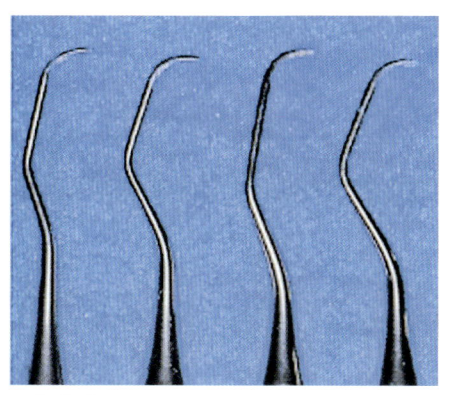

左から
5/6　前歯部，小臼歯部
7/8　臼歯の頰側面，舌側面
11/12　臼歯の近心面
13/14　臼歯の遠心面

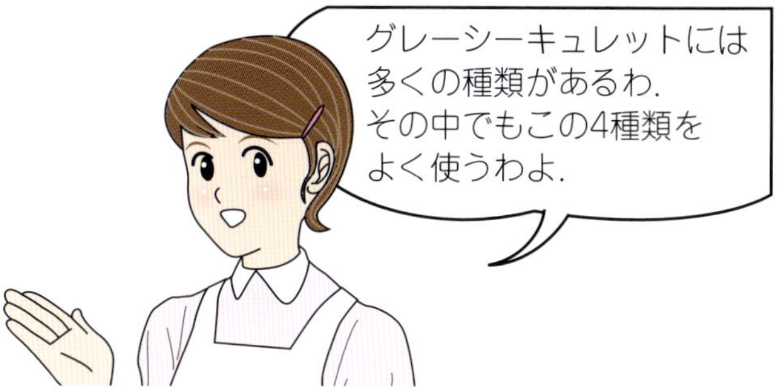

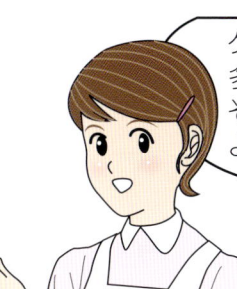

グレーシーキュレットには多くの種類があるわ．その中でもこの4種類をよく使うわよ．

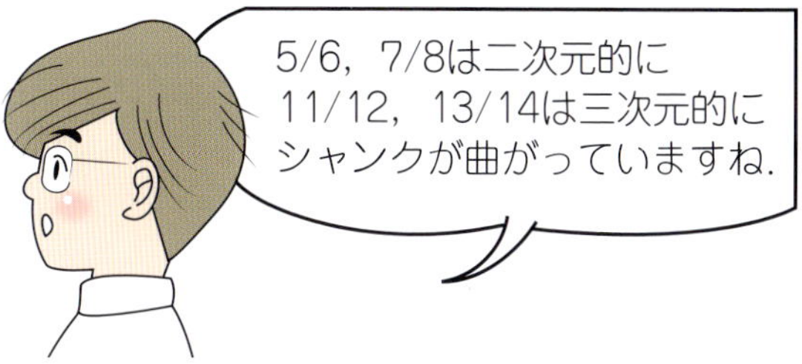

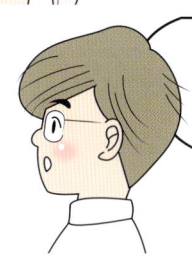

5/6，7/8は二次元的に11/12，13/14は三次元的にシャンクが曲がっていますね．

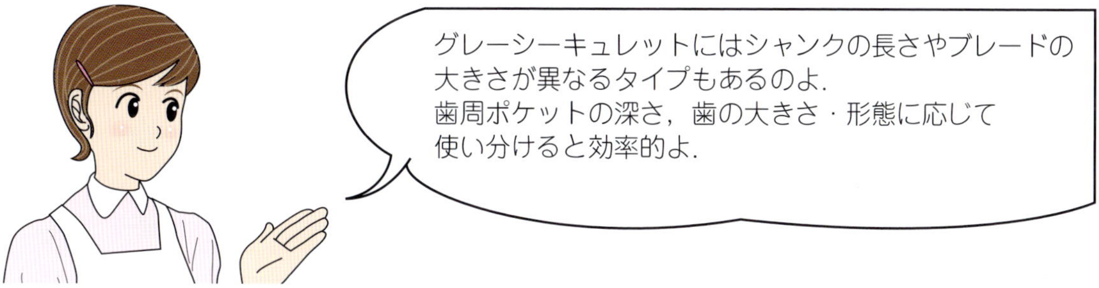

グレーシーキュレットにはシャンクの長さやブレードの大きさが異なるタイプもあるのよ．
歯周ポケットの深さ，歯の大きさ・形態に応じて使い分けると効率的よ．

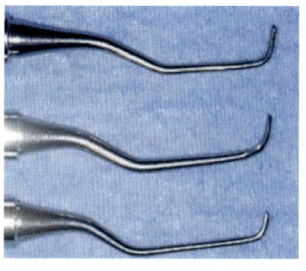

レギュラータイプ →
アフターファイブ →
ミニファイブ →

Lower Shank（Bladeに近接しているShank）の長さがレギュラータイプと比べて約3mm長いアフターファイブ，Bladeが小さいミニファイブは臼歯部の歯周ポケットの深い部位や下顎前歯部舌側などに有効である．

次に持ち方よ．主にModified Pen Graspという持ち方が効果的よ．
Modified Pen Graspは3本の指の腹でハンドルを持つから力（特に側方力）を入れやすいわよ．

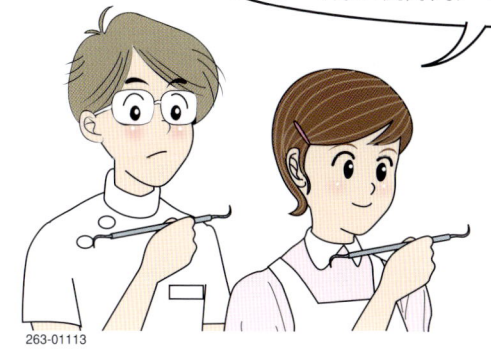

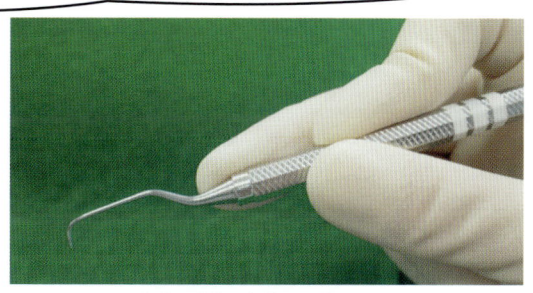

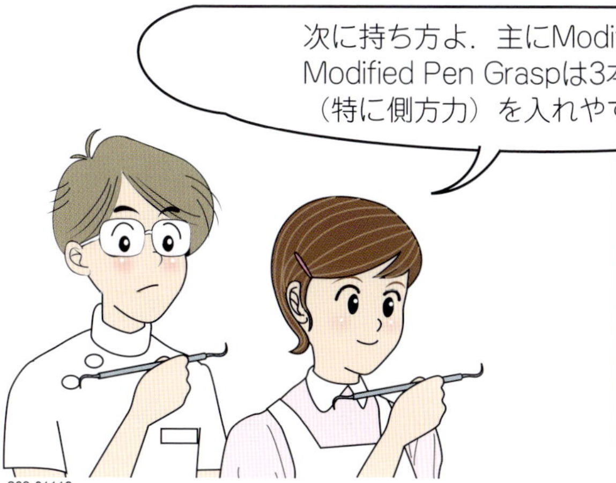

Modified Pen Grasp

第4章 初期病変をたたこう1　スケーリング・ルートプレーニング（基礎編）

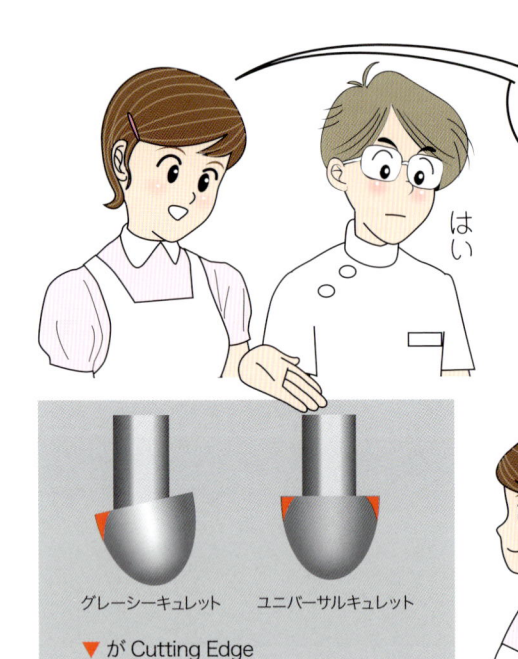

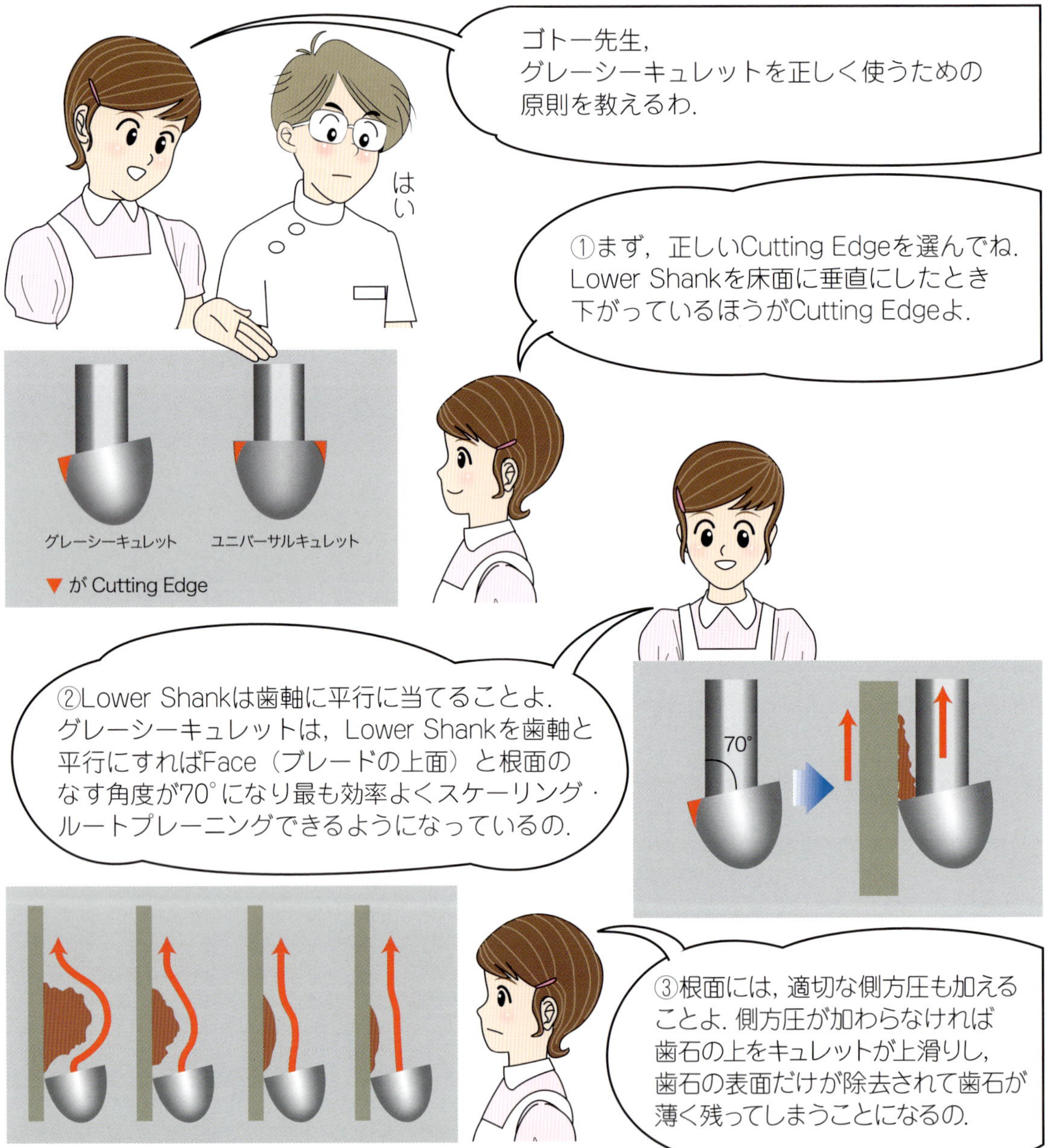

ゴトー先生，グレーシーキュレットを正しく使うための原則を教えるわ．

はい

①まず，正しいCutting Edgeを選んでね．Lower Shankを床面に垂直にしたとき下がっているほうがCutting Edgeよ．

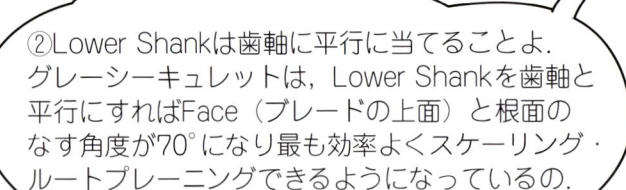

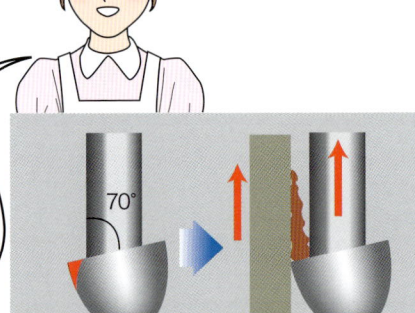

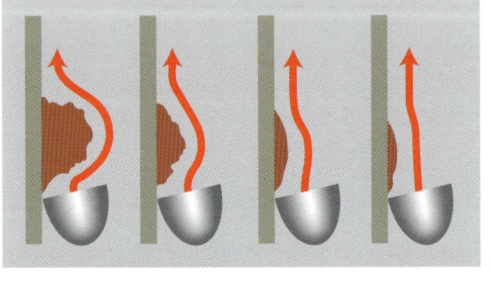

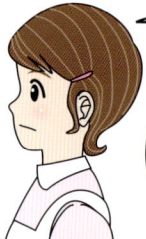

グレーシーキュレット　　ユニバーサルキュレット

▼ がCutting Edge

②Lower Shankは歯軸に平行に当てることよ．グレーシーキュレットは，Lower Shankを歯軸と平行にすればFace（ブレードの上面）と根面のなす角度が70°になり最も効率よくスケーリング・ルートプレーニングできるようになっているの．

③根面には，適切な側方圧も加えることよ．側方圧が加わらなければ歯石の上をキュレットが上滑りし，歯石の表面だけが除去されて歯石が薄く残ってしまうことになるの．

グレーシーキュレットを適切に使用するために

- 正しいCutting Edgeを選択する
- Lower Shankを歯軸に平行に
- 根面に対して適切な側方圧を加える

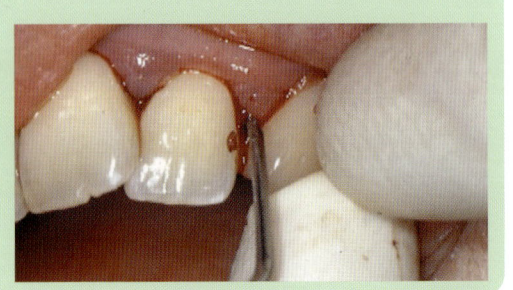

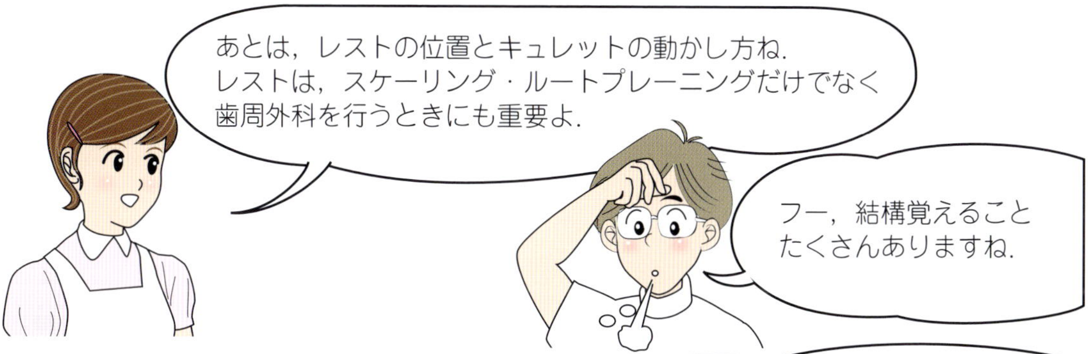

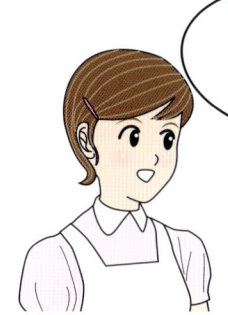

あとは，レストの位置とキュレットの動かし方ね．
レストは，スケーリング・ルートプレーニングだけでなく
歯周外科を行うときにも重要よ．

フー，結構覚えること
たくさんありますね．

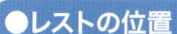

● レストの位置

レストの種類
　Intraoral Rest（口腔内レスト）
　Extraoral Rest（口腔外レスト）

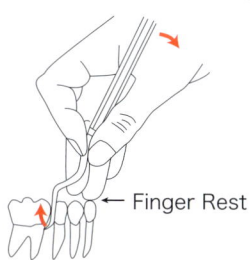

← Finger Rest

作業部位に近い歯の咬合面上に
レストを取ることが基本よ．
でも，臼歯部などアクセスが難しい場合は
口腔外にレストを取ることもあるわ．

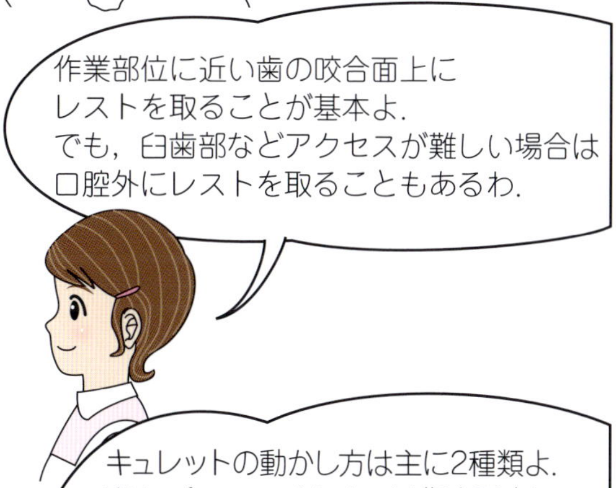

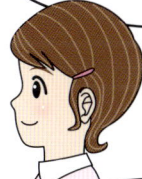

キュレットの動かし方は主に2種類よ．
Wrist-forearm Motionは指を固定して
レストを支点に前腕を動かす方法．
Finger Flexing Motionは指を
屈曲させる方法．
実際には，これらを併用して行うのが
効果的よ．

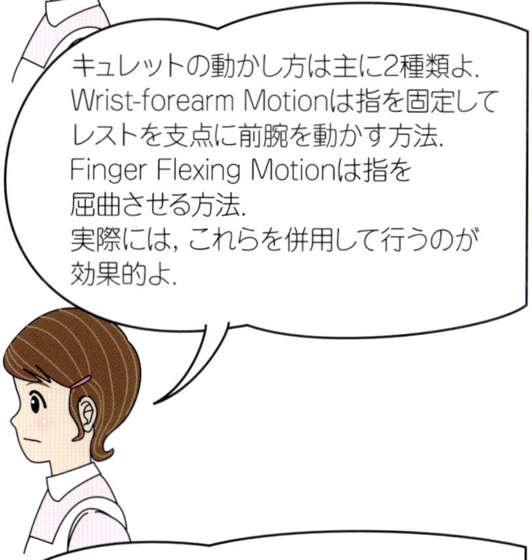

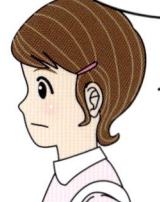

● キュレットの動かし方

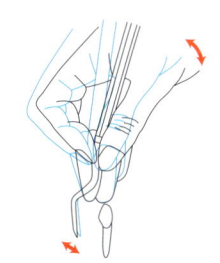

Wrist-forearm Motion 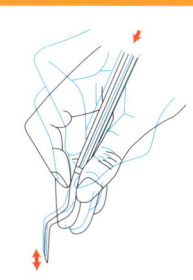　　Finger Flexing Motion

縦，横，斜めといろんな方向の
ストロークをオーバーラップさせて，
歯石の取り残しがないようにするのよ．

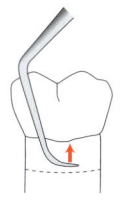

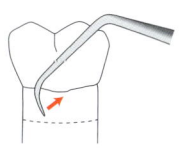

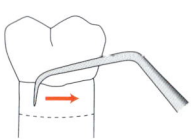

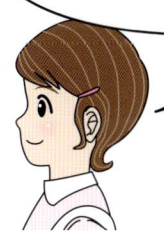

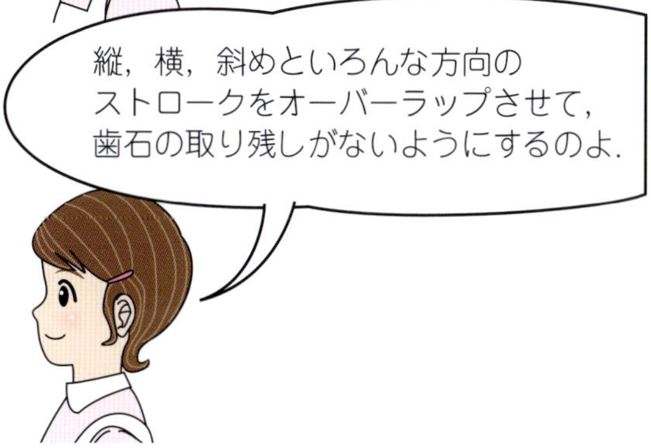

Vertical　　Oblique　　Horizontal

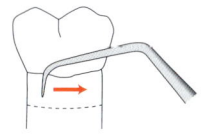

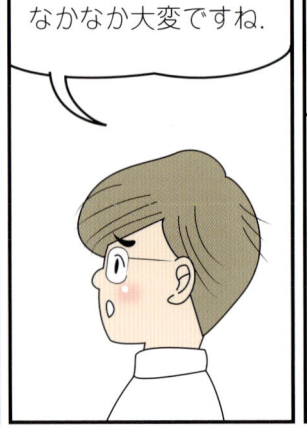

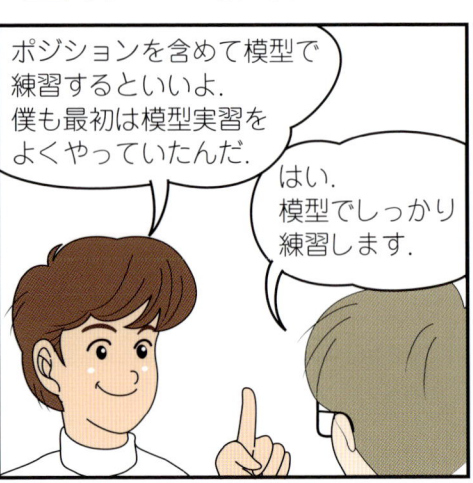

第4章　初期病変をたたこう1　スケーリング・ルートプレーニング（基礎編）

なるほど，こうするんですね．
ところで，スケーリングとルートプレーニングでストロークの違いはあるんですか？

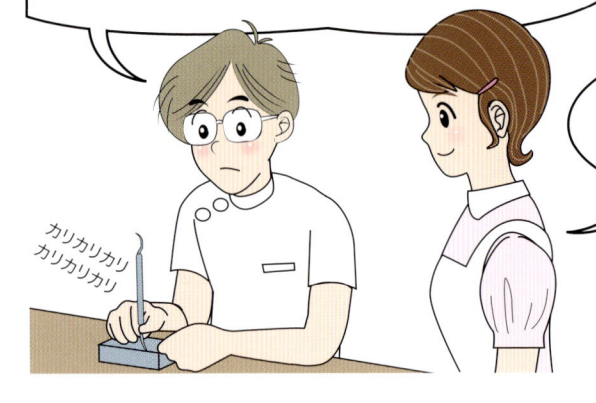

違いはあるわよ．
下の表を見て，しっかり確認しておきましょうね．

カリカリカリ
カリカリカリ

ストロークの違い

	Scaling Stroke	Root Planing Stroke
多用するBladeの部分	刃先1/3	刃全体
側方圧	強く	最初は強く徐々に弱く
ストロークの長さ	短い	長い

同じキュレットでも，目的によって動かし方が変わってきます．

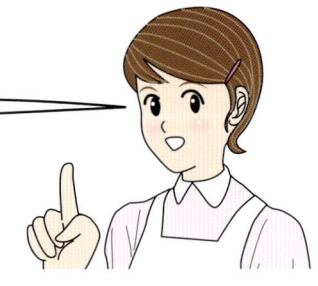

どうだい，ゴトー先生．スケーリング・ルートプレーニングはマスターできそうかい？

なかなか大変ですね．

ポジションを含めて模型で練習するといいよ．僕も最初は模型実習をよくやっていたんだ．

はい．
模型でしっかり練習します．

ガリガリガリ
ガリガリガリ

カリカリカリ
カリカリカリ

キュッキュッキュッ キュッキュッ

ポジショニングによっても
やりやすさが違うな.

ゴトー先生,次はいよいよ実践だね.
次章,佐藤さんのスケーリング・
ルートプレーニングを
よろしく頼むよ.

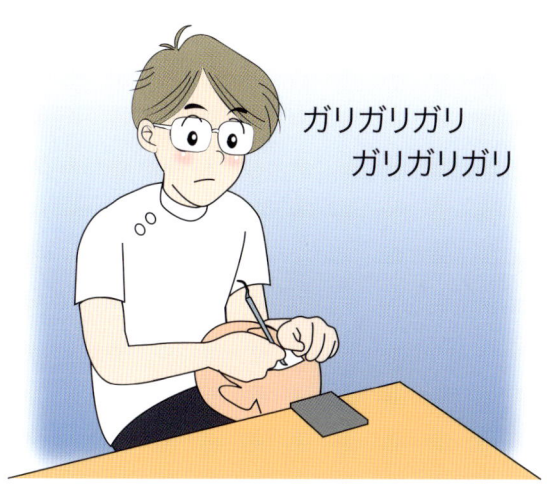

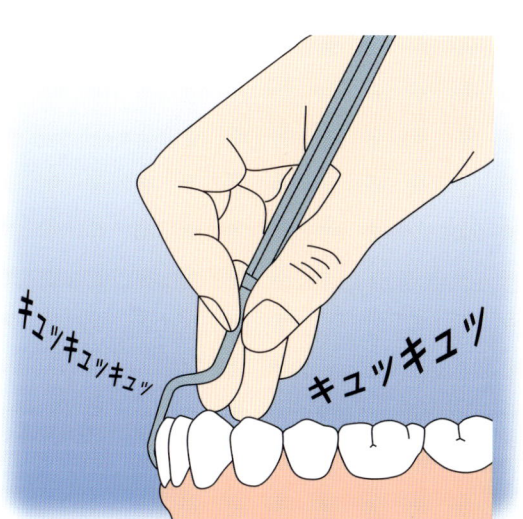

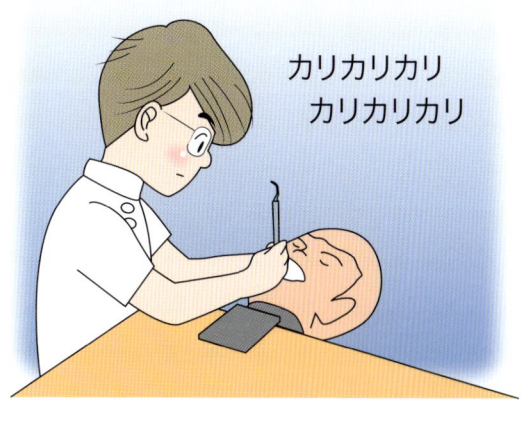

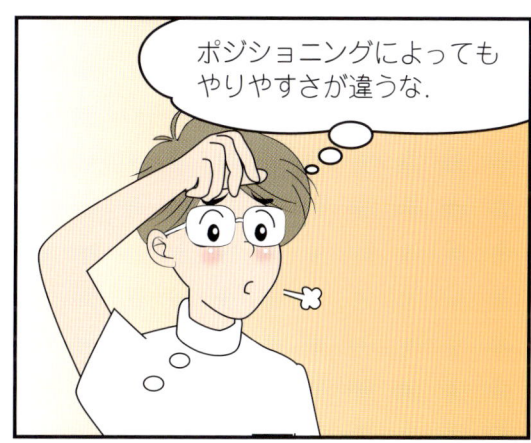

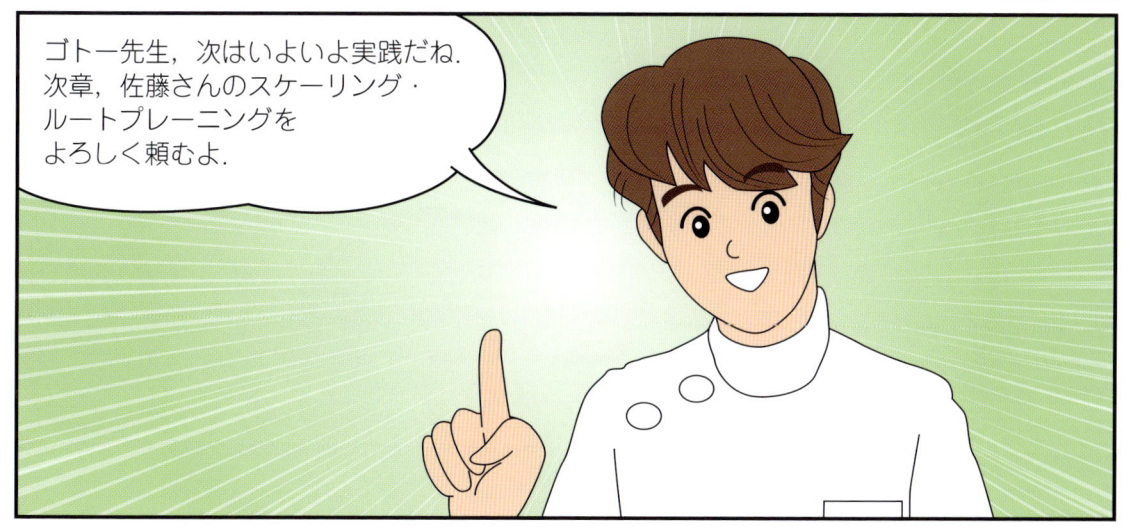

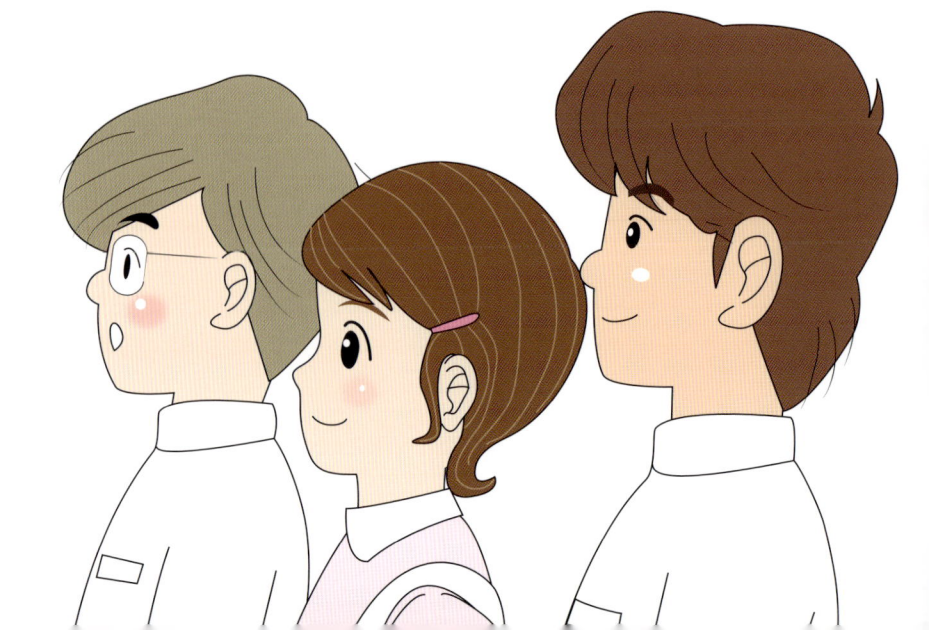

第 5 章

初期病変をたたこう 2
スケーリング・ルートプレーニング（実践編）

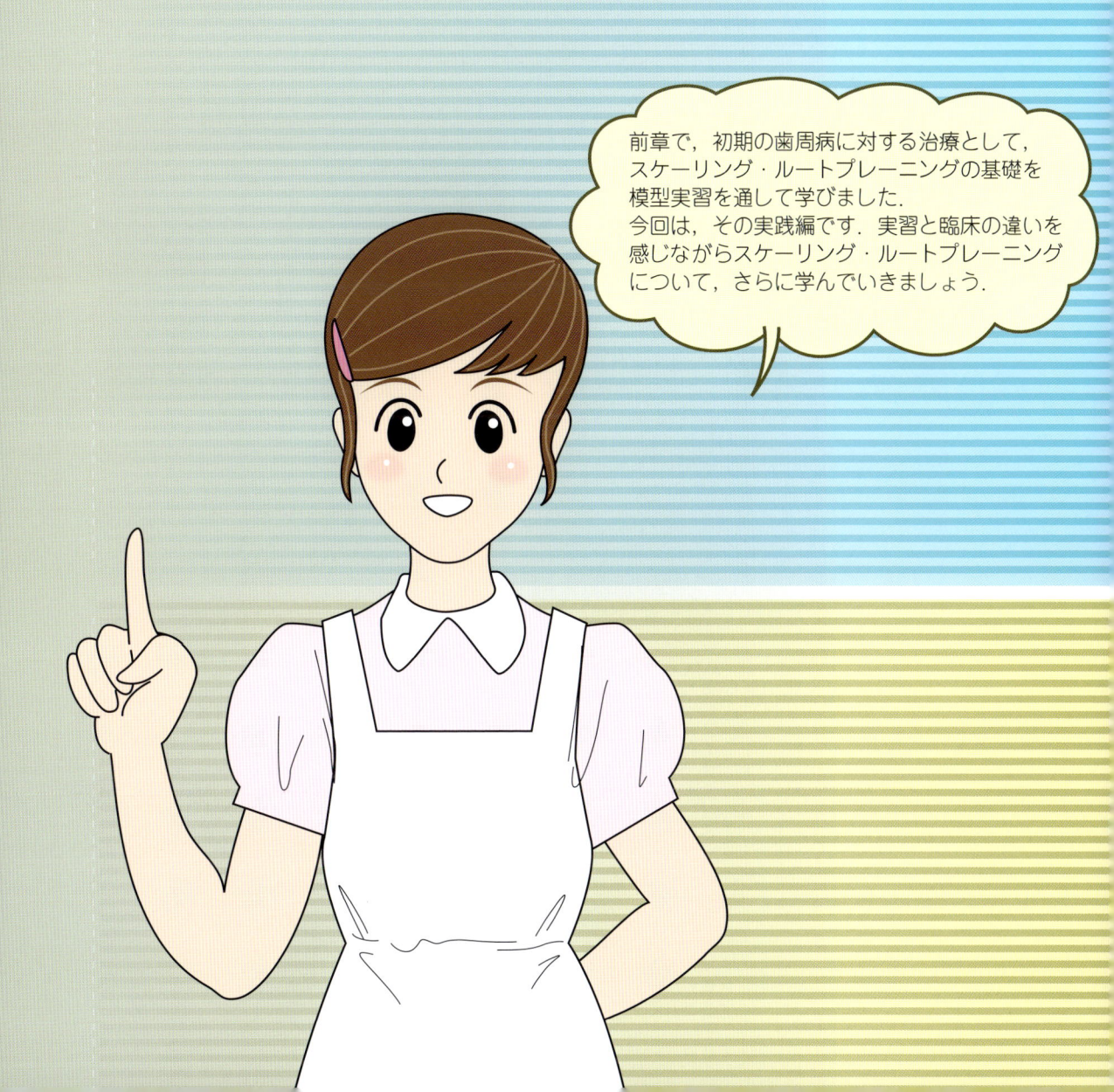

前章で，初期の歯周病に対する治療として，スケーリング・ルートプレーニングの基礎を模型実習を通して学びました．
今回は，その実践編です．実習と臨床の違いを感じながらスケーリング・ルートプレーニングについて，さらに学んでいきましょう．

第5章　初期病変をたたこう2　スケーリング・ルートプレーニング（実践編）

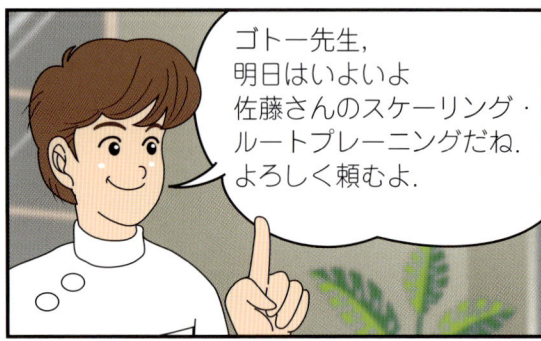

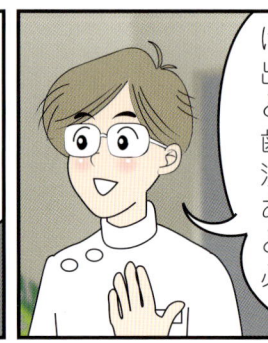

ゴトー先生，明日はいよいよ佐藤さんのスケーリング・ルートプレーニングだね．よろしく頼むよ．

はい．模型実習の成果が出せるように頑張ります．ところで先生，歯肉縁下歯石の除去には浸潤麻酔が必要な場合がありますよね．どのくらいの麻酔量が必要なんでしょうか？

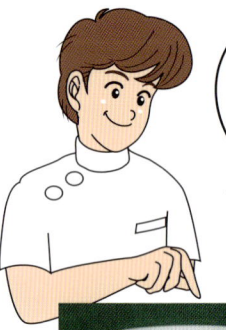

そうだね．
4～6歯の場合，歯肉の状態や歯周ポケットの深さにもよるけれど，麻酔量は通常1.8m*l*のアンプルで1本が適量だと思うよ．
その際には，表面麻酔剤や電動注射器を使って，できるだけ患者さんに痛みを感じさせないようにすることが大切だね．

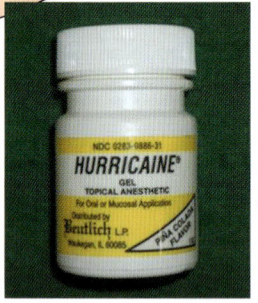

◀ 表面麻酔剤

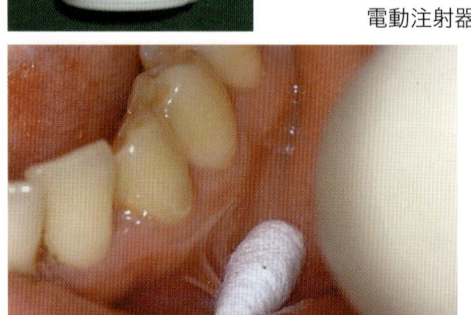

電動注射器 ▶

刺入点の部位に表面麻酔剤を適量塗布し，30秒～1分経過すると表面麻酔が奏効する

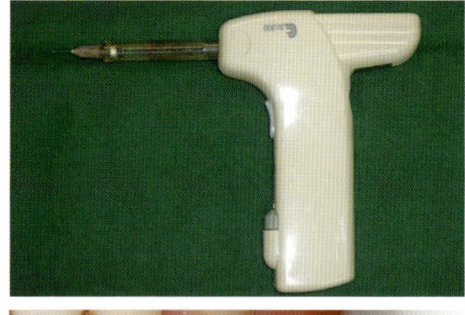

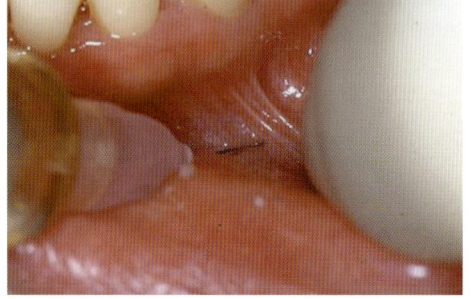

31～33Gの先の細い注射針を用い，体温程度に温めた麻酔液をゆっくり注入する

そうか．通常，歯肉縁下歯石の除去は何回かに分けて行うから，毎回患者さんに不快な思いをさせるわけにはいかないですよね．浸潤麻酔1つにしても細心の注意が必要なんですね．

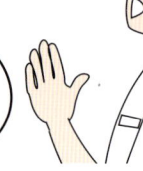

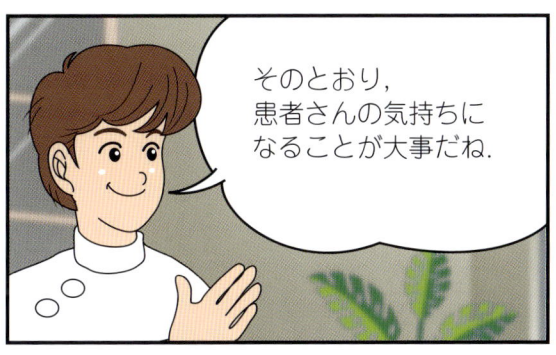

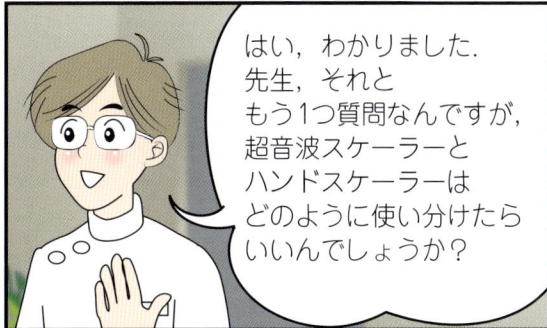

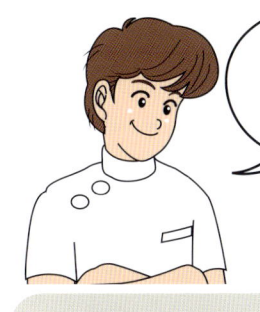

> そのとおり，患者さんの気持ちになることが大事だね．

> はい，わかりました．先生，それともう1つ質問なんですが，超音波スケーラーとハンドスケーラーはどのように使い分けたらいいんでしょうか？

> そうだなあ……．それじゃまず，ここに超音波スケーラーとハンドスケーラーを比較した文献があるから，読んでみよう．

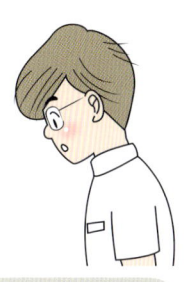

Efficiency of scaling of the molar furcation area with and without surgical access.
超音波スケーラーとハンドスケーラーの比較
Matia JI, Bissada NF, Maybury JE, Ricchetti P :
Int J Perio Rest Dent, **6**(6) : 24-35, 1986.

材料と方法：
- 対　象；48人の患者，Ⅱ～Ⅲ度の根分岐部病変を有する下顎大臼歯50歯を対象
- 実験群；ハンドスケーラーのみ（10歯），ハンドスケーラー＋外科処置（10歯），超音波スケーラーのみ（10歯），超音波スケーラー＋外科処置（10歯）
- 対照群；スケーリングを行わない（10歯）
- 検査項目；スケーリング直後に対象歯を抜歯，10倍に拡大して歯石の残存率を測定

結　果：

	歯石の残存率
コントロール群（未処置）	49.7%
非外科-ハンドスケーラー	37.7%
非外科-超音波スケーラー	34.1%
外科-ハンドスケーラー	2.7%
外科-超音波スケーラー	1%

結　論： 超音波スケーラーはハンドスケーラーと比較して歯石除去率は高い．

●**文献解説**
　本文献は対象歯数が多く，対照群が設定されていること，抜歯を行い評価していることなど優位性は高い文献と考えられる．これより超音波スケーラーはハンドスケーラーと比較して効果的に歯石除去ができると考えられるが，根の形態，離開度などを考慮する必要がある．

> **Influence of parameters on root surface roughness following treatment with a magnetostrictive ultasonic scaler : an *in vitro* study.**
> Folwaczny M, Merkel A, Mehl A, Hickel R :
> *J Periodontol,* **75**(9) : 1221-1226, 2004.
>
> 材料と方法：
>   対　象；102本の抜去歯
>   実験群；超音波スケーラー（80歯）…チップの形態，振動力，側方圧を変化させて測定
>   ハンドスケーラー（20歯）…側方圧を変化させて測定
>   検査項目；根面の凸凹間距離の平均値，最大値
>
> 結　果：
>
> | 凸凹間距離 | 超音波スケーラー | ハンドスケーラー |
> |---|---|---|
> | 平均値 | 0.6〜1.8μm | 0.4〜0.5μm |
> | 最大値 | 4.8〜17.2μm | 3.7〜3.9μm |
>
> 結　論：超音波スケーラーは，ハンドスケーラーに比較して歯根面が粗造になりやすい．
>
> ●文献解説
>   本文献は対象歯数が多く，抜去歯での評価であり，優位性の高い文献と考えられる．しかし結果が平均値であり，結論にそぐわない数値が隠されている可能性があるため注意が必要である．

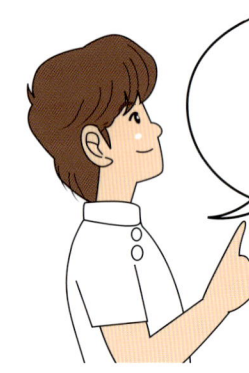

どうだい？
超音波スケーラーやエアスケーラーは，スケーリングにとても有効だね．
でも，ルートプレーニングには使用できないんだ．
器具の長所と短所をよく理解して用いることが大事だよ．

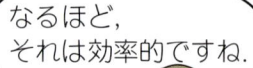

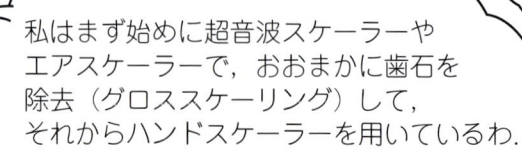

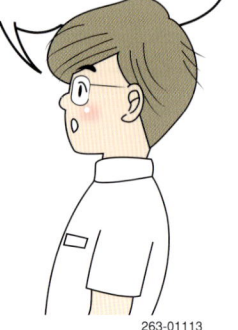

私はまず始めに超音波スケーラーやエアスケーラーで，おおまかに歯石を除去（グロススケーリング）して，それからハンドスケーラーを用いているわ．

なるほど，それは効率的ですね．

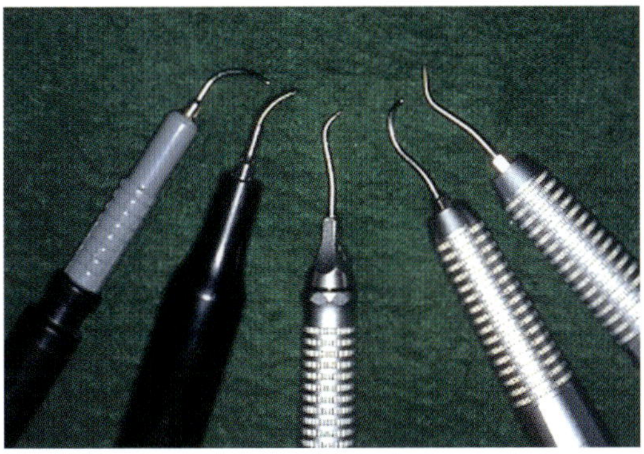

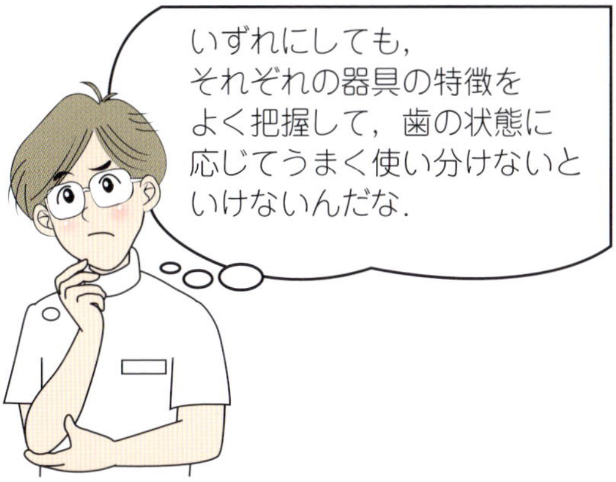

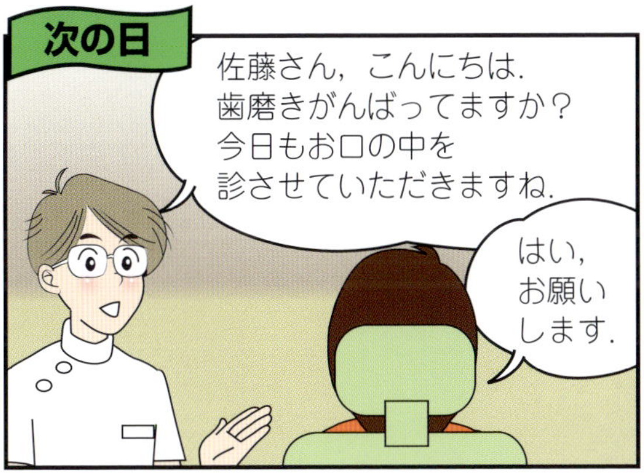

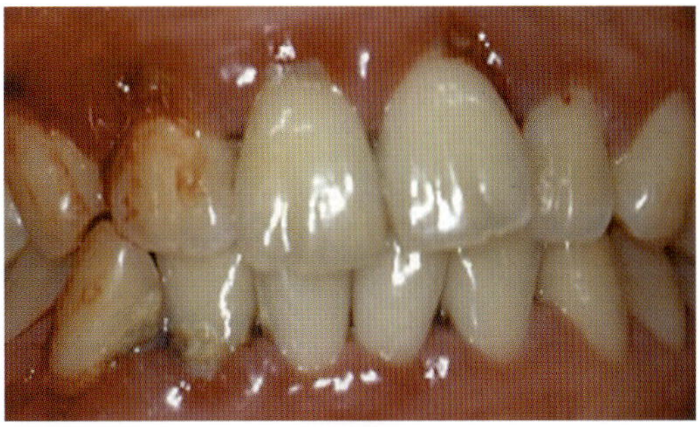

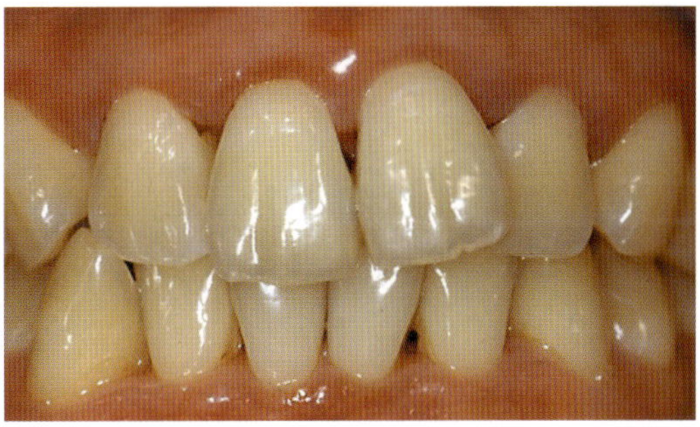

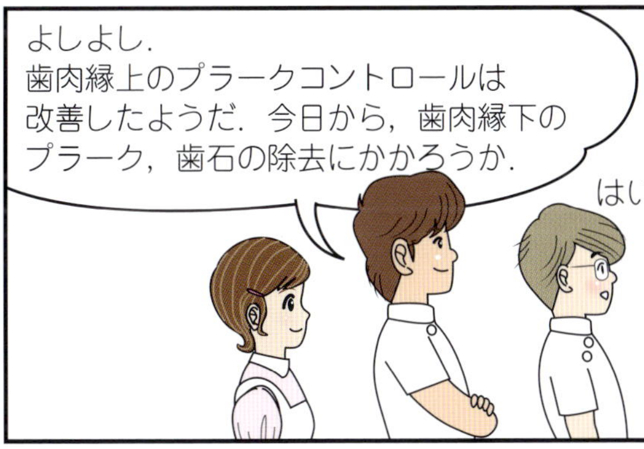

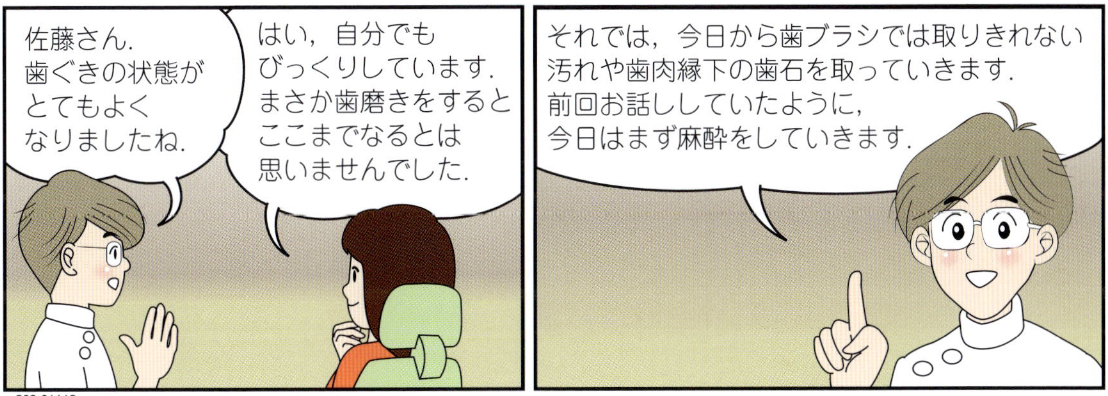

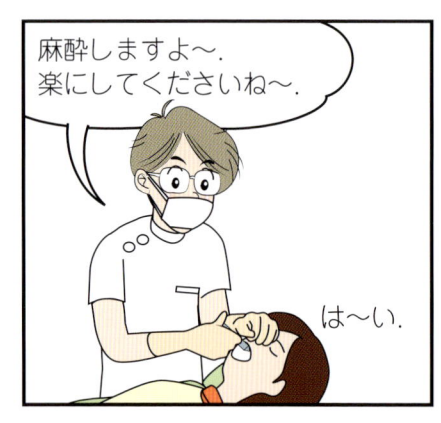

第5章 初期病変をたたこう2　スケーリング・ルートプレーニング（実践編）

麻酔しますよ〜．
楽にしてくださいね〜．

は〜い．

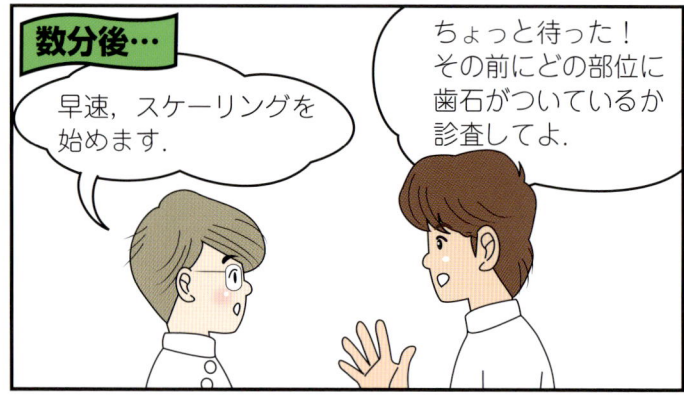

数分後…

早速，スケーリングを始めます．

ちょっと待った！
その前にどの部位に歯石がついているか診査してよ．

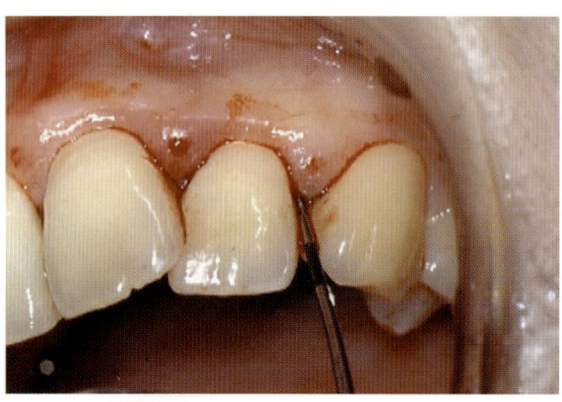

歯肉縁下の歯石の沈着状態を診査するとともに，周囲に浸潤麻酔が効いているかも確認すること！
患者さんに極力不快な痛みを与えないようにしよう．

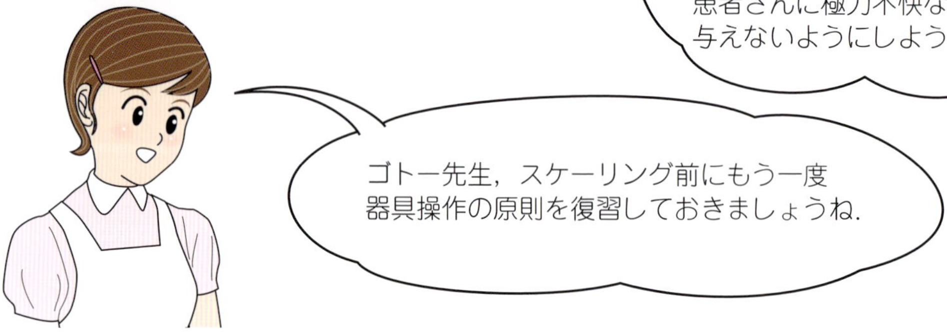

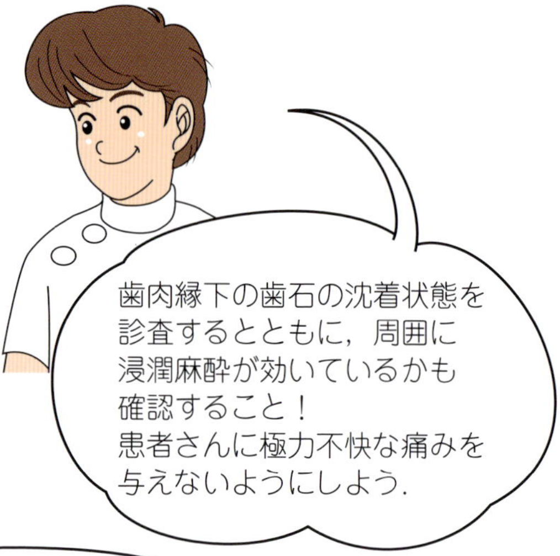

ゴトー先生，スケーリング前にもう一度器具操作の原則を復習しておきましょうね．

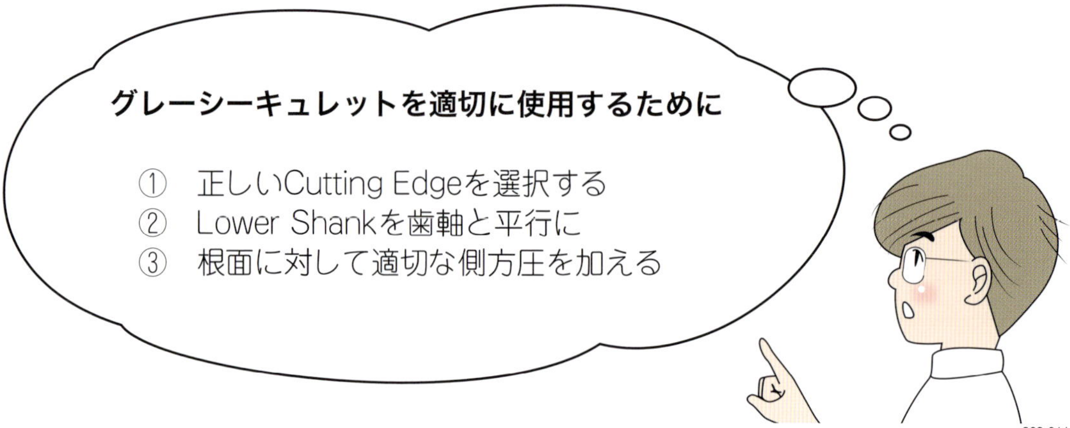

グレーシーキュレットを適切に使用するために

① 正しいCutting Edgeを選択する
② Lower Shankを歯軸と平行に
③ 根面に対して適切な側方圧を加える

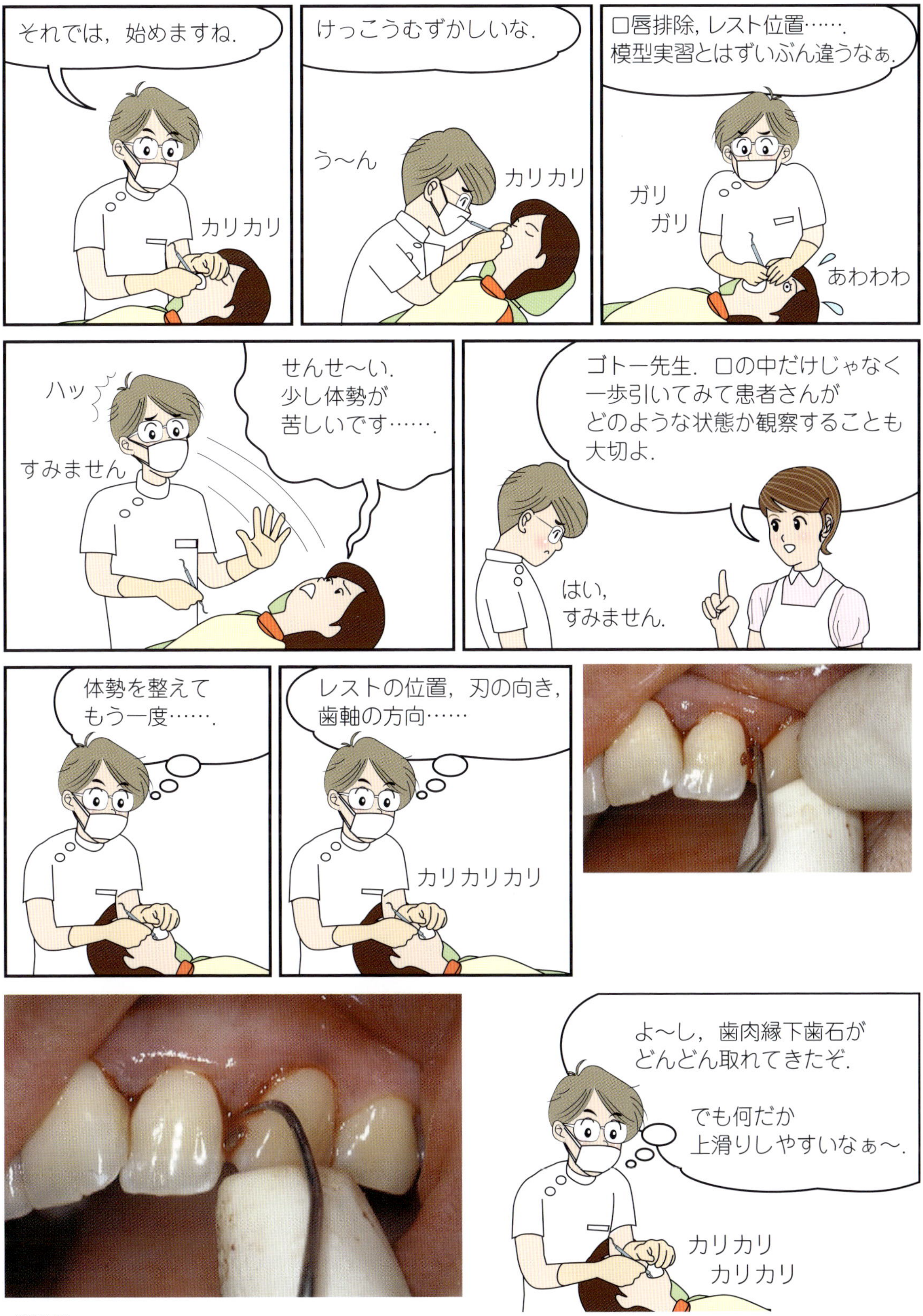

それでは，始めますね．
カリカリ
けっこうむずかしいな．
う～ん
カリカリ
口唇排除，レスト位置……．
模型実習とはずいぶん違うなぁ．
ガリ
ガリ
あわわわ
ハッ
すみません
せんせ～い．
少し体勢が
苦しいです……．
ゴトー先生．口の中だけじゃなく
一歩引いてみて患者さんが
どのような状態か観察することも
大切よ．
はい，
すみません．
体勢を整えて
もう一度……．
レストの位置，刃の向き，
歯軸の方向……
カリカリカリ
よ～し，歯肉縁下歯石が
どんどん取れてきたぞ．
でも何だか
上滑りしやすいなぁ～．
カリカリ
カリカリ

263-01113

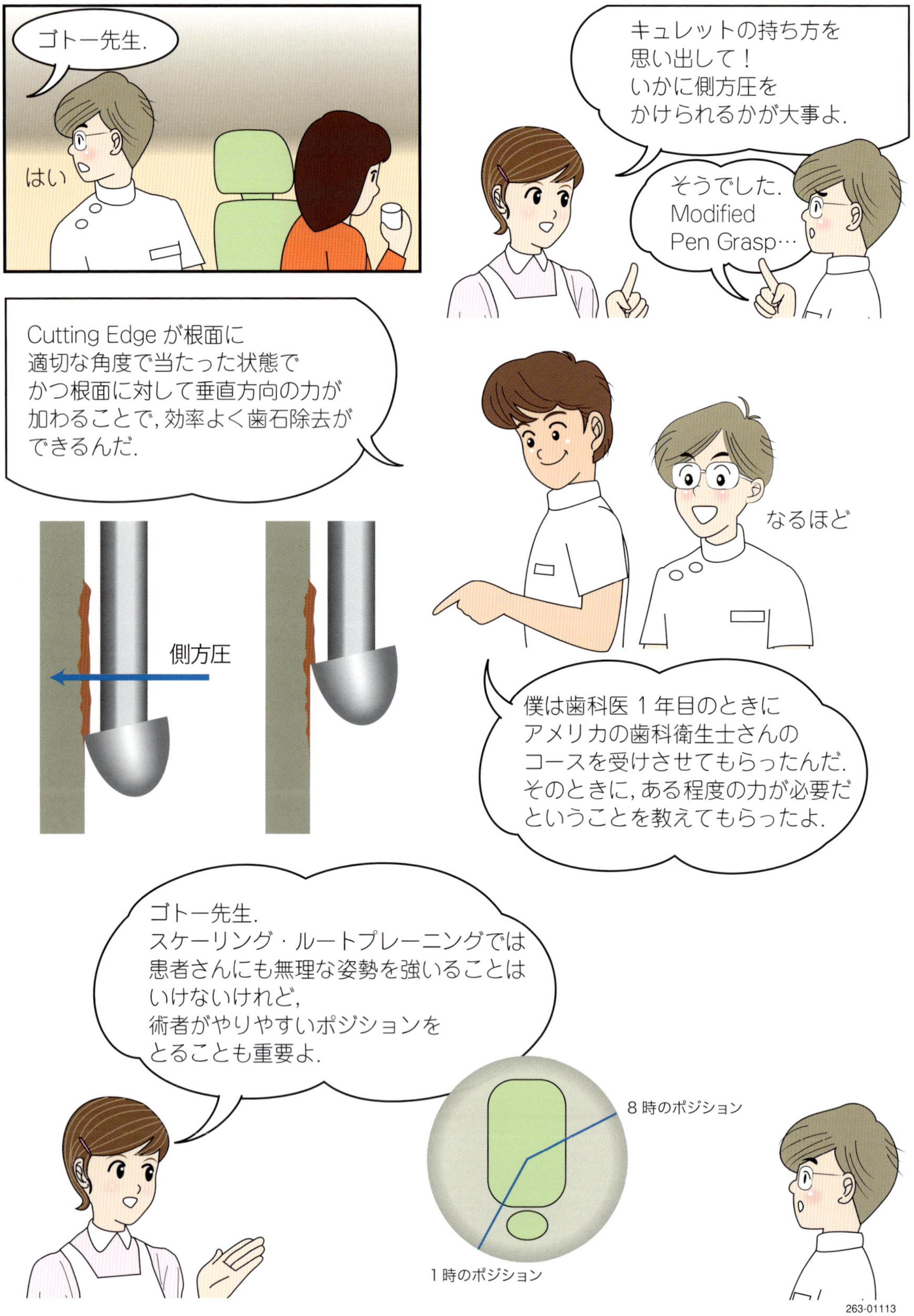

第5章 初期病変をたたこう2　スケーリング・ルートプレーニング（実践編）

ゴトー先生．

はい

キュレットの持ち方を思い出して！
いかに側方圧をかけられるかが大事よ．

そうでした．
Modified Pen Grasp…

Cutting Edge が根面に適切な角度で当たった状態でかつ根面に対して垂直方向の力が加わることで，効率よく歯石除去ができるんだ．

側方圧

なるほど

僕は歯科医1年目のときにアメリカの歯科衛生士さんのコースを受けさせてもらったんだ．そのときに，ある程度の力が必要だということを教えてもらったよ．

ゴトー先生．
スケーリング・ルートプレーニングでは患者さんにも無理な姿勢を強いることはいけないけれど，
術者がやりやすいポジションをとることも重要よ．

8時のポジション

1時のポジション

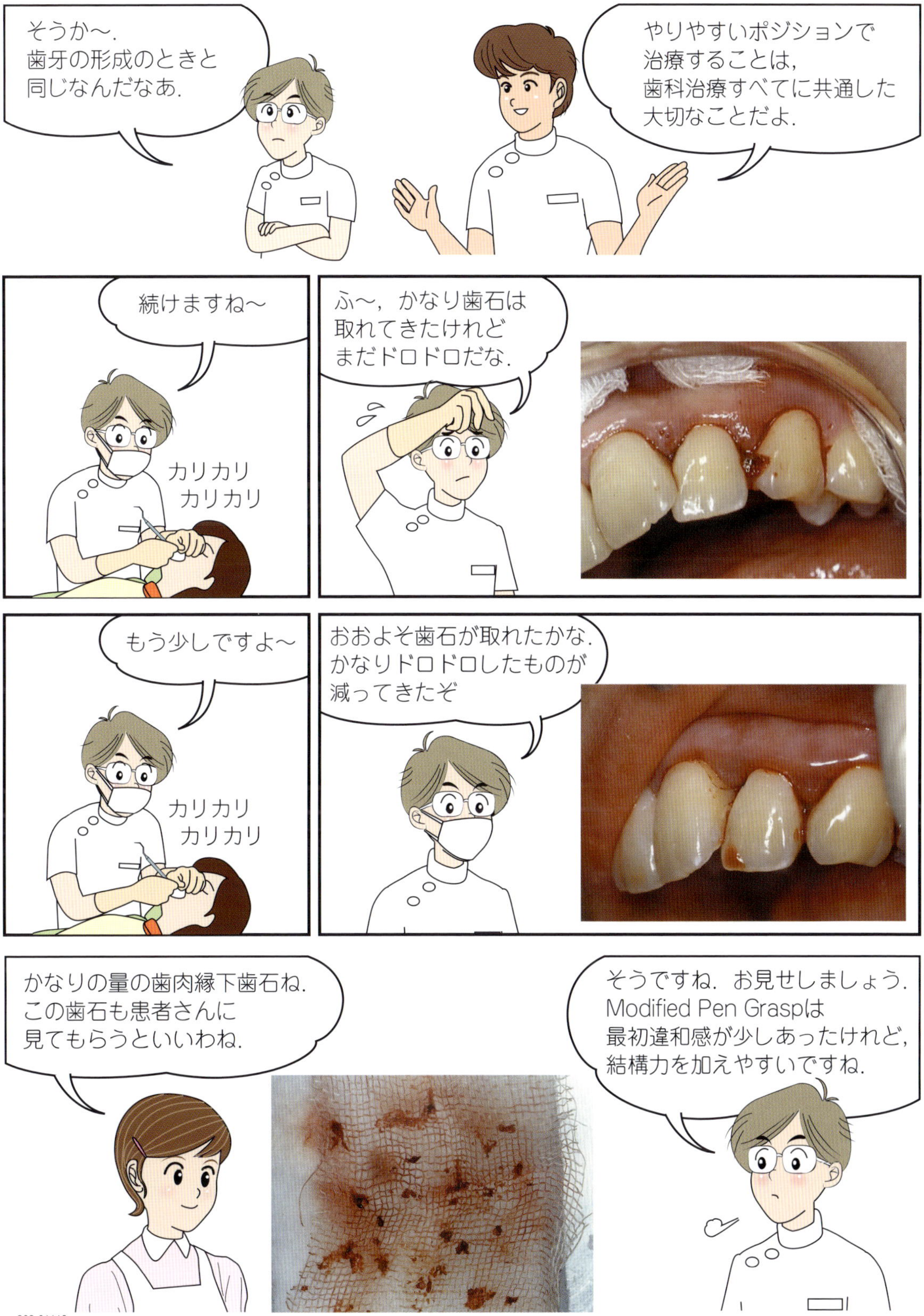

そうか〜.
歯牙の形成のときと
同じなんだなあ.
やりやすいポジションで
治療することは,
歯科治療すべてに共通した
大切なことだよ.
続けますね〜
カリカリ
カリカリ
ふ〜，かなり歯石は
取れてきたけれど
まだドロドロだな.
もう少しですよ〜
カリカリ
カリカリ
おおよそ歯石が取れたかな.
かなりドロドロしたものが
減ってきたぞ
かなりの量の歯肉縁下歯石ね.
この歯石も患者さんに
見てもらうといいわね.
そうですね．お見せしましょう.
Modified Pen Graspは
最初違和感が少しあったけれど,
結構力を加えやすいですね.

第5章　初期病変をたたこう2　スケーリング・ルートプレーニング（実践編）

歯石を除去できたかどうかを調べるのに，先の鋭利なエキスプローラーを使うとわかりやすいわよ．

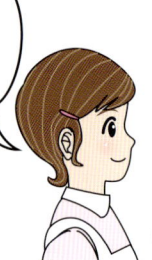

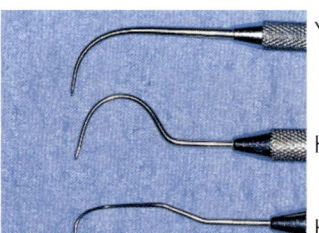

YDM No.25
Hu-Friedy EXS 23
Hu-Friedy EXD 11/12

Hu-Friedy EXD 11/12 が，他の2本に比べて先が鋭利になっている

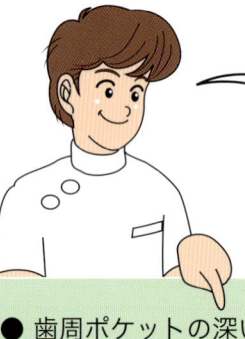

歯石の取り残しやすい部位も頭に入れておくといいな．一般にこのような部位で取り残しが多いので注意するように．

- 歯周ポケットの深い部位
- セメント・エナメル境
- 根分岐部
- 根の陥凹部や溝
- 根近接部
- 隅角部

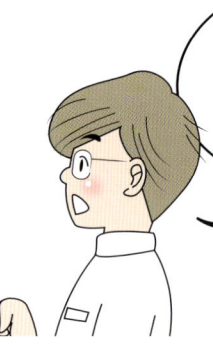

そうか，歯周ポケットの深いところだけでなく浅いところでも取り残すことがあるんだ．

あと，根面を平滑にするようルートプレーニングも忘れないようにね．

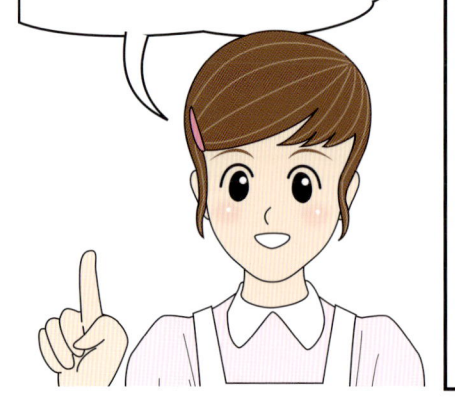

ルートプレーニングの操作は，「ブレード全体を使って長く削るようなストローク」だったな．

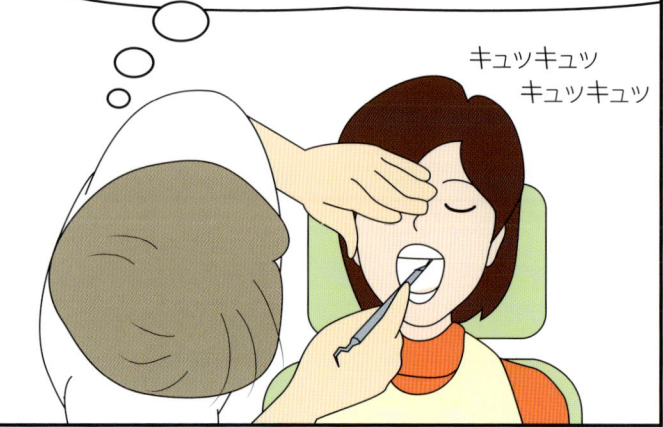

キュッキュッ
キュッキュッ

62

ルートプレーニングが終わったら再度エアスケーラーや超音波スケーラーを使って歯周ポケット内を洗浄すること．
そうすることで，ポケット内に残っている除去した歯石を洗い流すことができる．
その後にミニウムシリンジで洗浄すると，より効果的だ．

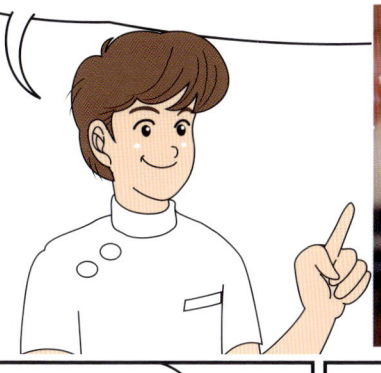

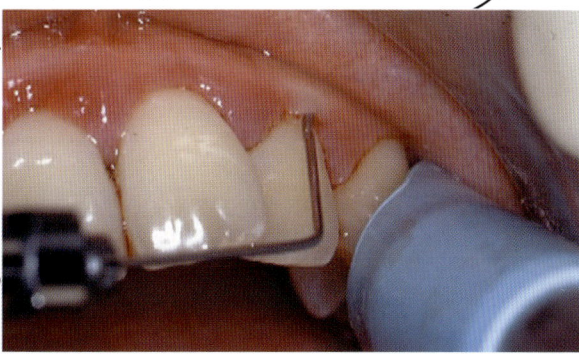

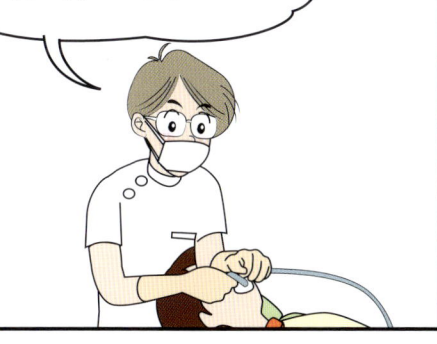

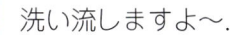

洗い流しますよ〜．

ふ〜，やっと終わった……．
スケーリング・ルートプレーニングってけっこう大変だな．
あとは術後の説明だ．

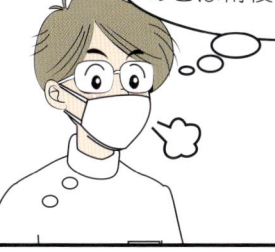

術後の注意事項

- 麻酔によるしびれ感が消えるまで食事は控えてください
- 当日は治療部位のブラッシングは控えてください
- 歯肉の状態が変化することで歯がしみる場合があります
- 鈍い痛みが2, 3日続くことがあります

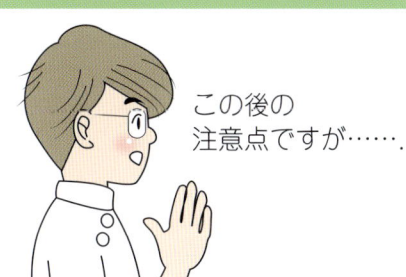

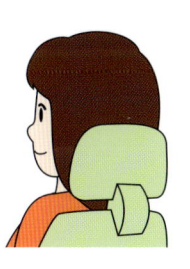

この後の注意点ですが……．

第5章 初期病変をたたこう2 スケーリング・ルートプレーニング（実践編）

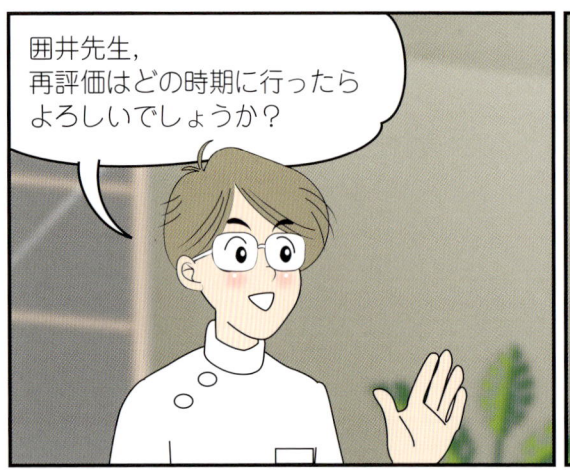

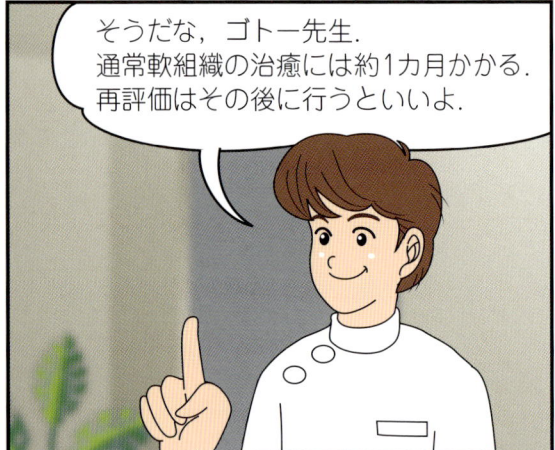

囲井先生,
再評価はどの時期に行ったら
よろしいでしょうか？

そうだな，ゴトー先生．
通常軟組織の治癒には約1カ月かかる．
再評価はその後に行うといいよ．

**スケーリング・ルートプレーニング
1カ月後…**

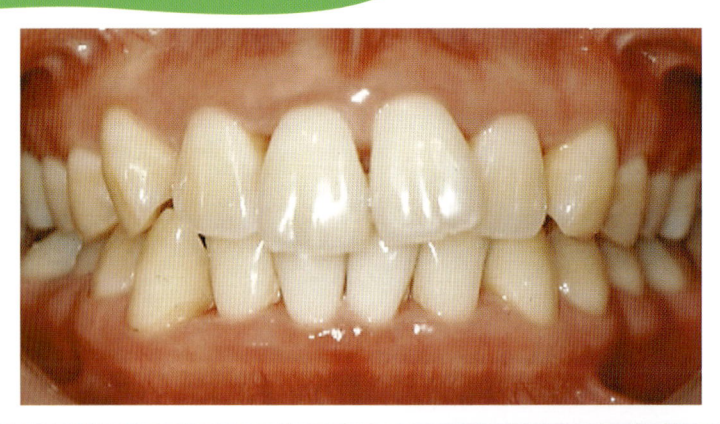

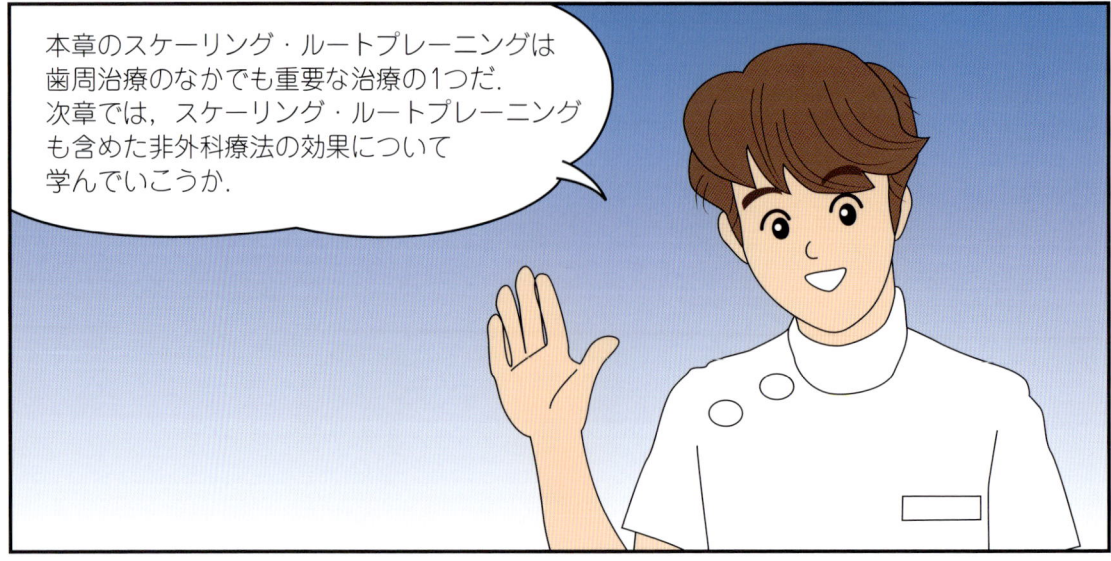

本章のスケーリング・ルートプレーニングは
歯周治療のなかでも重要な治療の1つだ．
次章では，スケーリング・ルートプレーニング
も含めた非外科療法の効果について
学んでいこうか．

第6章

非外科処置 1
非外科処置の効果

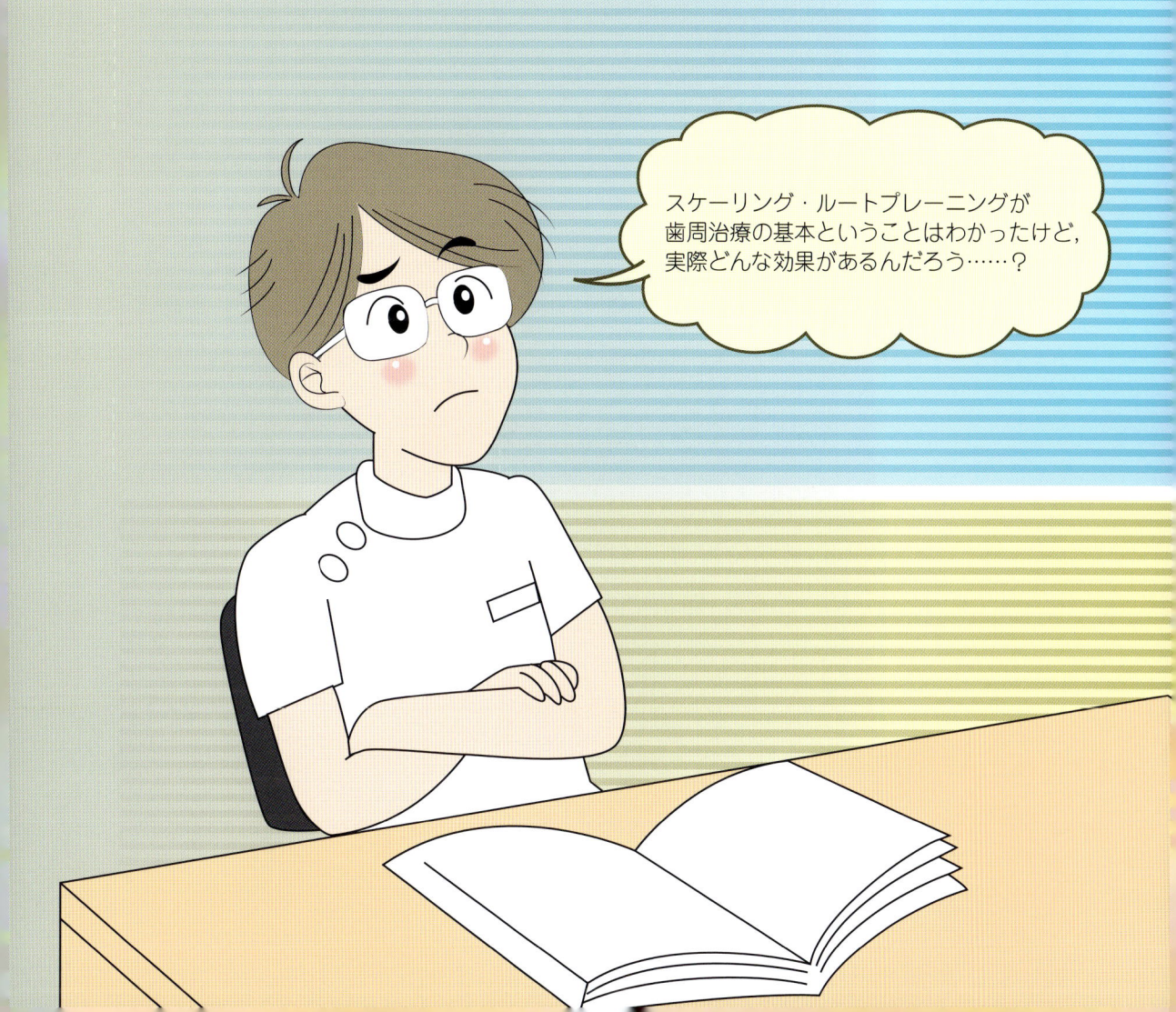

スケーリング・ルートプレーニングが歯周治療の基本ということはわかったけど，実際どんな効果があるんだろう……？

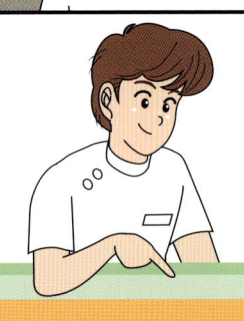

第6章 非外科処置1 非外科処置の効果

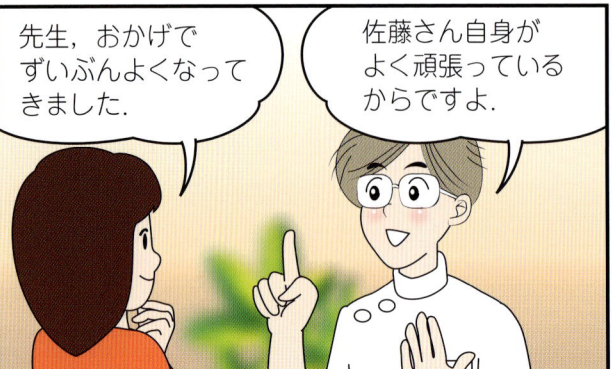

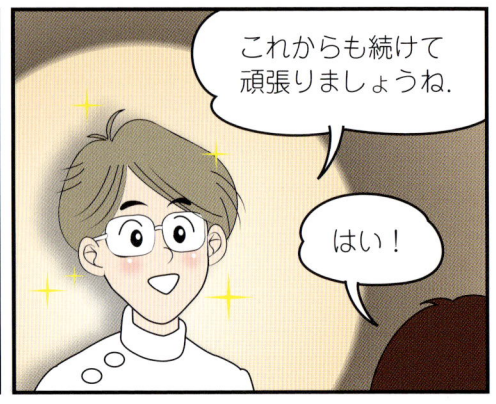

非外科処置の意義・効果

1. 急性炎症の軽減
2. 患者の治療に対するモチベーションの確認
3. 歯周治療に対する組織の反応を観察，評価

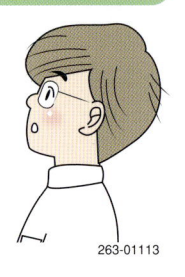

1. 炎症の改善

CASE 1

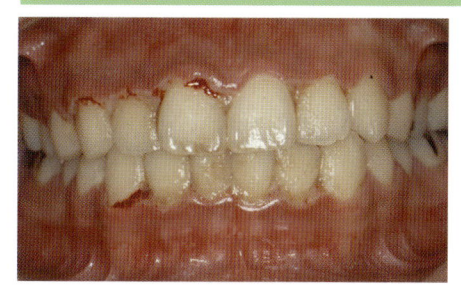

初診時の状態

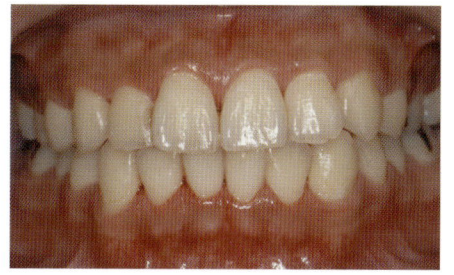

非外科処置後の状態

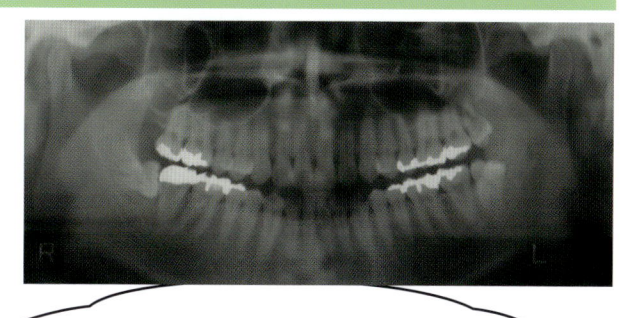

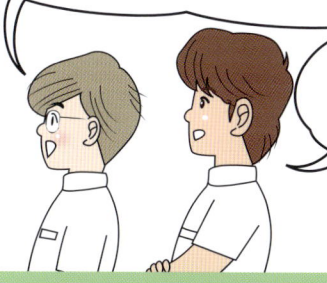

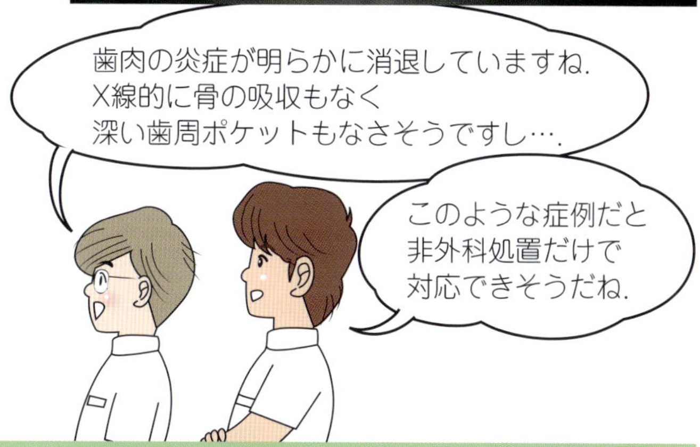

歯肉の炎症が明らかに消退していますね．
X線的に骨の吸収もなく
深い歯周ポケットもなさそうですし…．

このような症例だと
非外科処置だけで
対応できそうだね．

CASE 2

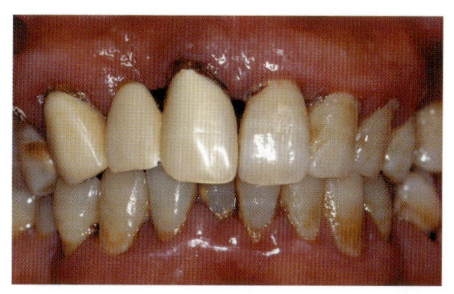

初診時の状態．歯肉の発赤，出血が顕著．
深い歯周ポケットも存在するが，このままでは外科処置を行えない

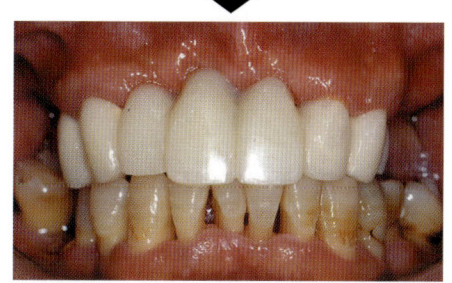

初期治療終了時の状態
歯肉の炎症が消退したが，
深い歯周ポケットが残存しているため，外科処置へ移行
（外科処置の必要性等に関しては，次章以降に述べる）

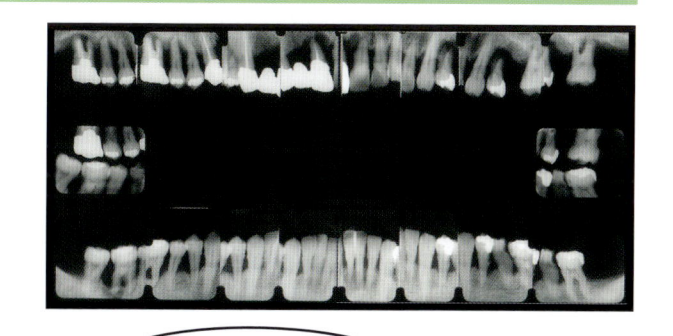

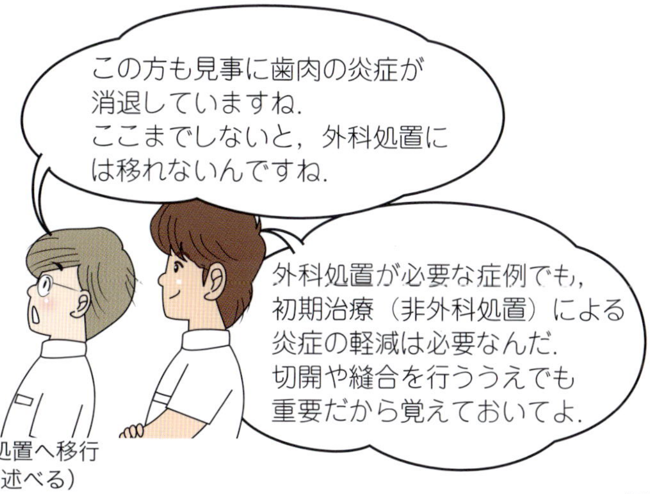

この方も見事に歯肉の炎症が
消退していますね．
ここまでしないと，外科処置に
は移れないんですね．

外科処置が必要な症例でも，
初期治療（非外科処置）による
炎症の軽減は必要なんだ．
切開や縫合を行ううえでも
重要だから覚えておいてよ．

2．モチベーションの確認

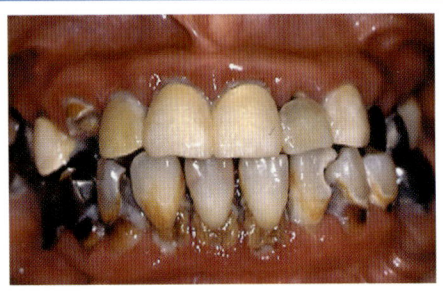

初診時
歯周病だけではなく，さまざまな問題を抱えて患者さんは来院する
この状態では，患者さんがどこまで治療に協力的かわからない

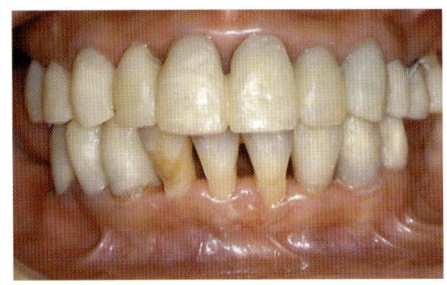

初期治療終了時
歯周組織に対する処置だけでなく，審美，咬合の面も改善することで，患者さんの治療に対するモチベーションはさらに高まる

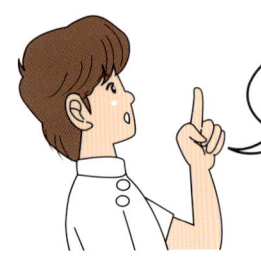

> 患者さんのモチベーションが上がると，初診時とは見違えるような結果になるんだ．モチベーションは大事だね．

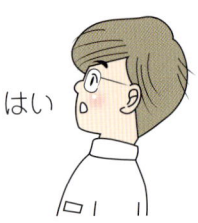

はい

> ただし，すべての患者さんでモチベーションが得られるとはかぎらないんだ．治療にかかる前に，いろいろ説明したにもかかわらず，うまくいかない場合もあるんだ．

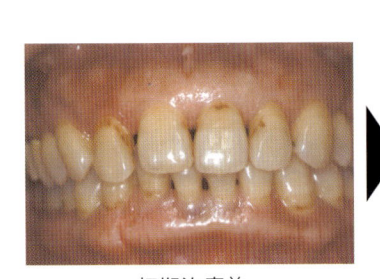

初期治療前

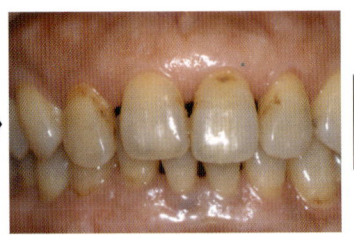

初期治療後
プラークコントロールが思わしくない

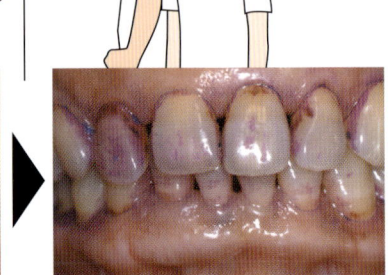

染色すると，プラークの残存が認められる

> 初期治療後もこんな状態だったら，これからの治療計画に影響しますね．

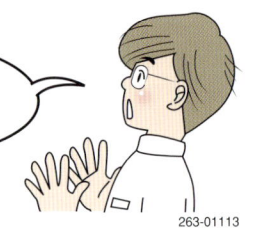

3. 歯周治療に対する組織の反応を観察

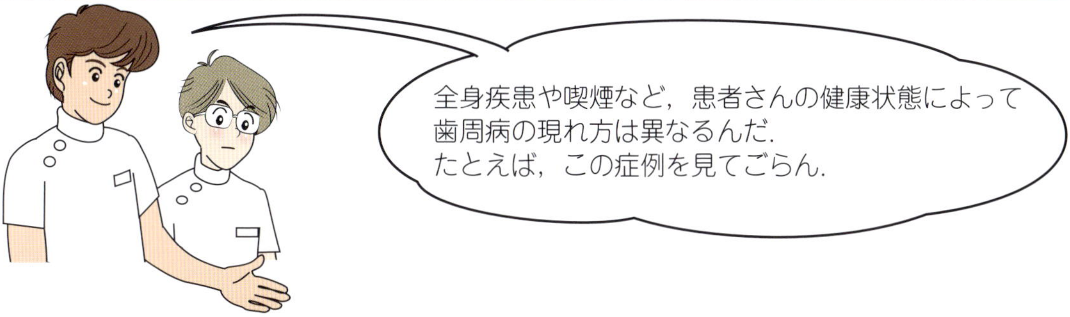

> 全身疾患や喫煙など，患者さんの健康状態によって歯周病の現れ方は異なるんだ．
> たとえば，この症例を見てごらん．

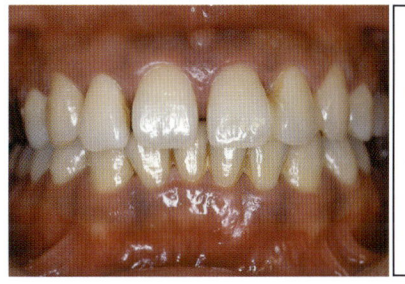

初診時
28歳男性
前歯部の歯肉腫脹を繰り返す
1日30本の喫煙

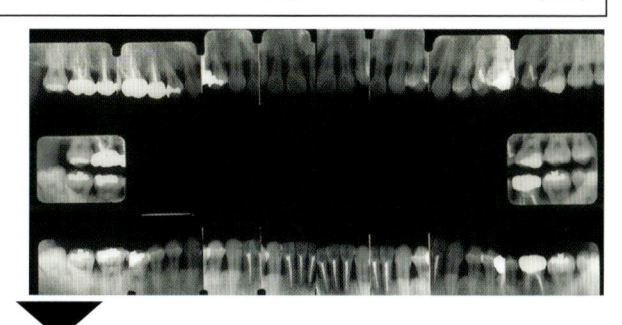

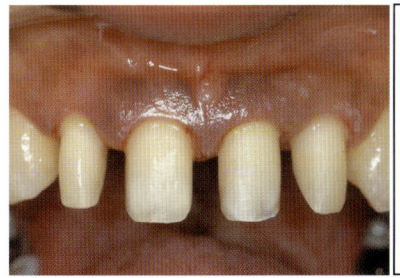

							上顎								
唇側 口蓋側	555 545	545 445	446 436	655 645	444 454	545 545	545 455	654 655	554 554	444 454	546 554	556 545	665 665	444 544	444 444
	8	7	6	5	4	3	2	1	1	2	3	4	5	6	7	8
舌側 唇側	554 444	544 444	444 454	454 455	546 555	443 443	444 434	444 444	457 467	764 764	456 455	544 554	434 433	444 444	544 544	443 433
							下顎								(mm)

初期治療終了時

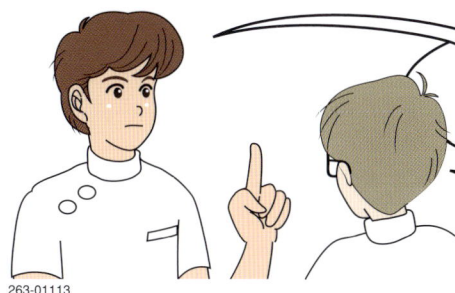

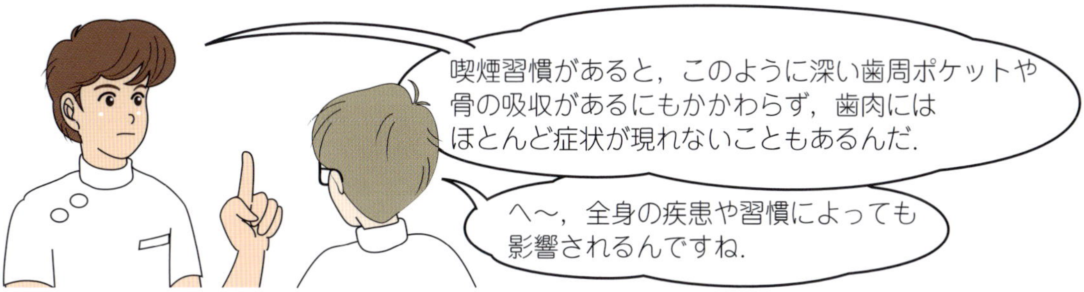

							上顎								
唇側 口蓋側		444 443	443 333	444 334	544 533	444 333	445 344	544 434	544 544	543 334	444 333	445 333	444 533	554 533	333 333
	8	7	6	5	4	3	2	1	1	2	3	4	5	6	7	8
舌側 唇側		333 323	323 334	333 343	333 333	323 333	323 333	344 333	544 445	334 543	433 344	333 333	333 333	333 323	333 433
							下顎								(mm)

> 喫煙習慣があると，このように深い歯周ポケットや骨の吸収があるにもかかわらず，歯肉にはほとんど症状が現れないこともあるんだ．

> へ～，全身の疾患や習慣によっても影響されるんですね．

第6章 非外科処置1 非外科処置の効果

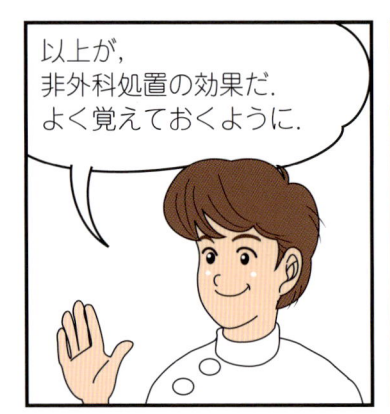

以上が，非外科処置の効果だ．よく覚えておくように．

はい，わかりました．あらためて，非外科処置の重要性を認識できました．

ところで，先生．非外科処置ってスケーリングとルートプレーニングだけなんですか？

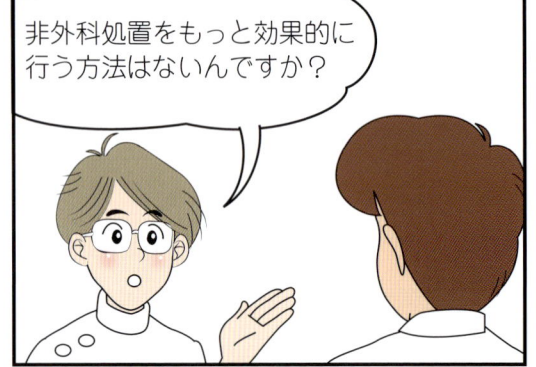

非外科処置をもっと効果的に行う方法はないんですか？

いい質問だな．よし，いまからは非外科処置の効果をより高めるための注意点と他の非外科療法について説明しよう．

非外科療法の効果を上げるために……

POINT 1 残存歯石や沈着物の確認を確実に行おう

◆エキスプローラー

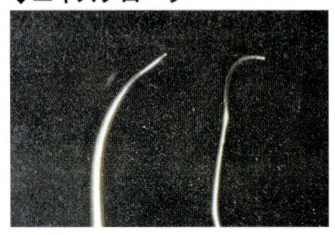

太いエキスプローラーと細いエキスプローラー

エキスプローラーを使い分けて，歯石が残っていないかを確実にチェックするんだ．

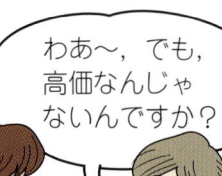

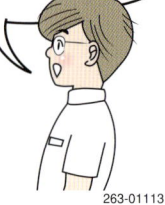

◆エンドスコープ

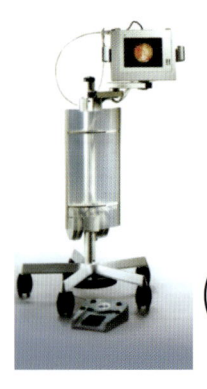

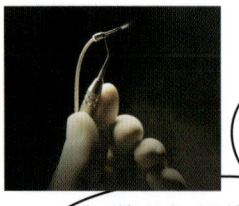

最近では，歯肉溝にスコープを挿入して観察する器具も開発されている．

24倍から48倍に拡大することで，根面上のわずかな沈着物や根分岐部内の状態，歯根の破折，修復物のマージンの状態，カリエス，セメントの残存などを見つけることができるんだよ．

わあ～，でも，高価なんじゃないんですか？

POINT 2 効率の良い器具を選ぼう

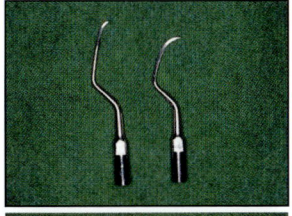

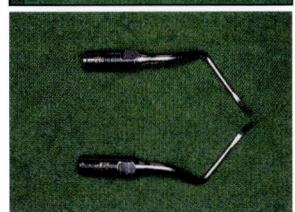

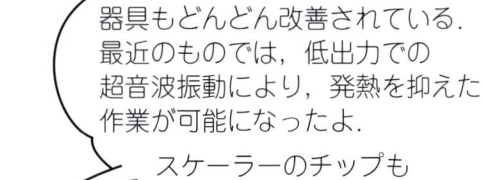

器具もどんどん改善されている．最近のものでは，低出力での超音波振動により，発熱を抑えた作業が可能になったよ．

スケーラーのチップもさまざまな形状のものが提供され，深い歯周ポケットや根分岐部，インプラント周囲に対しても効果的なものもあるんだ．

POINT 3 沈着物除去の技術を高めよう

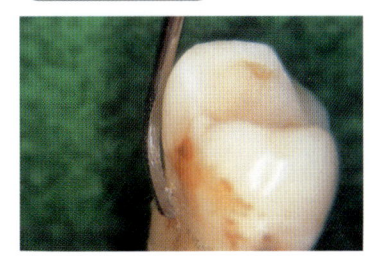

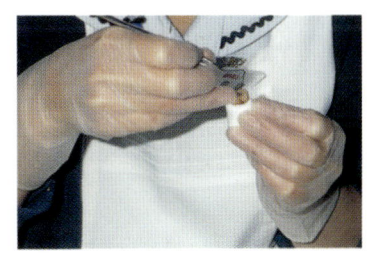

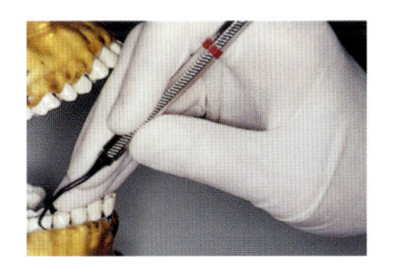

マネキンを用いたポジショニングやストロークの実習

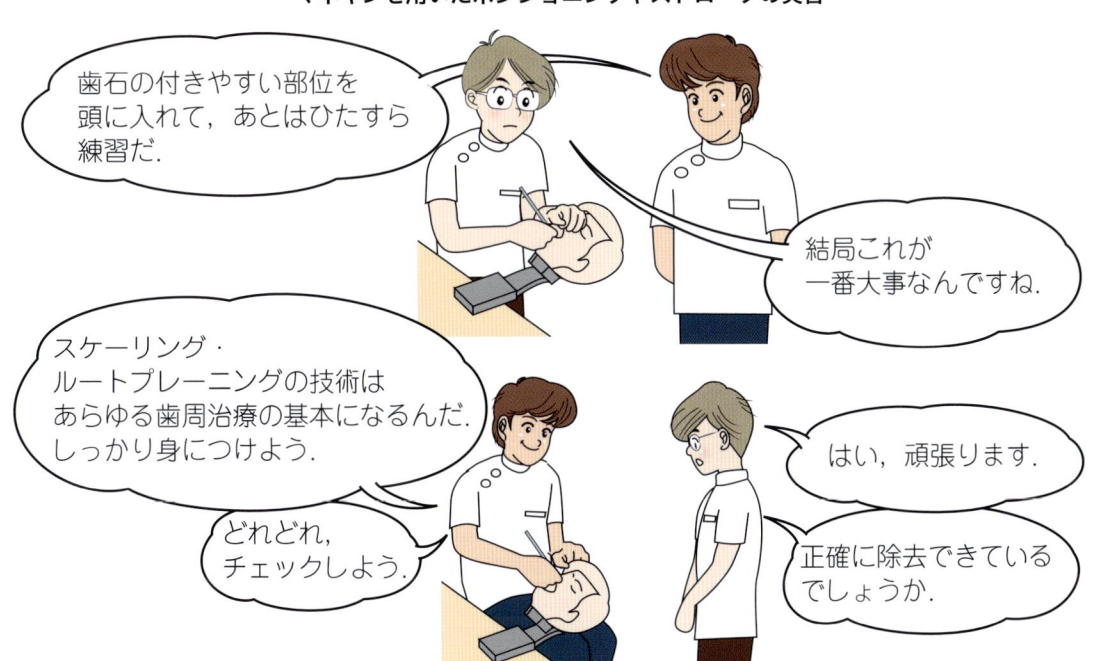

歯石の付きやすい部位を頭に入れて，あとはひたすら練習だ．

結局これが一番大事なんですね．

スケーリング・ルートプレーニングの技術はあらゆる歯周治療の基本になるんだ．しっかり身につけよう．

どれどれ，チェックしよう．

はい，頑張ります．

正確に除去できているでしょうか．

第6章 非外科処置1　非外科処置の効果

POINT 4　治療の効果を判定するうえで細菌検査を応用しよう（執筆協力：神奈川県開業・吉野敏明氏）

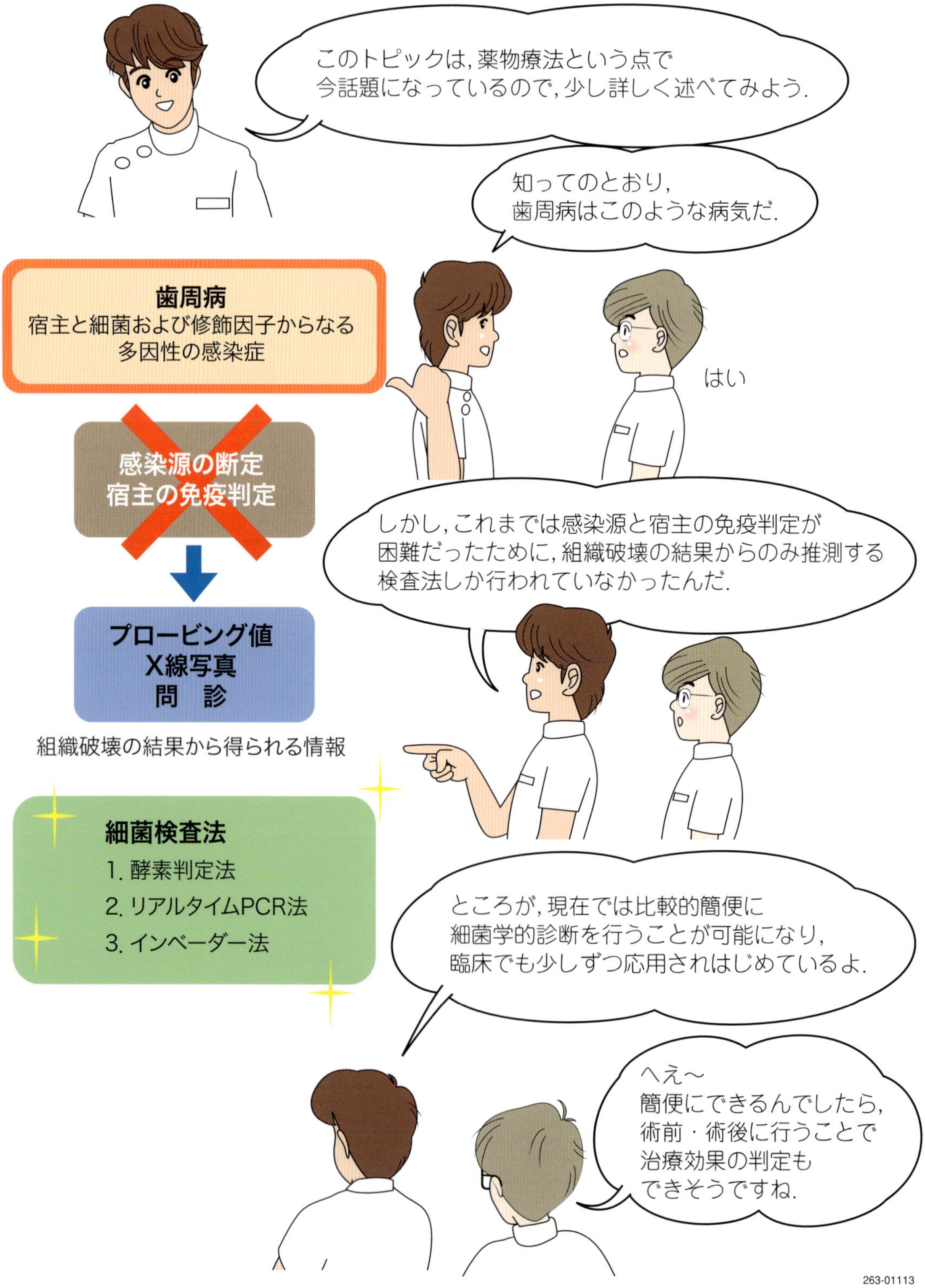

このトピックは、薬物療法という点で今話題になっているので、少し詳しく述べてみよう．

知ってのとおり、歯周病はこのような病気だ．

歯周病
宿主と細菌および修飾因子からなる多因性の感染症

~~感染源の断定　宿主の免疫判定~~

↓

プロービング値
X線写真
問　診

組織破壊の結果から得られる情報

はい

しかし、これまでは感染源と宿主の免疫判定が困難だったために、組織破壊の結果からのみ推測する検査法しか行われていなかったんだ．

細菌検査法
1. 酵素判定法
2. リアルタイムPCR法
3. インベーダー法

ところが、現在では比較的簡便に細菌学的診断を行うことが可能になり、臨床でも少しずつ応用されはじめているよ．

へえ〜
簡便にできるんでしたら、術前・術後に行うことで治療効果の判定もできそうですね．

> そのなかでも，もっとも信頼性のある
> リアルタイムPCR法について
> 詳しく紹介することにしよう．

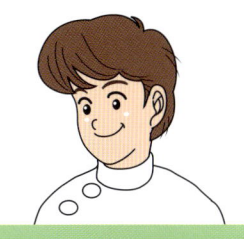

リアルタイムPCR法

細菌のDNAを増幅し，なおかつこれを定量的に判定する方法．
現在，Actinobacillus actinomycetemcomitans（Aa），Porphyromonas gingivalis（Pg），
Tannerella forsythensis（Tf），Treponema denticola（Td），Prevotella intermedia（Pi）の5菌種の検索が可能である．
（検査依頼先：株式会社ビー・エム・エル）

長 所
① 検出感度が高い
② 細菌数に基づく総菌数比率の厳密な測定が可能
③ 菌叢の診断と抗菌剤選択の診断が可能

短 所
① 外注検査のため，判定に1〜2週間かかる
② 厳密な診断結果を治療に反映させるためには，歯科医師に細菌学的知見が必要になる
③ 若干コストがかかる

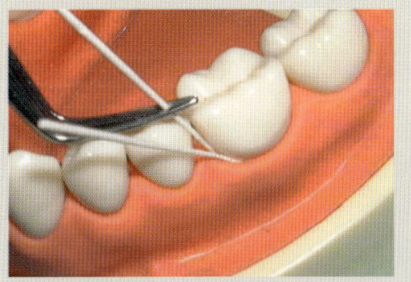

ペーパーポイントによる検体の採取

細菌検査の結果

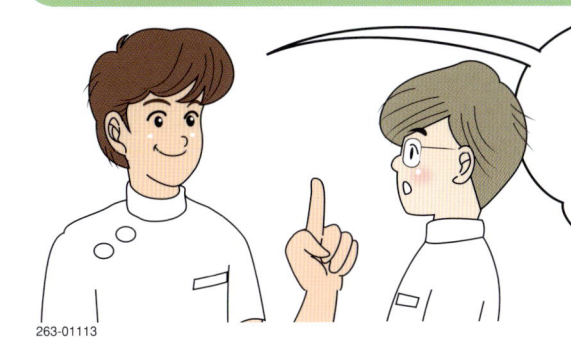

> 従来からの培養法も，現在では
> 簡易嫌気培養キットが入手可能になり，
> 以前に比べると容易に導入できるように
> なったんだ．将来的にはLAMP法など迅速で
> 安価な方法も開発されるだろう．

第6章 非外科処置1　非外科処置の効果

これらによって，われわれ臨床家は歯周病が感染症であることだけでなく，歯周病原因菌が全身の健康にも大きく影響していることを，科学的に患者さんに呈示できるようになったんだ．

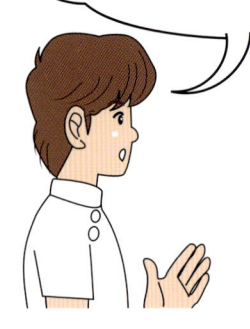

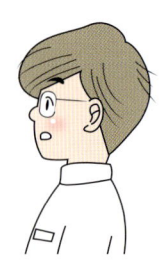

歯周治療における細菌検査も，かなり確立されたものになってきたんですね．

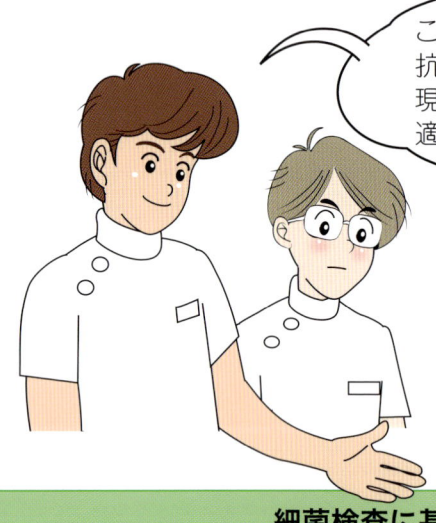

このような細菌検査の結果をもとにして，抗菌療法を選択する場合もあるんだ．現在，否定的な意見も存在するが，抗菌療法の適応症は3つある．

細菌検査に基づく抗菌療法の適応性

1. 侵襲性歯周炎に対する原因除去療法として
2. 慢性歯周炎に対する治療効率の上昇を目的として
3. 歯周病と全身疾患がかかわる場合の内科療法として

臨床で多いのは2番目かな．

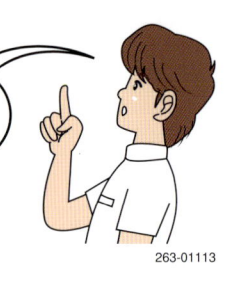

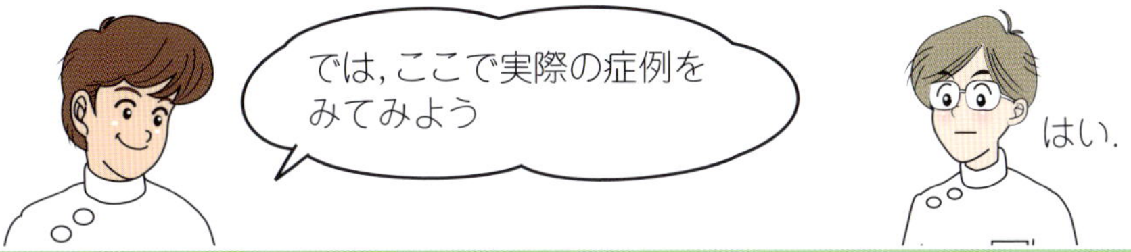

> では,ここで実際の症例をみてみよう

> はい.

CASE 3 ■ 細菌検査に基づく抗菌療法を行った症例

患者:30歳　男性

非喫煙

全身疾患なし

初診時

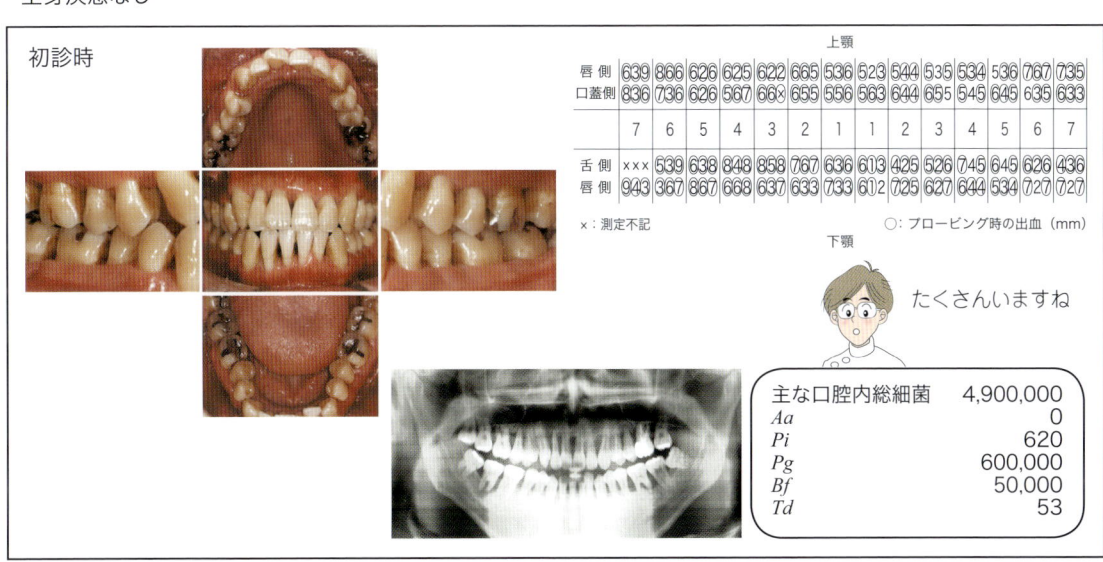

上顎

唇側	639	866	626	625	622	665	536	523	544	535	534	536	767	735	
口蓋側	836	736	626	567	66×	655	556	563	644	655	545	645	635	633	
	7	6	5	4	3	2	1	1	2	3	4	5	6	7	
舌側	×××	539	638	848	858	767	636	613	425	526	745	645	626	436	
唇側	943	367	867	668	637	633	733	612	725	627	644	534	727	727	

×:測定不記　　○:プロービング時の出血 (mm)

下顎

> たくさんいますね

主な口腔内総細菌	4,900,000
Aa	0
Pi	620
Pg	600,000
Bf	50,000
Td	53

▼ 処置内容
スケーリング・ルートプレーニング
アクロマイシン投薬:(4C/分2)×2W+休み1W
を3クール

非外科処置終了時

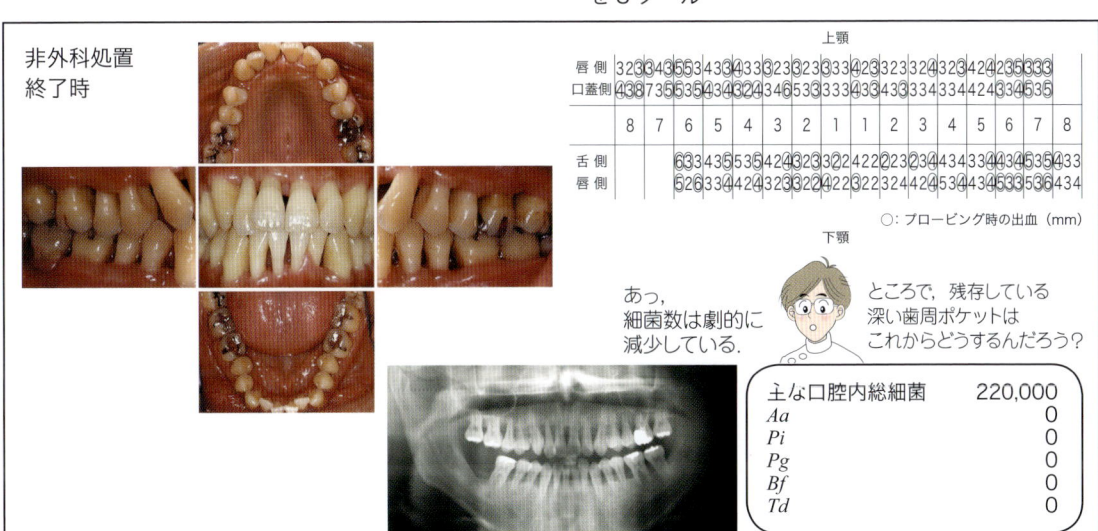

上顎

唇側	323	434	355	343	343	323	323	333	423	323	324	232	423	523	333	
口蓋側	438	735	535	434	324	346	533	333	433	433	343	344	243	345	35	
	8	7	6	5	4	3	2	1	1	2	3	4	5	6	7	8
舌側		633	435	535	423	323	322	422	223	344	343	443	453	433		
唇側		526	334	432	323	322	422	232	324	424	534	434	533	536	434	

○:プロービング時の出血 (mm)

下顎

> あっ,細菌数は劇的に減少している.

> ところで,残存している深い歯周ポケットはこれからどうするんだろう?

主な口腔内総細菌	220,000
Aa	0
Pi	0
Pg	0
Bf	0
Td	0

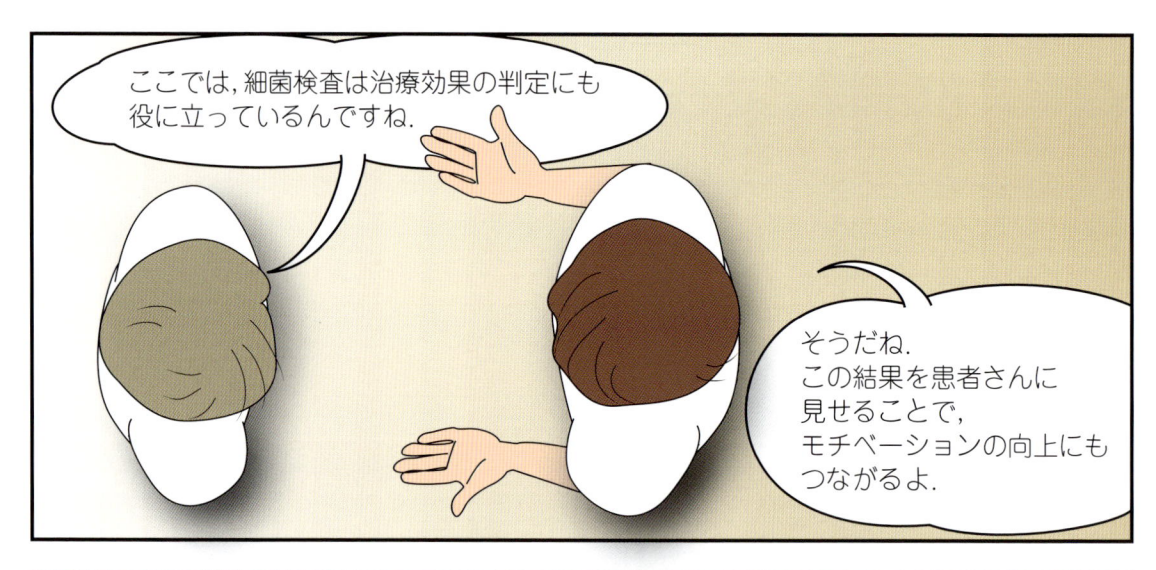

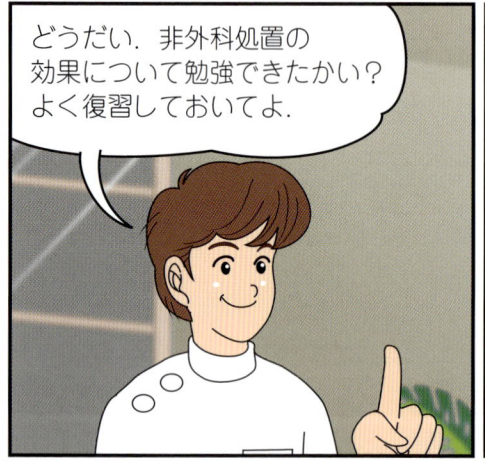

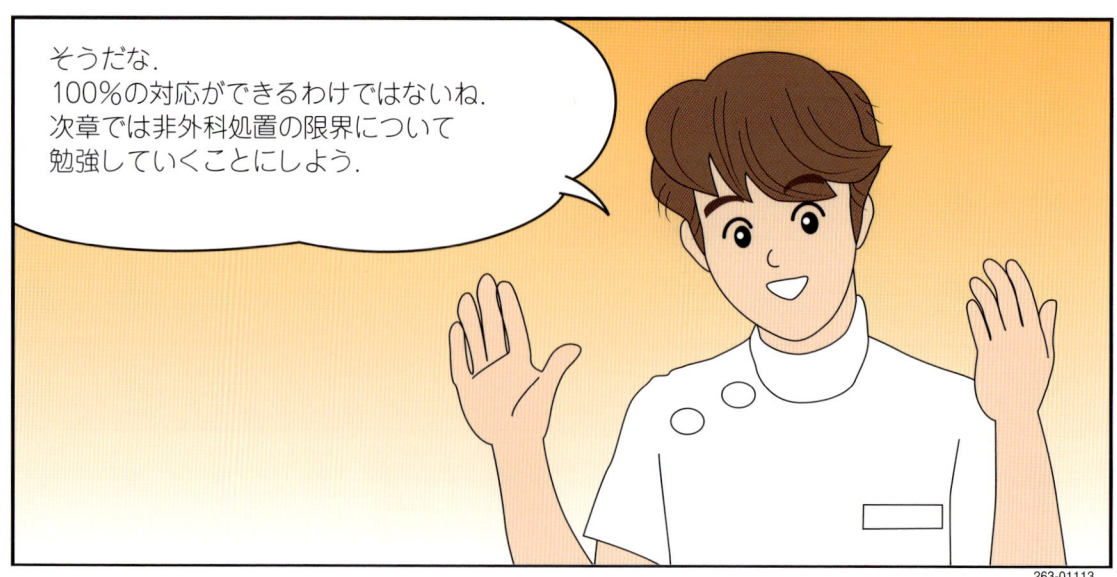

第6章 非外科処置1　非外科処置の効果

第7章

非外科処置 2
非外科処置の限界

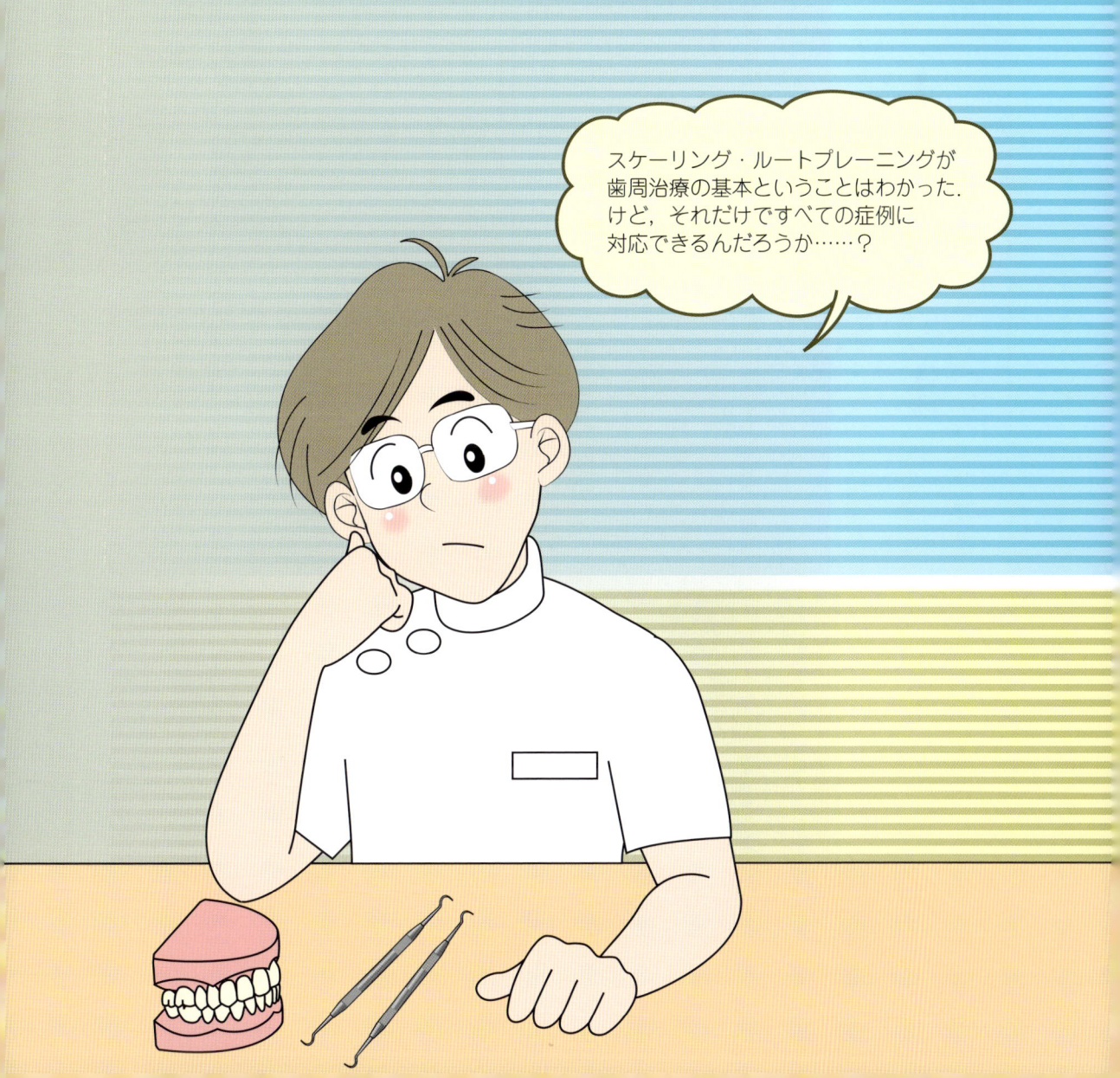

第7章 非外科処置2　非外科処置の限界

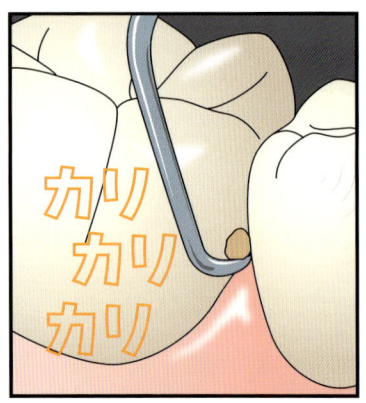

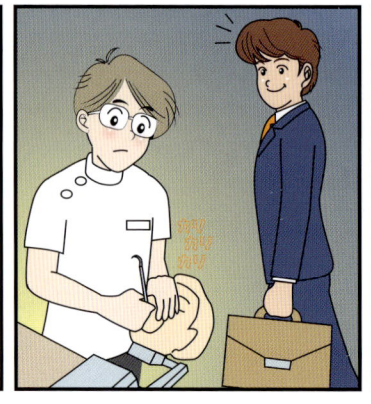

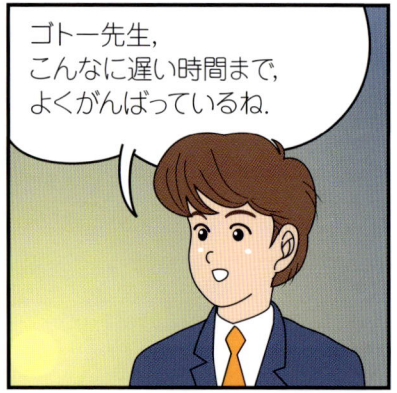

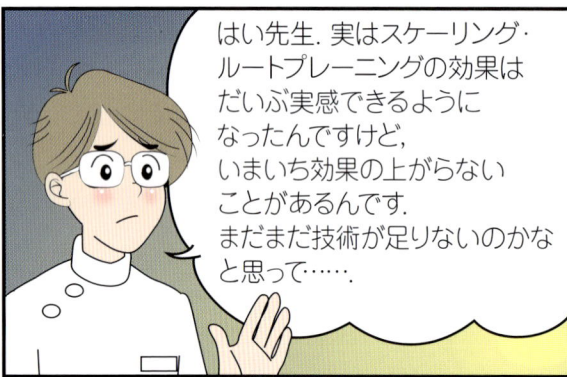

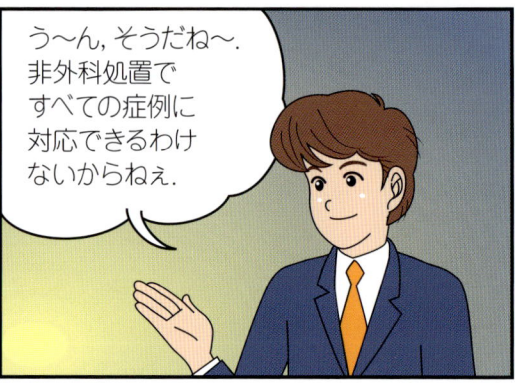

> ゴトー先生，こんなに遅い時間まで，よくがんばっているね．

> はい先生．実はスケーリング・ルートプレーニングの効果はだいぶ実感できるようになったんですけど，いまいち効果の上がらないことがあるんです．まだまだ技術が足りないのかなと思って……．

> う〜ん，そうだね〜．非外科処置ですべての症例に対応できるわけないからねぇ．

> もちろん，技術を向上させることは大事だけど，非外科処置を難しくしている要素としてアクセスの問題があるんだ．覚えているかな？

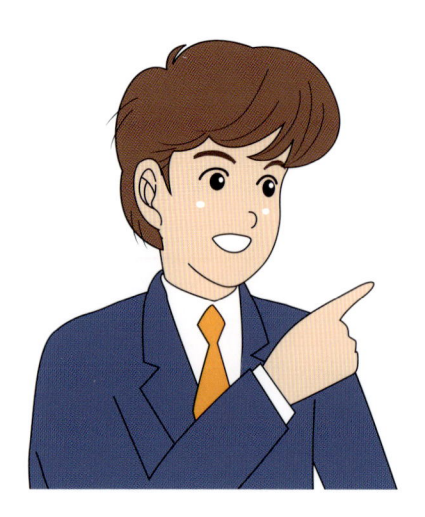

非外科処置を困難にする解剖学的要素

- 歯頸部付近
- 陥凹部（深い根面溝）
- 根分岐部
- 歯周ポケットの深部
- 上下顎前歯部唇舌側中央
- 隣接面（コンタクトポイント直下）
- 隅角部
- 不適合マージン

　　　　　　　　　　など

歯頸部直下

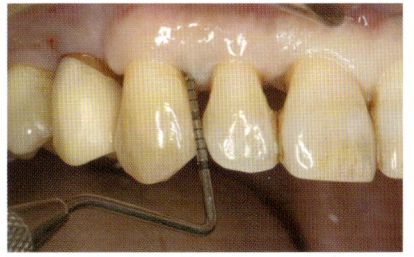

非外科処置終了時

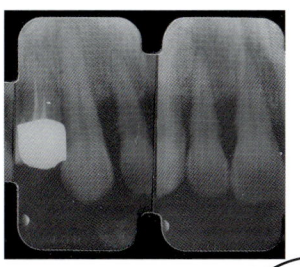

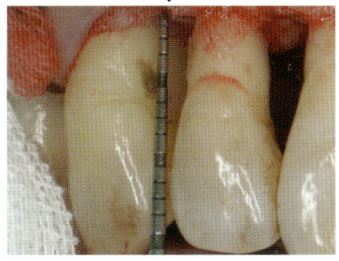

↓

歯周外科処置時に確認すると，歯頸部直下に歯石が残っていた

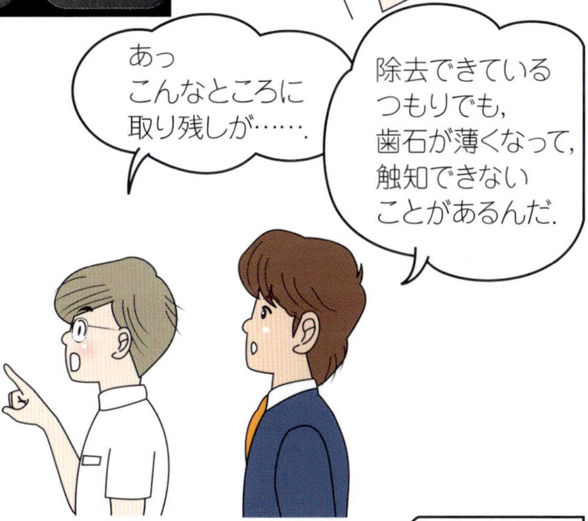

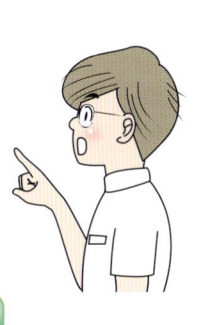

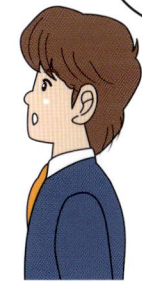

- どこ？
- あっ こんなところに取り残しが……．
- 除去できているつもりでも，歯石が薄くなって，触知できないことがあるんだ．

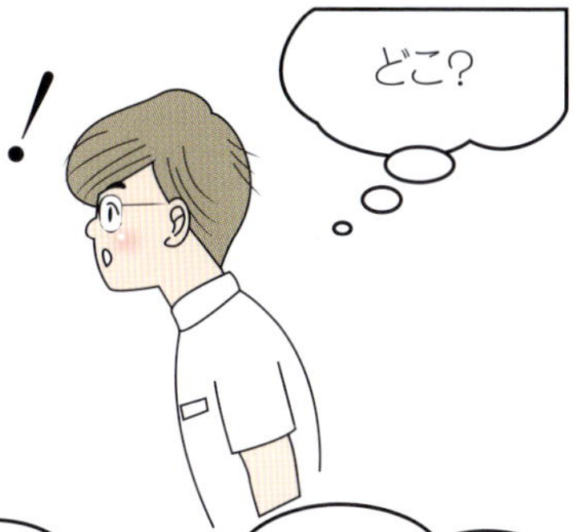

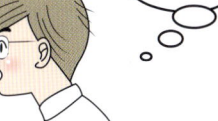

陥凹部（深い根面溝）

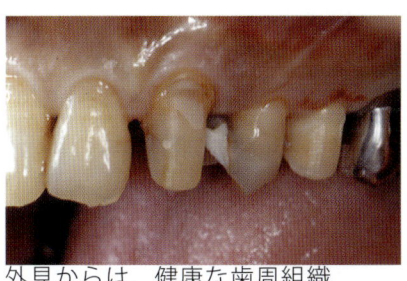

外見からは，健康な歯周組織にみえるが……

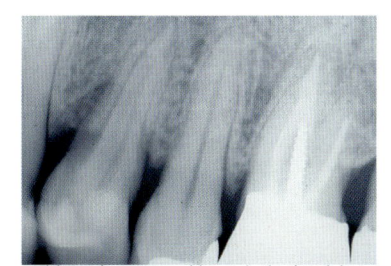

X線写真では，第一小臼歯近心に垂直性の骨欠損が確認できる

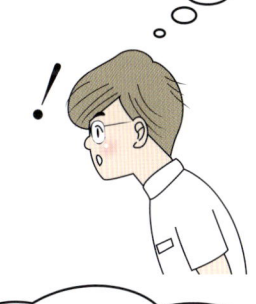

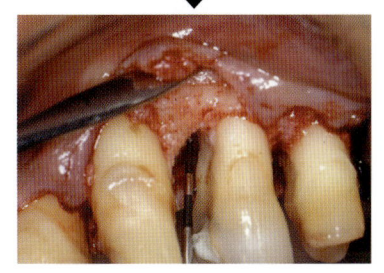

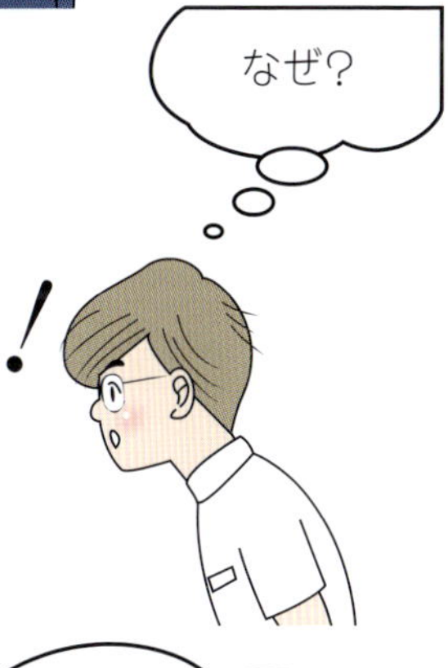

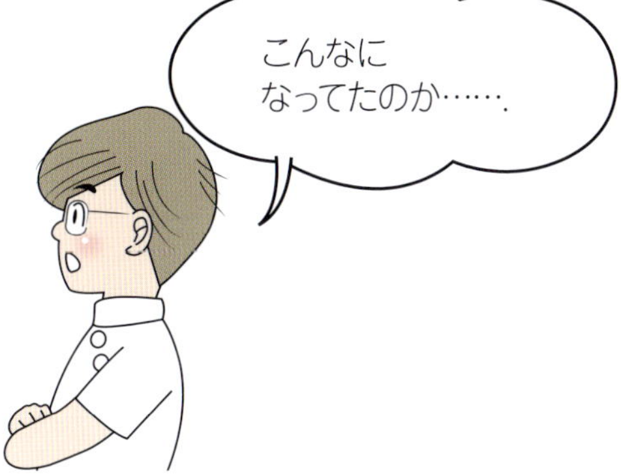

↓

歯周外科処置時に確認すると，第一小臼歯の近心根面溝に沿って歯石が残存していた

- なぜ？
- こんなになってたのか……．

第7章 非外科処置2 非外科処置の限界

根分岐部

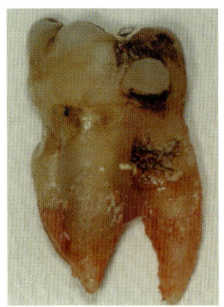

抜去歯牙を観察すると根分岐部の歯石除去がいかに難しいかがわかるよ．

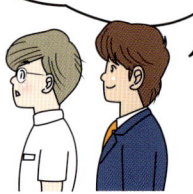

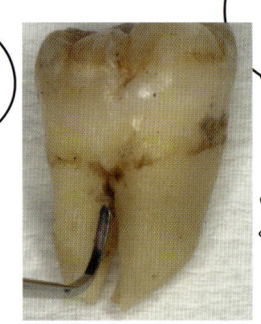

根分岐部の開口度によっては，キュレットが入らないことがあるんだ！

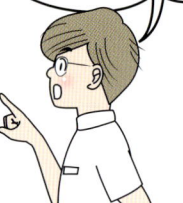

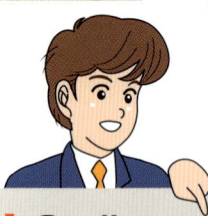

根分岐部の歯石を除去するのはホントに難しいんだ．この文献をみてみよう．

Scaling and root planing efficacy in multi-rooted teeth.
複根歯におけるスケーリング・ルートプレーニングの効果
Fleischer HC, Mellonig JT, Brayer WK, Gary JL, Barnett JD:
J Periodontol, **60**(7): 402-409, 1989.

目　的：
・外科処置の有無によるスケーリング・ルートプレーニングの効果の比較
・術者の経験によるスケーリング・ルートプレーニングの効果の比較

実験方法：
・10年以上の経験をもつ歯周病専門医と約6年の経験をもつ一般開業医で比較
・手用スケーラーと超音波スケーラーを使用
・1歯につき平均11〜15分行う
・実体顕微鏡により歯石の取り残しを調べる

結　果：
・10年以上経験をもつ専門医のほうが，一般開業医よりも歯石除去率が高い
・歯周ポケットの深さにかかわらず外科処置のほうが歯石除去率は高い

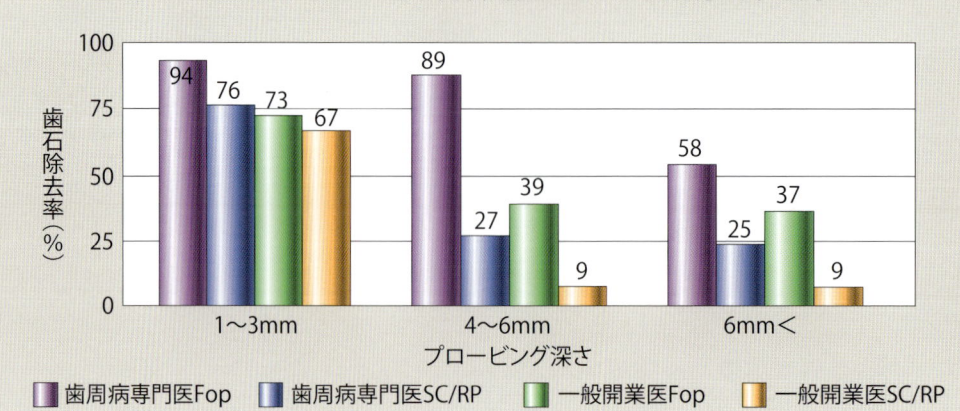

プロービング深さ	歯周病専門医Fop	歯周病専門医SC/RP	一般開業医Fop	一般開業医SC/RP
1〜3mm	94	76	73	67
4〜6mm	89	27	39	9
6mm<	58	25	37	9

歯石除去率（%）

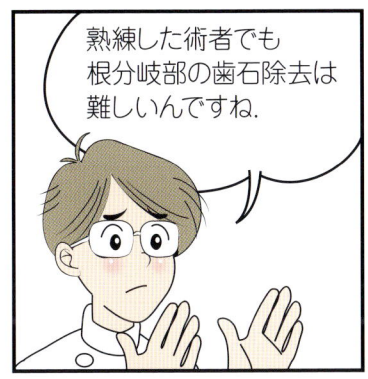

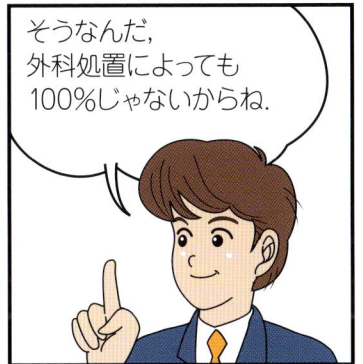

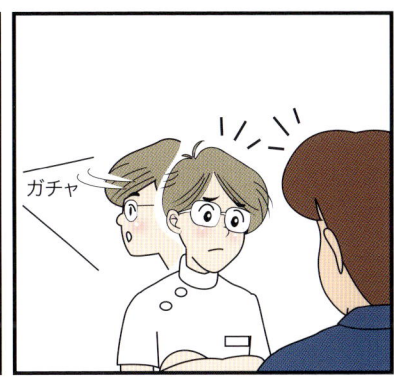

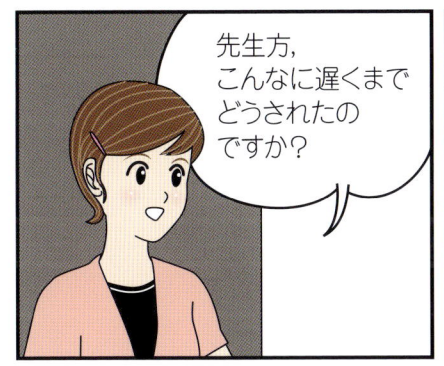

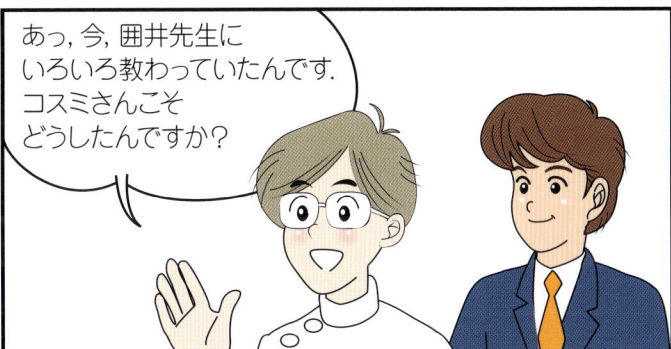

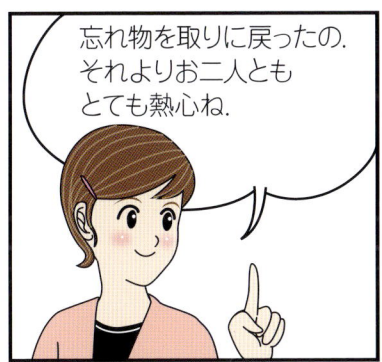

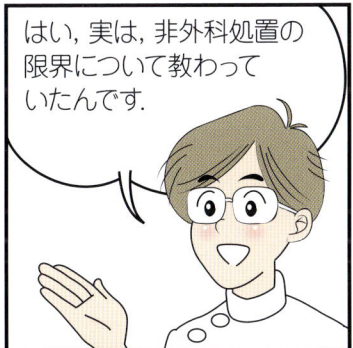

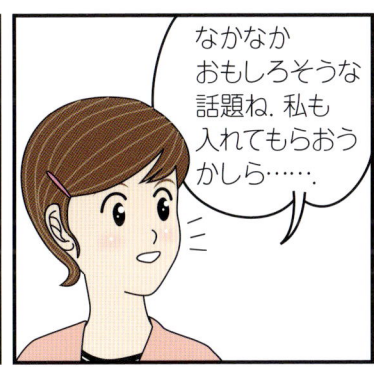

ポケットの深部

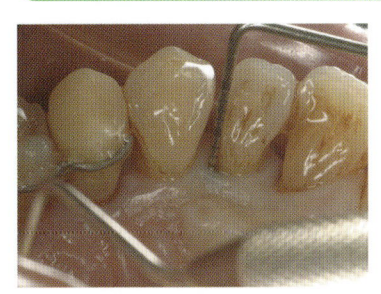

非外科処置終了時も6mmの歯周ポケットが残存している

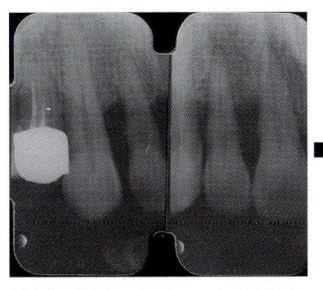

X線写真からも，中等度から重度の水平性の骨吸収が確認できる

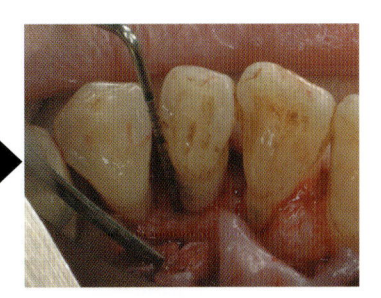

歯周外科処置時に確認してみると，歯石が残存していた

第7章 非外科処置2　非外科処置の限界

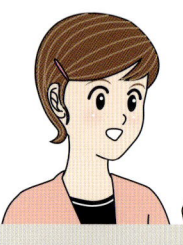

歯周ポケットの深さとスケーリングの限界を示す文献なら，こんなのがあるわよ．

The limits of subgingival scaling.
歯肉縁下スケーリングの限界
Stambaugh RV, Dragoo M, Smith DM, Carasali L:
Int J Perio Rest Dent, 1(5): 30-41, 1981.

目　的：
・スケーリング・ルートプレーニングの効果を検討

実験方法：
・経験豊かな技術に優れた歯科衛生士が，抜歯予定の7本に対して，1本につき約40分の時間をかけてスケーリング・ルートプレーニングを行った

結　果：
・約4mm以上の歯周ポケットの場合，歯石を完全に除去できる確率より，取り残す可能性のほうが高い

1本の歯のスケーリング・ルートプレーニングに約40分もの時間をかけるなんて現実的じゃないわよね．それでも，4mm以上の歯周ポケットがあると歯石を除去できない確率のほうが高いのよ．

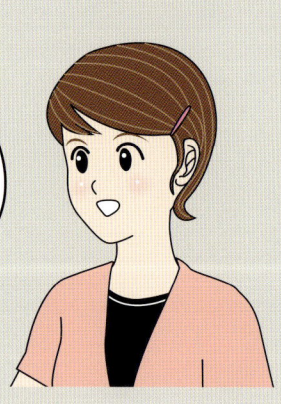

不適合なマージン

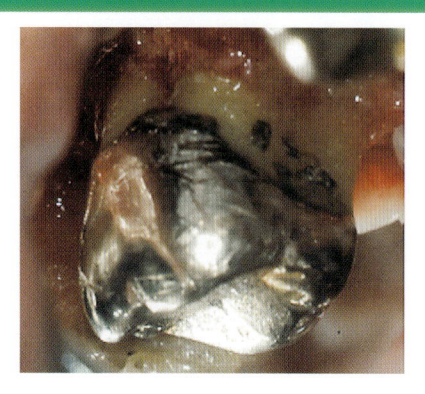

これじゃ，キュレットが引っかかって確実な器具操作ができないですね．

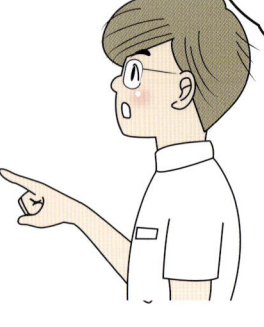

上下顎前歯部唇舌側中央

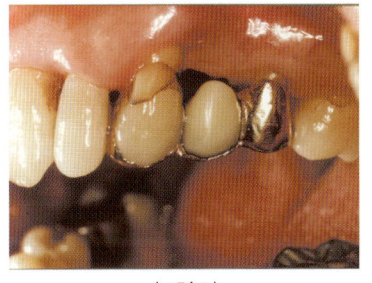

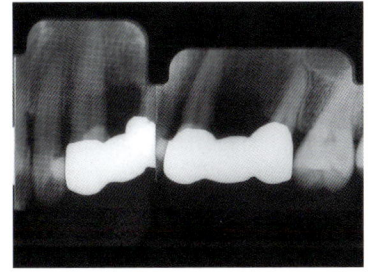

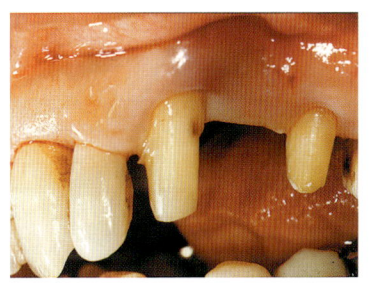

初診時

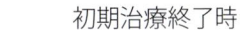

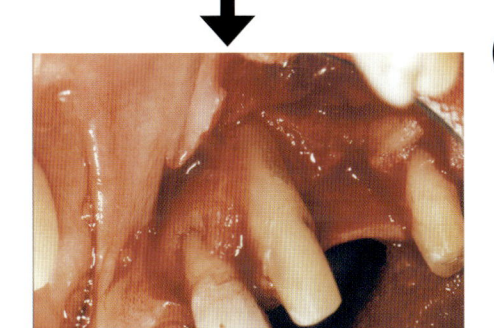

初期治療終了時

こんなところに歯石が残っていたなんて…….

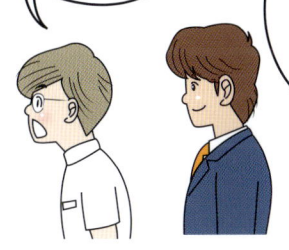

このように歯石が薄くなると確認しにくいし,器具の選択も難しいんだ.

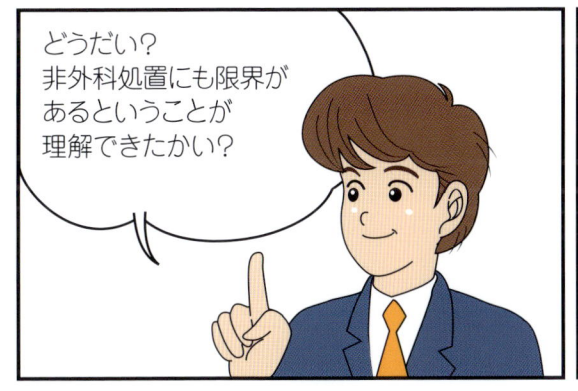

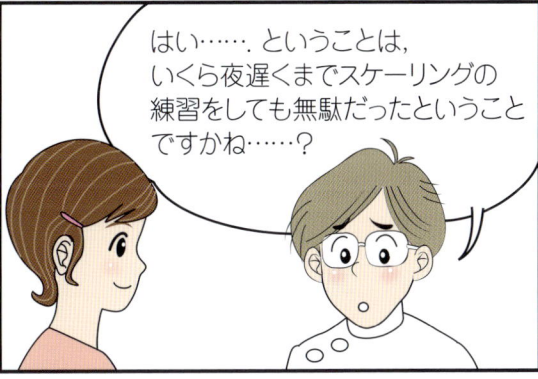

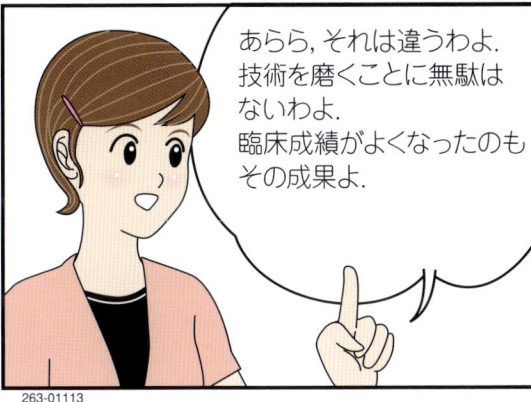

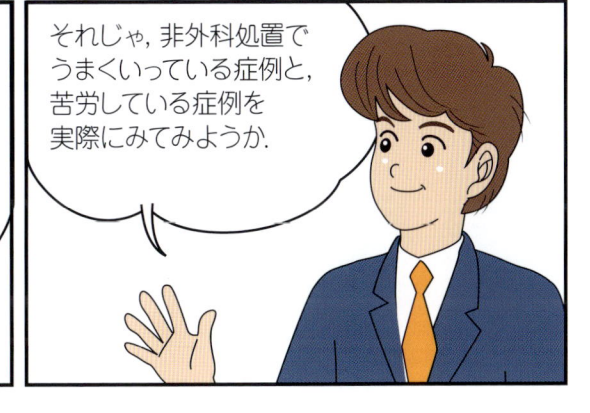

どうだい？非外科処置にも限界があるということが理解できたかい？

はい……. ということは,いくら夜遅くまでスケーリングの練習をしても無駄だったということですかね……？

あらら,それは違うわよ.技術を磨くことに無駄はないわよ.臨床成績がよくなったのもその成果よ.

それじゃ,非外科処置でうまくいっている症例と,苦労している症例を実際にみてみようか.

第7章 非外科処置2　非外科処置の限界

非外科処置で対応した症例　1

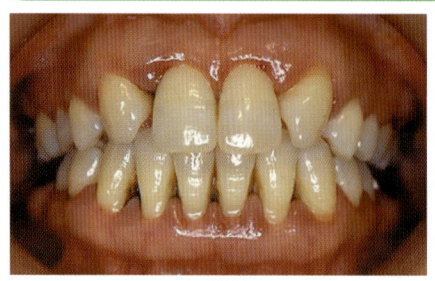

初診時

この患者さんは40歳の女性で，「歯がぐらぐらして噛めない」という主訴で来院されたんだ

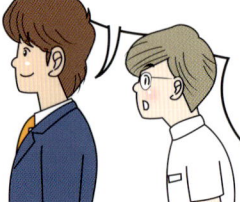

歯肉の炎症が著しく，歯周病が重度に進行していることがうかがえるね．

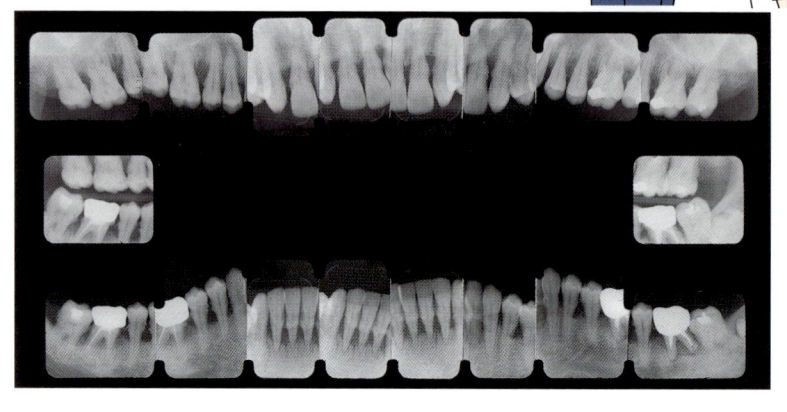

著明な骨吸収が認められますね．歯周ポケットも深く，保存困難な歯が多くありそうですね．

上顎

唇側		446	539	733	334	525		624	628		726	526	844	558	866	
口蓋側		986	756	665	435	536		554	657		866	545	745	666	777	
	8	7	6	5	4	3	2	1	1	2	3	4	5	6	7	8
舌側		10 97	646	536	736	534	455	454	445	445	544	456	534	457	657	
唇側			764	425	636	736	747	526	626	637	877	924	568	636	446	767

下顎　(mm)

本来は，抜歯や欠損補綴が必要と思われるケースなんだけど，歯を抜きたくないという患者さんの希望や，外科処置に対する恐怖心のため，限界を超えているけど非外科処置で対応したんだ．

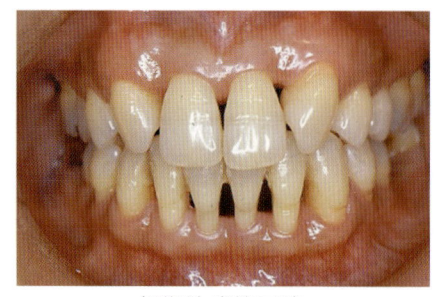

初期治療終了時

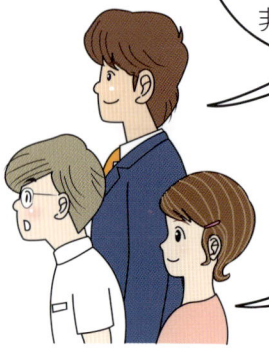

炎症のコントロールとして，3回にわたって全顎的なスケーリング・ルートプレーニングを徹底的に行いました．

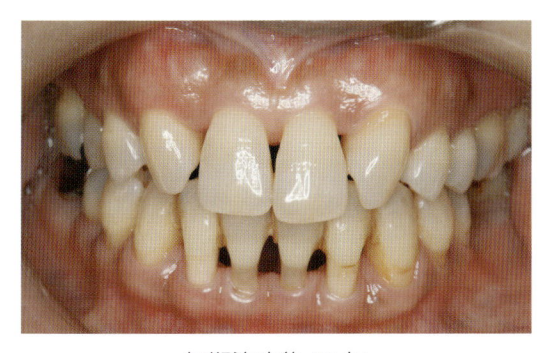

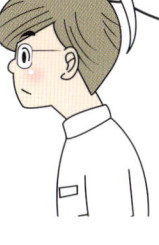

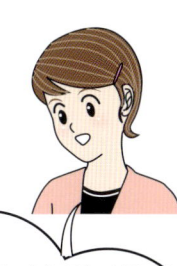

初期治療後 12 年

							上顎							
唇側	223	323	222	212	313		311	322		313	223	313	323	332
口蓋側	333	333	333	223	323		223	322		233	332	332	333	333
	8	7	6	5	4	3	2	1	1	2	3	4	5	6	7	8
舌側	243	332	313	313	312	312	222	212	212	212	212	222		233
唇側	333	333	313	313	312	312	312	212	312	213	213	213		233
							下顎						(mm)

「それから，先生には咬合調整，連結固定，ナイトガードの調整など，力のコントロールをしていただきました．」

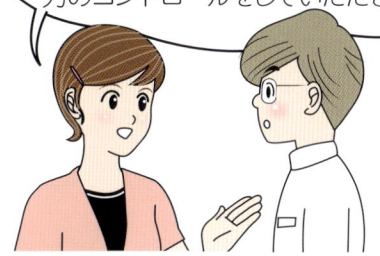

なるほど 力のコントロールもですか……

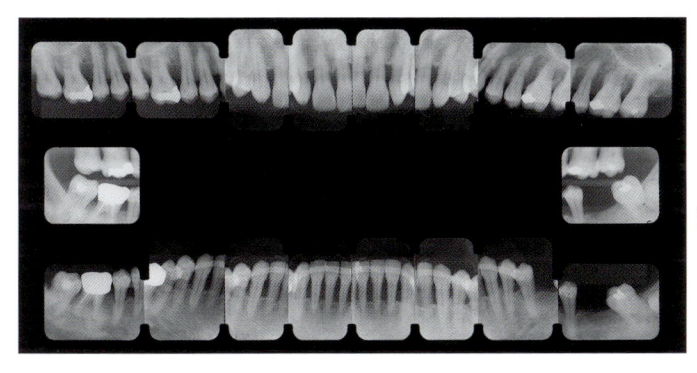

「骨レベルも安定していて，何だか非外科処置だけでうまくいってるんじゃ……？」

「この患者さんは，1カ月に1回，1.5時間かけてメインテナンスをしているのよ．深い歯周ポケットや根分岐部病変，歯石の残存など問題点が多く残っていると技術的にも時間的にも管理が大変よ．」

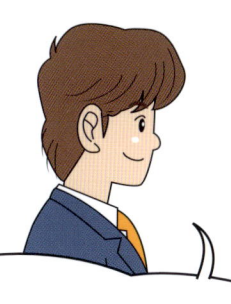

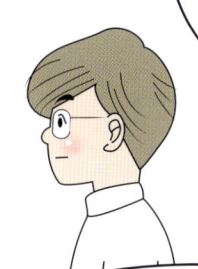

この患者さんは，
「欠損歯が少なく，ほとんど天然歯だったこと」
「非常に協力的でプラークコントロールが良好だったこと」
「咀嚼パターンが垂直的で力のコントロールが比較的容易だったこと」など，
好条件が重なっていたからなんとか安定しているんだ．
けれども，すべての人に非外科処置だけでよい結果が残せるとは限らないからね．

第7章 非外科処置2 非外科処置の限界

非外科処置で対応した症例 2

初診時の状態．歯肉の炎症も顕著で，X線写真から水平性骨吸収も認められる

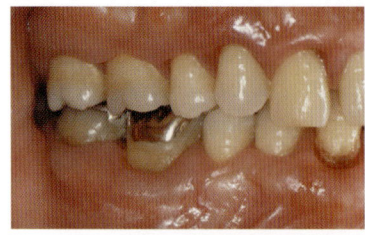

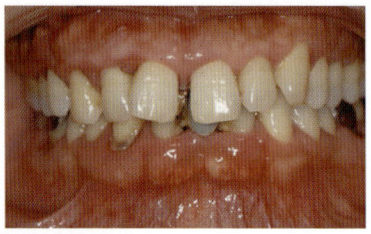

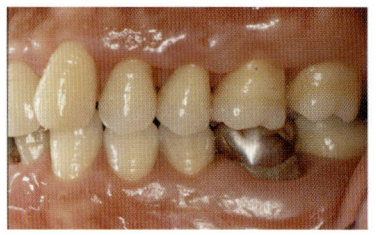

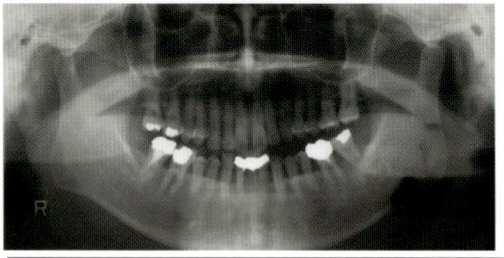

> この方は55歳の男性で歯肉からの出血を主訴に来院されました．

							上顎							
唇側		365	537	536	658	437	546	545	752	325	525	525	664	625	783
口蓋側		436	767	667	768	256	556	445	623	325	457	556	555	635	543
	8	7	6	5	4	3	2	1	1	2	3	4	5	6	7	8
舌側		645	646	624	327	747	746		578	523	727	727	767	798
唇側		677	857	765	468	857	666		657	654	766	777	658	5⑩

下顎　〇：プロービング時の出血（mm）

非外科処置終了後の状態．歯肉の炎症は軽減しているが，深い歯周ポケットが残存している

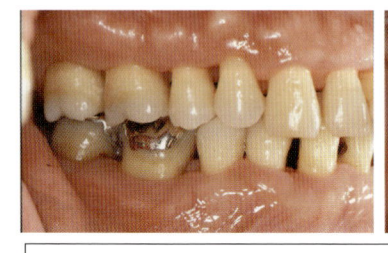

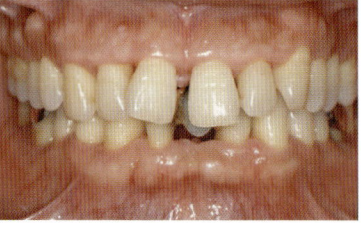

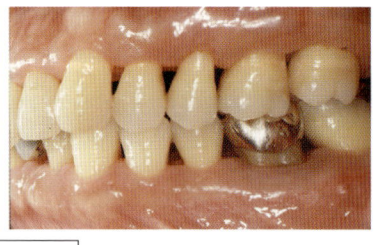

							上顎							
唇側		②23	3②2	222	223	222	233	323	4②2	222	②22	223	313	323	432
口蓋側		224	334	344	333	223	233	②23	322	222	565	323	524	424	432
	8	7	6	5	4	3	2	1	1	2	3	4	5	6	7	8
舌側		33②	333	3②3	222	223	3②3		332	222	22③	3②3	33③	54③
唇側		46⑤	445	523	323	323	21③		3①2	322	323	434	44③	334

下顎　〇：プロービング時の出血（mm）

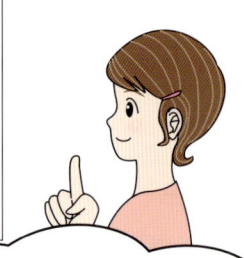

> 患者さんの強い希望で，この状態でメインテナンスに移行したの……．

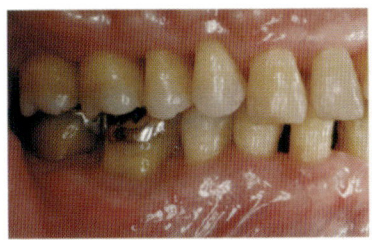

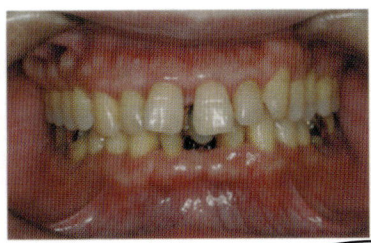

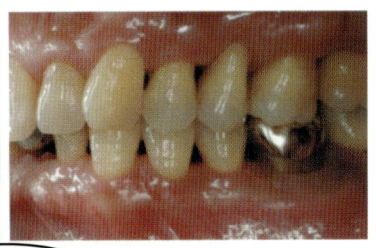

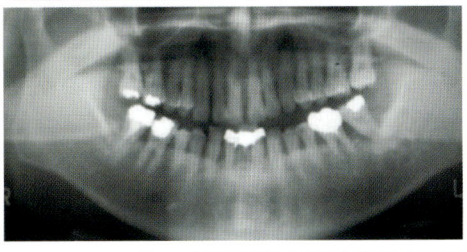

同じようにメインテナンスしていても，結果が違うんですね．この差はどうして起こるんでしょう……？

この方も，先ほどの患者さんと同様に，1カ月に1回のメインテナンスをしているんだけど，歯周病は進行しているの……

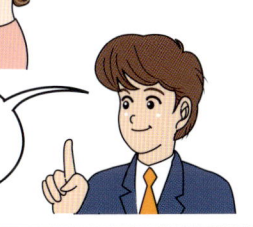

問題を残した状態のメインテナンスでは，その後に病状が進行するかどうか予測できないんだ．それに，この患者さんたちは積極的にメインテナンスに応じてくださっているけど，社会的な理由等からこのような患者さんだけとは限らないのが現実だね．

Compliance with maintenance therapy in private periodontal practice.
歯周病専門歯科医院におけるメインテナンス時の患者協力度
Wilson TG, Glover ME, Shoen J, Baus C, Jacobs T:
J Periodontol, **55**(8): 468-473, 1984.

方　法：
・961名の患者
・術後8年間のリコール経過を観察

結　果：
・定期的に来院　16%
・たまに来院　　50%
・全く来院なし　34%

メインテナンスの重要性は当然だけど，実際にメインテナンスに応じてもらえる患者さんの割合は16%しかないんですね…….

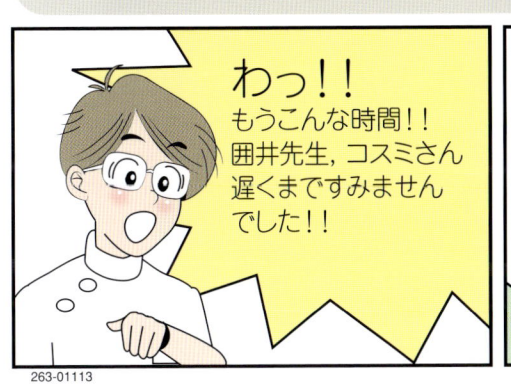

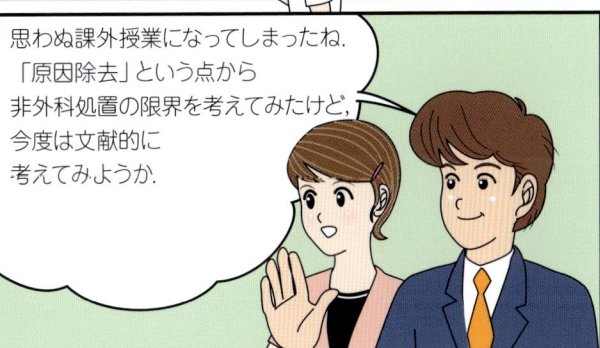

わっ！！もうこんな時間！！囲井先生，コスミさん遅くまですみませんでした！！

思わぬ課外授業になってしまったね．「原因除去」という点から非外科処置の限界を考えてみたけど，今度は文献的に考えてみようか．

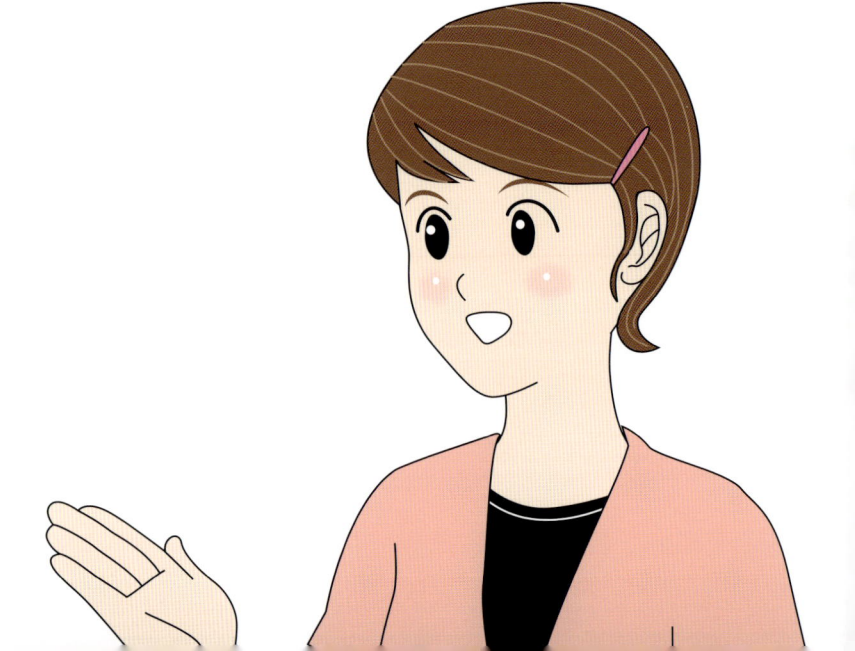

第8章

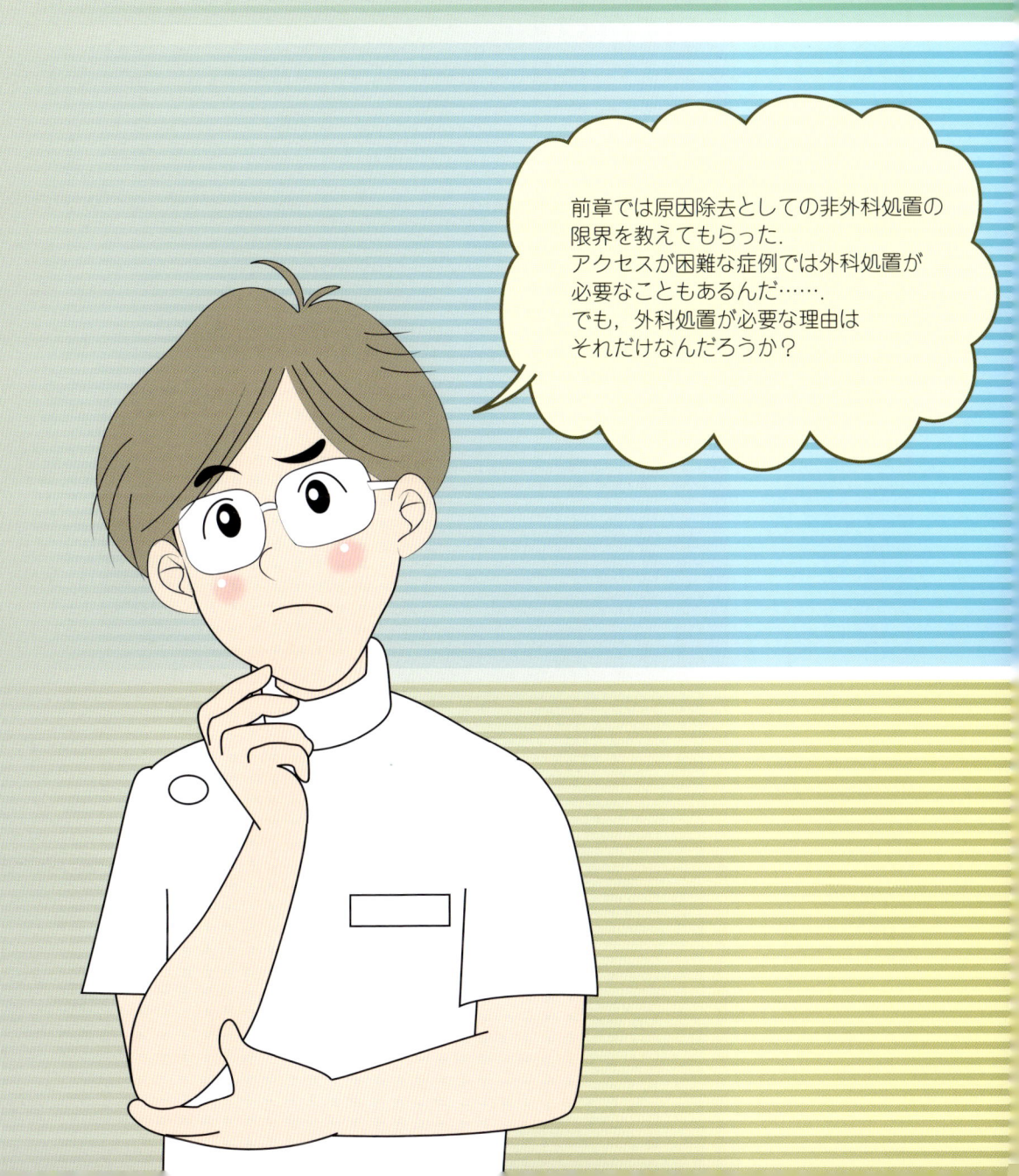

非外科処置 3
文献的考察

前章では原因除去としての非外科処置の限界を教えてもらった．
アクセスが困難な症例では外科処置が必要なこともあるんだ……．
でも，外科処置が必要な理由はそれだけなんだろうか？

第8章 非外科処置3　文献的考察

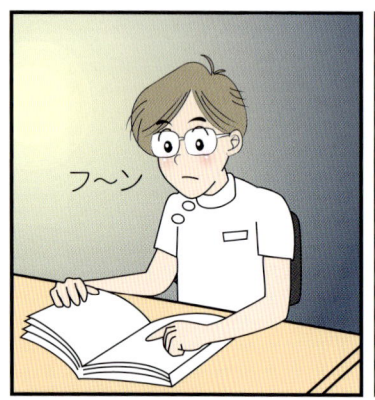

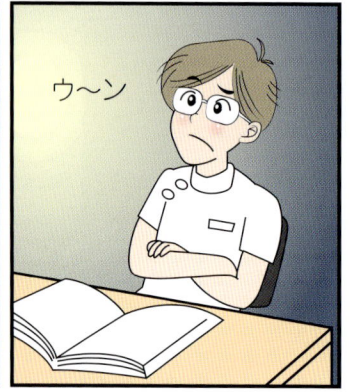

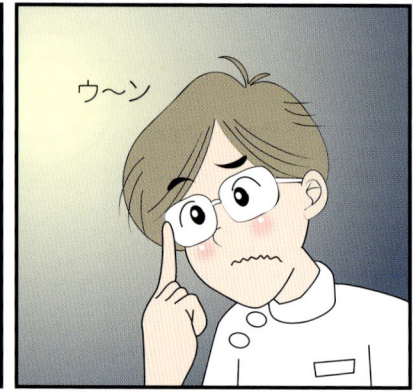

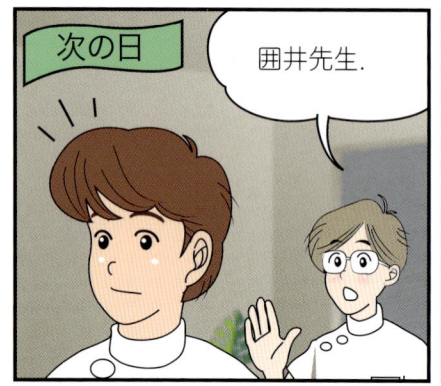

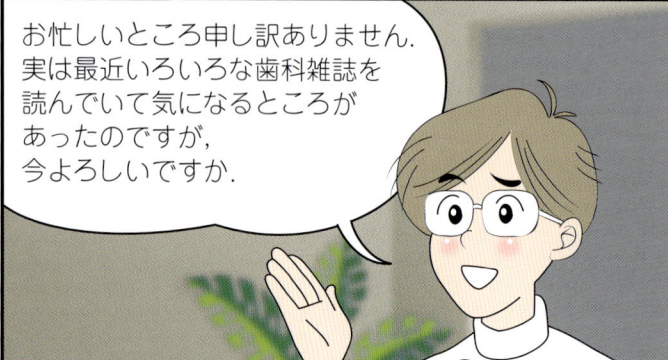

次の日

フ～ン

ウ～ン

ウ～ン

囲井先生.

お忙しいところ申し訳ありません.
実は最近いろいろな歯科雑誌を
読んでいて気になるところが
あったのですが,
今よろしいですか.

うん,いいよ.
最近は実習だけでなく,
いろんな本にも目を通す
ようになったんだね.
いいことだ.
で,どうしたんだい？

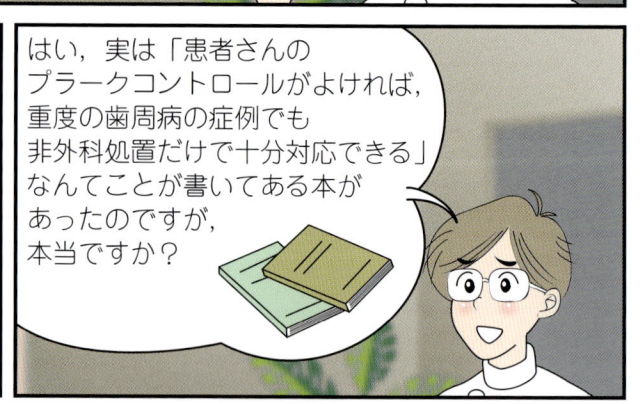

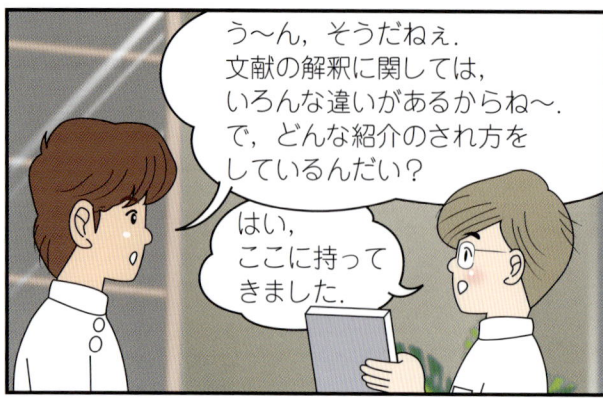

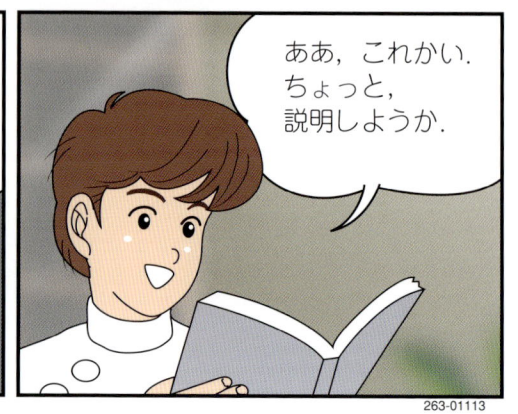

はい,実は「患者さんの
プラークコントロールがよければ,
重度の歯周病の症例でも
非外科処置だけで十分対応できる」
なんてことが書いてある本が
あったのですが,
本当ですか？

う～ん,そうだねぇ.
文献の解釈に関しては,
いろんな違いがあるからね～.
で,どんな紹介のされ方を
しているんだい？

はい,
ここに持って
きました.

ああ,これかい.
ちょっと,
説明しようか.

Healing following surgical/non-surgical treatment of periodontal disease. A clinical study.
歯周治療における外科・非外科処置の治癒
Lindhe J, Westfelt E, Nyman S, Socransky SS, Heijl L, Bratthall G :
J Clin Periodontol, **9**(2) : 115-128, 1982.

目 的：
- 中等度から重度の歯周病患者に対する外科，非外科処置の効果を比較

方 法：
- 中等度から重度と診断された歯周病患者15名
  ♂9名，♀6名，平均年齢47.9歳（32〜57歳）
- 診査項目　PI, GI, PD, AL*
- スプリットマウスデザインで，片側にはMWF*（外科群），反対側はスケーリング・ルートプレーニングのみ（非外科群）
- 術後のメインテナンス　6カ月まで　2週ごと
  　　　　　　　　　　　6カ月〜24カ月　3カ月ごと
- 術後6, 12, 24カ月で再診査を行う

結 果：
- 非外科処置と外科処置の術後の診査結果をベースラインと比較すると，両者ともに有意に改善し，また維持されていた
- 両者間での比較においては，6カ月時のPDを除き有意差はなかった
- PDの減少は外科群のほうが大きく，また術後PDが4mm以下になったのは外科群のほうが多かった
- ALはベースラインのPDが4mm以下の部位においては両群ともに喪失したが，その量は非外科群のほうが少なかった
- しかし，ベースラインのPDが6mm以上の部位においては，外科群のほうがより多く付着が増大していた

結 論：
- 歯肉を健全な状態に戻し，さらなる付着の喪失を防ぐという目的において，適切な口腔衛生状態下ではスケーリング・ルートプレーニング，MWFともに，同等に効果があった

* PI : Plaque Index, GI : Gingival Index, PD : Probing Depth, AL : Attachment Level, MWF : Modified Widman Flap

---

どうでしょう？この内容だけみていると非外科処置だけでも問題ないように思うのですが……．

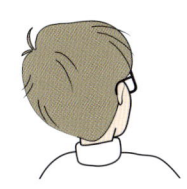

そうだね．これだけを鵜呑みにするとそう思うかもしれない．これをもって「外科処置は必要ない」と主張している人もいるぐらいだからね．では，この原著をもう少し深く探ってみよう．

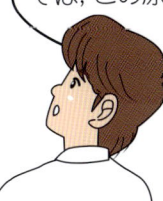

第8章 非外科処置3 文献的考察

対象患者：
イエテボリ大学歯周病科の患者

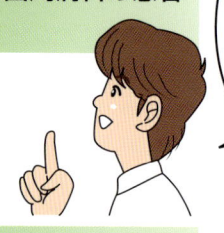

まず，対象患者だけど，大学病院の患者さんと，われわれ一般臨床家の患者さんと，同じ条件だろうか？
研究であることをわかって，限られた期間協力する患者さんと，われわれの患者さんとでは異なると思うよ．
たとえば，通院可能な時間や，歯ブラシに費やす時間など，自分の診療所に来院される方と比べてみるとどうだろう？

診査項目：
PI, GI, PD, AL

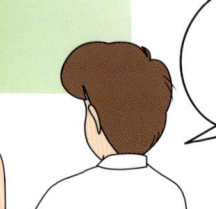

診査項目が軟組織の評価しかないよね．
また，術前・術後のX線写真や口腔内写真がないため，歯周組織の変化がわかりにくい．
それに，処置の正当性も伝わりにくいよね．

実験方法：
スプリットマウスデザイン

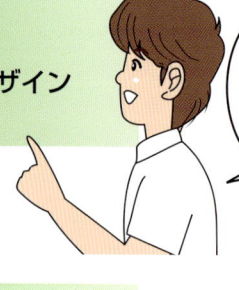

これは，1人の口腔内を数ブロックに分け，ランダムに異なる処置を振りあてる方法なんだ．
それぞれの処置を振りあてるうえで，適応症でない部位が含まれている可能性もあるよね．

実験方法：
非外科群の処置時間

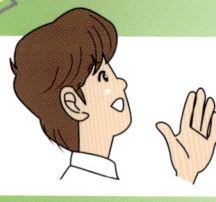

ここで注目してほしいんだけど，本文中にも，スケーリング・ルートプレーニングは技術的な要素が強く，また時間的にも外科処置の2倍必要であったと書いてあるよ．

2週間に1度のメインテナンス

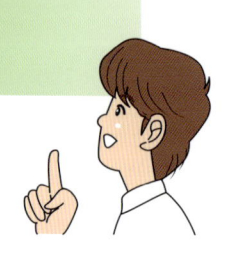

対象患者のところでも述べたけど，このような頻度でのメインテナンスが可能かどうか，実際の臨床と照らし合わせてみる必要があると思うよ．

結果の処理方法：
平均値

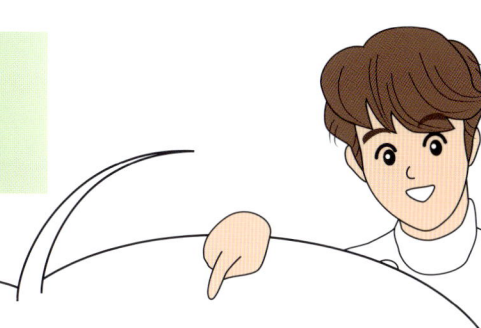

この平均値処理というのは，注意が必要なんだ．
どこか極端に進行した部位があっても，全体を平均化することで，
それがわからなくなってしまうんだ．
Myron Nevins先生がよく講義で述べているよ．

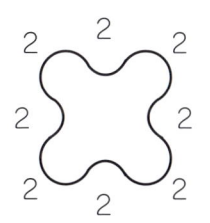

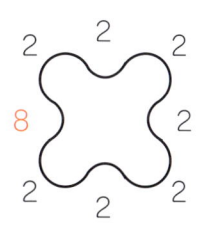

```
    2  2  2              2  2  2
  2       2            2       2
  2       2            8       2
    2  2  2              2  2  2
```

もし，このようなプロービング値が治療後の状態であったとすると，
平均値を取ると
2mm×15カ所＝30　　8mm×1カ所＝8
30＋8＝38　　　38÷16＝2.3
つまり，歯周ポケットの平均値は2.3mmとなり，
8mmの歯周ポケットが残っているという問題が見えなくなるんだ．

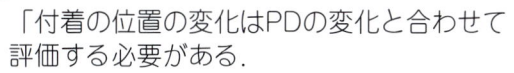

考　察：

「付着の位置の変化はPDの変化と合わせて
評価する必要がある．
MWF群では，ベースラインのPDが6mm以上の部位では
付着が増大し，4mm以下の部位では逆に喪失した．
一方，非外科処置では付着の喪失がどの部位にもなかった」
と結論づけているんだ．
結果では「術式によってPD，ALに差があった」としながら
結論では「同等の効果が得られる」となり，
矛盾が生じているんだよ．

第8章 非外科処置3 文献的考察

それに前回，非外科処置の限界の一つとして深い歯周ポケットをあげたけれど，何でもかんでも外科処置が必要ってわけじゃないんだよ．
それぞれの処置には，適応性，非適応性があるんだ．その点に注意して読むべきだよ．
だから，この結果は当然で，これをもって外科処置は必要ないとするのは全くお門違いだと思うよ．

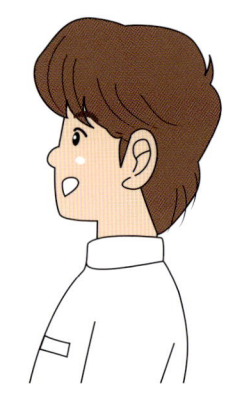

う〜ん，注意深くみると，こんなに疑問点が出てくるんですね．
日本の有名な先生方が言っていることだから，全面的に信じていました．
それに，参考文献をたくさんあげられると，それだけで信憑性が出てくるみたいで……．

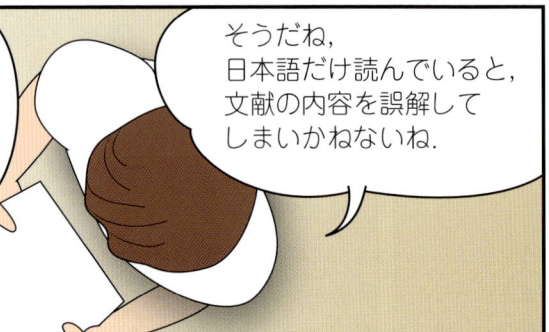

そうだね，日本語だけ読んでいると，文献の内容を誤解してしまいかねないね．

ゴトー先生も原著を正しく読む習慣をつけることが大事だと思うよ．
文献が大切なのではなく，その読み方が重要なんだ．
そうそう，アメリカ歯周病学会がまとめた文献の優位性について教えておこう．

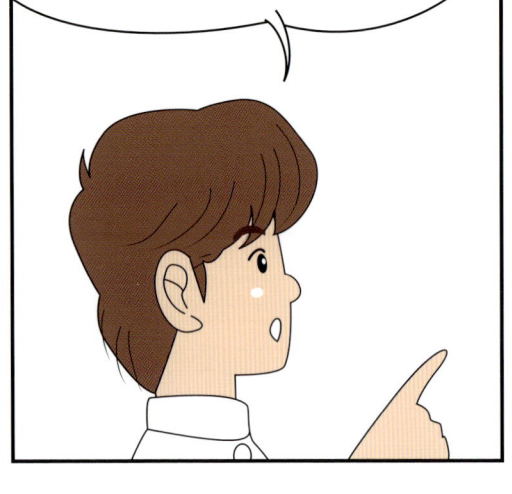

文献の優位性

1. **Controlled studies of human subjects**
   ヒトを対象としたコントロールのある研究

2. **Non-controlled studies of human subjects**
   ヒトを対象としたコントロールのない研究

3. **Human studies with case report documentation**
   ヒトを対象とした症例報告

4. **Clinical experience or impression**
   臨床的な経験あるいは感想

5. **Controlled animal studies**
   動物を対象としたコントロールのある研究

6. **Non-controlled animal studies**
   動物を対象としたコントロールのない研究

7. **Animal studies with case report documentation**
   動物を対象とした症例報告

1989 AAP World Workshop

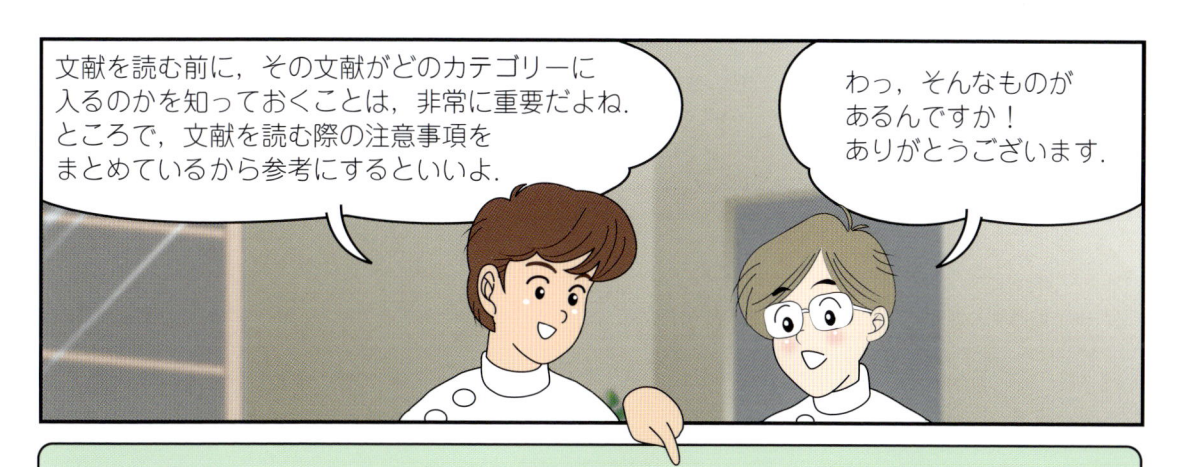

> 文献を読む前に，その文献がどのカテゴリーに入るのかを知っておくことは，非常に重要だよね．ところで，文献を読む際の注意事項をまとめているから参考にするといいよ．

> わっ，そんなものがあるんですか！ありがとうございます．

文献の読み方

①研究の評価
- 著　　者：過去にどのような文献を発表しているか，その文献に偏りはなかったか
- 研究機関：大学研究室，一般開業医，大学病院，マルチセンタースタディ
- 研 究 国：その国の医療制度や慣習（審美に対する要求度など）
- 時　　期：時代に適応しているか

②被験者
- 対　　象：患者（大学病院か一般開業医かなど），歯科関係者（学生や医局員など）
　　　　　動物（イヌ，サルなどの違いによる特性）
- 年齢・性別：若年者，老年者，対照群の年齢差
- 被験者数：評価するうえで十分と思われる数か
- 脱 落 者：数や脱落理由等が述べられているか
- 人　　種：東洋人，欧米人，黒人など

③研究期間
臨床で評価できると思われる適切な期間か

④評価方法
- 臨床的パラメーター：X線写真，PD，AL など規格化されているか
- 術　　式：術式の振り分けが適切か（スプリットマウス等は慎重に評価する必要がある）
　　　　　詳細の記載，臨床写真の提示等がなされているか
- 評　　価：統計処理の方法（平均値などは不確定になりやすい），脱落者の扱い

⑤比較対照の方法
- 設　　定：無作為抽出されているか（ランダマイズ，コントロール）
　　　　　症例の場合，両群で術前の状態が同等とみなされるか

⑥研究スタイル
レトロスペクティブ（回顧的）かプロスペクティブ（前向き）か

⑦研究方法
- 条件設定：実際の臨床に即しているか
  - a. 人工的に作られた骨欠損か細菌によって破壊された骨欠損か
  - b. 対象部位（前歯・臼歯や単根・複根などの差異）

⑧結果，考察，結論
目的と結果に整合性があるか
考察や結論が飛躍した解釈になっていないか

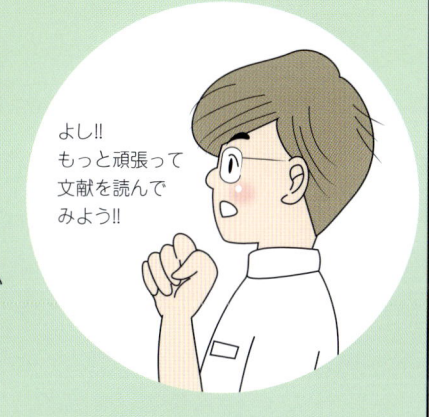

> よし!! もっと頑張って文献を読んでみよう!!

Long-term effect of surgical/non-surgical treatment of periodontal disease.
歯周治療における外科・非外科治療による効果の長期観察
Lindhe J, Westfelt E, Nyman S, Socransky SS, Haffajee AD：
J Clin Periodontol, 11(7)：448-458, 1984.

目 的：
- 患者自身のプラークコントロールが歯周治療にどのような影響を与えるか
- 3mm以上の歯周ポケットに対して外科・非外科治療を行った部位の5年後の状態

方 法：
- 被験者はイエテボリ大学に通院する，15名（平均年齢47.9歳）の患者
- スプリットマウス法により部位をランダムに選択し，MWF，ルートプレーニングを行った
- 治療後6カ月は2週間おきにリコールを行った
- その後18カ月はリコール間隔を3カ月とした
- 6・12・24カ月の時点で，歯周ポケットの深さおよび付着の位置を測定した
- その後24カ月はリコール間隔を4～6カ月とした
- メインテナンス期間においては歯肉縁上のクリーニングのみとし，歯肉縁下のクリーニングは行わなかった

結 果：
- 付着の位置は86～88％の患者で変化を認めなかった
- 2mm以上の付着の増大を10～12％の患者で認め，また同様の確率で2mm以上の付着の喪失を認めた
- プラークコントロールが良好な患者では，ほとんどが付着の位置に変化がないか増大を認め，術式による差異を認めなかった
- プラークコントロールが不良な患者には付着の増大は認められず，付着の喪失を2mm以上認める部位が20％に達した
- プロービング値が3mm以上あった部位では，2mm以下に減少を示した部位が55～65％であった
- 4mm以上のプロービング値を認めた部位では，プラークコントロールが良好であれば，85％でプロービング値に2mmの改善が認められ，プラークコントロールが不良であればほとんど改善を示さず，変化しない部位が60％を占めた
- 付着の増大は，プラークコントロールが良好なほうが多くの部位で生じていた

まとめ：
- プラークコントロールの良し悪しによって治療の長期結果が左右される
- 歯周疾患の治療は根面の感染を除去する手技が重要なのではなく，根面を適切にデブライドメントすることが重要である

問題点：
- ルートプレーニングをどのような歯科医師が行っているのかの記載がない
- 外科術式としてMWFしか行っていないため，デブライドメントがもっとも重要であると言い切れない
- 歯周疾患を扱っているのにもかかわらず軟組織のみしか評価しておらず，X線写真などでの骨レベルの評価などがない

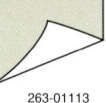

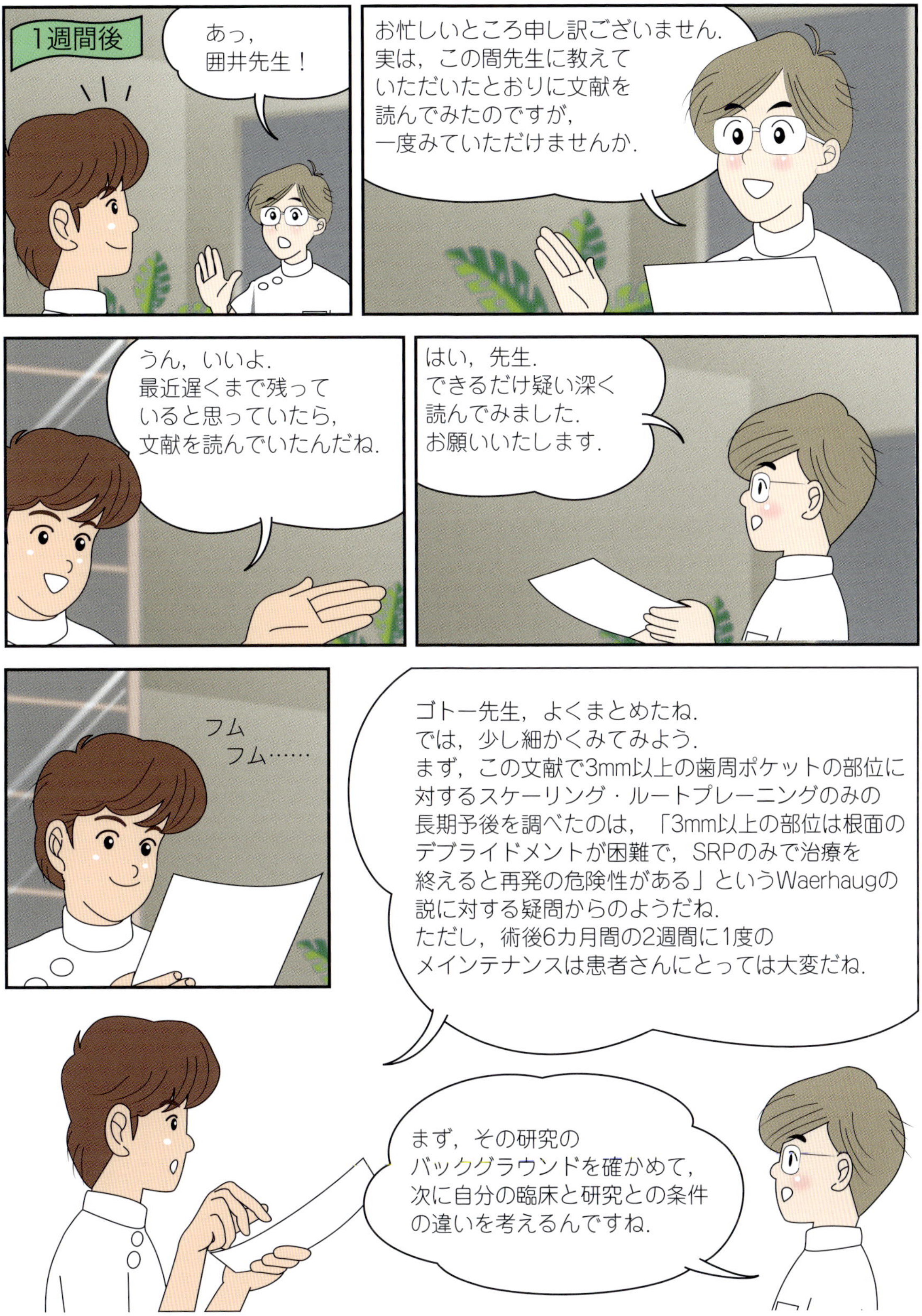
1週間後
あっ，
囲井先生！
お忙しいところ申し訳ございません．
実は，この間先生に教えて
いただいたとおりに文献を
読んでみたのですが，
一度みていただけませんか．
うん，いいよ．
最近遅くまで残って
いると思っていたら，
文献を読んでいたんだね．
はい，先生．
できるだけ疑い深く
読んでみました．
お願いいたします．
フム
フム……
ゴトー先生，よくまとめたね．
では，少し細かくみてみよう．
まず，この文献で3mm以上の歯周ポケットの部位に
対するスケーリング・ルートプレーニングのみの
長期予後を調べたのは，「3mm以上の部位は根面の
デブライドメントが困難で，SRPのみで治療を
終えると再発の危険性がある」というWaerhaugの
説に対する疑問からのようだね．
ただし，術後6カ月間の2週間に1度の
メインテナンスは患者さんにとっては大変だね．
まず，その研究の
バックグラウンドを確かめて，
次に自分の臨床と研究との条件
の違いを考えるんですね．

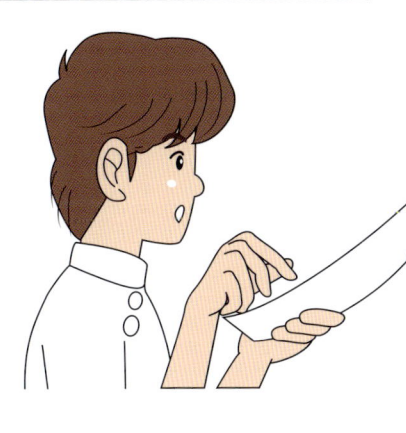

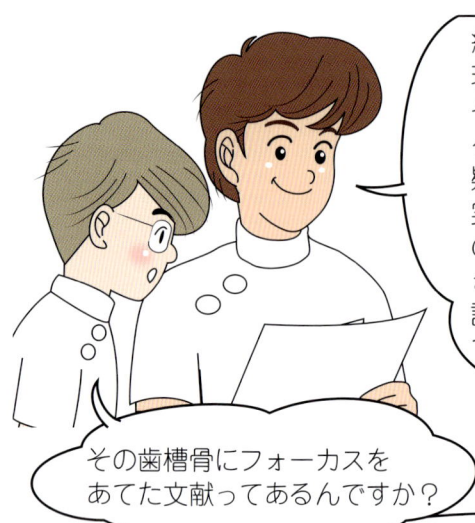

結果がすべて平均値で処理されているので，なかなか現状をつかみにくいよね．
それに，本来硬組織疾患である歯周病の病態をクリニカルデータのみで評価している点も疑問があるよね．
実際には，歯槽骨の形態や根分岐部の問題，補綴物との関係などが治療の結果に大きく影響すると思うよ．また，外科処置というのがたった1つの術式のみで評価され，臨床写真がないことからその技術の判断もできないんだ．

その歯槽骨にフォーカスをあてた文献ってあるんですか？

うん，あるよ．
ここで，よく引用される文献をみてみよう．

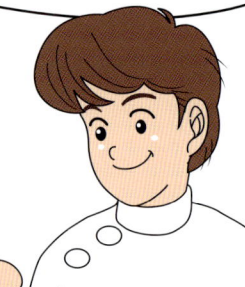

The angular bony defect as indicator of further alveolar bone loss.
将来的な歯槽骨の喪失を予測する指標としての垂直的骨欠損
Papapanou PN, Wennström JL :
J Clin Periodontol, **18**(5) : 317-322, 1991.

目 的：
- 歯周治療を受けなかった垂直的・水平的骨欠損を有する歯牙の10年後の骨レベルの変化を調べる
- 垂直的骨欠損の有無が，将来的な歯周組織の破壊を予知する指標となりうるかどうかを検証する

方 法：
- 201名（25〜70歳，平均45.7歳）を対象
- X線写真を用いて評価する
- ベースライン時と10年後に，水平的・垂直的骨欠損（1度，2度，3度）を計測
- 垂直1度；2mm以下，2度；2.5〜4mm，3度；4.5mm以上

結 果：
- ベースライン時の評価結果
  水平91%，垂直9%（1度 6.0%，2度 2.1%，3度 0.9%）
- 10年後の歯牙の喪失
  水平12.7%，垂直1度22.2%，垂直2度45.6%，垂直3度68.2%
- 水平的骨欠損を有する歯牙より垂直的骨欠損を有する歯牙のほうが喪失しやすい
- ベースライン時の垂直的骨欠損の深さが深いほど喪失しやすい

結 論：
- 垂直的骨欠損を有する歯は，水平的骨欠損を有する歯よりも10年後に喪失する確率が有意に高い

Long-term evaluation of periodontal therapy : II. Incidence of sites breaking down.
歯周治療の長期的評価：II. 組織破壊の発生率
Kaldahl WB, Kalkwarf KL, Patil KD, Molvar MP, Dyer JK :
J Periodontol, **67** (2) : 103-108, 1996.

目 的：
・歯周治療後，長期経過時での組織破壊の発生率を比較する

方 法：
・82名の中等度から高度な歯周病を有する患者
・口腔内を4ブロックに分け，ランダムに歯冠部のスケーリング（SC），ルートプレーニング（RP），Modified Widman Surgery（MW），Flap with Osseous Surgery（FO）を行う
・ベースライン時のプロービングデプスから，1〜4mm，5〜6mm，7mm以上のグループに分けて評価
・術後の評価から3mm以上のアタッチメントロスが起こった部位を組織破壊の発生とする

結 果：
・7年後の組織破壊発生率

	RP	MW	FO
1〜4mm	0.63	0.70	0.29
5〜6mm	1.94	1.72	0.94
7mm以上	3.19	2.09	1.36

・FO部位の7年後の組織破壊発生率は，他の部位に比べて有意に低かった
・再発した患者の多くは喫煙者であった

考 察：
・FO部位が有意に再発率が低かったのは，他の部位よりもポケットが減少したからと思われる

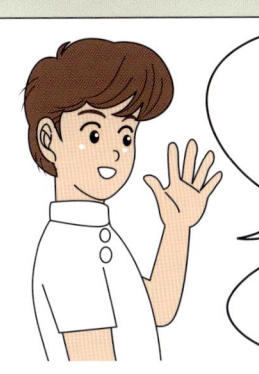

どうだい？ これらの文献が示すように，深い歯周ポケットに対する対応を考える際には，
・アクセス　根面に付着した原因物質の除去
・環境の改善　歯槽骨の形態異常の修正
という両面から現状をとらえる必要があると思うよ．

原因の除去だけでなく，そのあとの環境改善が必要な場合には，外科処置の必要性が高まるということなんですね．

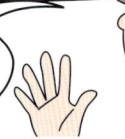

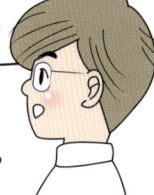

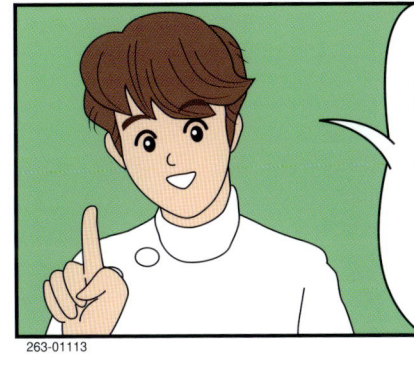

本章を通して文献の読み方は理解できたかい？
文献が大事なのではなく，文献の読み方が大切なんだよ．
読み方によっては，全く異なる情報として引用されることがあるので，内容を臨床現場と常に対比させながら読むことを忘れないようにね．
また，訳文では誰が訳したかによって解釈の仕方が大きく異なる場合もあるんだよ．
だからこそ，できるだけ訳文ではなく原文で読むほうがいいと思うよ．

100

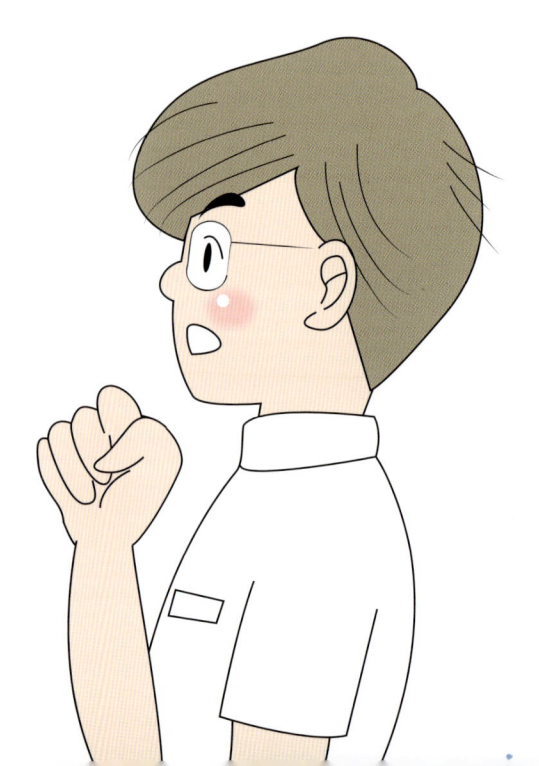

第9章

共通の治療ゴールを目指して

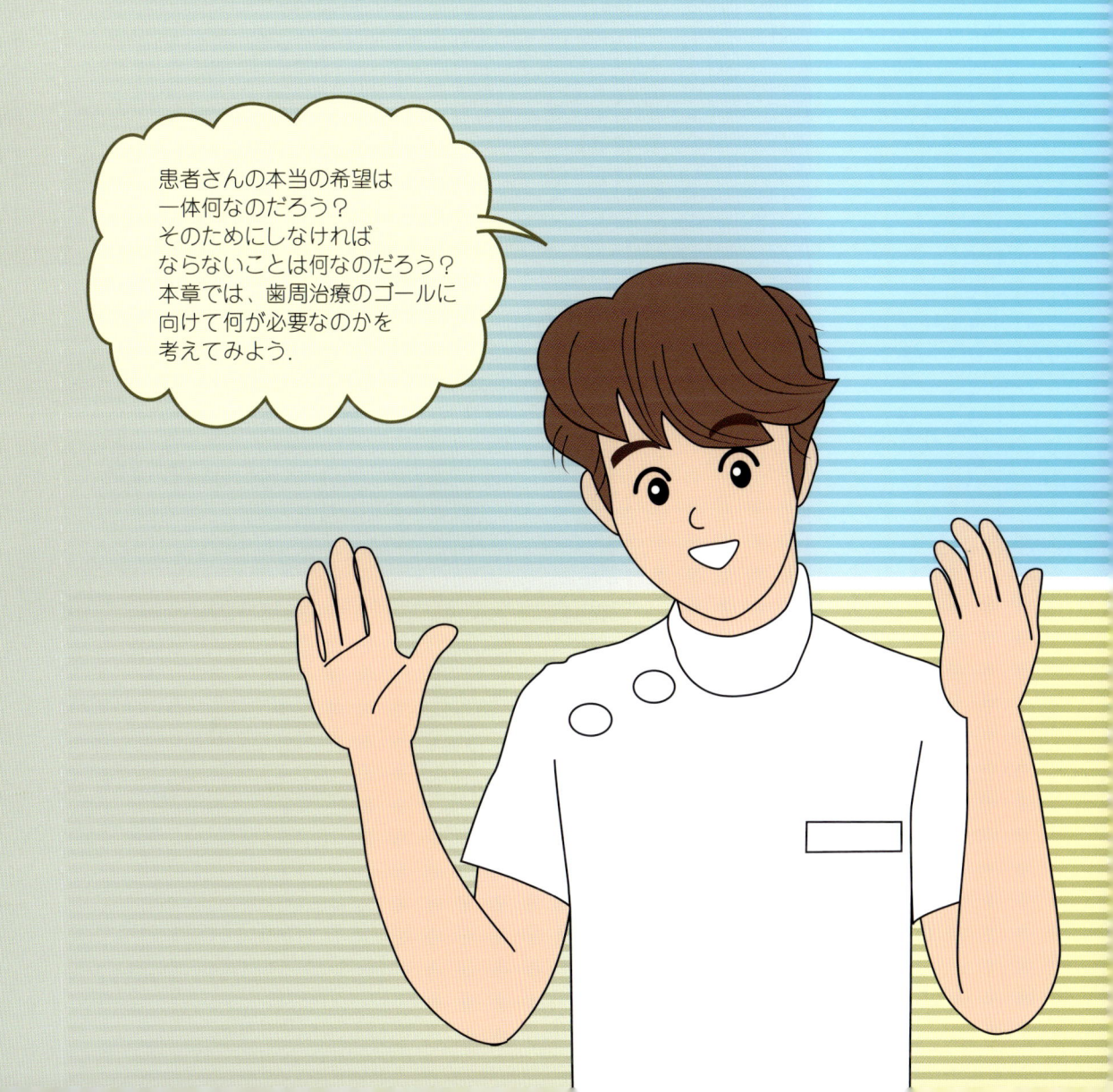

患者さんの本当の希望は一体何なのだろう？ そのためにしなければならないことは何なのだろう？ 本章では、歯周治療のゴールに向けて何が必要なのかを考えてみよう．

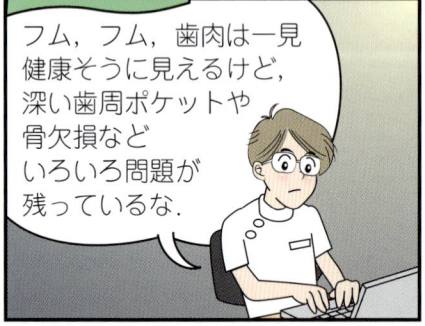

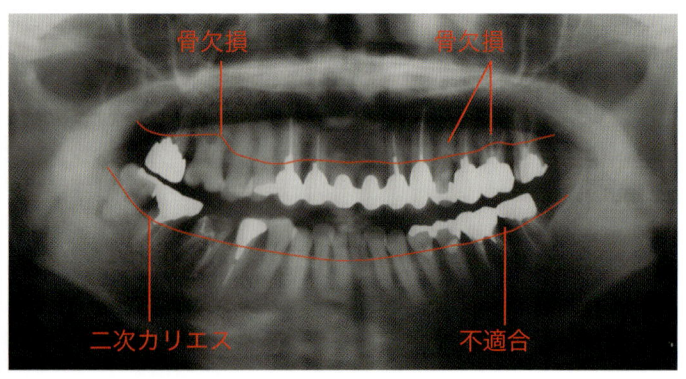

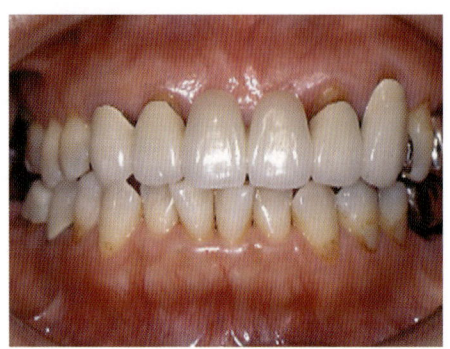

第9章　共通の治療ゴールを目指して

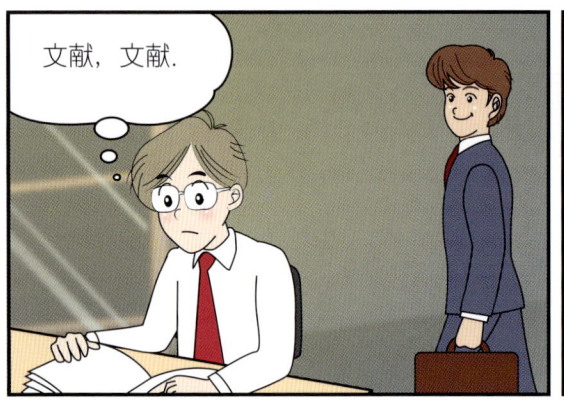

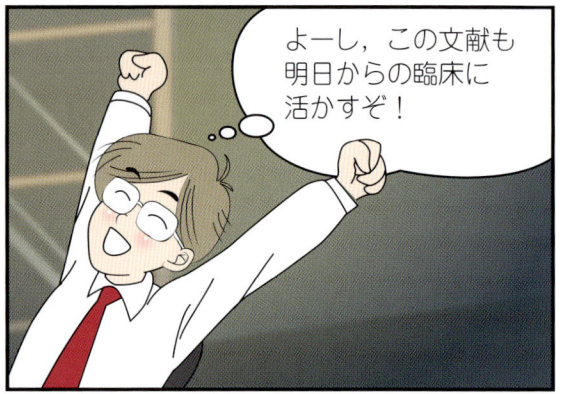

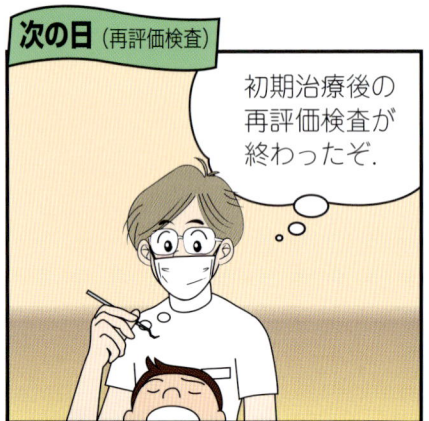

次の診療日（コンサルテーション）

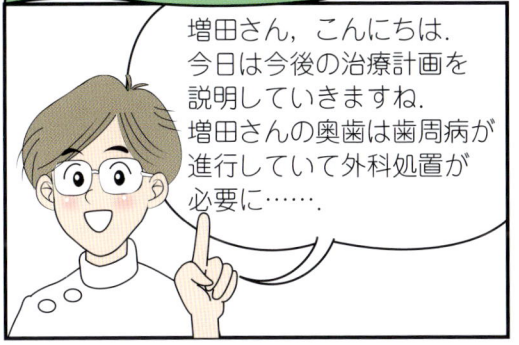

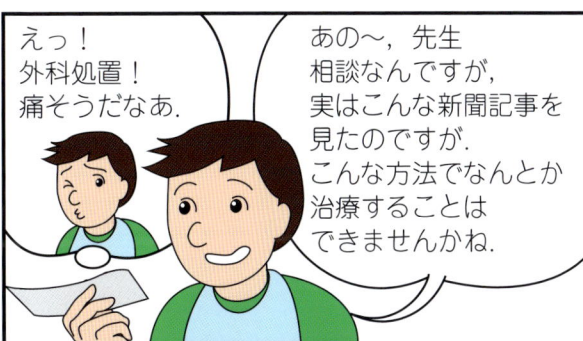

増田さん，こんにちは．今日は今後の治療計画を説明していきますね．増田さんの奥歯は歯周病が進行していて外科処置が必要に……．

えっ！外科処置！痛そうだなあ．

あの〜，先生相談なんですが，実はこんな新聞記事を見たのですが．こんな方法でなんとか治療することはできませんかね．

2005年12月19日 読売新聞より

歯周病菌 薬で退治
マウスピース装着 毎日5分ずつ1週間

富山県に住む40歳代のA子さんは，歯茎が腫れるなどの歯周病に悩んでいた．食べる時に出血し，痛みもある．近くの歯科医院では良くならず，2002年，東京都千代田区の日本歯科大学病院で，歯周病菌を薬で退治する「3DS（デンタル・ドラッグ・デリバリー・システム＝歯科薬剤到達システム）」と呼ばれる治療法を試した．

（中略）

マウスピースの内側に，うがい薬にも使うヨードを含んだ薬剤を塗る．1日5分間，歯にかぶせ，1週間続けると，PMTCで破損したバイオフィルムの間から薬が染み込み，歯周病菌を退治できる．

（中略）

A子さんの場合，歯周病菌のうち1種類の菌が初診時に6％あったが，PMTCで4％に低下．続けて3DSを行い，健康的なレベルに下がった．

治療後は丁寧な歯磨きを心がけ，数ヶ月後ごとに通院して磨き残し部分の清掃などを行うことで，歯周病菌の増殖を抑えることができる．

これらの治療は，事前に唾液検査を行い，歯周病菌の数などを見極めた上で行うことが肝心だ．PMTCと3DSは自費診療で，費用は医療機関によって異なるが，数万円だ．（佐藤光展）

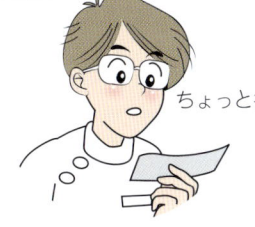

ちょっと拝見いたしますね．

早そうですし，痛くなさそうですし，なんとか……．ははは．

この新聞記事の内容は1人の患者さんを対象にしているだけでA子さんではうまくいったとしても，増田さんに効果があるとは限らないですよ．しかも，短期的な結果しか出ていないようですし…．この記事よりも信頼性が高い文献では4mm以上の深い歯周ポケットでは歯石の取り残し……外科処置……7年後……再発率が減少……

？？？

はい？

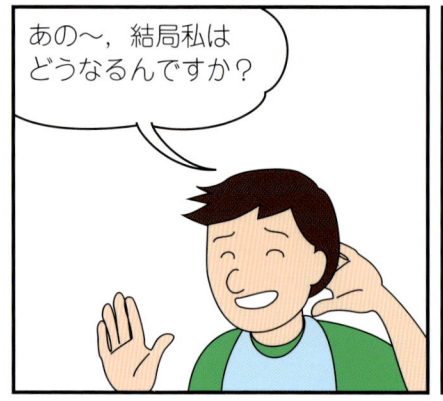

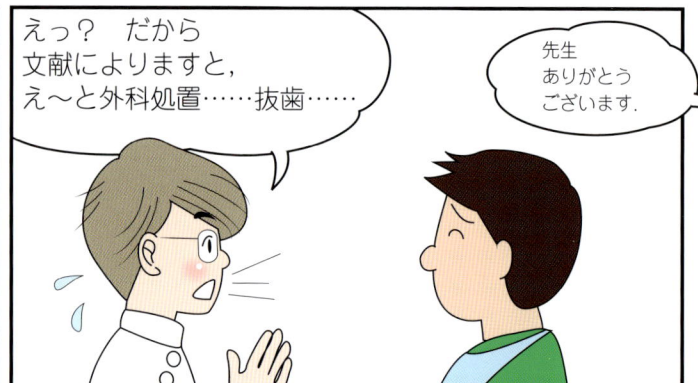

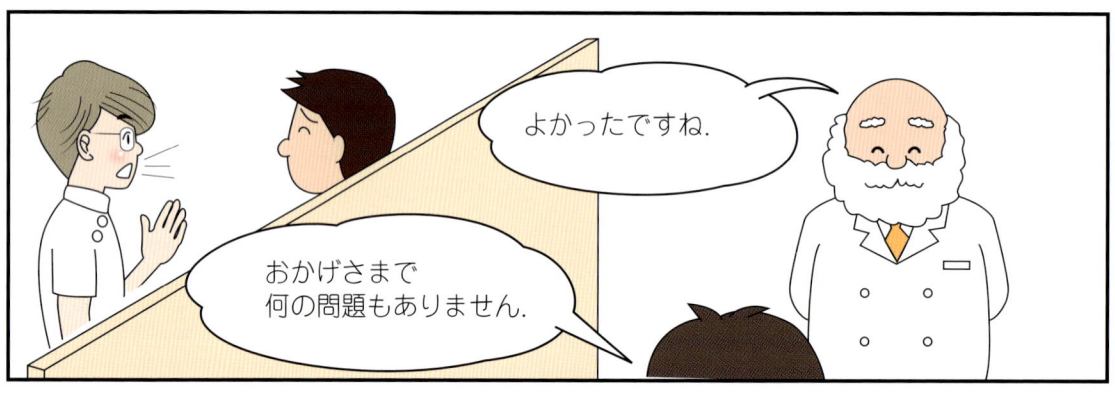

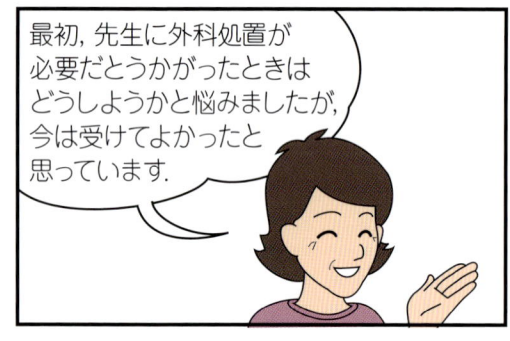

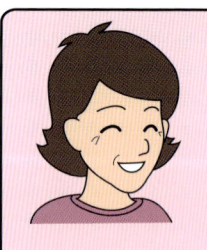

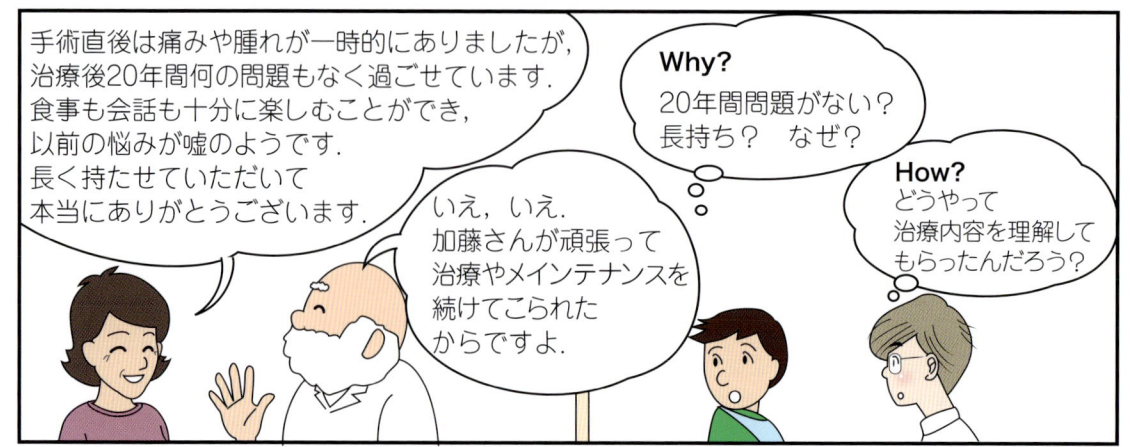

第9章 共通の治療ゴールを目指して

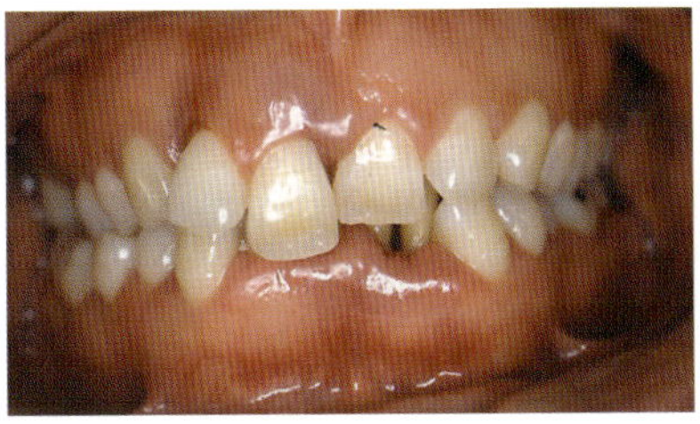

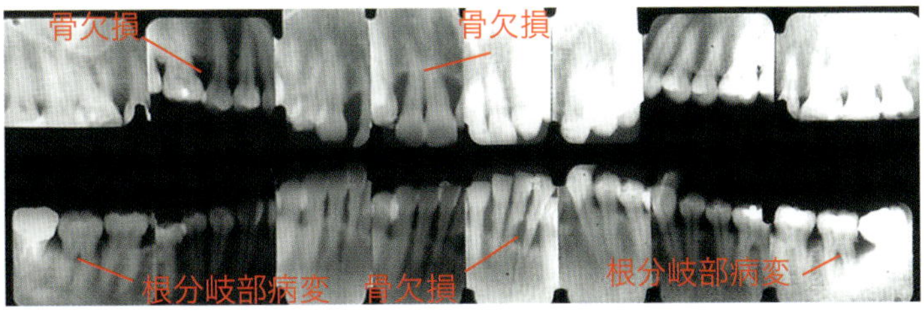

初診時

		8	7	6	5	4	3	2	1	1	2	3	4	5	6	7	8
上顎	唇側	④④⑦	④⑥3	④3⑦	④②3	222	323	⑦⑤3	2⑥⑧	223	322	212	122	322	322	⑦⑦⑥	④33
	口蓋側	⑥33	323	23⑦	⑤⑥3	222	113	⑦⑥3	33⑧	322	223	232	323	323	323	33④	3④④
下顎	舌側	3④④	④⑤⑤	33④	323	33④	⑤④④	33④	⑤23	④3④	3④④	333	323	333	33⑤	33⑧	⑤3④
	唇側	333	⑤33	33⑤	322	323	32⑤	④3⑤	⑥⑦⑥	⑥⑤④	⑤⑥⑤	⑥23	32⑤	⑤23	32④	2⑥⑦	④33

○: プロービング時の出血　(mm)

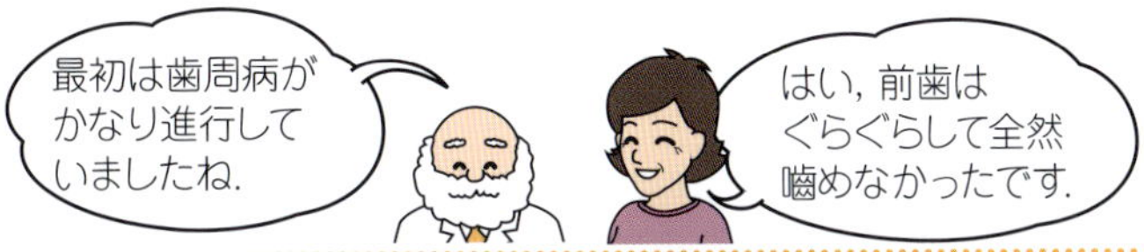

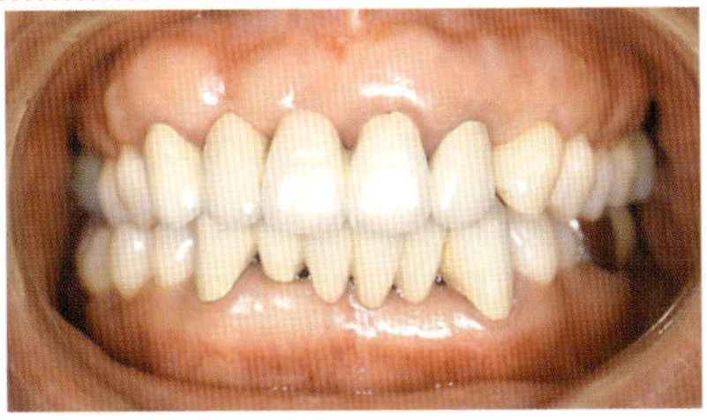

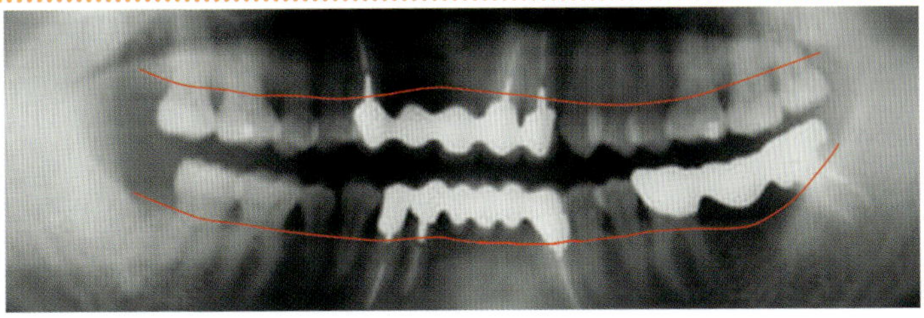

治療終了時

		8	7	6	5	4	3	2	1	1	2	3	4	5	6	7	8
上顎	唇側	×	④④2	32④	323	121	111	×	×	111	111	111	222	222	333	⑥⑤2	3④2
	口蓋側	×	223	323	322	211	211	×	×	111	111	111	212	212	312	22④	3④④
下顎	舌側	×	233	323	222	211	④11	111	×	×	×	211	111	223	222	×	223
	唇側	×	222	233	233	222	211	111	×	×	×	112	211	112	321	×	④23

○: プロービング時の出血　(mm)

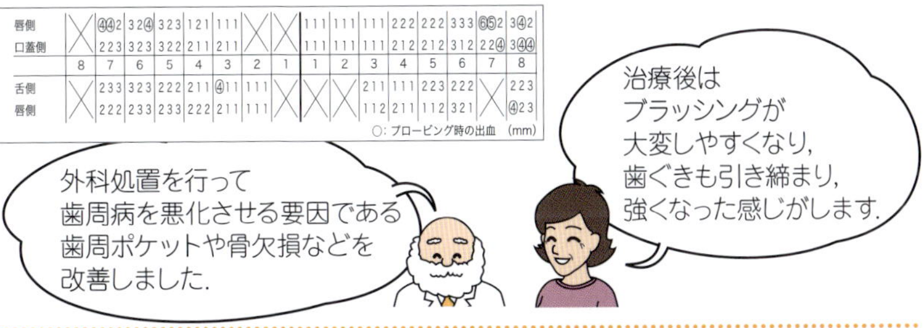

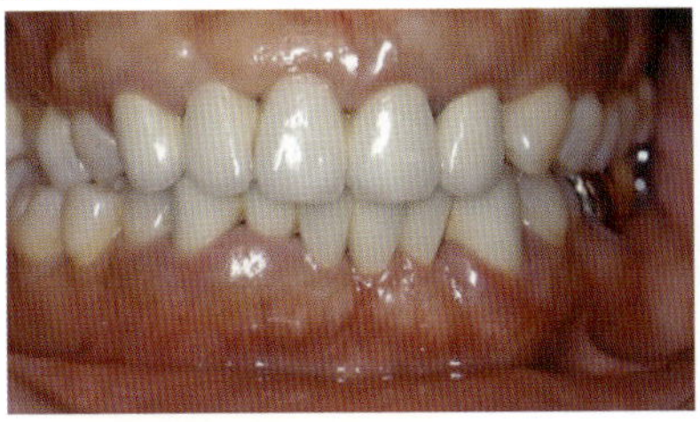

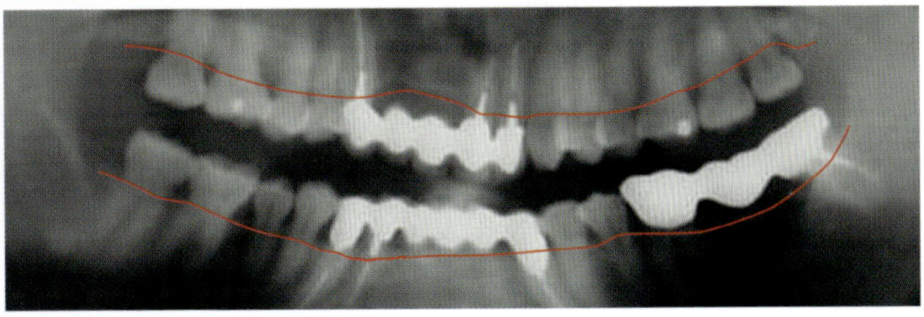

治療終了後 20 年

		8	7	6	5	4	3	2	1	1	2	3	4	5	6	7	8
上顎	唇側	×	122	212	212	212	212	×	×	323	212	212	232	122	221	111	222
	口蓋側	×	121	122	122	222	223	×	×	223	111	111	222	222	222	213	222
下顎	舌側	×	222	222	211	111	311	211	×	×	×	222	222	111	123	×	223
	唇側	×	121	111	312	22④	④22	222	×	×	×	322	122	222	222	×	213

○: プロービング時の出血　(mm)

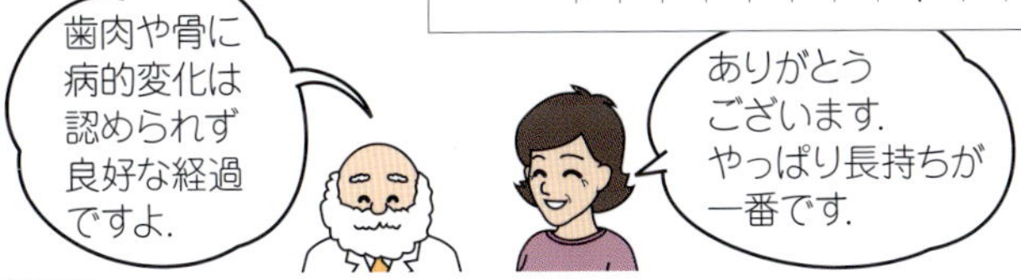

第9章 共通の治療ゴールを目指して

その後医局にて……

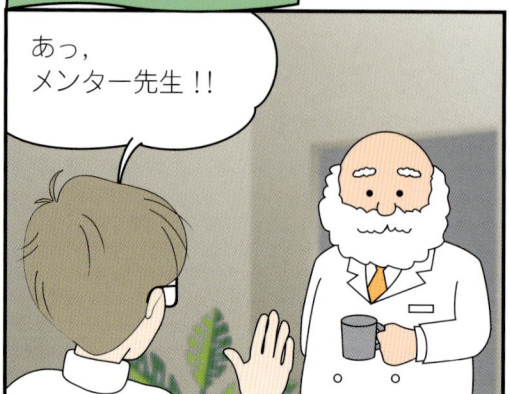

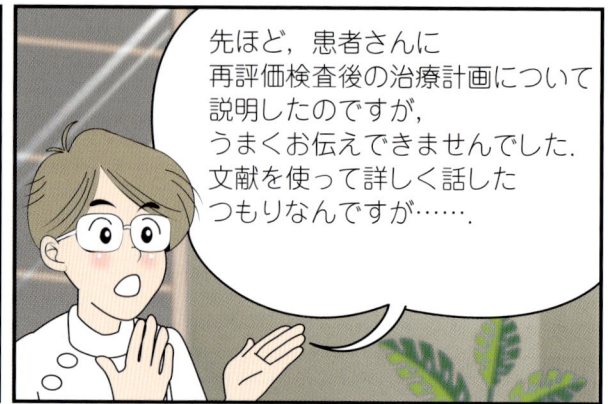

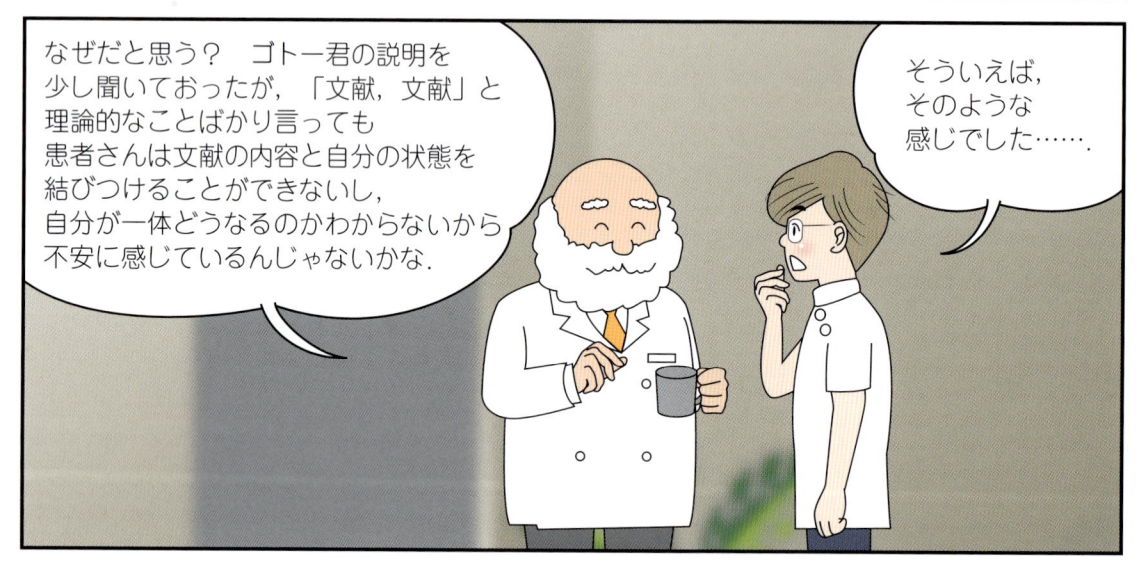

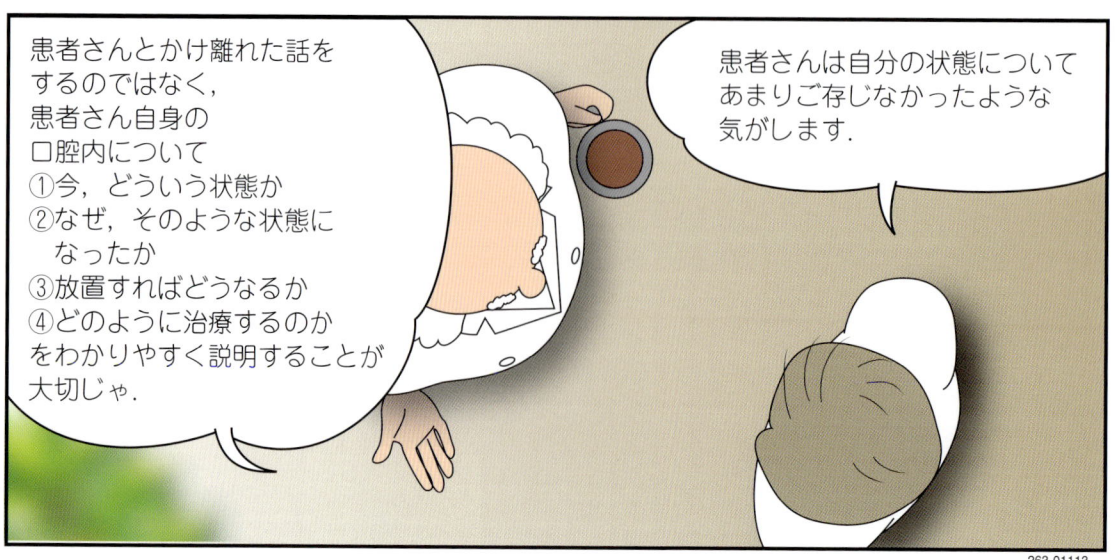

あっ,メンター先生!!

先ほど,患者さんに再評価検査後の治療計画について説明したのですが,うまくお伝えできませんでした.文献を使って詳しく話したつもりなんですが…….

なぜだと思う? ゴトー君の説明を少し聞いておったが,「文献,文献」と理論的なことばかり言っても患者さんは文献の内容と自分の状態を結びつけることができないし,自分が一体どうなるのかわからないから不安に感じているんじゃないかな.

そういえば,そのような感じでした…….

患者さんとかけ離れた話をするのではなく,患者さん自身の口腔内について
①今,どういう状態か
②なぜ,そのような状態になったか
③放置すればどうなるか
④どのように治療するのか
をわかりやすく説明することが大切じゃ.

患者さんは自分の状態についてあまりご存じなかったような気がします.

106

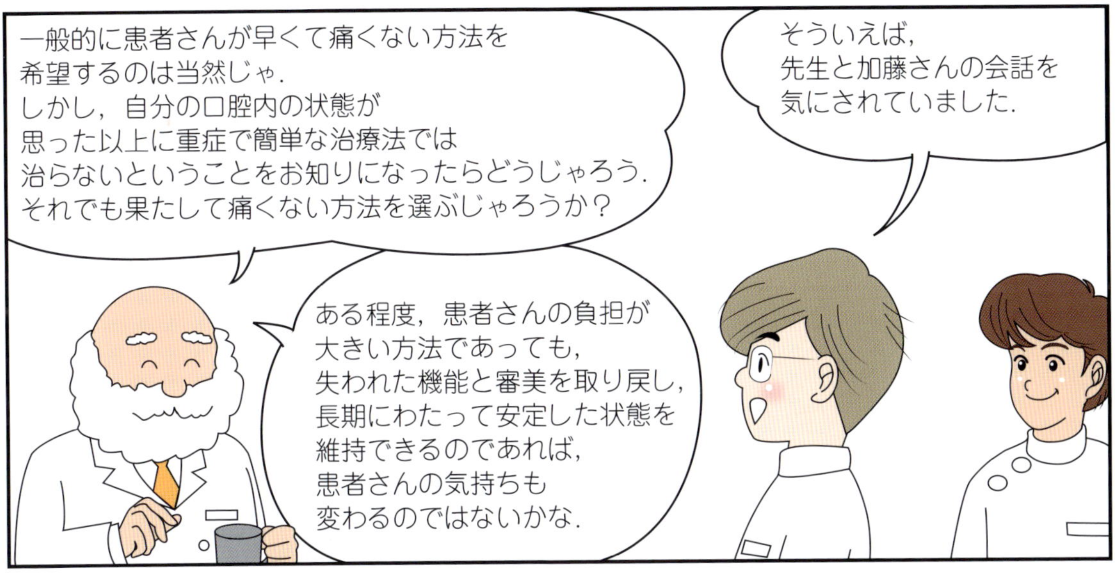
一般的に患者さんが早くて痛くない方法を希望するのは当然じゃ．しかし，自分の口腔内の状態が思った以上に重症で簡単な治療法では治らないということをお知りになったらどうじゃろう．それでも果たして痛くない方法を選ぶじゃろうか？
ある程度，患者さんの負担が大きい方法であっても，失われた機能と審美を取り戻し，長期にわたって安定した状態を維持できるのであれば，患者さんの気持ちも変わるのではないかな．
そういえば，先生と加藤さんの会話を気にされていました．

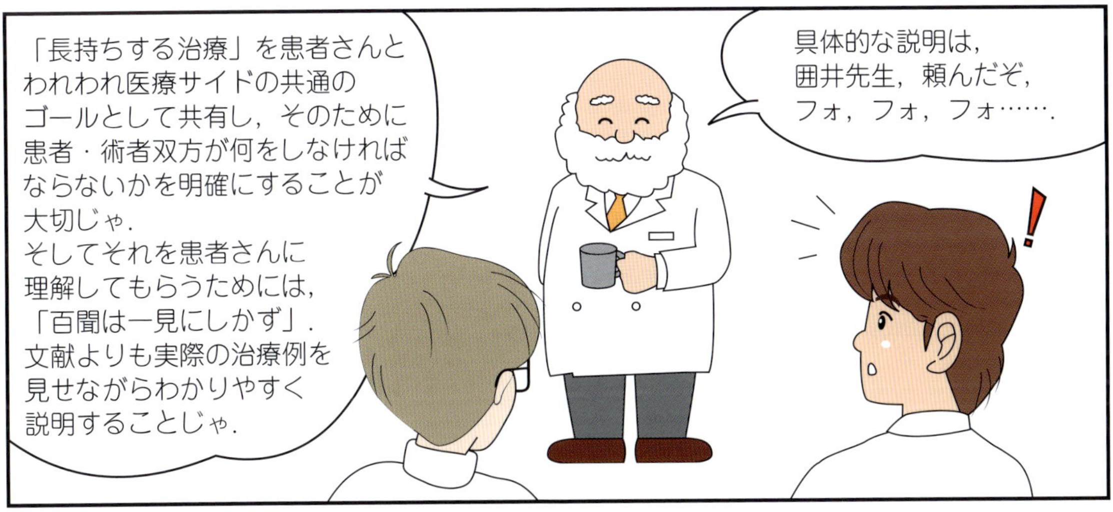
「長持ちする治療」を患者さんとわれわれ医療サイドの共通のゴールとして共有し，そのために患者・術者双方が何をしなければならないかを明確にすることが大切じゃ．そしてそれを患者さんに理解してもらうためには，「百聞は一見にしかず」．文献よりも実際の治療例を見せながらわかりやすく説明することじゃ．
具体的な説明は，囲井先生，頼んだぞ，フォ，フォ，フォ…….

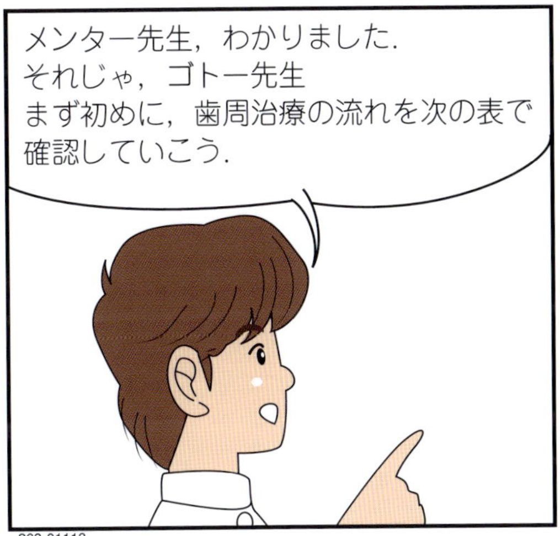
メンター先生，わかりました．それじゃ，ゴトー先生まず初めに，歯周治療の流れを次の表で確認していこう．

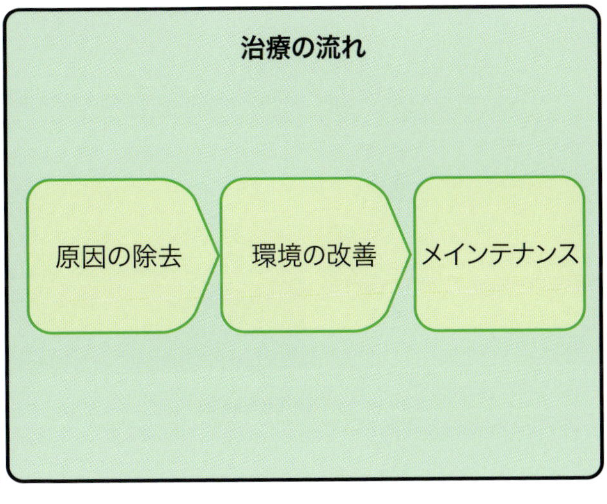
治療の流れ
原因の除去
環境の改善
メインテナンス

第9章 共通の治療ゴールを目指して

原因の除去 → 環境の改善 → メインテナンス

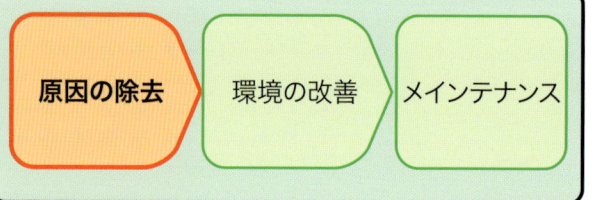

この患者さんは53歳，女性で「前歯がぐらぐらして噛めない」を主訴に来院したんだ．全顎的に骨吸収が著しく，主訴である前歯部は根尖に至るまで骨吸収が進行していたんだよ．

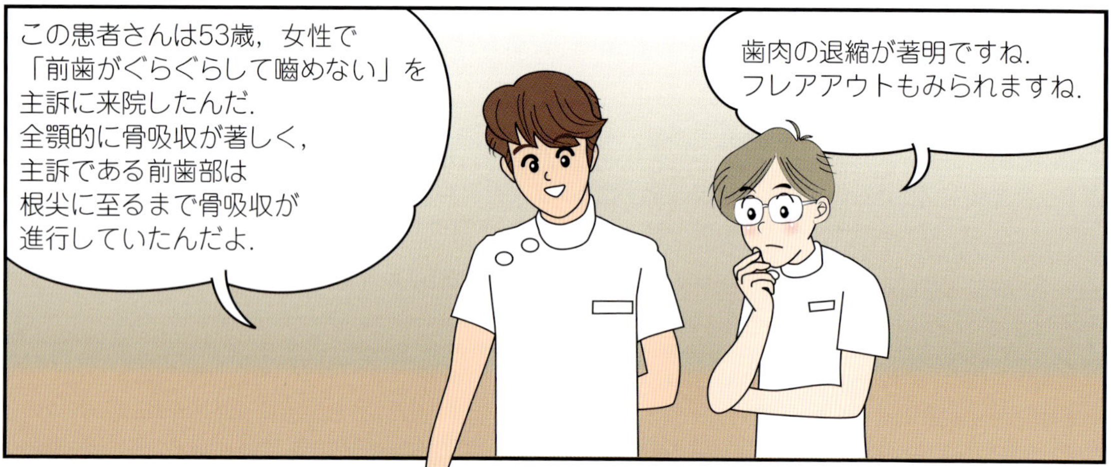

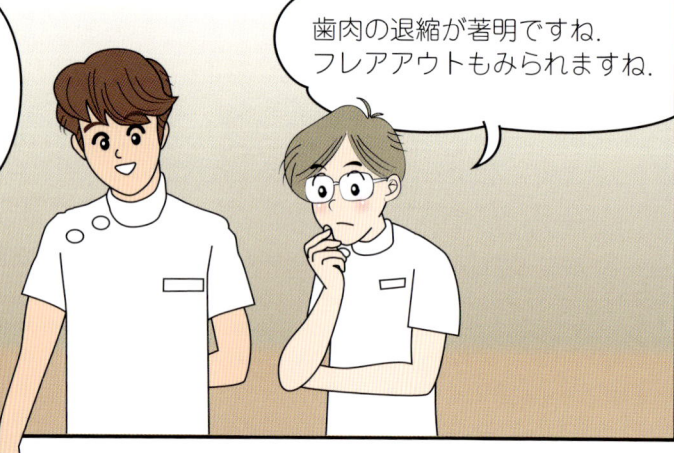

歯肉の退縮が著明ですね．フレアアウトもみられますね．

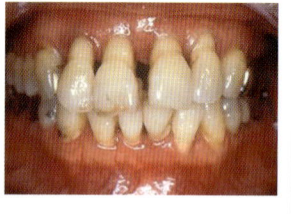

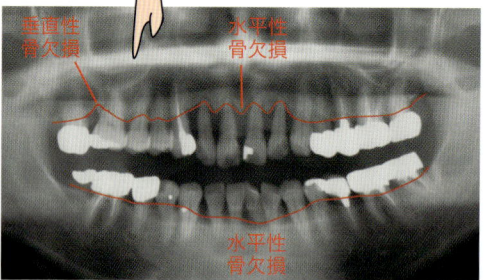

垂直性骨欠損　水平性骨欠損　水平性骨欠損

初診時

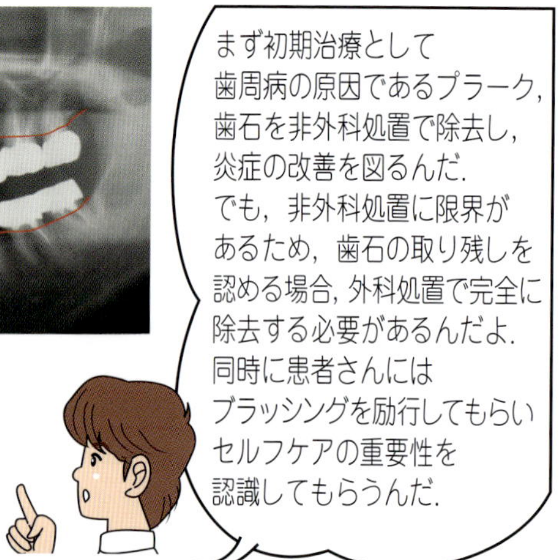

まず初期治療として歯周病の原因であるプラーク，歯石を非外科処置で除去し，炎症の改善を図るんだ．でも，非外科処置に限界があるため，歯石の取り残しを認める場合，外科処置で完全に除去する必要があるんだよ．同時に患者さんにはブラッシングを励行してもらいセルフケアの重要性を認識してもらうんだ．

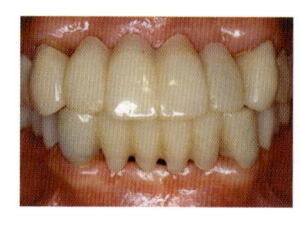

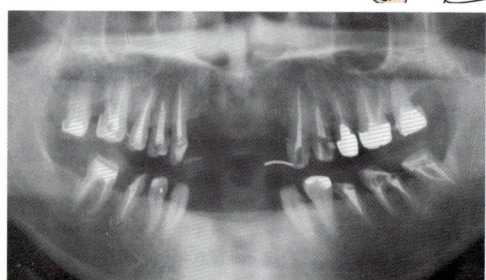

初期治療後

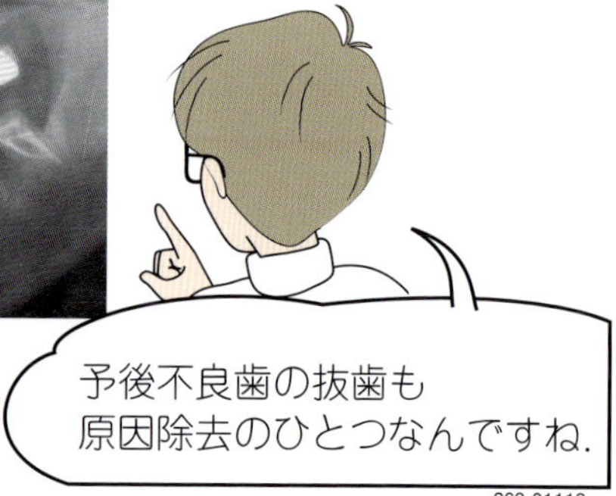

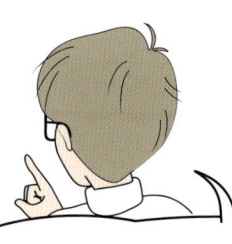

予後不良歯の抜歯も原因除去のひとつなんですね．

プラークコントロールしにくい環境
- 深い歯周ポケット
- 骨の形態異常
- 根分岐部病変
- 歯肉-歯槽粘膜の問題
- 欠損部歯槽堤の形態異常
- 歯肉縁下カリエス
- 歯牙の位置異常

原因の除去 → **環境の改善** → メインテナンス

> 次のステップは歯周環境の整備だよ．プラークや歯石を除去しても深い歯周ポケットや骨欠損などの問題が自然に改善できるわけじゃない．これらの問題が残存しているとプラークコントロールが十分に行き届かずに歯周病の再発を招くリスクが高くなるんだ．だから外科処置を有効に利用して清掃を困難にするこれらの問題を解決し，プラークコントロールしやすい環境を確立することが大切なんだ．

> 外科処置の目的は原因の除去だけではなく環境の改善もあるんですね．

> 歯周ポケットが深く垂直性骨欠損も認められるね．患者さんがいくら頑張ってもこれではブラッシングの効果を発揮できないよね．

> 問題が解決され清掃しやすい環境が確立できているだろう．

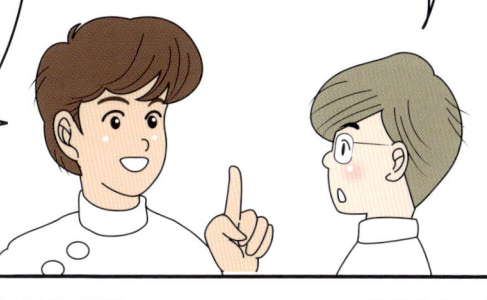

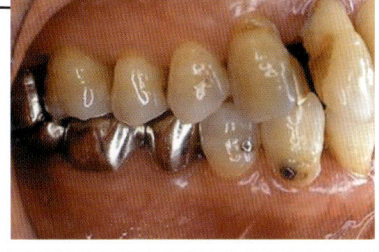

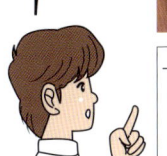

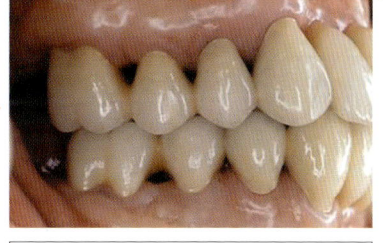

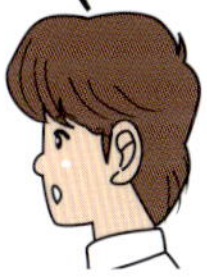

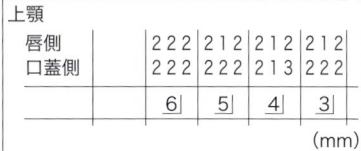

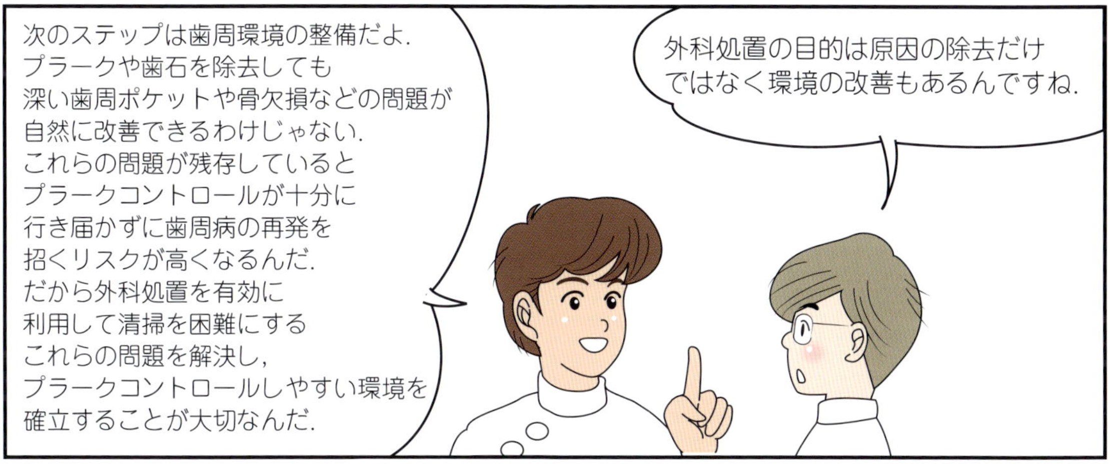

初診時

上顎					
唇側	223	⑥23	④23	322	32⑦
口蓋側	223	333	⑤⑥3	④33	④⑤⑥
	7	6	5	4	3

○：プロービング時の出血　(mm)

治療終了後

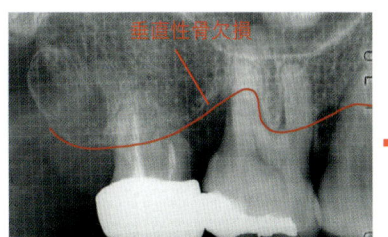

上顎				
唇側	222	212	212	212
口蓋側	222	222	213	222
	6	5	4	3

(mm)

初診時Ｘ線写真　（垂直性骨欠損）

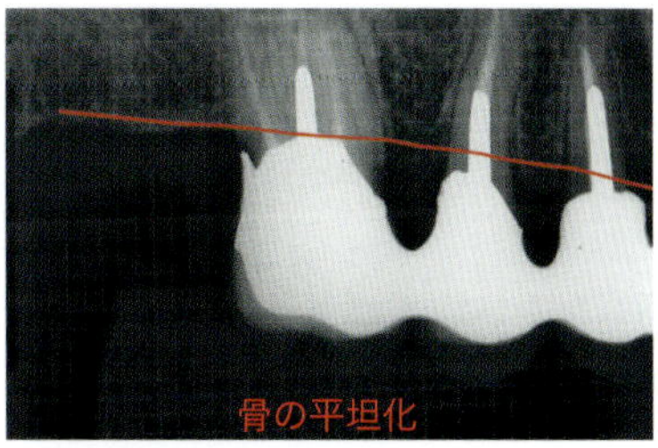

治療終了時Ｘ線写真　（骨の平坦化）

第9章　共通の治療ゴールを目指して

原因の除去　→　環境の改善　→　メインテナンス

動的（積極的）治療が終了したらいよいよメインテナンスだよ．基本的に失われた歯周組織は元の状態には戻らないので，歯周治療は「cure：元の組織レベルに戻す」ではなく「control：現状の組織レベルを維持する」治療といわれているんだ．だから定期的なメインテナンスは治療結果の長期的安定に不可欠なんだよ．

なるほど．歯周治療の流れとそれぞれのステップにおける役割が見えてきました．

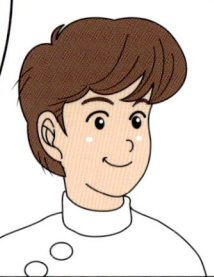

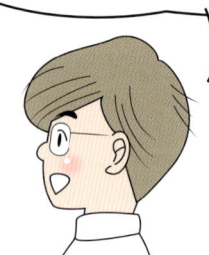

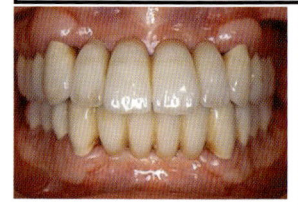

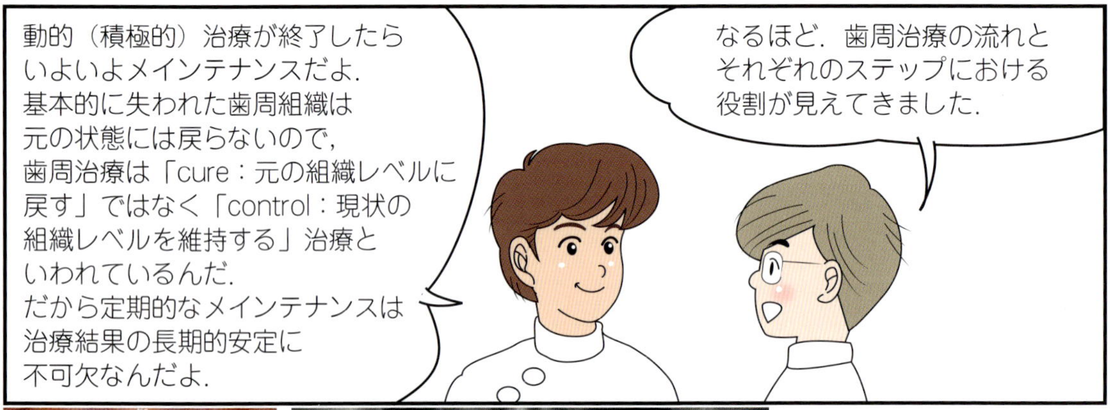

治療終了後

↓

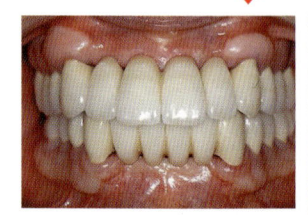

治療終了後8年

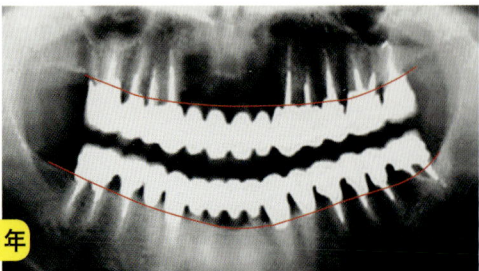

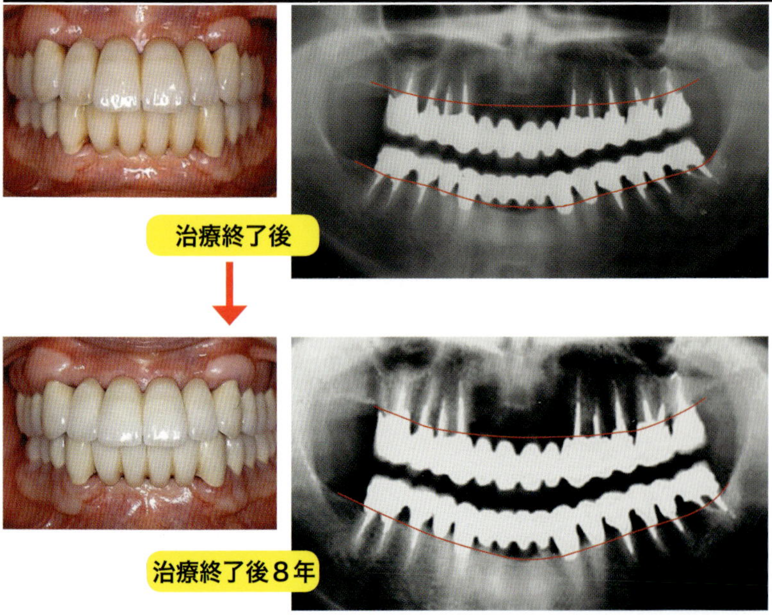

治療終了時だよ．原因の除去と環境の改善がしっかり実践できているだろう．

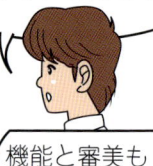

機能と審美も回復され，患者さんは満足されているでしょうね．

メインテナンスは個々の状態に応じてプログラムを組むんだ．この患者さんの場合3カ月に一度の間隔でメインテナンスしているよ．

術者と患者がお互いの責任を果たしながら共通のゴールを目指して治療を進めることが大切ということが理解できたかい？

はい，よくわかりました．今度，もう一度増田さんにこの方のケースを見てもらいながら説明してみます．

歯肉，骨レベルとも変化はありませんね．

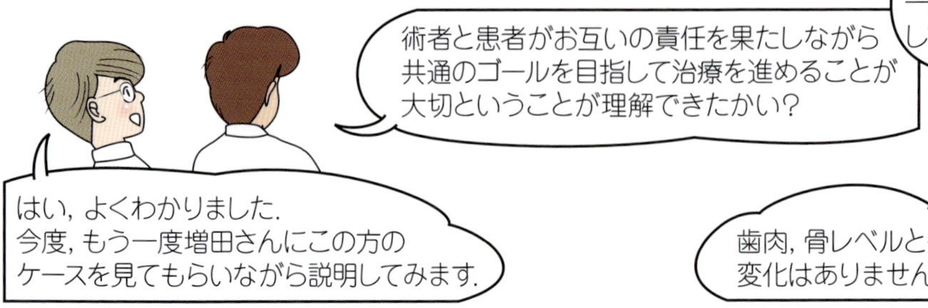

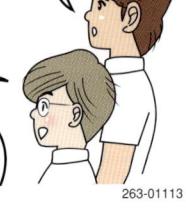

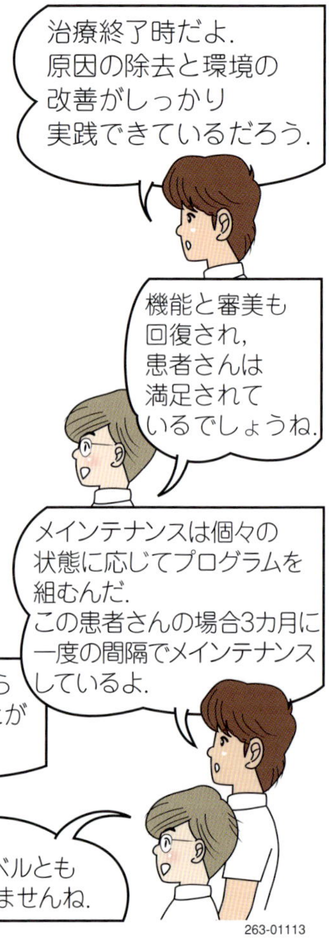

1週間後

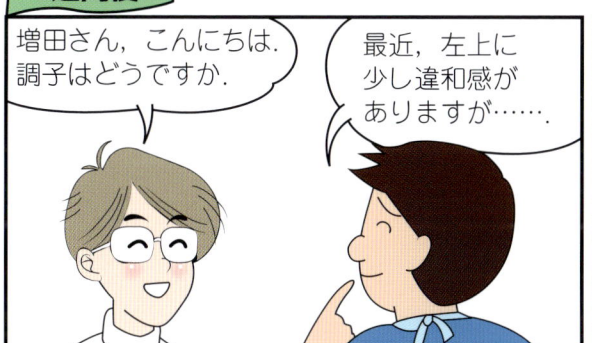

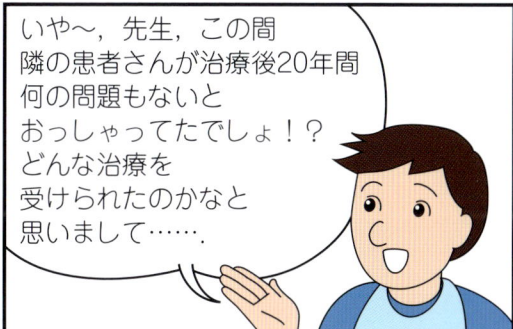

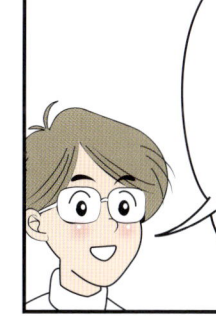

増田さん，こんにちは．調子はどうですか．

最近，左上に少し違和感がありますが……．

いや〜，先生，この間隣の患者さんが治療後20年間何の問題もないとおっしゃってたでしょ！？どんな治療を受けられたのかなと思いまして……．

はい．この間は難しいことばかり言って申し訳ありませんでした．実は，今日は実際にご覧いただこうと思い，当院での治療例を用意してきました．

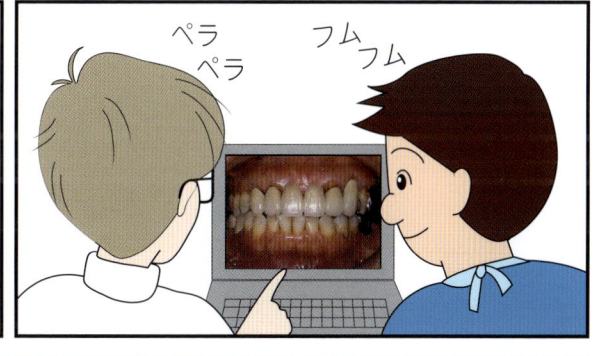

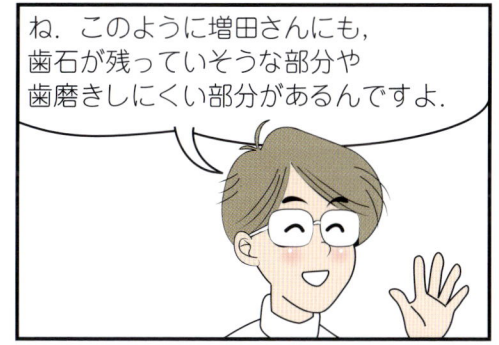

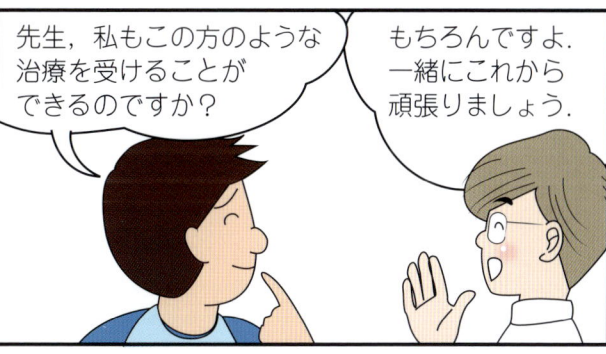

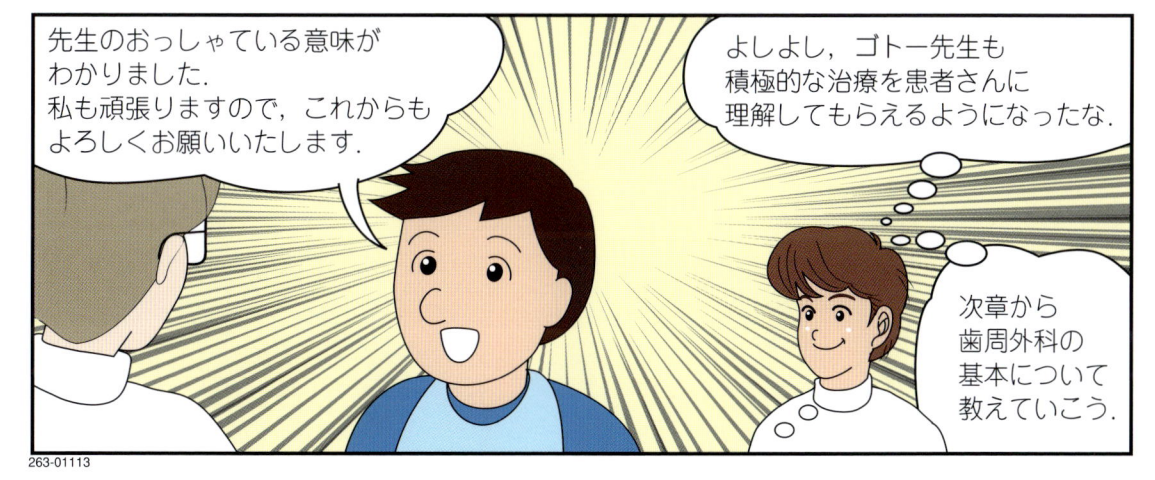

ペラペラ　フムフム

ね．このように増田さんにも，歯石が残っていそうな部分や歯磨きしにくい部分があるんですよ．

先生，私もこの方のような治療を受けることができるのですか？

もちろんですよ．一緒にこれから頑張りましょう．

先生のおっしゃている意味がわかりました．私も頑張りますので，これからもよろしくお願いいたします．

よしよし，ゴトー先生も積極的な治療を患者さんに理解してもらえるようになったな．

次章から歯周外科の基本について教えていこう．

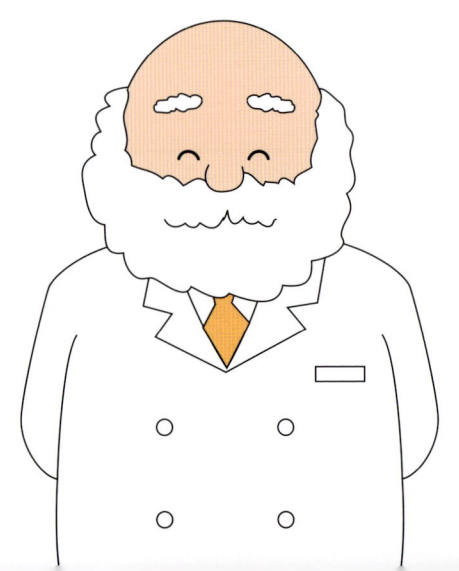

第10章

歯周外科処置の基本1

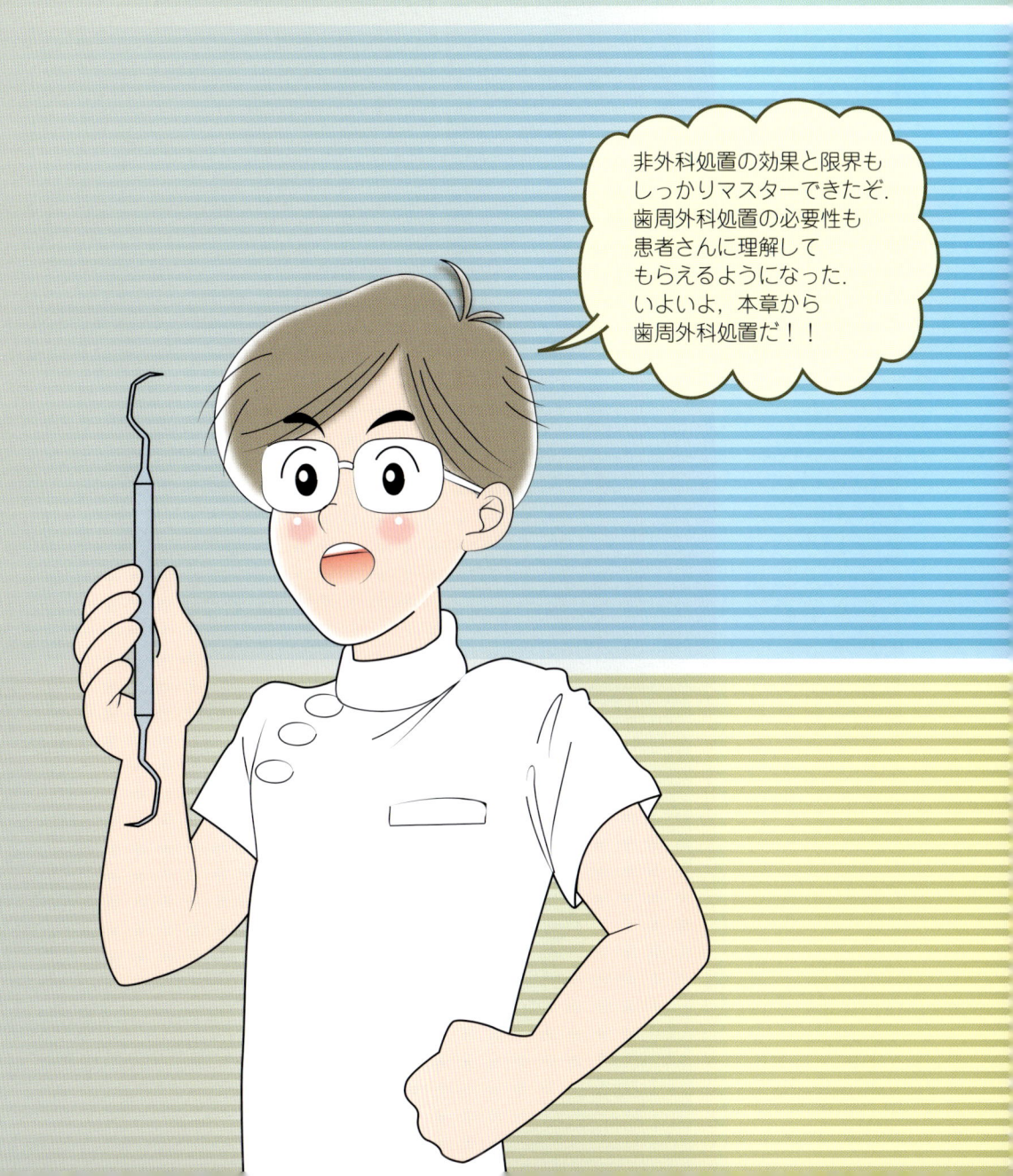

第10章 歯周外科処置の基本1

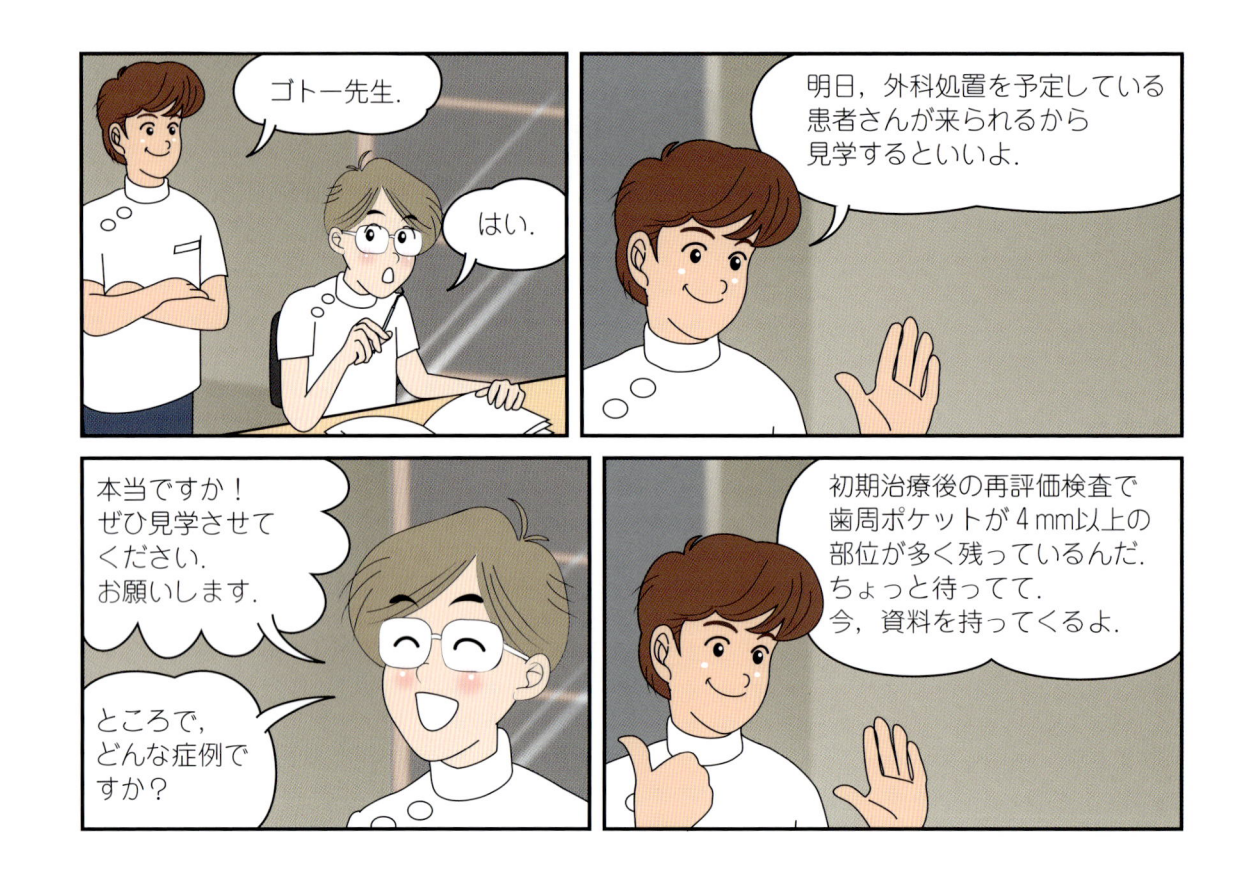

患者：森さん（仮名）　32歳, 女性

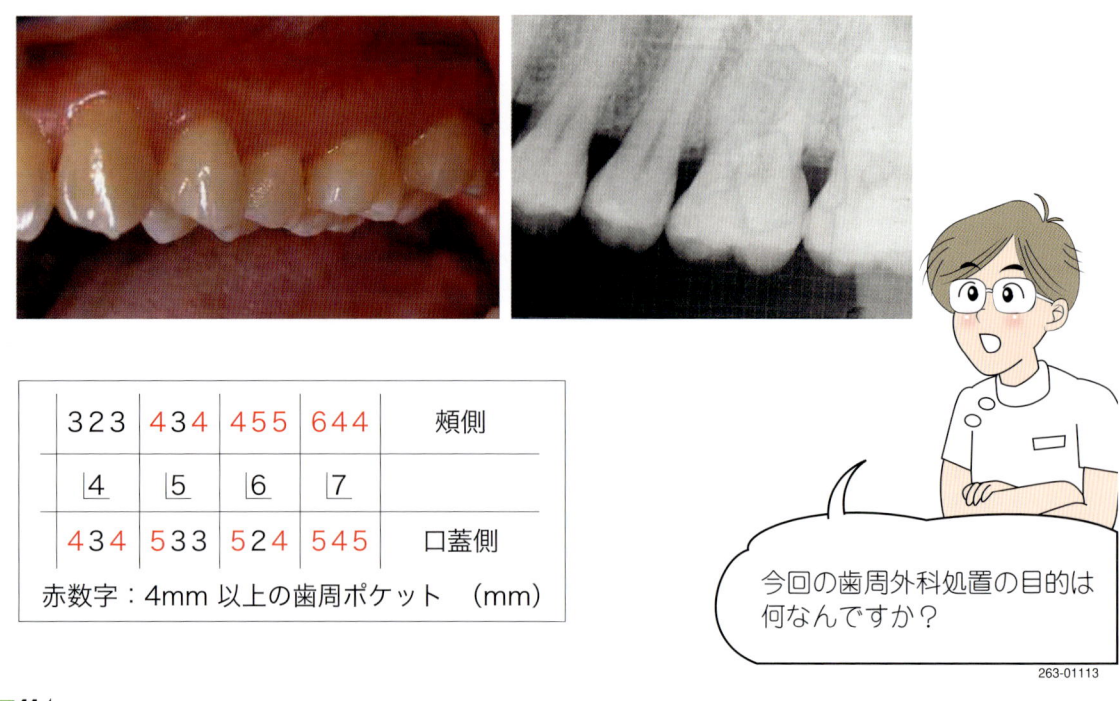

3 2 3	4 3 4	4 5 5	6 4 4	頰側
⌊4	⌊5	⌊6	⌊7	
4 3 4	5 3 3	5 2 4	5 4 5	口蓋側

赤数字：4mm 以上の歯周ポケット　（mm）

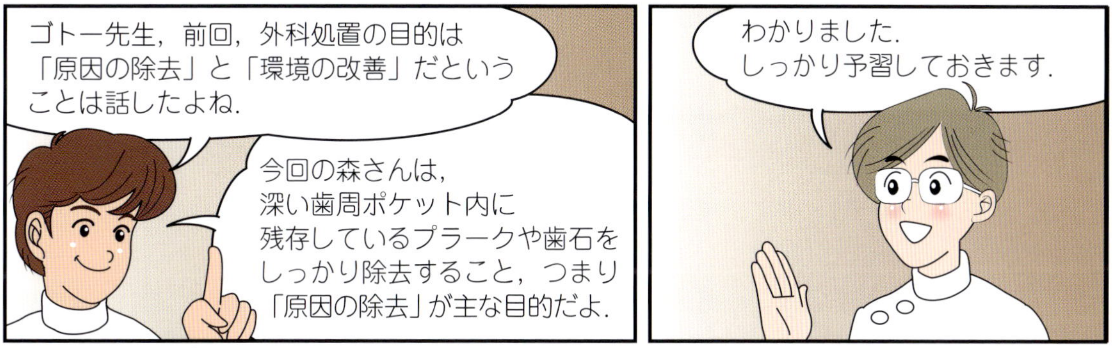
ゴトー先生，前回，外科処置の目的は「原因の除去」と「環境の改善」だということは話したよね.
今回の森さんは，深い歯周ポケット内に残存しているプラークや歯石をしっかり除去すること，つまり「原因の除去」が主な目的だよ.
わかりました.しっかり予習しておきます.

手術日

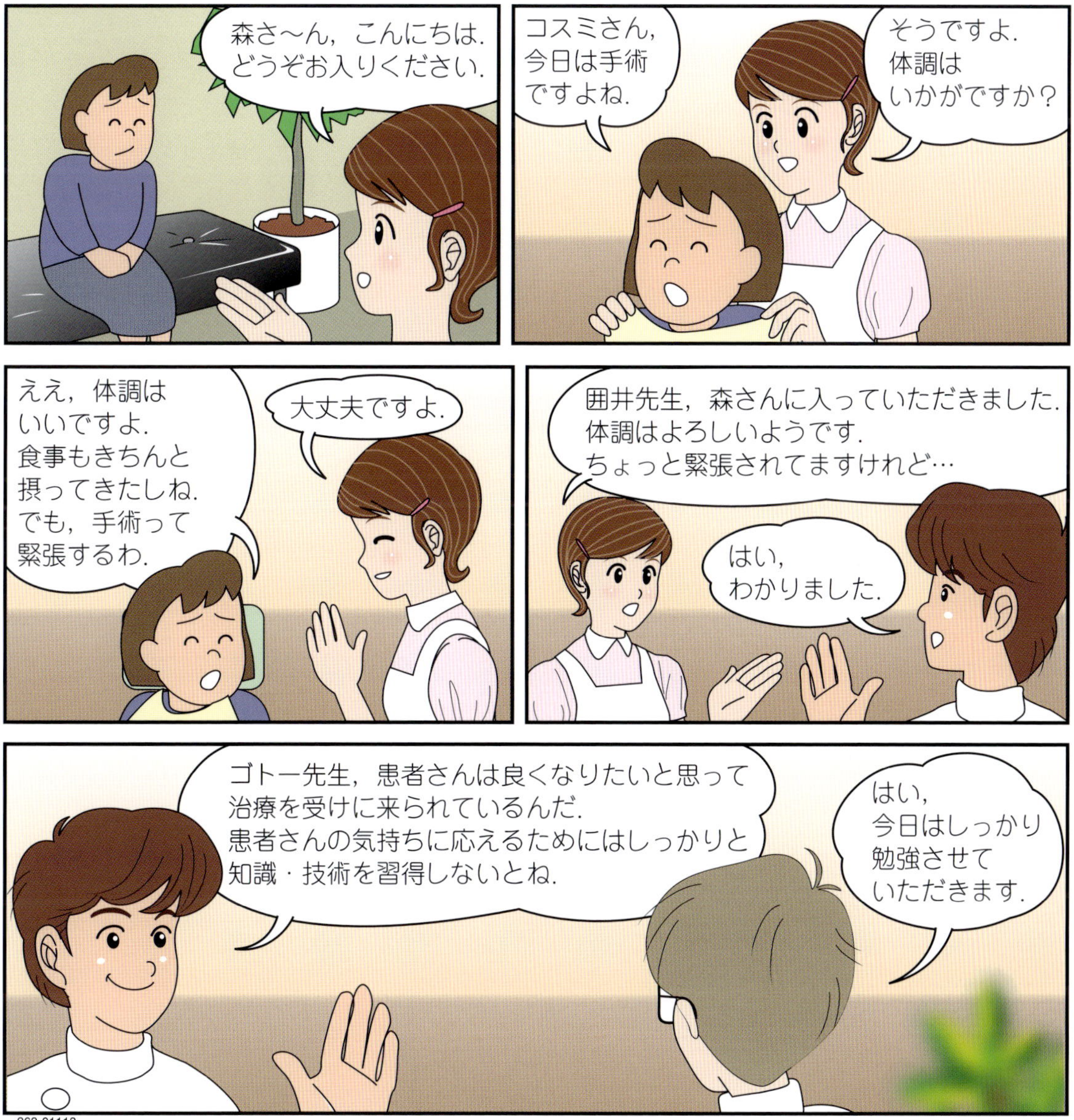
森さ～ん，こんにちは.どうぞお入りください.
コスミさん，今日は手術ですよね.
そうですよ.体調はいかがですか？
ええ，体調はいいですよ.食事もきちんと摂ってきたしね.でも，手術って緊張するわ.
大丈夫ですよ.
囲井先生，森さんに入っていただきました.体調はよろしいようです.ちょっと緊張されてますけれど…
はい，わかりました.
ゴトー先生，患者さんは良くなりたいと思って治療を受けに来られているんだ.患者さんの気持ちに応えるためにはしっかりと知識・技術を習得しないとね.
はい，今日はしっかり勉強させていただきます.

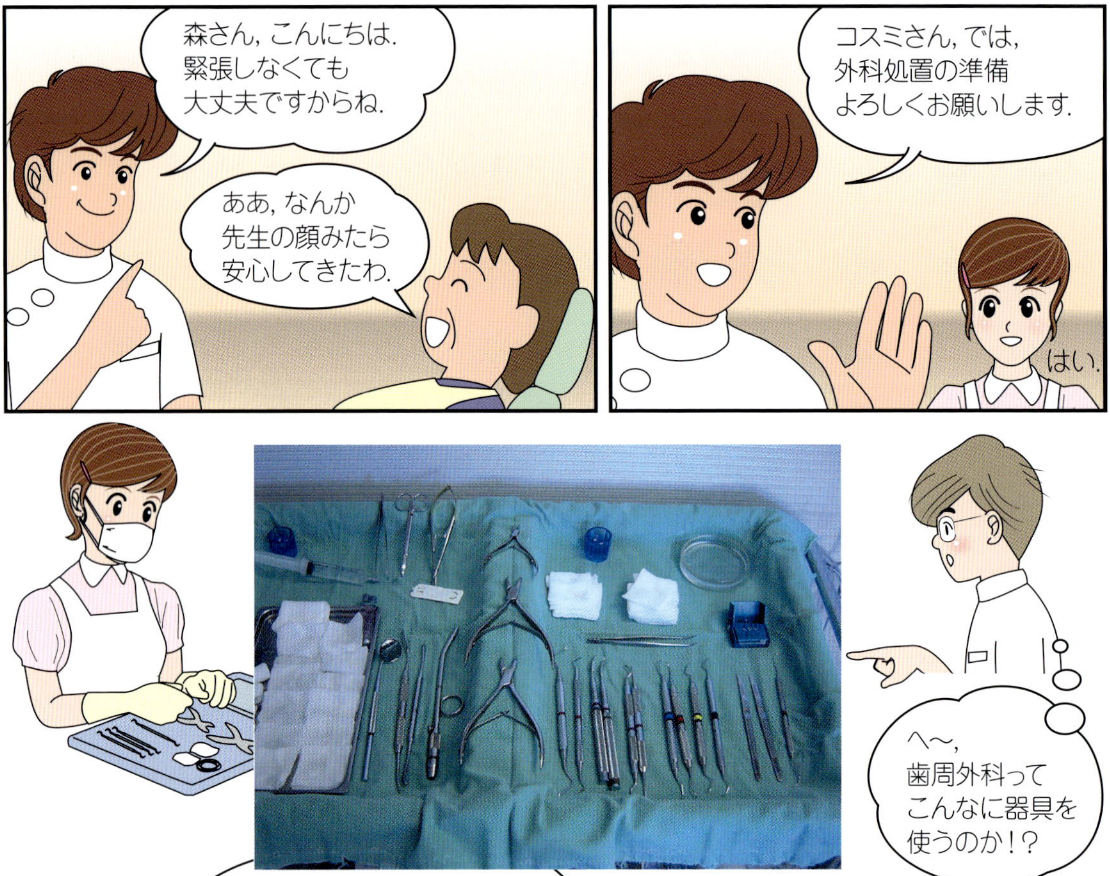

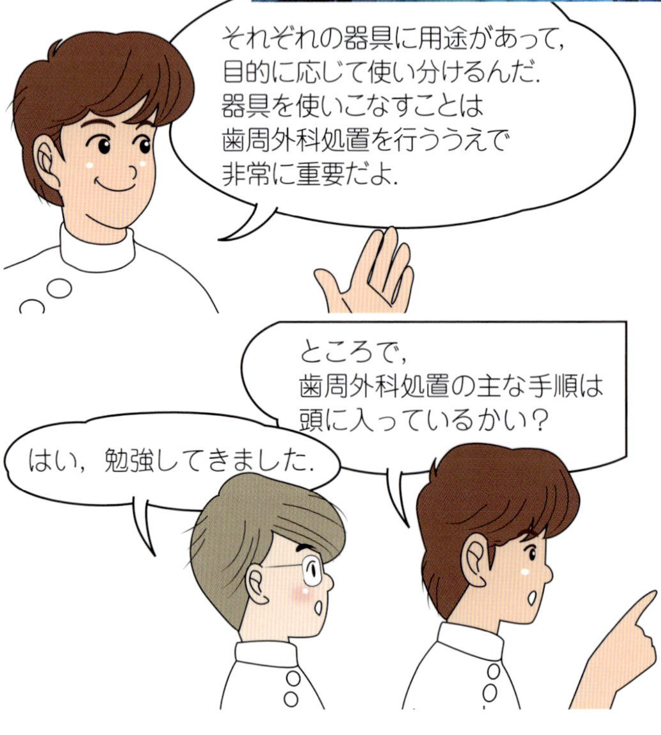

1．麻酔
2．診査（ボーンサウンディング）
3．切開
4．剝離
5．肉芽組織除去・掻爬
6．骨外科処置
7．縫合

263-01113

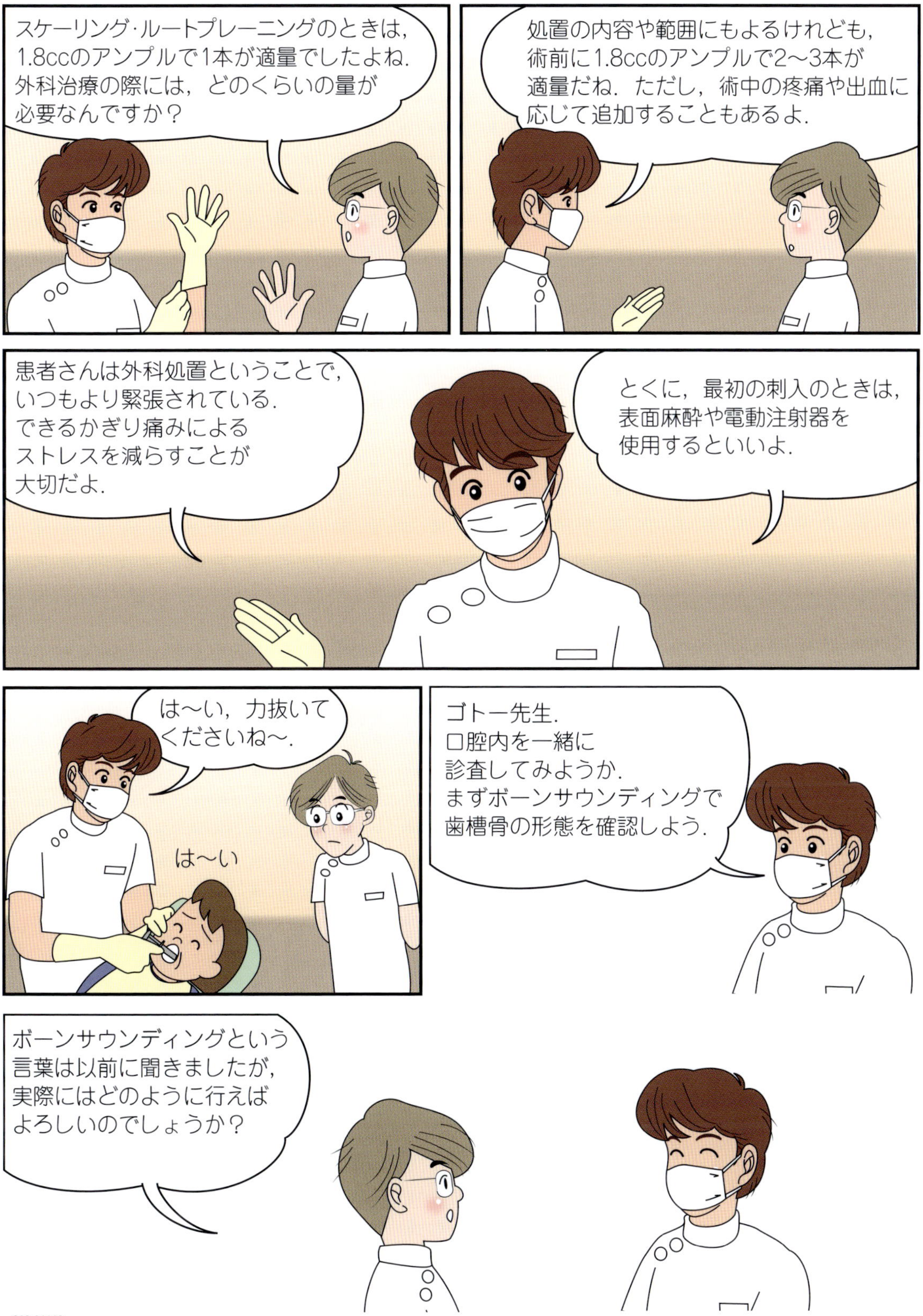

スケーリング･ルートプレーニングのときは，1.8ccのアンプルで1本が適量でしたよね．外科治療の際には，どのくらいの量が必要なんですか？
処置の内容や範囲にもよるけれども，術前に1.8ccのアンプルで2～3本が適量だね．ただし，術中の疼痛や出血に応じて追加することもあるよ．
患者さんは外科処置ということで，いつもより緊張されている．できるかぎり痛みによるストレスを減らすことが大切だよ．
とくに，最初の刺入のときは，表面麻酔や電動注射器を使用するといいよ．
は～い，力抜いてくださいね～．
は～い
ゴトー先生．口腔内を一緒に診査してみようか．まずボーンサウンディングで歯槽骨の形態を確認しよう．
ボーンサウンディングという言葉は以前に聞きましたが，実際にはどのように行えばよろしいのでしょうか？

263-01113

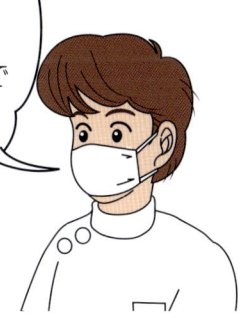

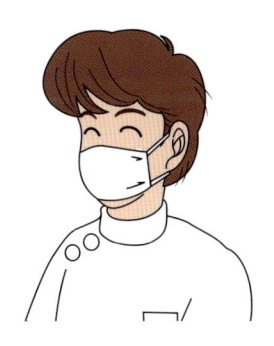

第10章 歯周外科処置の基本1

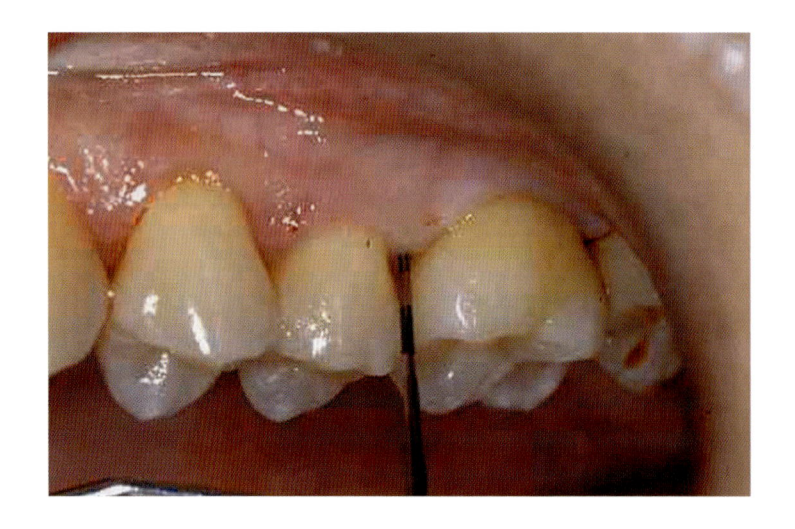

麻酔が効いている状態でプローブを骨に達するまで挿入し，骨レベルや骨形態を確認するんだ．
ボーンサウンディングは切開線の位置を決定する際にも重要だよ．
また，麻酔が効いているかも確認できるよ．

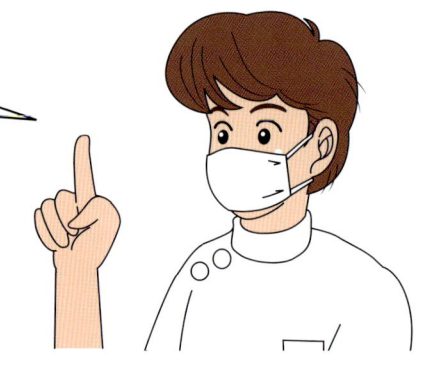

それでは外科処置を始めようか．
今日は，まず流れをつかんでくれればいいよ．
処置後に詳しいことは説明しよう．

はい，よろしくお願いいたします．

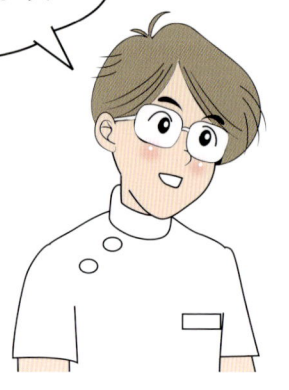

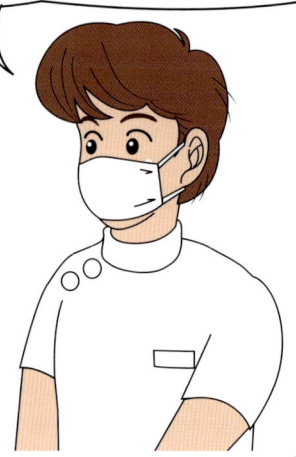

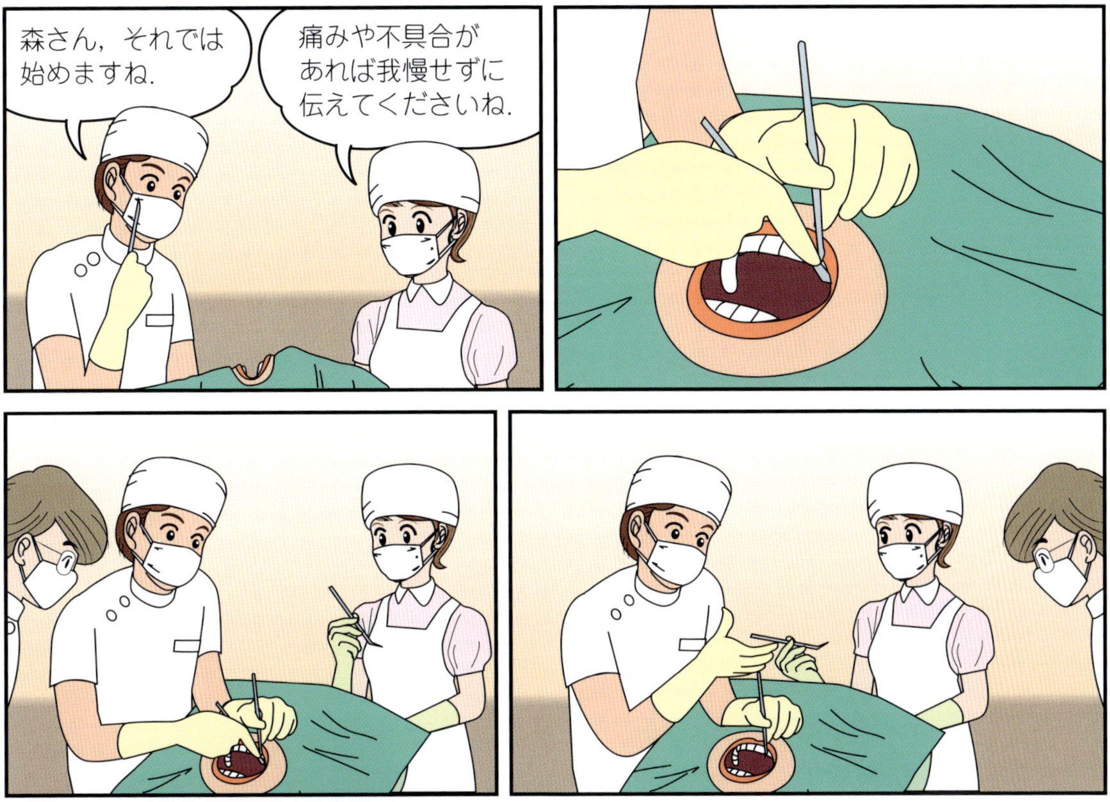
森さん，それでは
始めますね．
痛みや不具合が
あれば我慢せずに
伝えてくださいね．

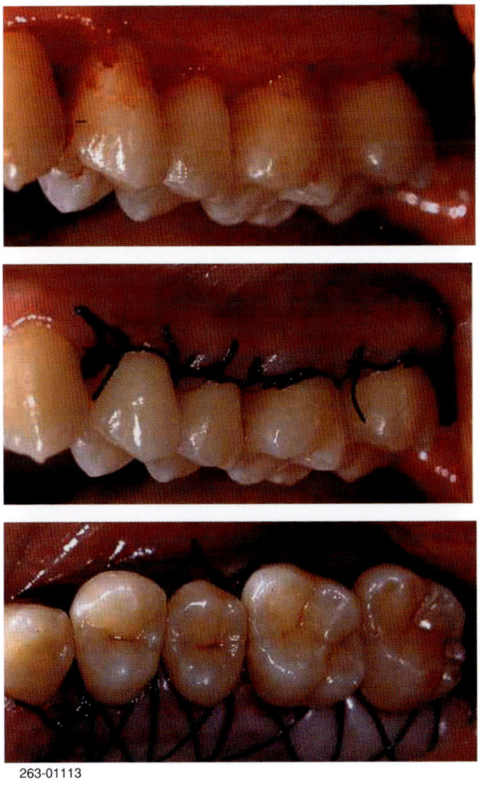

263-01113

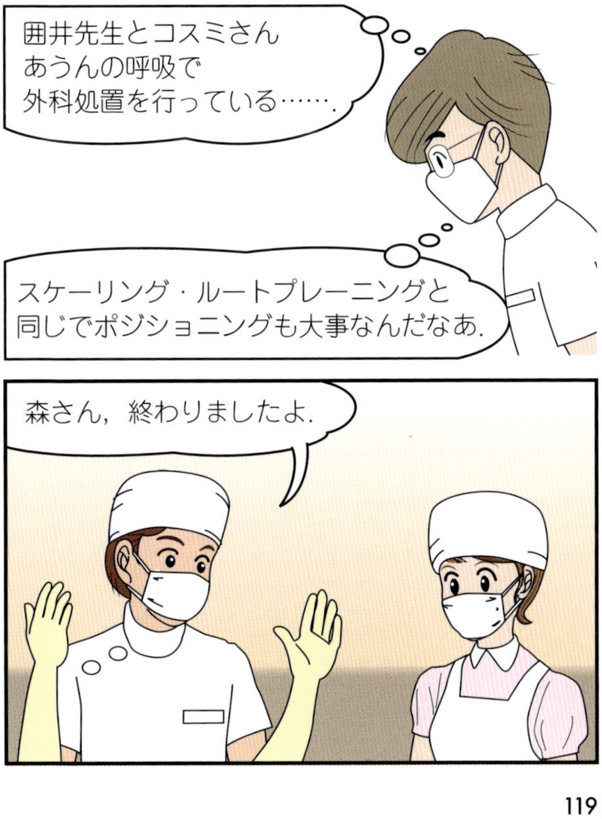
囲井先生とコスミさん
あうんの呼吸で
外科処置を行っている…….
スケーリング・ルートプレーニングと
同じでポジショニングも大事なんだなあ.
森さん，終わりましたよ．

第10章 歯周外科処置の基本1

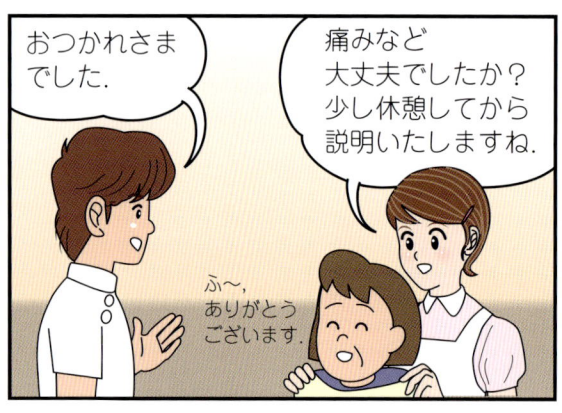

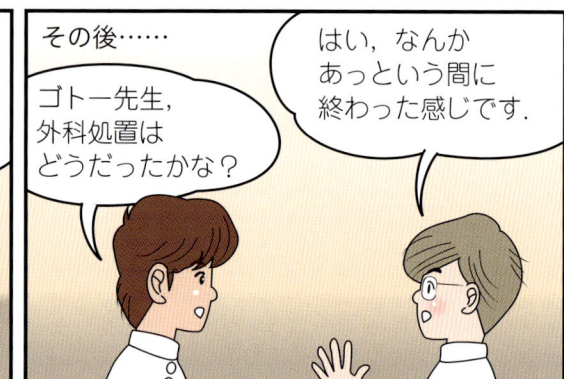

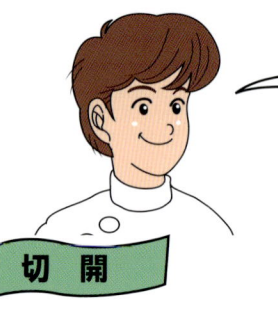

おつかれさまでした.

痛みなど大丈夫でしたか？少し休憩してから説明いたしますね.

ふ〜,ありがとうございます.

その後……
ゴトー先生,外科処置はどうだったかな？

はい,なんかあっという間に終わった感じです.

効率よく,できるだけ短い時間で外科処置を行うことはとても大切なことだよ.
そのためには,外科処置前の炎症を可能なかぎり軽減しておくこと,術式を十分に理解することが必要だ.
今日は切開,剝離,縫合の基本について説明しよう.

切開

まずは切開だ.切開に使用する主な器具についてみてみよう.

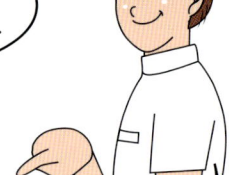

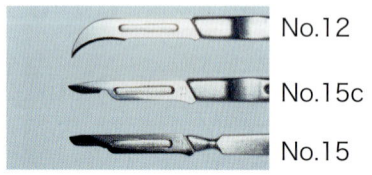

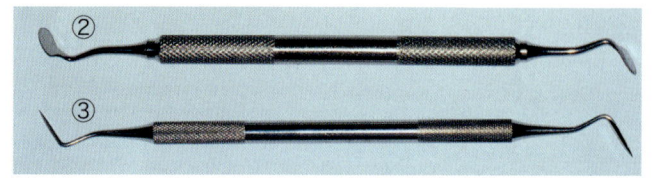

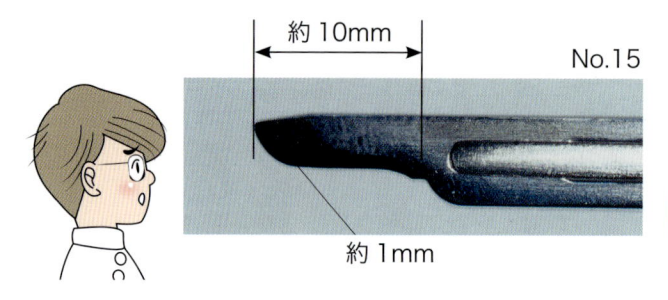

① 替刃メス
- No.12
- No.15c
- No.15

② キドニーシェイプナイフ（腎臓型メス）
③ スピアーシェイプナイフ（槍型メス）

特にNo.15の替刃メスを使用することが多い.

約10mm / 約1mm / No.15

メスの刃部の長さが約10mm,幅が約1mmなど,特徴を覚えておくと外科処置中に役に立つことがある.

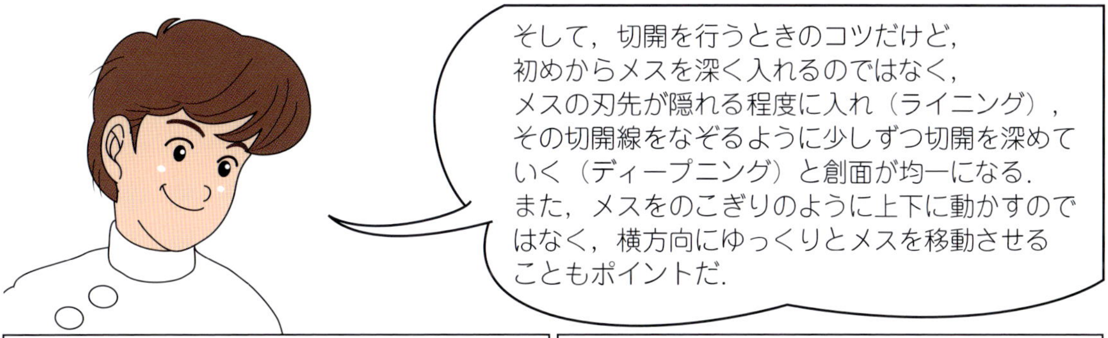

そして，切開を行うときのコツだけど，初めからメスを深く入れるのではなく，メスの刃先が隠れる程度に入れ（ライニング），その切開線をなぞるように少しずつ切開を深めていく（ディープニング）と創面が均一になる．
また，メスをのこぎりのように上下に動かすのではなく，横方向にゆっくりとメスを移動させることもポイントだ．

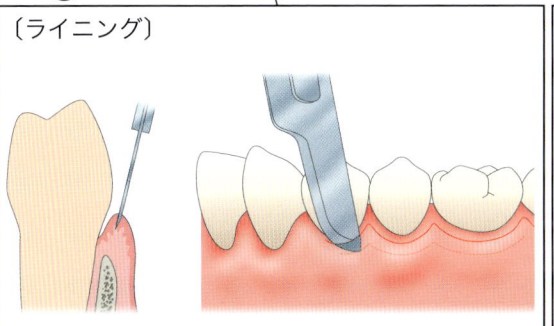

〔ライニング〕　　〔ディープニング〕
ディープニング　ライニング

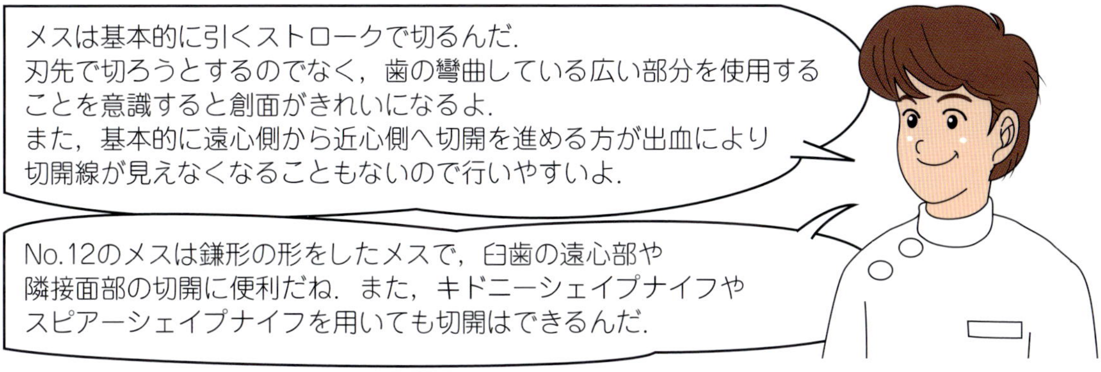

メスは基本的に引くストロークで切るんだ．
刃先で切ろうとするのでなく，歯の彎曲している広い部分を使用することを意識すると創面がきれいになるよ．
また，基本的に遠心側から近心側へ切開を進める方が出血により切開線が見えなくなることもないので行いやすいよ．

No.12のメスは鎌形の形をしたメスで，臼歯の遠心部や隣接面部の切開に便利だね．また，キドニーシェイプナイフやスピアーシェイプナイフを用いても切開はできるんだ．

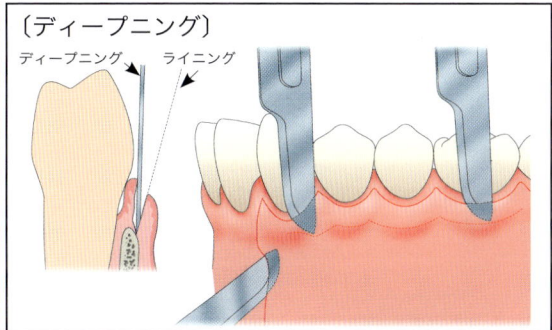

キドニーシェイプナイフ

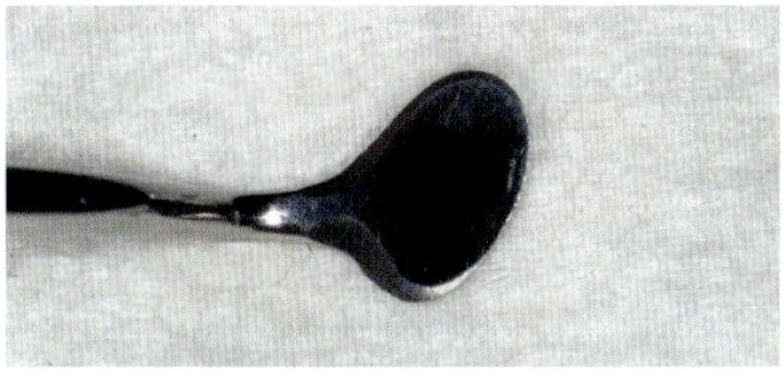

●全周が刃になっている

スピアーシェイプナイフ

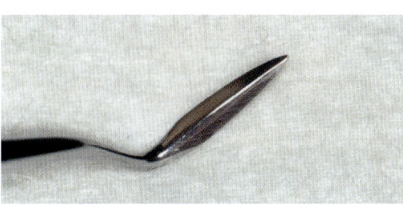

●側面が刃になっている

キドニーシェイプナイフ，スピアーシェイプナイフともダブルエンドで角度がついているため，臼歯部などでも扱いやすい．
替刃メスではないため，研磨が必要となる．

第10章 歯周外科処置の基本1

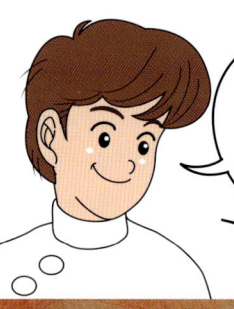

次に切開法の種類について説明しよう．
切開法は何種類かあるが，
「歯肉溝内切開」が基本だよ．
この切開は，歯肉の幅や厚みを
保存したい場合に有効だ．

切開の種類

- 歯肉溝内切開
- 歯肉辺縁切開
- 歯槽骨頂予測切開

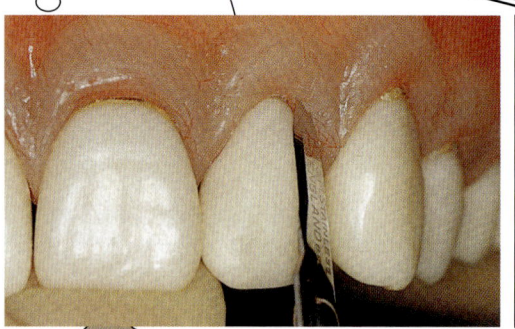

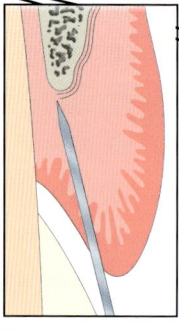

メスを歯肉溝内に入れ，
角度は歯面と
ほぼ平行にするんだ．

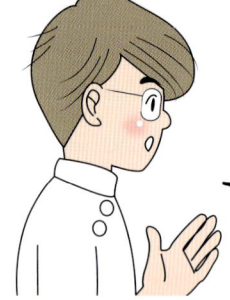

ほかに歯肉から離して
切開する方法も聞いたことが
あるんですが……．

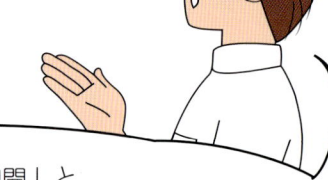

そうだね，「歯肉辺縁切開」と
「歯槽骨頂予測切開」についても説明しておこう．

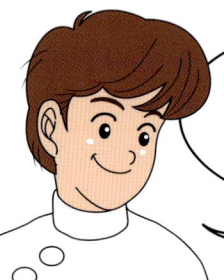

まず，「歯肉辺縁切開」は歯肉頂から約1mm根尖側に
切開線を設定する方法だね．この切開法により，ポケットの内縁上皮や
肉芽組織の除去が可能となり，また切開の角度を調整することにより
フラップの厚みをコントロールできるんだ．

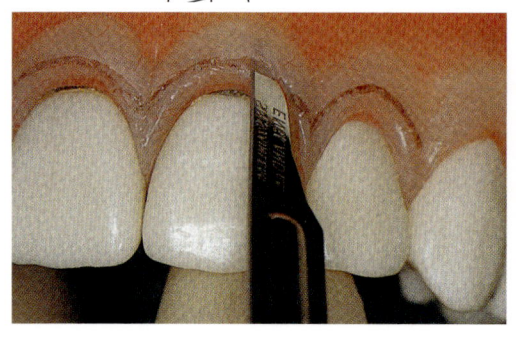

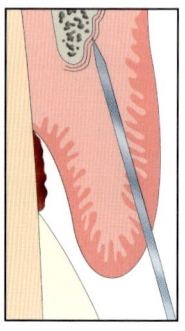

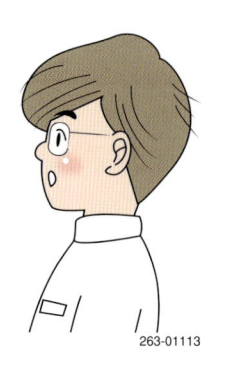

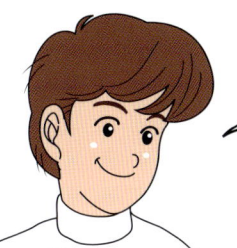

次に，「歯槽骨頂予測切開」だけれども，口蓋側や舌側のポケット除去の際に用いるんだ．詳しくは，ポケット除去の術式のところで説明しよう．

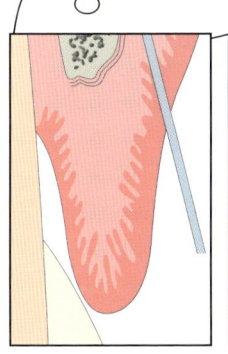

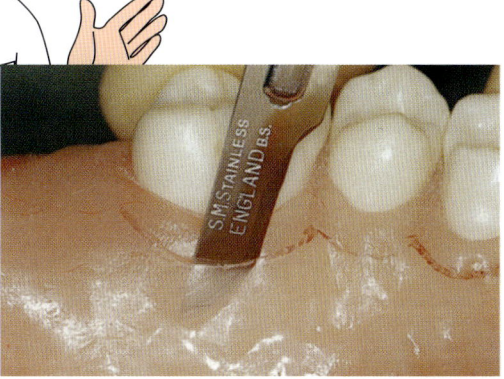

この切開は，「歯肉辺縁切開」よりも切開線が根尖側寄りですね．

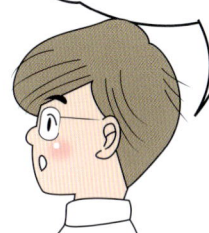

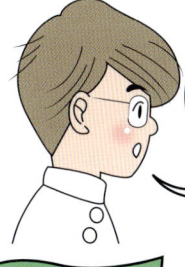

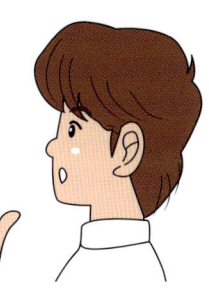

あとで一度模型でやってみるといいよ．

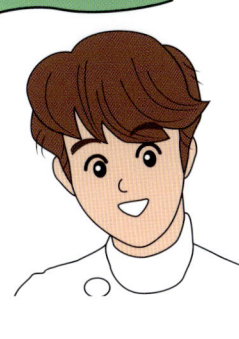

切開も目的によっていろいろな方法があるんですね．

剝離

さあ，次は剝離だ．
剝離の方法には，主に「全層弁」と「部分層弁」があるが，ここでは全層弁について説明しよう．

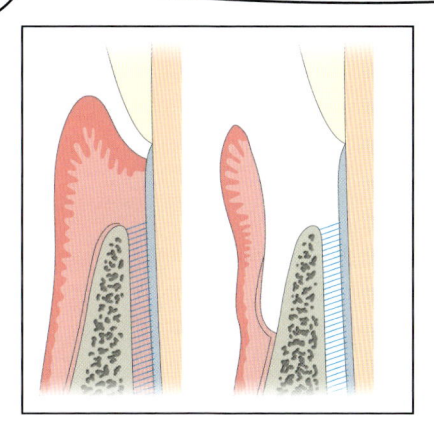

第10章 歯周外科処置の基本1

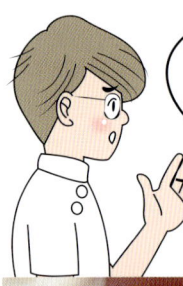

なんだか，全層弁で剥離をするには相当力が要りそうですね．

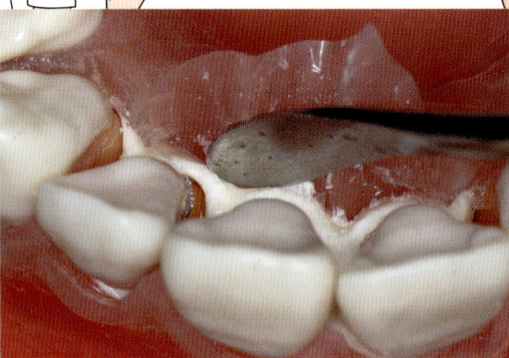

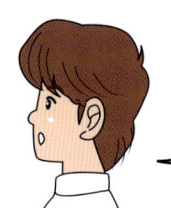

いやいや，適切に切開を行い器具を正しく用いれば，力はほとんど要らないよ．

ポイントは，器具の先端を骨面に当てることと，抜歯の際のヘーベルのように左右に回転させることだね．

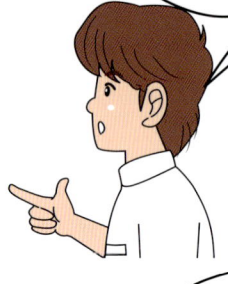

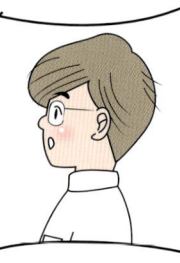

骨膜剥離子による剥離

そのほかに，キドニーシェイプナイフやチゼルを用いる方法もあるよ．

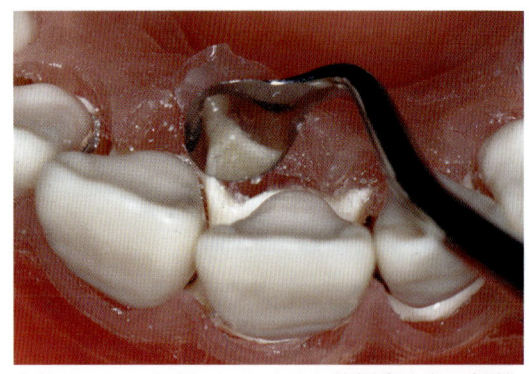

キドニーシェイプナイフによる口蓋側歯肉弁の剥離

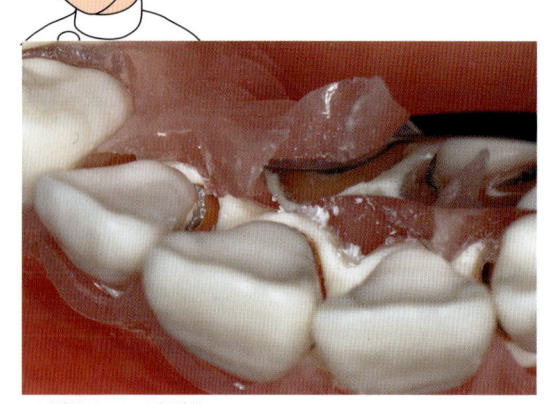

チゼルによる剥離

全層弁の特徴は「剥離が容易」「比較的出血が少ない」などあるけれど，「縫合時に歯肉弁を意図する位置に固定しにくい」などの欠点もある．
いろいろな術式の利点・欠点については今度説明するよ．

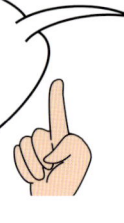

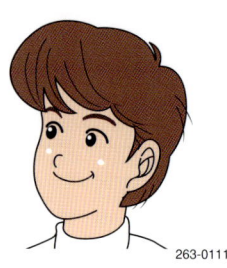

縫 合

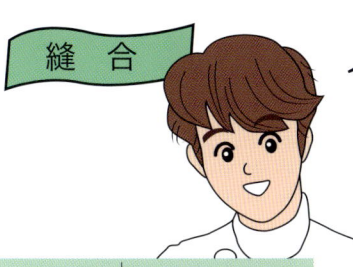

剥離が終われば，肉芽組織の掻爬を行い，その後に骨外科処置などが状態に応じて必要となる．今日は，その後の縫合について説明しよう．

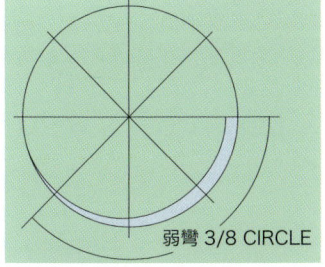

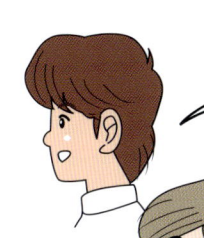

弱彎 3/8 CIRCLE

通常，歯周外科に用いる縫合針は3/8彎曲の逆三角形で，縫合糸の太さは4-0が一般的だ．

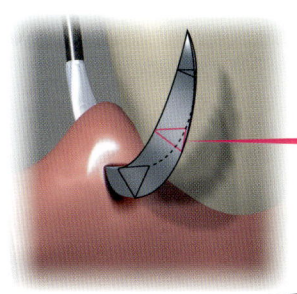

逆三角形

この形だと歯肉弁は切れにくくなるんだ．

そして，縫合糸は通常シルクのものを用いる．ナイロンや吸収性縫合糸などもあるが，まずは4-0のシルク縫合糸を使いこなせるようになろう．

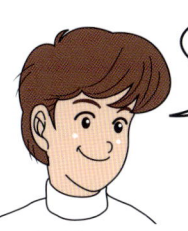

次に持針器だけど，主にこの2種類を使っている．

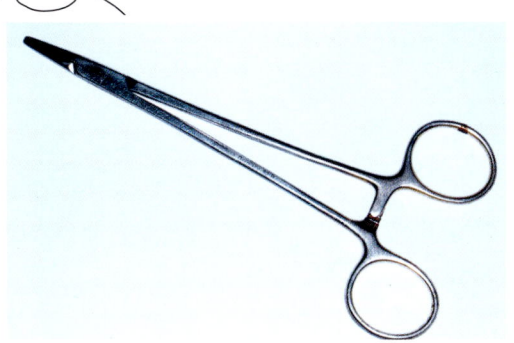

クライルウッド型（はさみ型持針器）　　カストロビジョー型

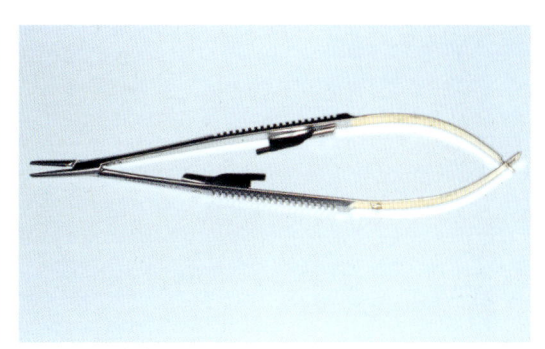

第10章 歯周外科処置の基本1

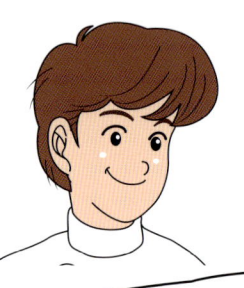

カストロビジョー型は，繊細な縫合をするときに非常に使いやすい．

縫合するときには，有鉤ピンセットを用いると効果的だ．ピンセットで歯肉弁を把持することで正確な位置への刺入が容易になるからね．

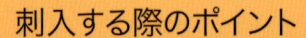

刺入する際のポイント

- 刺入点は角化歯肉内に
- 刺入点は歯肉弁断端より約3mm離す
- 刺入する角度は歯肉弁に対してほぼ垂直

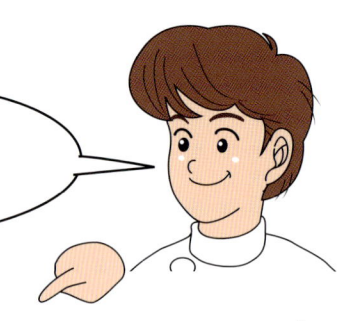

縫合針を刺入するときのポイントだよ．

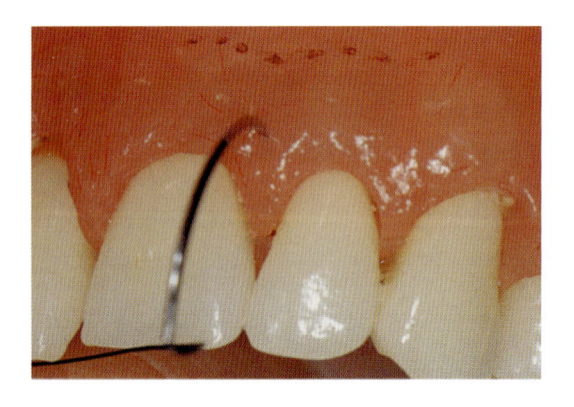

囲井先生．
縫合ひとつにしてもいろいろな原則があるんですね．

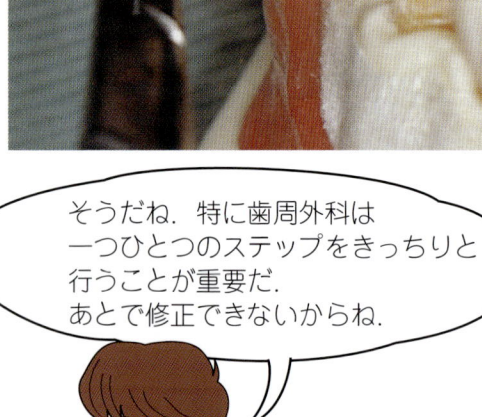

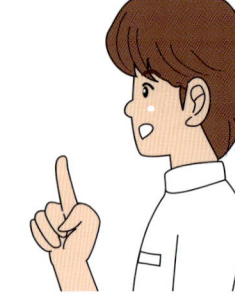

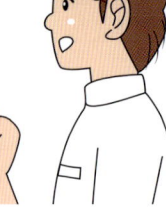

そうだね．特に歯周外科は一つひとつのステップをきっちりと行うことが重要だ．
あとで修正できないからね．

126

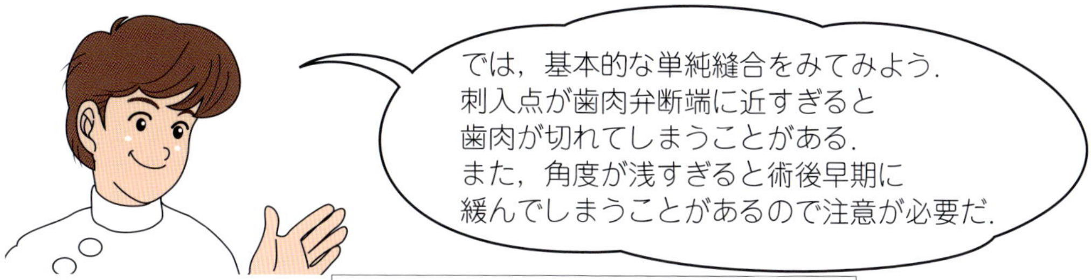

では，基本的な単純縫合をみてみよう．
刺入点が歯肉弁断端に近すぎると
歯肉が切れてしまうことがある．
また，角度が浅すぎると術後早期に
緩んでしまうことがあるので注意が必要だ．

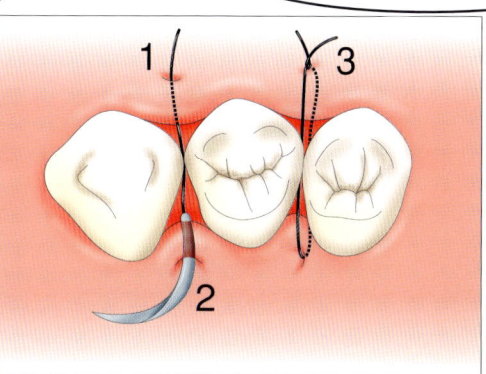

囲井先生，
先ほどの外科処置の
口蓋側の縫合が
よくわからなかった
のですが……．

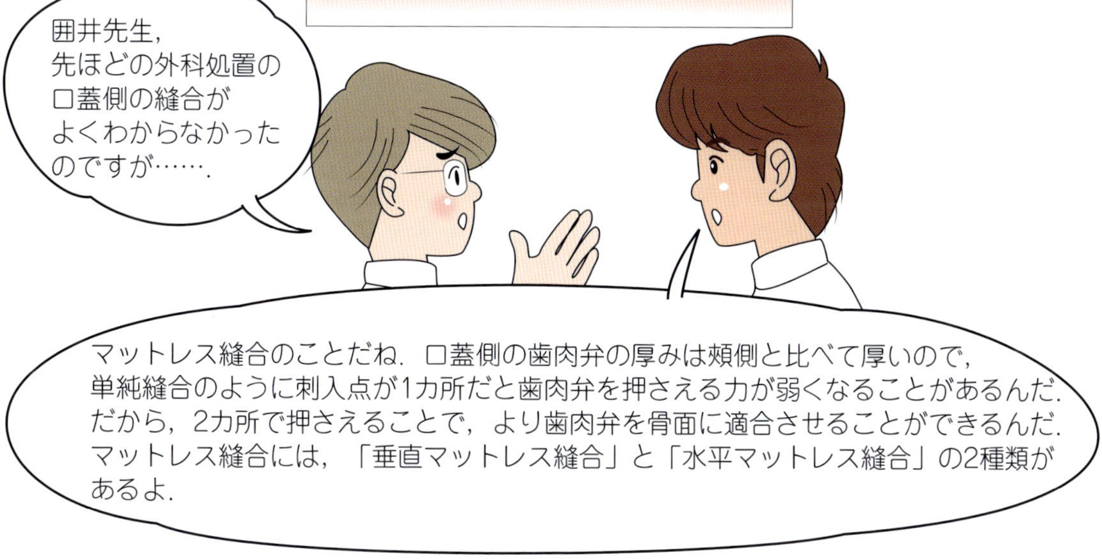

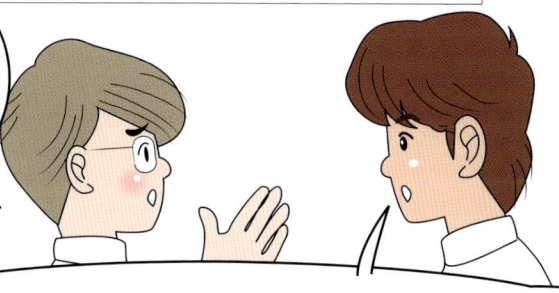

マットレス縫合のことだね．口蓋側の歯肉弁の厚みは頰側と比べて厚いので，
単純縫合のように刺入点が1カ所だと歯肉弁を押さえる力が弱くなることがあるんだ．
だから，2カ所で押さえることで，より歯肉弁を骨面に適合させることができるんだ．
マットレス縫合には，「垂直マットレス縫合」と「水平マットレス縫合」の2種類が
あるよ．

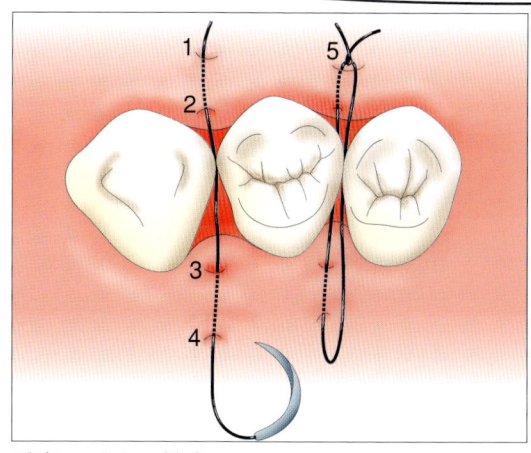

垂直マットレス縫合

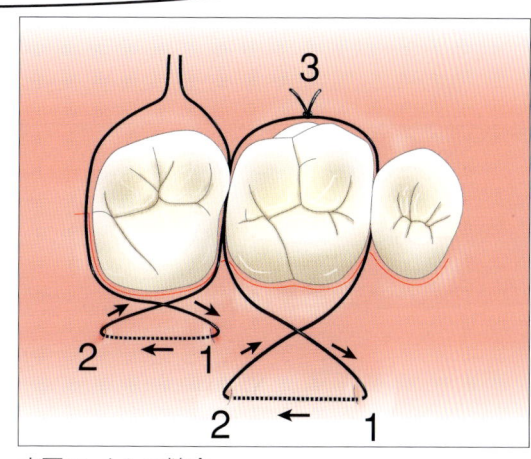

水平マットレス縫合

第10章 歯周外科処置の基本1

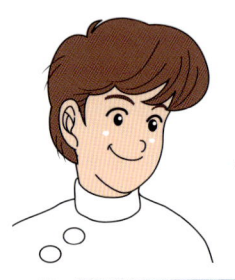

（最後に持針器を使って結紮を行ううえでの原則をあげておこう．）

結紮の際のポイント
- 縫合糸が緩まないように結紮する
  刺入点で結紮部をつくる
- 縫合糸は2～3mm余らせて切る
- 過大な張力で縫合しない

縫合の手順

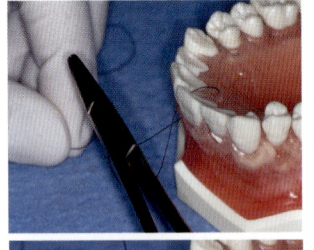

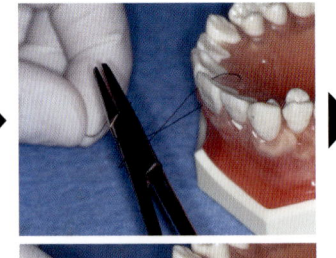

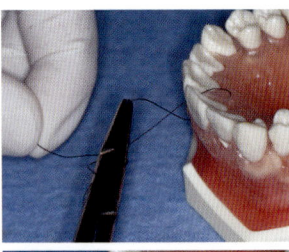

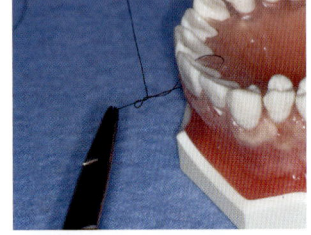

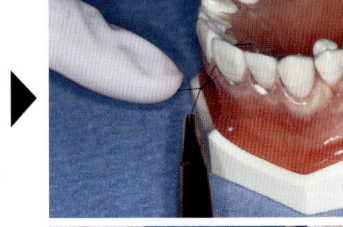

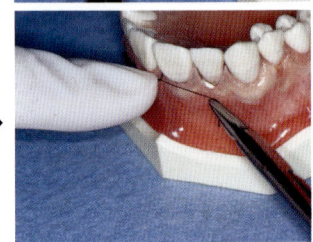

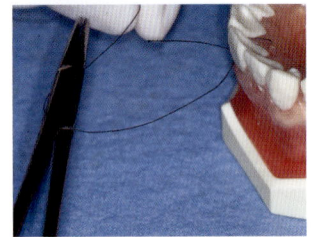

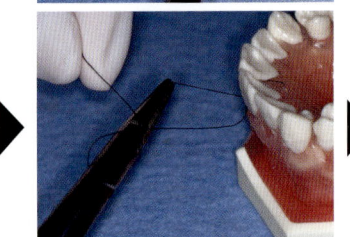

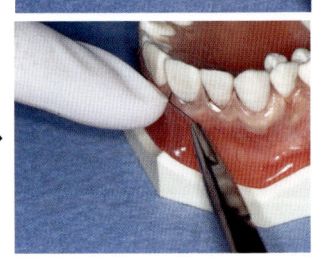

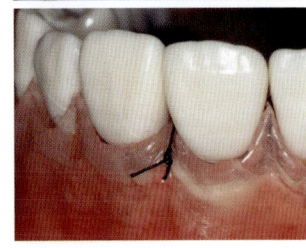

2-1 外科結び

第1の結び目をつくるときに2回糸を持針器に回し，
第2の結び目をつくるときは最初と反対方向に1回糸を
持針器に回す．
指で結紮部を押さえながら糸を絞めると糸が緩みにくい．

（ゴトー先生．本章で話したことをよく復習して実習しておいてね．）

（はい．次章までに模型やブタ顎を使って実習しておきます．）

第11章

歯周外科処置の基本 2
深い歯周ポケットへの対応 ―付着を学ぶ―

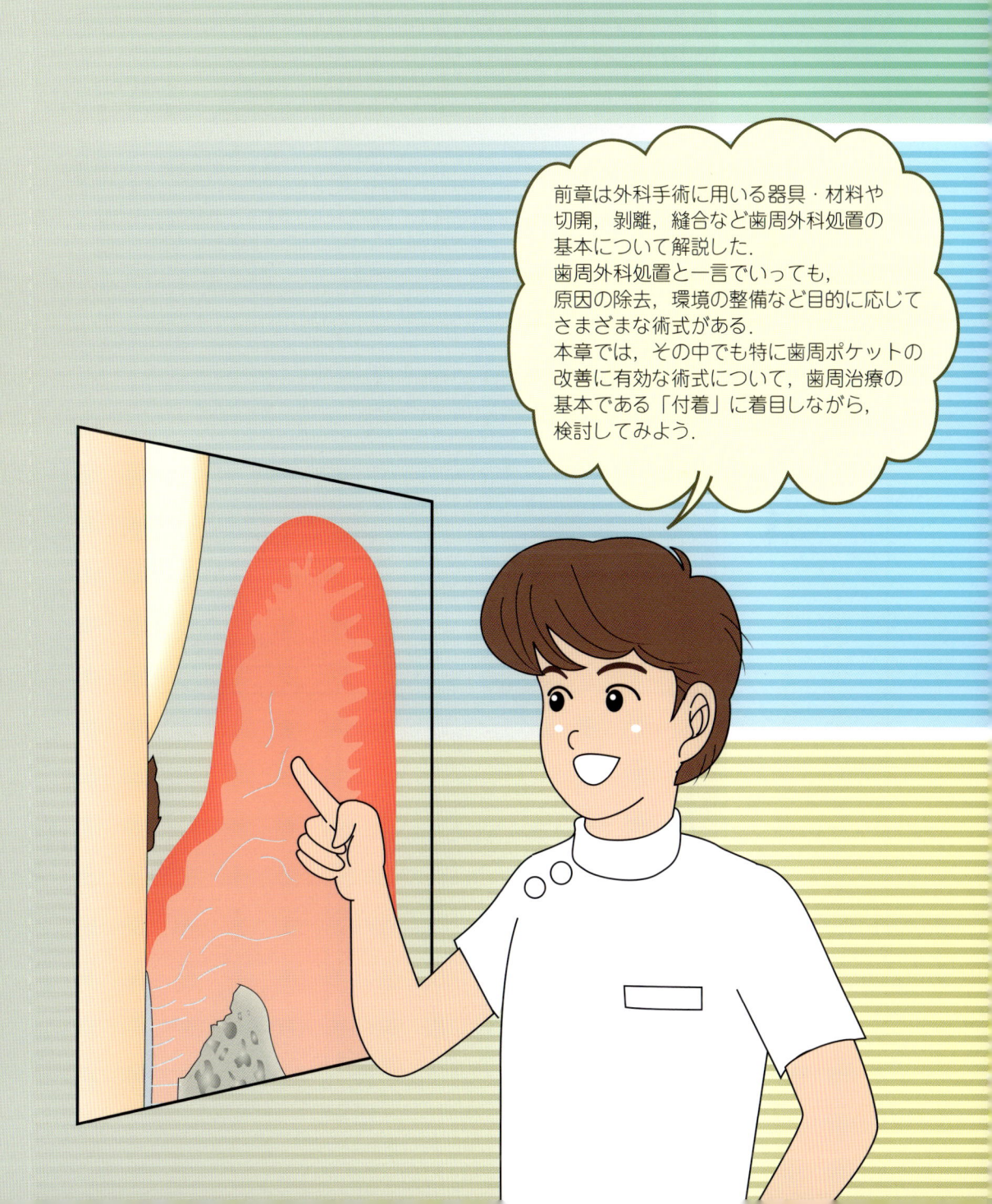

前章は外科手術に用いる器具・材料や切開，剥離，縫合など歯周外科処置の基本について解説した．
歯周外科処置と一言でいっても，原因の除去，環境の整備など目的に応じてさまざまな術式がある．
本章では，その中でも特に歯周ポケットの改善に有効な術式について，歯周治療の基本である「付着」に着目しながら，検討してみよう．

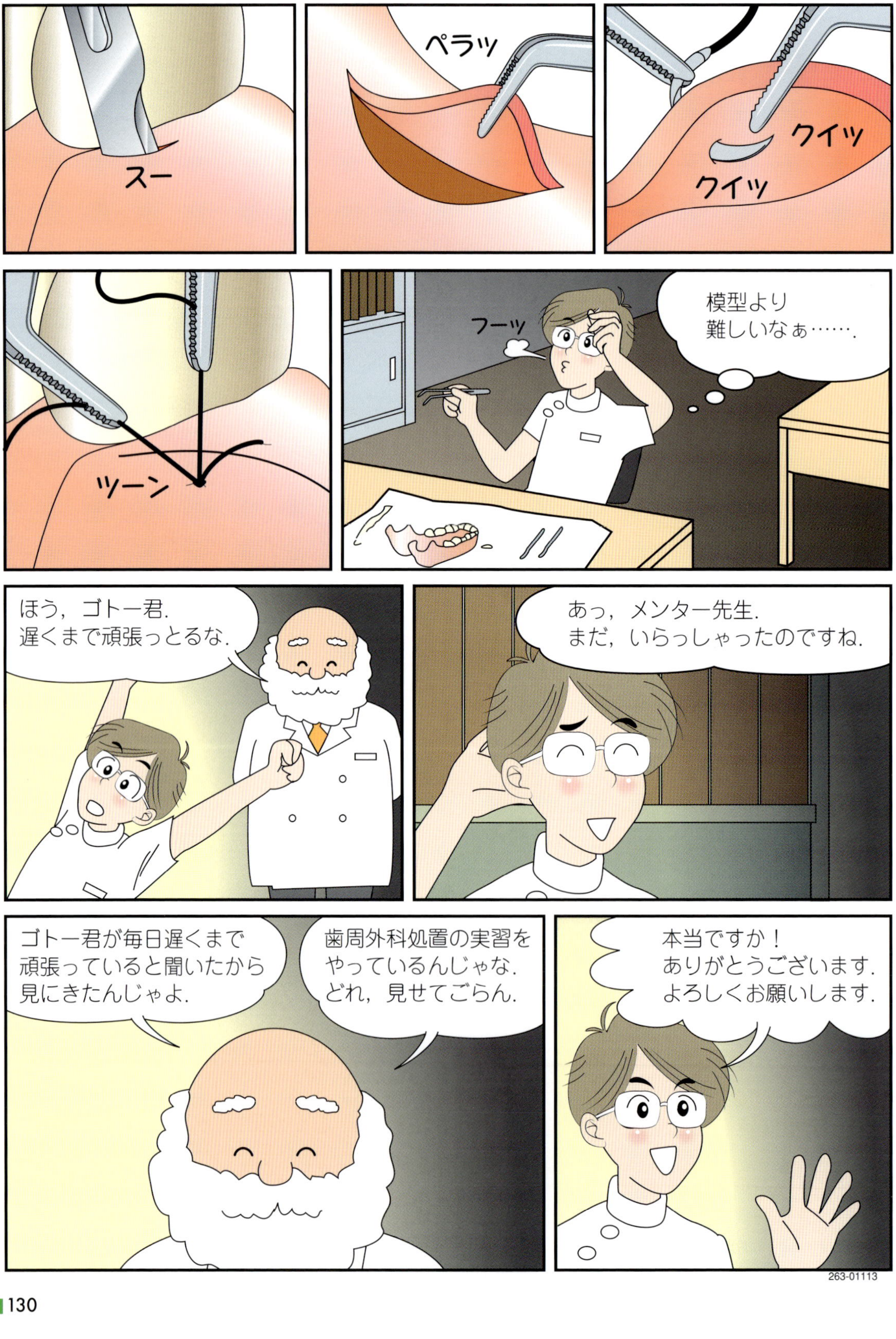
スー
ペラッ
クイッ
クイッ
ツーン
フーッ
模型より難しいなぁ…….
ほう，ゴトー君.遅くまで頑張っとるな.
あっ，メンター先生.まだ，いらっしゃったのですね.
ゴトー君が毎日遅くまで頑張っていると聞いたから見にきたんじゃよ.
歯周外科処置の実習をやっているんじゃな.どれ，見せてごらん.
本当ですか！ありがとうございます.よろしくお願いします.

263-01113

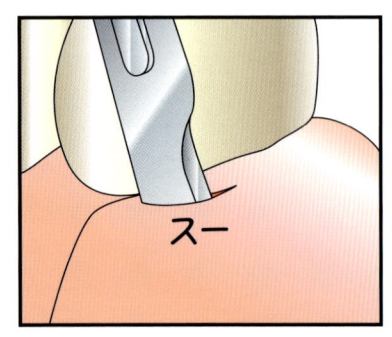

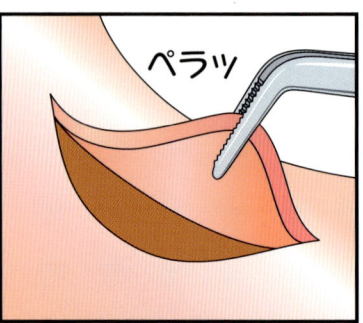

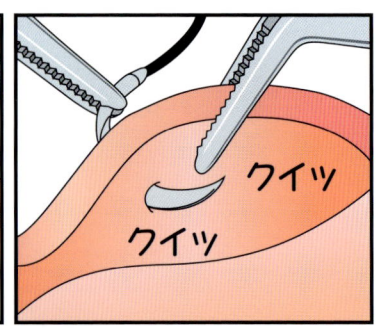

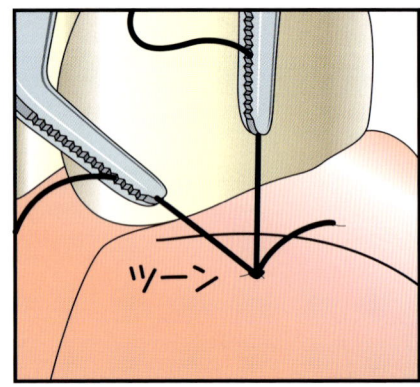

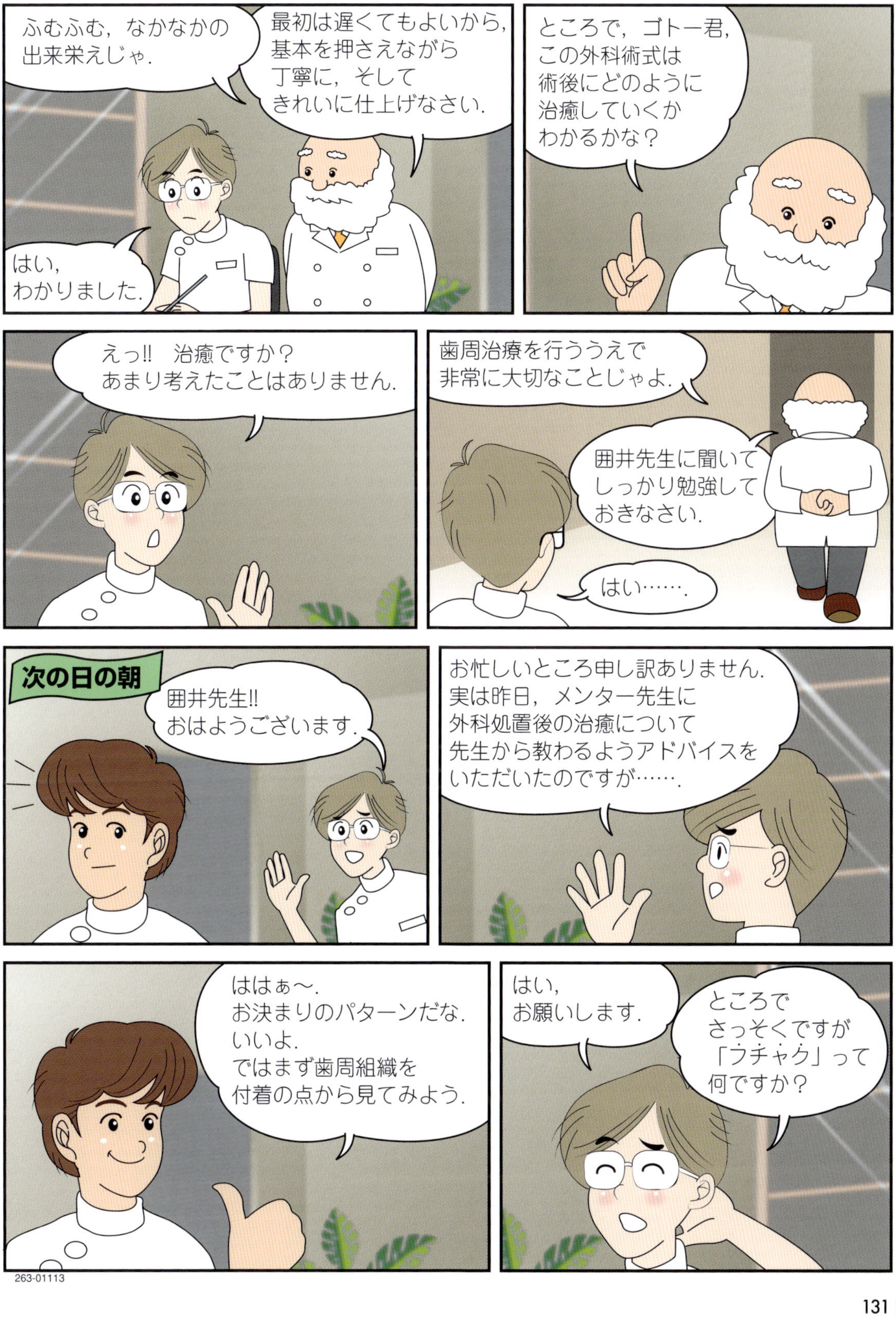
ふむふむ，なかなかの
出来栄えじゃ．
最初は遅くてもよいから，
基本を押さえながら
丁寧に，そして
きれいに仕上げなさい．
はい，
わかりました．
ところで，ゴトー君，
この外科術式は
術後にどのように
治癒していくか
わかるかな？
えっ!!　治癒ですか？
あまり考えたことはありません．
歯周治療を行ううえで
非常に大切なことじゃよ．
囲井先生に聞いて
しっかり勉強して
おきなさい．
はい…….
次の日の朝
囲井先生!!
おはようございます．
お忙しいところ申し訳ありません．
実は昨日，メンター先生に
外科処置後の治癒について
先生から教わるようアドバイスを
いただいたのですが…….
ははぁ～．
お決まりのパターンだな．
いいよ．
ではまず歯周組織を
付着の点から見てみよう．
はい，
お願いします．
ところで
さっそくですが
「ウチャク」って
何ですか？

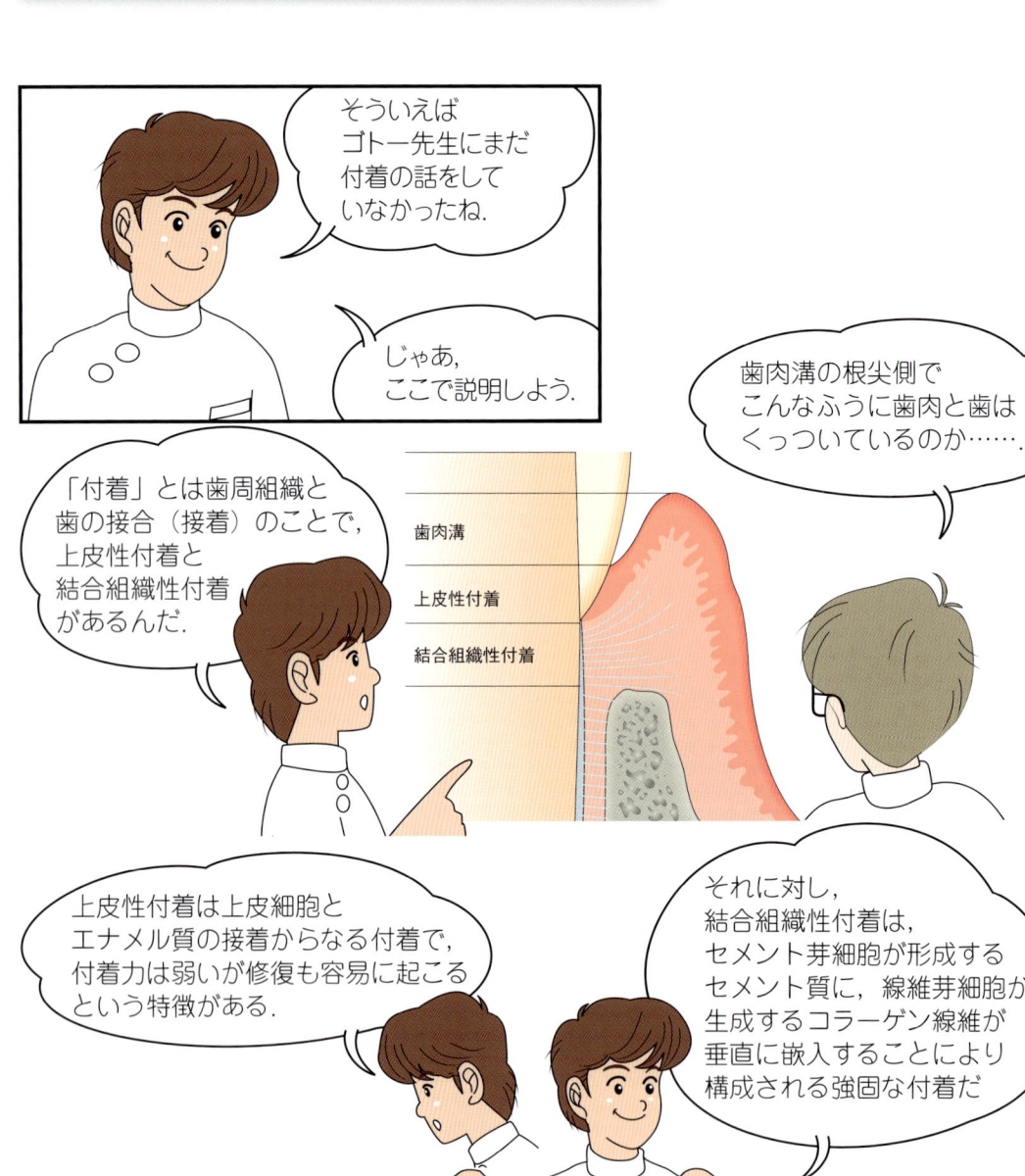

第11章 歯周外科処置の基本2 深い歯周ポケットへの対応 ―付着を学ぶ―

そういえばゴトー先生にまだ付着の話をしていなかったね.

じゃあ, ここで説明しよう.

歯肉溝の根尖側でこんなふうに歯肉と歯はくっついているのか…….

「付着」とは歯周組織と歯の接合（接着）のことで, 上皮性付着と結合組織性付着があるんだ.

歯肉溝
上皮性付着
結合組織性付着

上皮性付着は上皮細胞とエナメル質の接着からなる付着で, 付着力は弱いが修復も容易に起こるという特徴がある.

それに対し, 結合組織性付着は, セメント芽細胞が形成するセメント質に, 線維芽細胞が生成するコラーゲン線維が垂直に嵌入することにより構成される強固な付着だ

上皮性付着

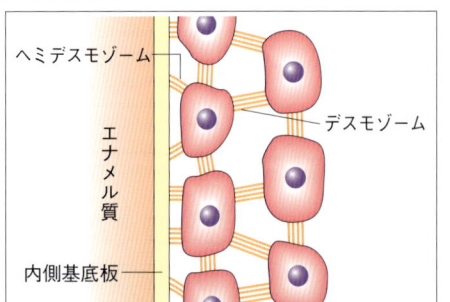

ヘミデスモゾーム
エナメル質
デスモゾーム
内側基底板

デスモゾーム（接着斑）：上皮細胞同士の結合
ヘミデスモゾーム（半接着斑）：上皮細胞と歯（内側基底版）の結合

結合組織性付着

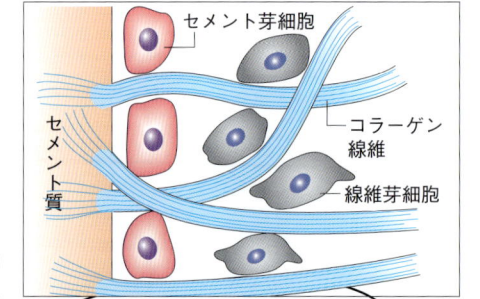

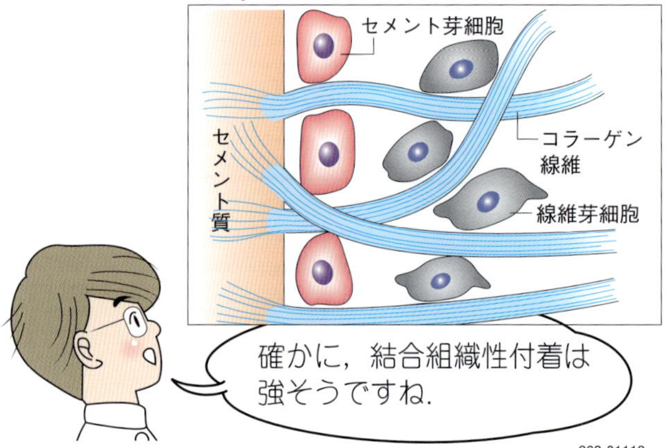

セメント芽細胞
セメント質
コラーゲン線維
線維芽細胞

確かに, 結合組織性付着は強そうですね.

Biologic Width（生物学的幅径）

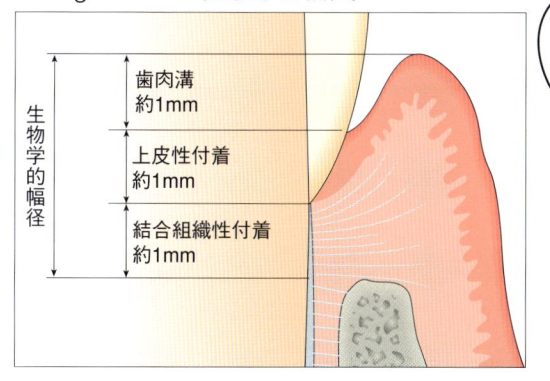

生物学的幅径
- 歯肉溝 約1mm
- 上皮性付着 約1mm
- 結合組織性付着 約1mm

健康な歯周組織の場合，骨頂上にはそれぞれ平均約1mm幅の結合組織性付着と，上皮性付着が存在し，その歯冠側には約1mmの深さの歯肉溝が存在している．

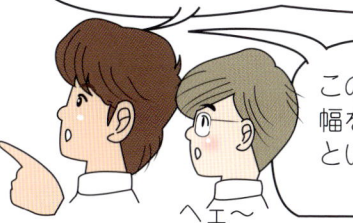

この合計約3mmの幅をBiologic Widthというんだ．

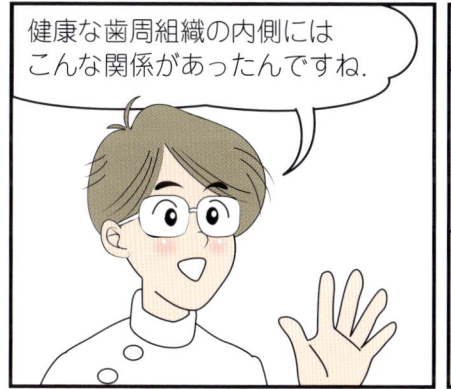

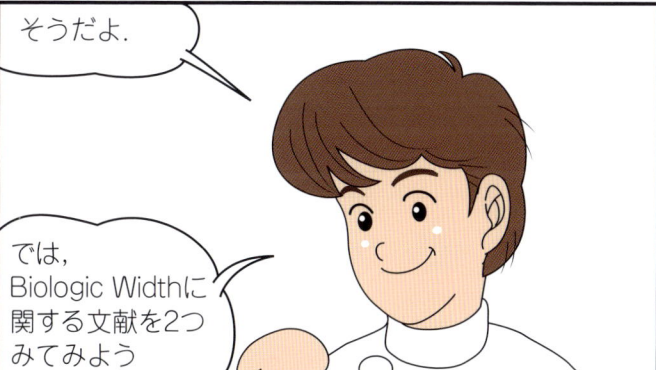

ヘェ〜

健康な歯周組織の内側にはこんな関係があったんですね．

そうだよ．

では，Biologic Widthに関する文献を2つみてみよう

Dimensions and relations of the dento-gingival junction in humans.
ヒトにおける歯牙-歯肉接合部の関係

Gargiulo A, Wentz F, Orban B：
J Periodontol, **32**: 261-267, 1961．

方　法：
- 30人（検体）の顎骨（19〜50歳）
  健康な歯周組織を有する287歯の歯肉の厚みを計測
- 歯槽骨頂から歯肉縁までの距離を組織切片上で測定
- 歯牙の萌出タイプごとに計測し，その平均値を算出

結　果：

歯肉溝の深さ	上皮性付着	結合組織性付着
0.69mm	0.97mm	1.07mm

結　論：
- 健康な歯周組織において歯槽骨頂から歯肉縁の間には結合組織性付着，上皮性付着，歯肉溝がそれぞれ平均で約1mm存在する．

第11章 歯周外科処置の基本2　深い歯周ポケットへの対応　―付着を学ぶ―

下顎の老化に関する病理組織学的研究
李　載仁：
九州歯会誌, **32**(5)：564-589, 1979.

方　法：
- 日本人の53下顎（17～84歳）
  健康な歯周組織を有する371歯の唇側歯肉の厚みを計測
- 歯槽骨頂から歯肉縁までの距離を組織切片上で測定
- 年代ごとに計測し，その平均値を算出

結　果：

歯肉溝の深さ	上皮性付着	結合組織性付着
0.893mm	0.885mm	1.054mm

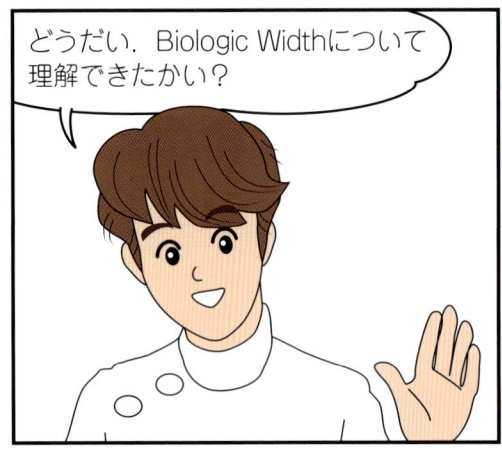

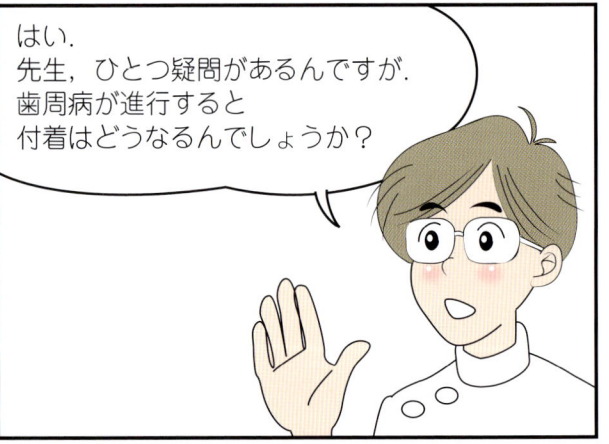

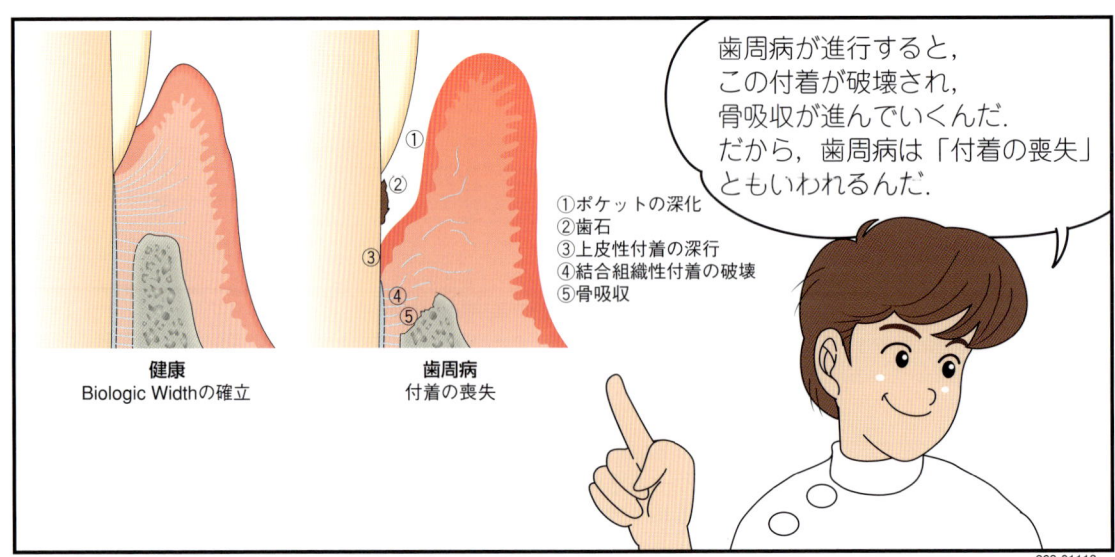

どうだい．Biologic Widthについて理解できたかい？

はい．
先生，ひとつ疑問があるんですが．
歯周病が進行すると
付着はどうなるんでしょうか？

歯周病が進行すると，
この付着が破壊され，
骨吸収が進んでいくんだ．
だから，歯周病は「付着の喪失」
ともいわれるんだ．

①ポケットの深化
②歯石
③上皮性付着の深行
④結合組織性付着の破壊
⑤骨吸収

健康
Biologic Widthの確立

歯周病
付着の喪失

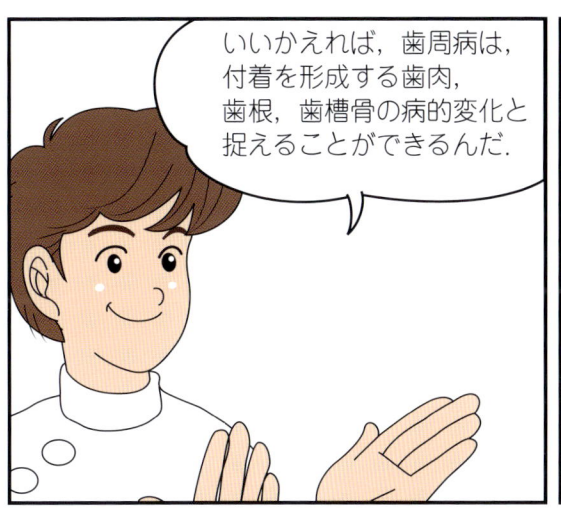

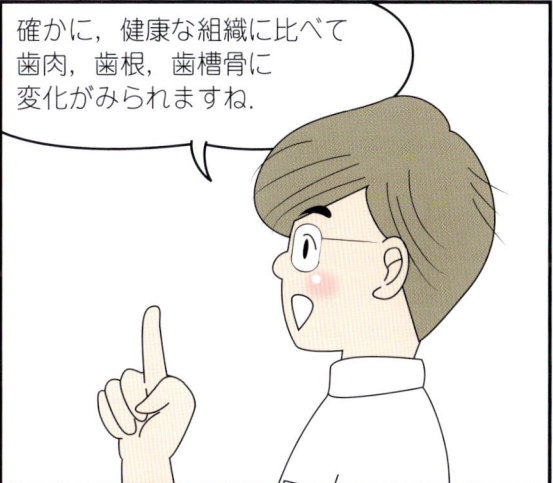

いいかえれば，歯周病は，付着を形成する歯肉，歯根，歯槽骨の病的変化と捉えることができるんだ．

確かに，健康な組織に比べて歯肉，歯根，歯槽骨に変化がみられますね．

よって，歯周治療は喪失した付着を再び獲得すること．
つまり，歯肉，歯根，歯槽骨に対する治療だと考えれば理解しやすいんじゃないのかな．

なるほど．そう考えると，歯周治療が一段とわかりやすくなりますね．

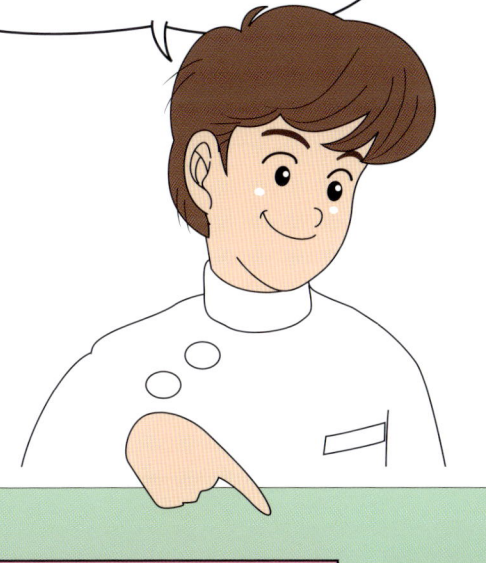

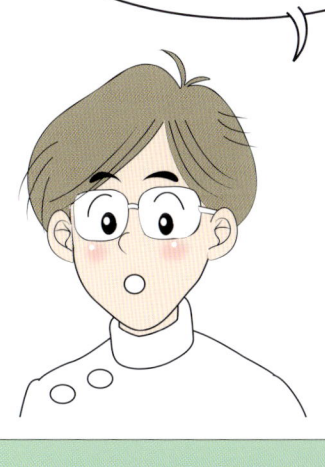

歯周病	歯周治療
付着の喪失 歯肉・歯根・歯槽骨の病的変化	**付着の獲得** 歯肉・歯根・歯槽骨の治療

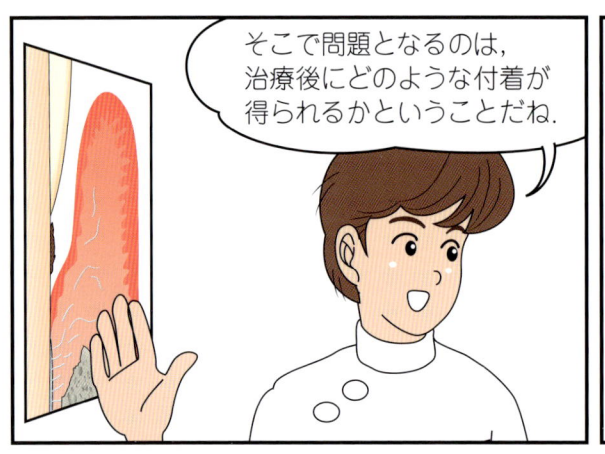

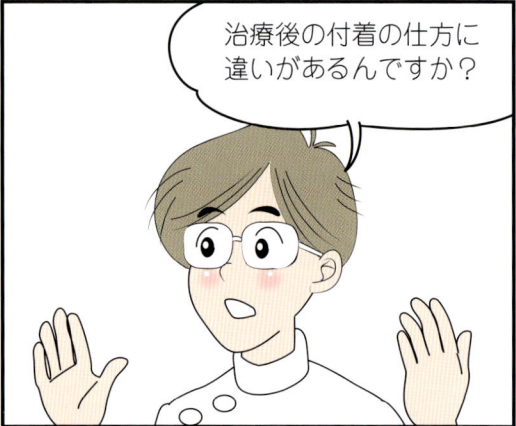

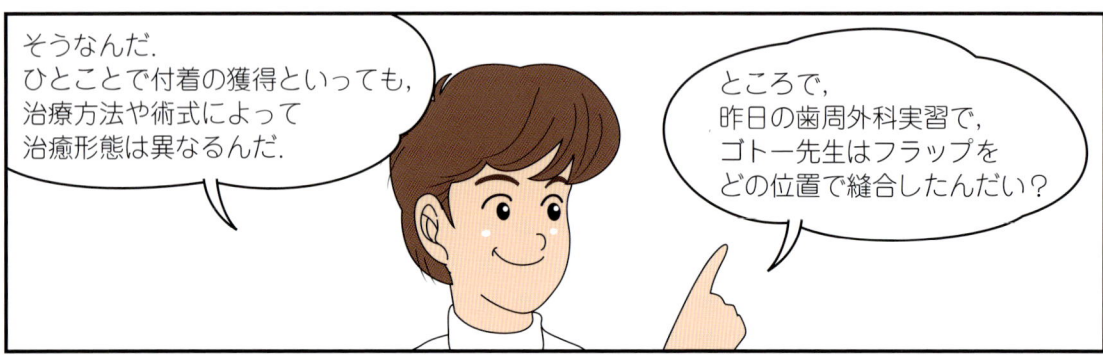

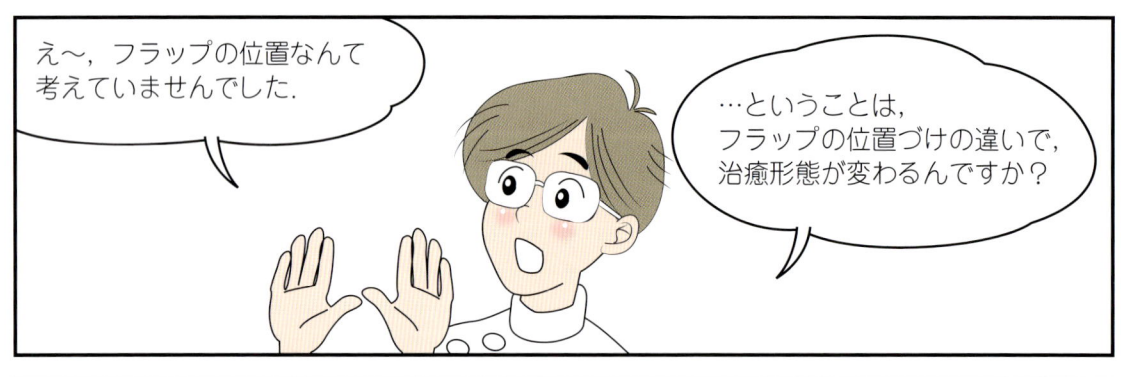

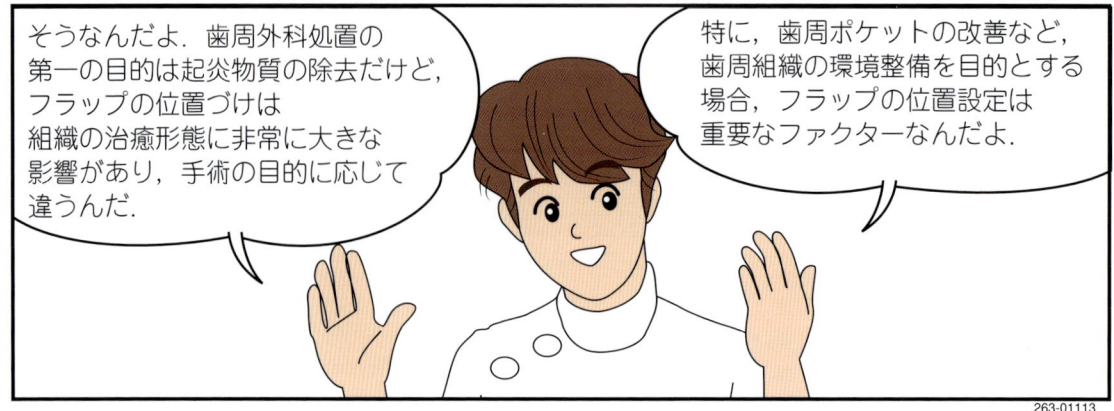

第11章 歯周外科処置の基本2　深い歯周ポケットへの対応　―付着を学ぶ―

そこで問題となるのは，治療後にどのような付着が得られるかということだね．

治療後の付着の仕方に違いがあるんですか？

そうなんだ．ひとことで付着の獲得といっても，治療方法や術式によって治癒形態は異なるんだ．

ところで，昨日の歯周外科実習で，ゴトー先生はフラップをどの位置で縫合したんだい？

え〜，フラップの位置なんて考えていませんでした．

…ということは，フラップの位置づけの違いで，治癒形態が変わるんですか？

そうなんだよ．歯周外科処置の第一の目的は起炎物質の除去だけど，フラップの位置づけは組織の治癒形態に非常に大きな影響があり，手術の目的に応じて違うんだ．

特に，歯周ポケットの改善など，歯周組織の環境整備を目的とする場合，フラップの位置設定は重要なファクターなんだよ．

つまり，フラップの位置づけにより，付着様式の違う治癒形態をとり，その結果，歯周ポケットの改善程度も異なる可能性があるということですか？

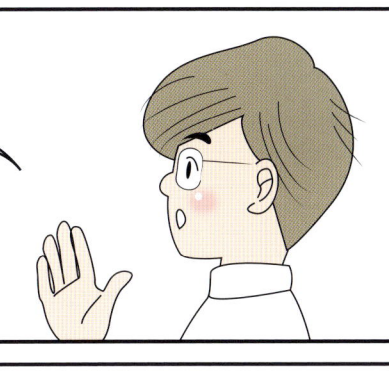

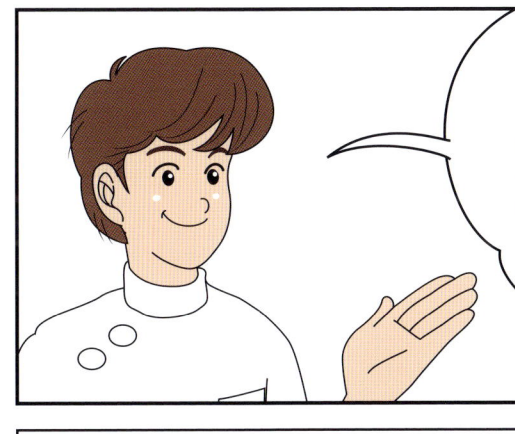

そうなんだよ．
ゴトー先生，いいところに気がついたね．
それではここで，深い歯周ポケットに対する代表的な2つの術式を紹介しようか．
ひとつは組織付着療法といわれるModified Widman Flap（MWF）で，もうひとつは切除療法のApically Positioned Flap（APF：歯肉弁根尖側移動術）だ．

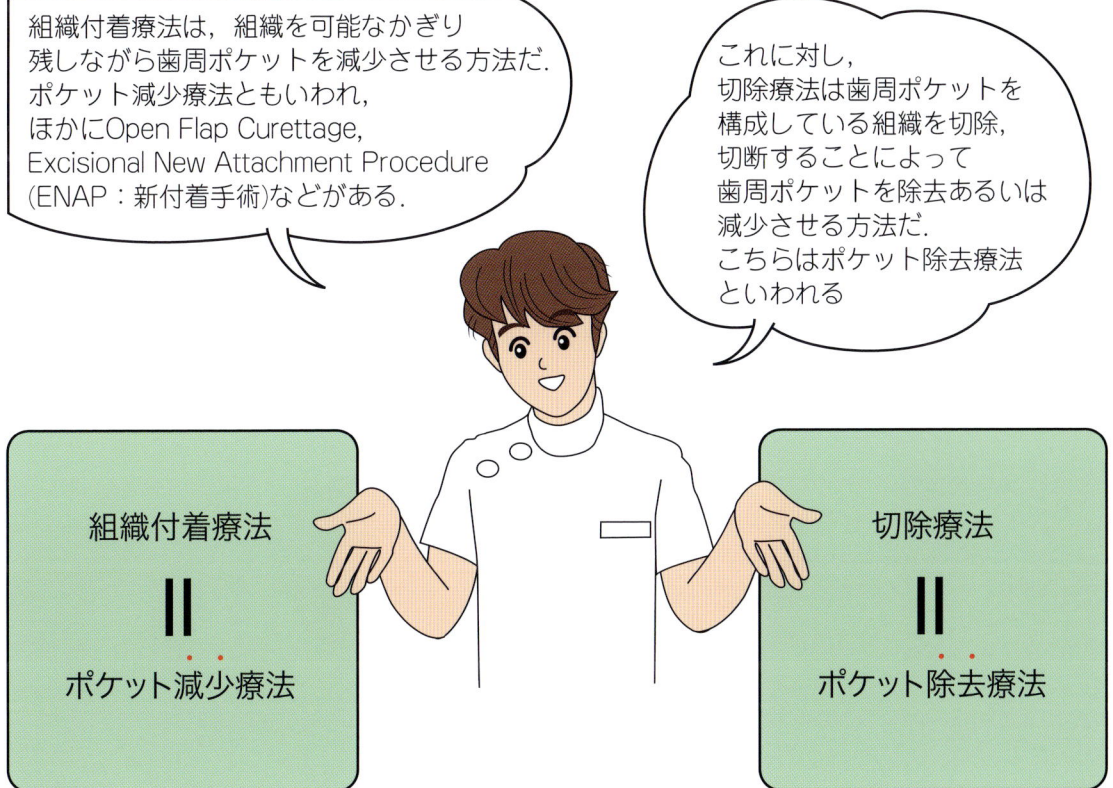

組織付着療法は，組織を可能なかぎり残しながら歯周ポケットを減少させる方法だ．ポケット減少療法ともいわれ，ほかにOpen Flap Curettage, Excisional New Attachment Procedure（ENAP：新付着手術）などがある．

これに対し，切除療法は歯周ポケットを構成している組織を切除，切断することによって歯周ポケットを除去あるいは減少させる方法だ．こちらはポケット除去療法といわれる

組織付着療法
＝
ポケット減少療法

切除療法
＝
ポケット除去療法

第11章 歯周外科処置の基本2　深い歯周ポケットへの対応 ―付着を学ぶ―

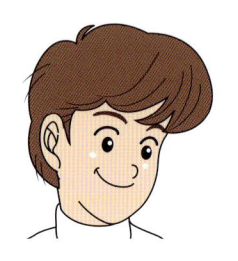

> これら2つを比較してみよう．
> 両方とも歯周ポケットの改善を目的とした処置だけど，術後の状態が違うのがわかるかな？

Modified Widman Flap (MWF)
Open Flap Curettage

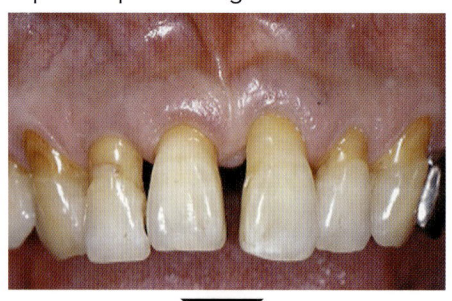

Apically Positioned Flap (APF)

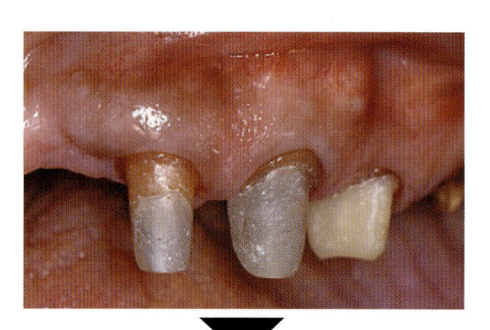

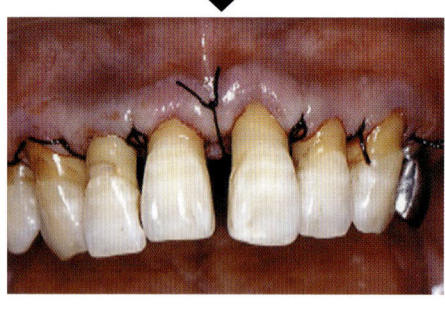

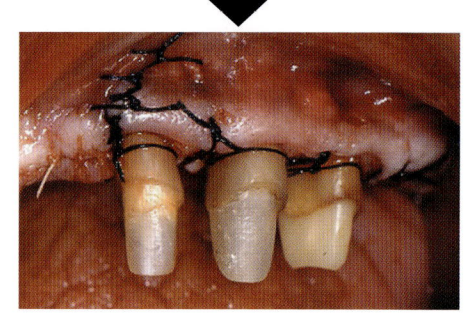

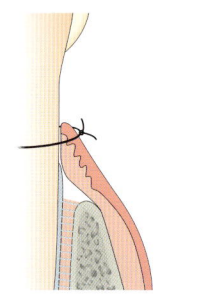

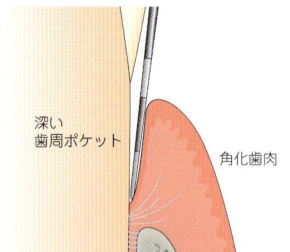

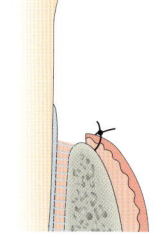

深い歯周ポケット　角化歯肉

> MWFは組織をできるだけ温存し，APFは歯周ポケットを構成している組織を切除しているのがわかるかい？

> はい，そうですね．わかります．

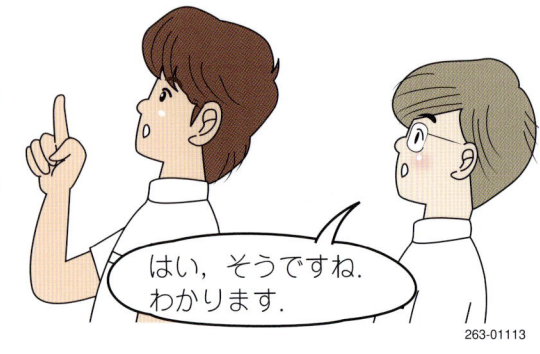

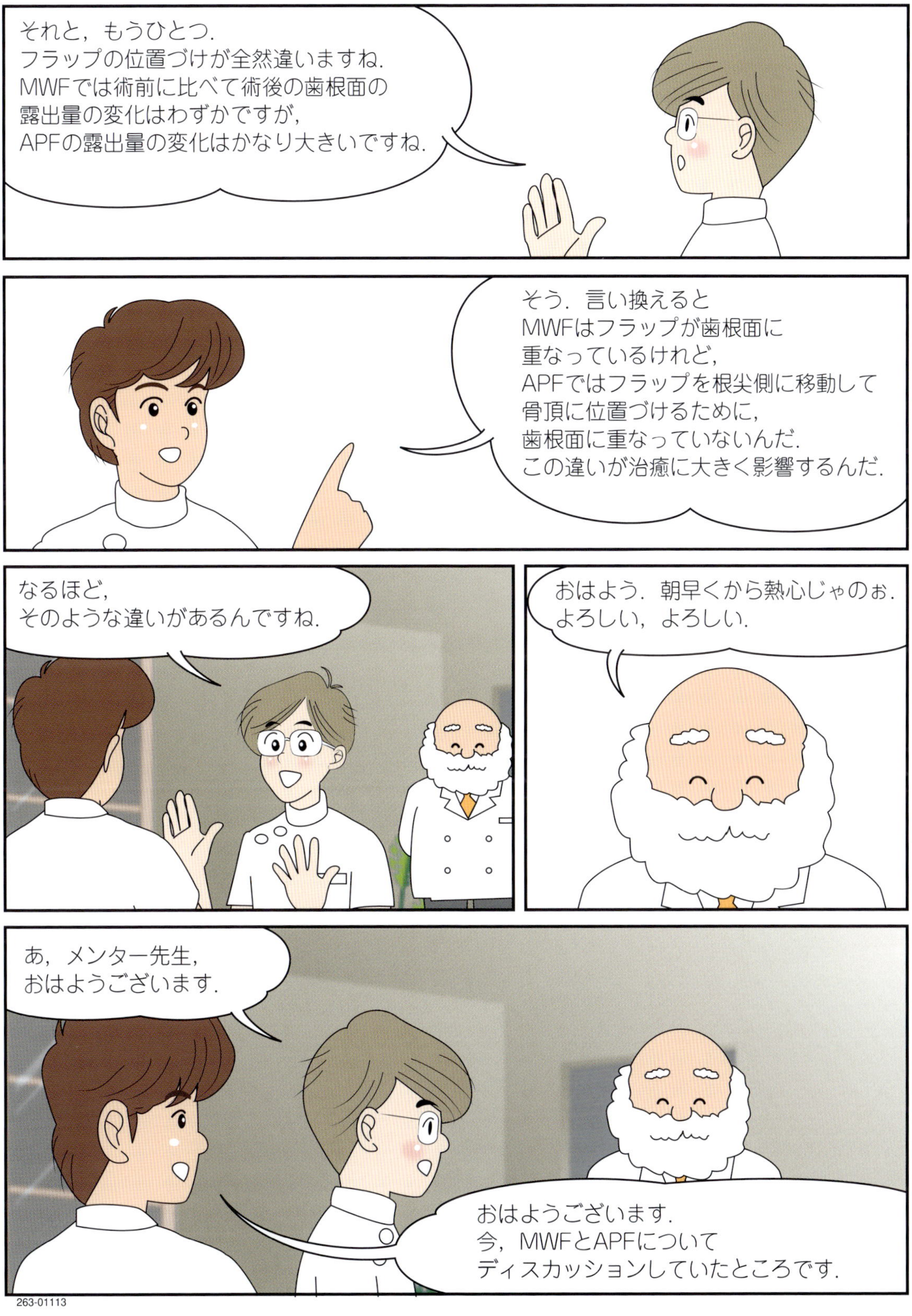
それと，もうひとつ．
フラップの位置づけが全然違いますね．
MWFでは術前に比べて術後の歯根面の
露出量の変化はわずかですが，
APFの露出量の変化はかなり大きいですね．
そう．言い換えると
MWFはフラップが歯根面に
重なっているけれど，
APFではフラップを根尖側に移動して
骨頂に位置づけるために，
歯根面に重なっていないんだ．
この違いが治癒に大きく影響するんだ．
なるほど，
そのような違いがあるんですね．
おはよう．朝早くから熱心じゃのぉ．
よろしい，よろしい．
あ，メンター先生，
おはようございます．
おはようございます．
今，MWFとAPFについて
ディスカッションしていたところです．

263-01113

第11章 歯周外科処置の基本2　深い歯周ポケットへの対応 —付着を学ぶ—

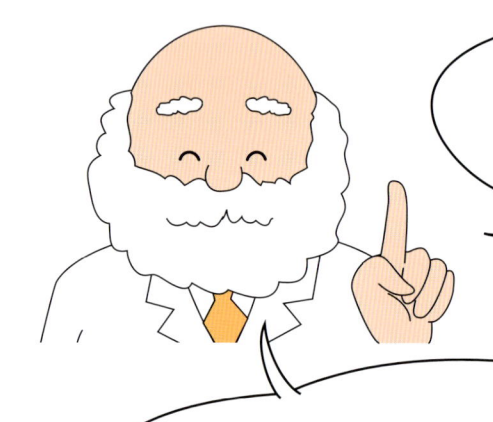

MWFとAPFか……．
それでは，わしからも
MWFとAPFの歴史について
簡単に説明しておこうかのぅ．

MWFは1916年にWidmanによって考案された手術法
（Widman Flap）を1974年にRamfjordが改良して発表した術式じゃ．
この術式は術後の根面露出を防ぎ，審美的な結果を得ることができるため，
上顎前歯部などの審美領域に有効なんじゃ．

一方，APFは1954年にNabersによって紹介された方法で，
角化歯肉を含んだ歯肉弁を根尖側に移動させることにより，
歯周ポケットの除去と同時に付着歯肉を維持
あるいは増加させることができるんじゃ．

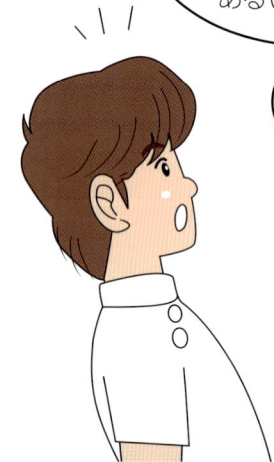

長い間，アメリカ歯周病学会では，両術式の間で
術式の優位性について論争が繰り広げられていたんじゃが…
その話はまた今度にしようか．フォッフォッフォッ．

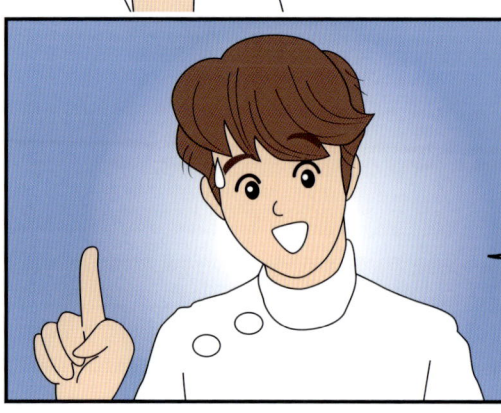

メンター先生，
結構話されるんですね．

どうだい？
歯周治療の基本の「付着」と
2つの手術法，MWFとAPFについて
大まかに理解できたかな？
次章では，MWFとAPFの術式と治癒形態を
さらに詳しく検討しよう．

第12章

歯周外科処置の基本3
深い歯周ポケットへの対応 ―術式・治癒形態を知ろう―

前章では，歯周治療を行ううえで「付着」が重要だということを学んだ．本章では，深い歯周ポケットに対する歯周外科処置であるMWFやAPFの術後の治癒形態，利点，欠点について勉強していこう．

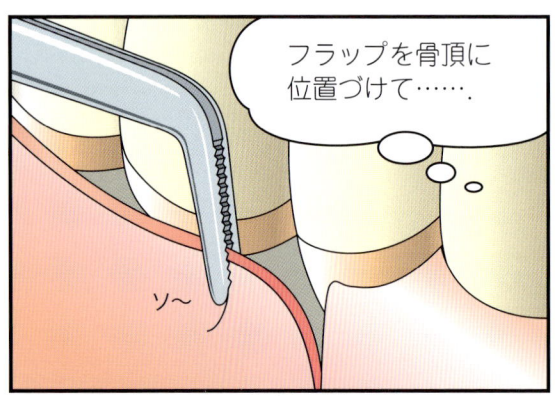

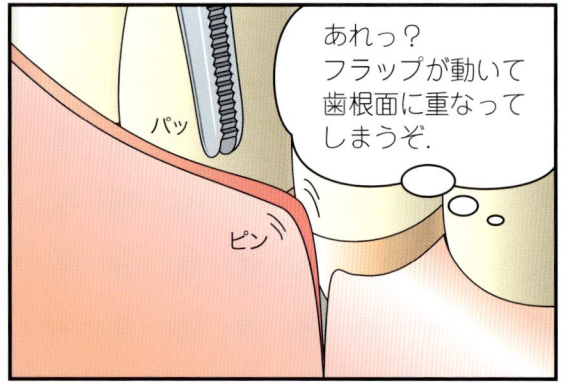

第12章 歯周外科処置の基本3 深い歯周ポケットへの対応 ―術式・治癒形態を知ろう―

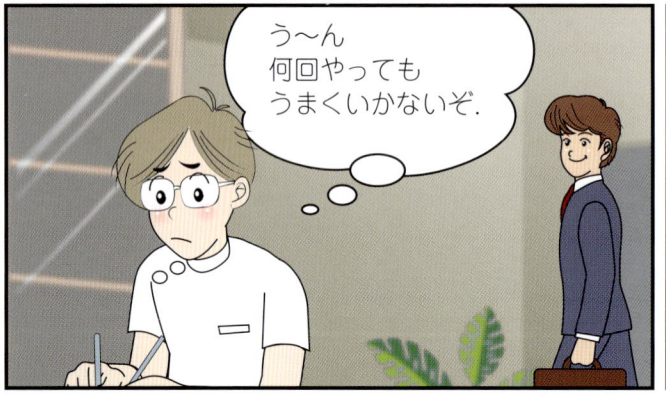

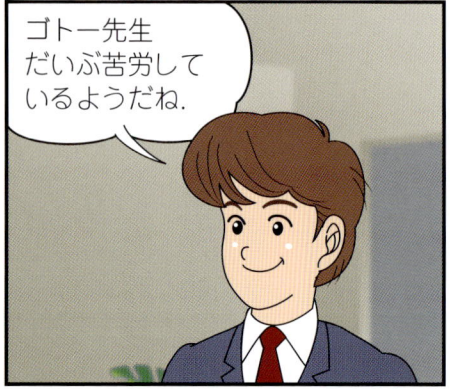

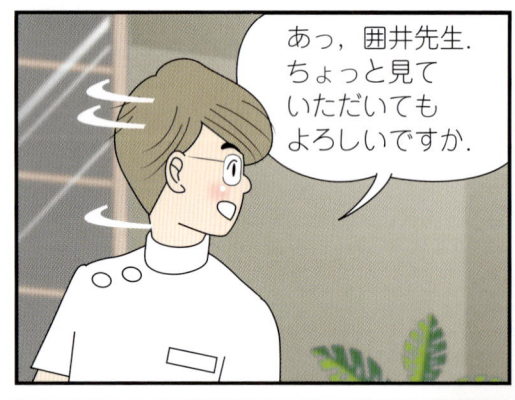

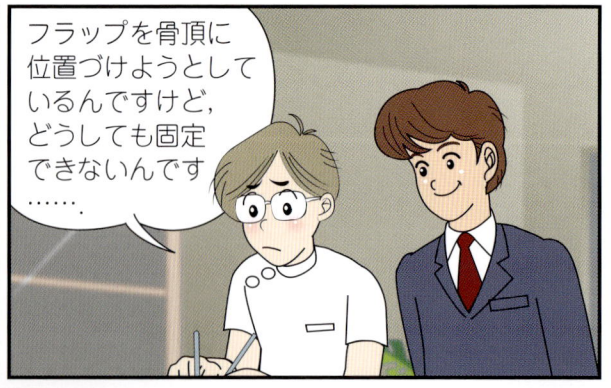

フラップを骨頂に位置づけて……．

ソ～

あれっ？フラップが動いて歯根面に重なってしまうぞ．

パッ
ピン

う～ん何回やってもうまくいかないぞ．

ゴトー先生だいぶ苦労しているようだね．

あっ，囲井先生．ちょっと見ていただいてもよろしいですか．

フラップを骨頂に位置づけようとしているんですけど，どうしても固定できないんです……．

それはフラップを全層弁で剝離しているからだよ．フラップをしっかり固定しようと思うなら，部分層弁で剝離して，骨膜縫合するのが基本だよ．

ブブンソーベン？コツマクホーゴーですか？

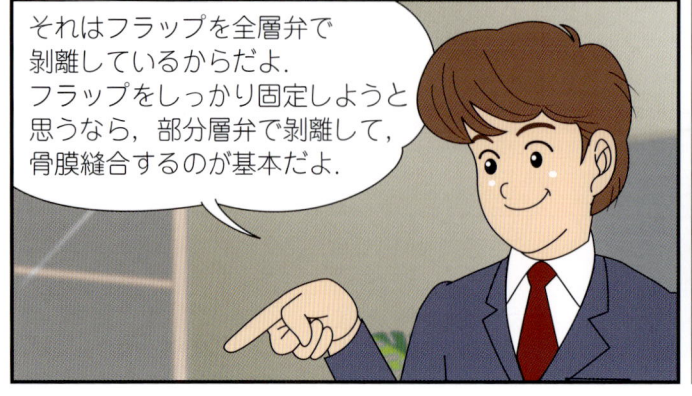

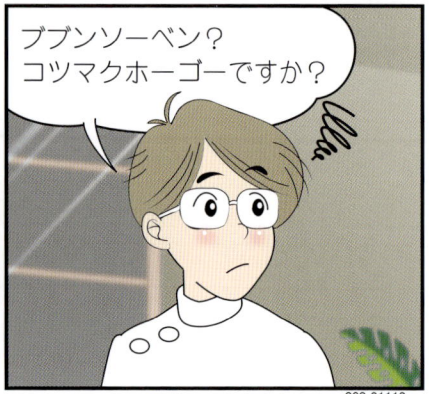

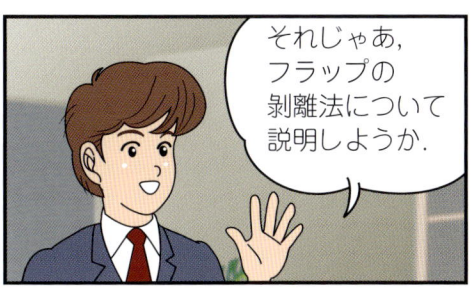

それじゃあ，フラップの剥離法について説明しようか．

フラップの剥離法には①全層弁，②部分層弁，③全層-部分層弁の3つの方法があるんだ．

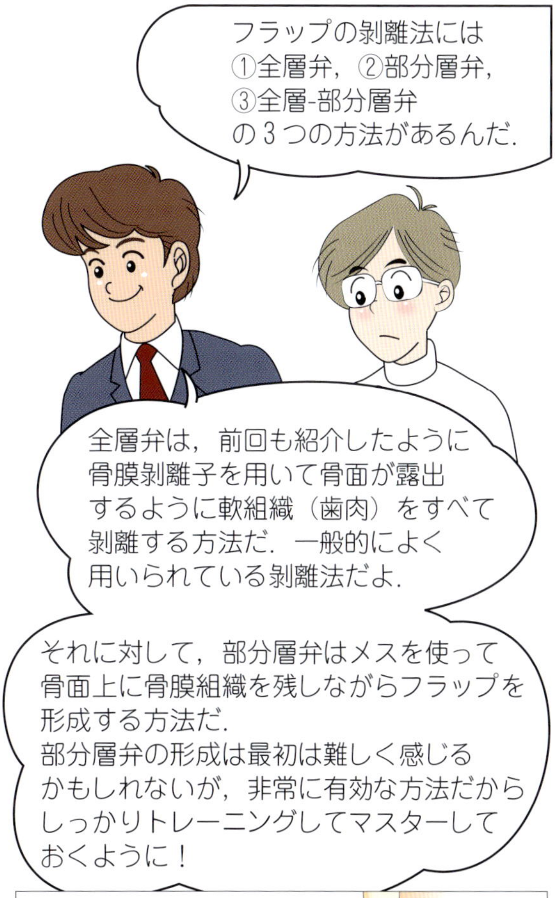

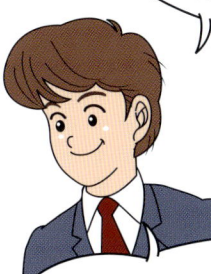

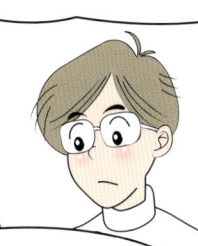

全層弁は，前回も紹介したように骨膜剥離子を用いて骨面が露出するように軟組織（歯肉）をすべて剥離する方法だ．一般的によく用いられている剥離法だよ．

それに対して，部分層弁はメスを使って骨面上に骨膜組織を残しながらフラップを形成する方法だ．
部分層弁の形成は最初は難しく感じるかもしれないが，非常に有効な方法だからしっかりトレーニングしてマスターしておくように！

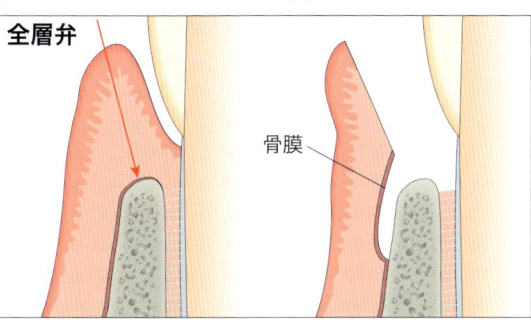

全層弁

骨膜

利点
- 歯肉弁の剥離が容易
- 肉芽組織の除去が容易
- 比較的広範囲の骨外科処置が可能
- 比較的出血が少ない

欠点
- 歯肉弁の位置づけが難しい
- 治癒後に歯肉の不良形態が残りやすい
- 深い歯肉溝あるいは歯周ポケットを作りやすい

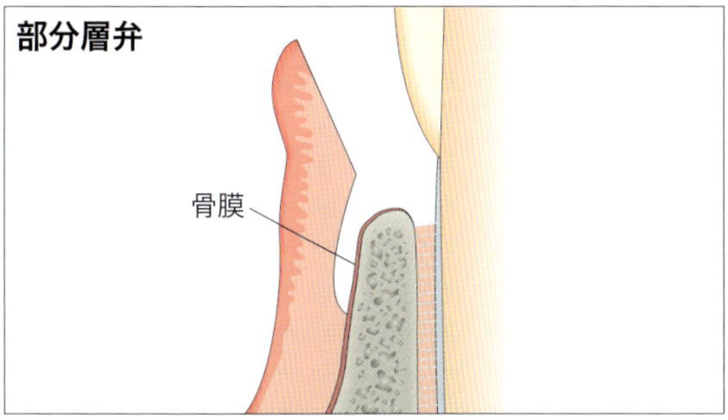

部分層弁

骨膜

利点
- 骨膜縫合により歯肉弁の位置づけが確実
- 歯肉弁を骨頂に位置づけることにより，Biologic Widthの確立が期待できる（歯周ポケットの確実な除去，治癒後の歯肉溝は最小）
- 術後に生理的な形態の歯肉が得られる
- 骨膜の保存により歯槽骨の保護が可能

欠点
- 歯肉の穿孔を起こすことがあり，技術的にやや難しい
- 薄い歯肉の場合は適用しにくい
- 比較的出血が多い

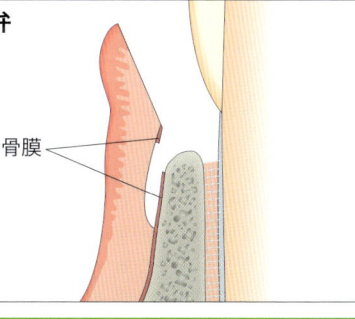

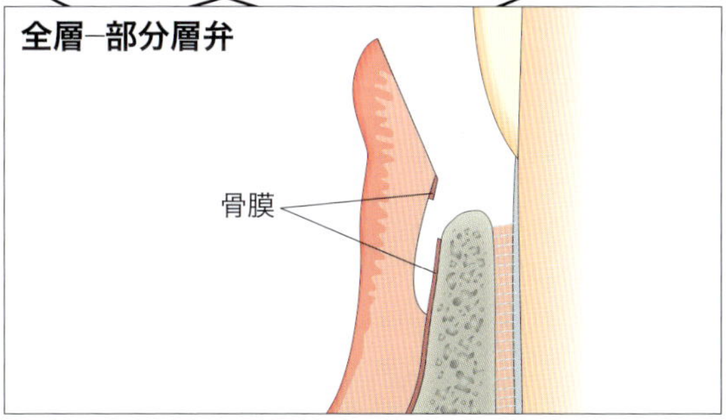

全層-部分層弁

骨膜

利点
- 骨膜縫合により歯肉弁の位置づけが確実でBiologic Widthの確立が期待できる
- 部分層弁剥離に比べ剥離が容易（特に歯肉が薄い場合に有効）
- 辺縁歯肉を厚く保存できる
- 比較的広範囲の骨外科処置が可能

欠点
- 全層弁よりも剥離がやや難しい（歯肉の穿孔の危険性）
- 部分層弁と比べ，骨膜縫合が困難
- 比較的出血が多い

第12章 歯周外科処置の基本3 深い歯周ポケットへの対応 —術式・治癒形態を知ろう—

部分層弁はメスを使ってフラップを剥離するんですね.

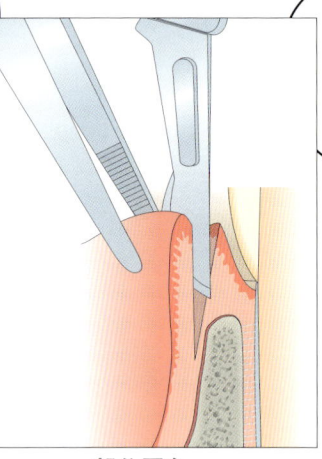

部分層弁は結合組織内を切開しながら剥離するので, 全層弁に比べ出血が多いんだ. だから, 初期治療をしっかり行って炎症を極力抑えておくことが大切なんだ.

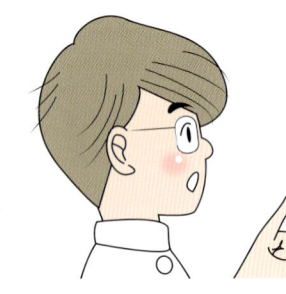

部分層弁

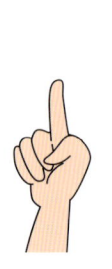

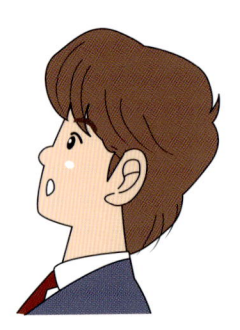

フラップを有鉤ピンセットで把持し, フラップの厚み（約1mm）を確保しながら, 骨側を切っていくんだ.

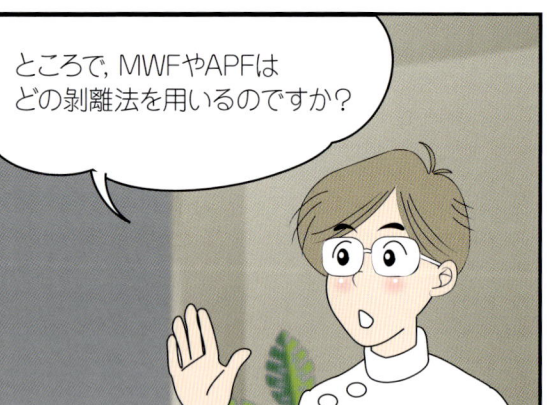

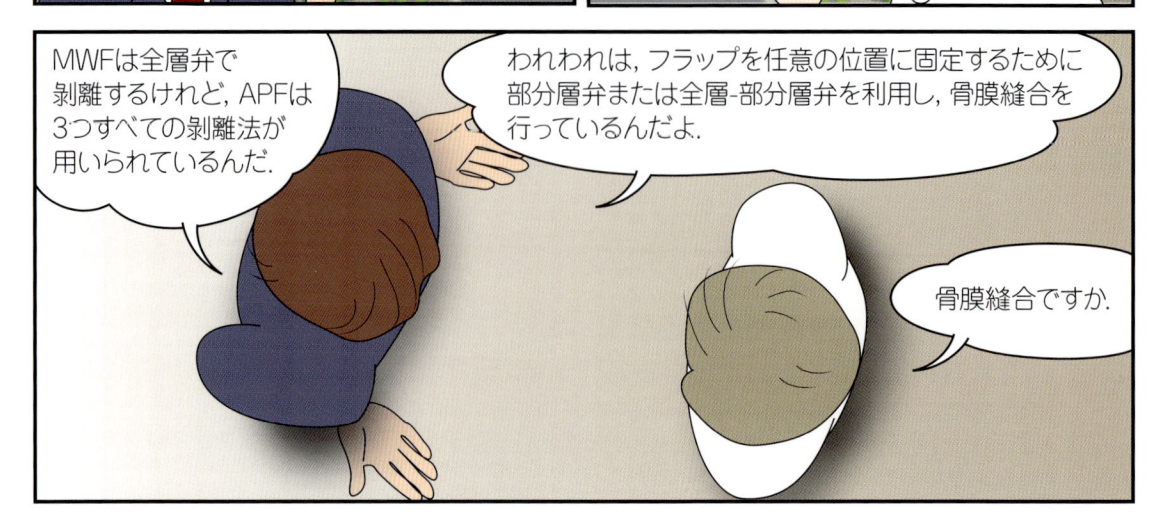

ところで, MWFやAPFはどの剥離法を用いるのですか?

MWFは全層弁で剥離するけれど, APFは3つすべての剥離法が用いられているんだ.

われわれは, フラップを任意の位置に固定するために部分層弁または全層-部分層弁を利用し, 骨膜縫合を行っているんだよ.

骨膜縫合ですか.

フラップに刺入した針を骨面上に付着している骨膜に再度刺入して，フラップを固定するんだ．

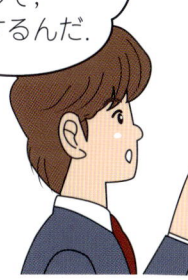

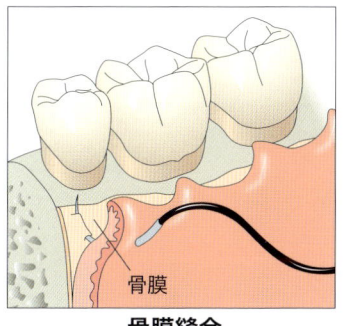

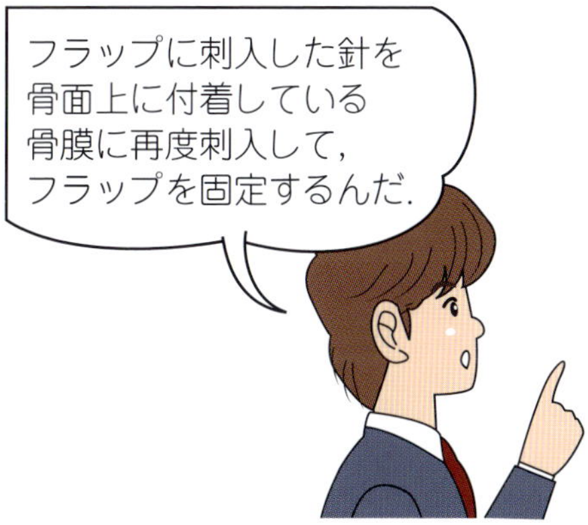

フラップを骨膜に縫い付けるんですね．

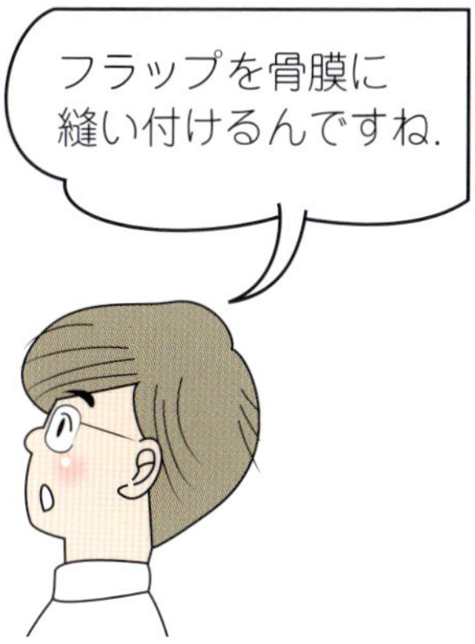

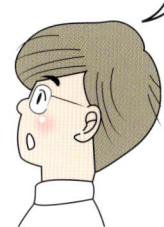

骨膜

骨膜縫合

ではMWFとAPFを比較しながら見ていこうか．

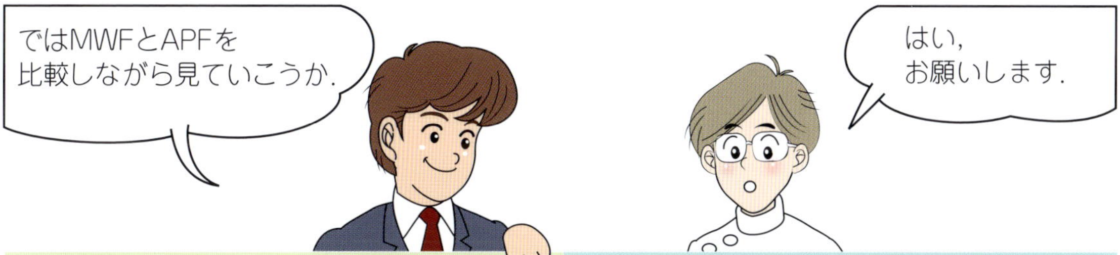

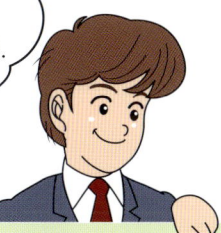

はい，お願いします．

MWF Modified Widman Flap　　**APF** Apically Positioned Flap

術前（初期治療後）

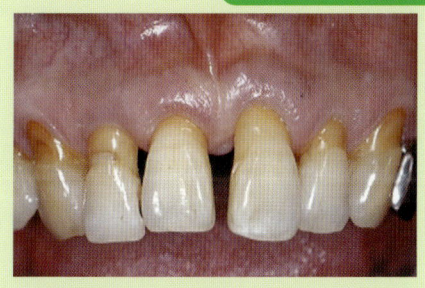

プロービング値

頰側	3 3 ④	3 2 5	④ 4 ④	5 3 3	④ 3 ④	④ 3 ④
	3	2①	①	①	2	3
口蓋側	④ 3 5	5 ④ 6	④ 3 3	5 ④ ④	3 ④ ④	④ 3 ④

○：プロービング時の出血　（mm）

プロービング値

頰側	6 3 ④	5 3 6	3 3 6
	3	4	5
口蓋側	3 ④ 5	5 3 5	5 ④ 5

○：プロービング時の出血　（mm）

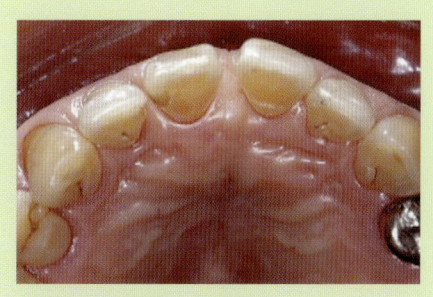

天然歯（修復処置の必要がない）
角化歯肉は十分存在しているが，歯間乳頭の喪失や歯肉退縮などが存在し，これ以上の組織の喪失はできるだけ避けたい

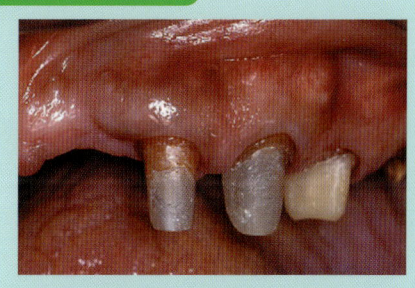

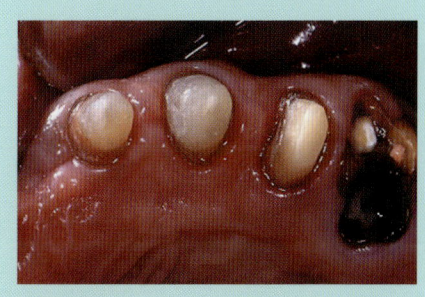

修復予定歯
十分な角化歯肉が存在している．
事前に支台歯形成を行い，手術時の歯間部へのアクセスを容易にしておく

第12章 歯周外科処置の基本3 深い歯周ポケットへの対応 ―術式・治癒形態を知ろう―

MWF / 術前X線写真 / **APF**

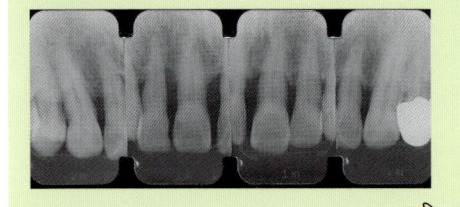

歯肉の外観からは健康に見えるけど，両ケースとも中等度から重度の骨吸収が認められる．

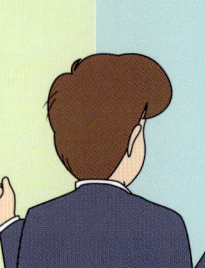

ボーンサウンディング

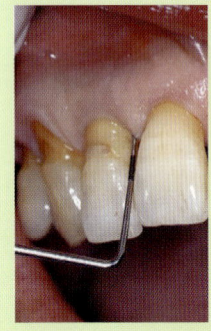

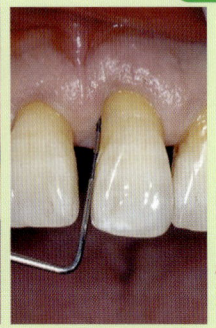

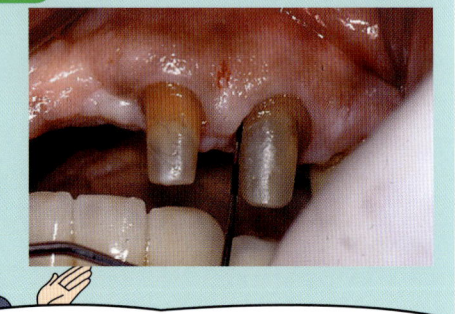

浸潤麻酔下で骨頂の位置を確認するんだ．両ケースとも5〜6mmあり，付着の喪失が認められるね．

切開（ライニング）

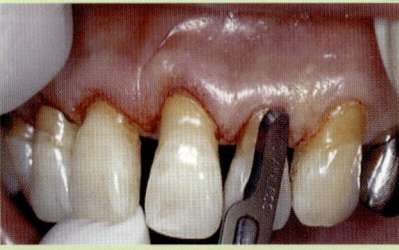

それでは，唇側の切開を始めよう．

まず，ライニングだ．メスの刃先1mmが隠れる程度の深さで，線を引くように切開線を入れるんだ．
レストをしっかりとるように注意しよう．

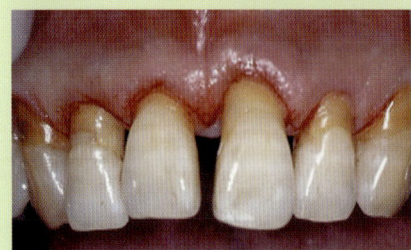

一次切開
可及的に歯肉組織を温存しながら，内縁上皮を除去するために歯肉頂から0.5mm離して歯肉辺縁切開を行い，歯間乳頭部を極力保存するためにスキャロップを強調する

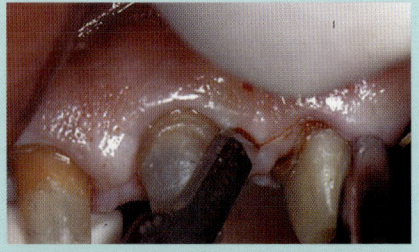

角化歯肉の幅を考慮しながら0.5mm〜1.0mm離した歯肉辺縁切開を行う．
スキャロップはゆるめにして，歯間乳頭部は除去する

146

切開（ディープニング）

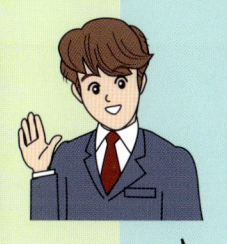

MWF / **APF**

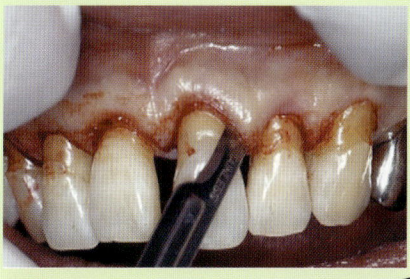

骨頂に刃先が当たるまでしっかり切開を加える

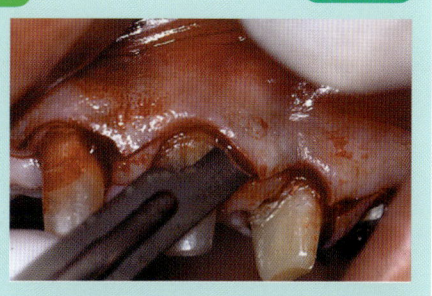

メスの腹を骨面に沿わせながら、結合組織内を切開する。フラップの厚み（約1mm）に注意しながらメスの角度をコントロールする（歯軸と平行を目安とする）

> ライニングをたどりながら少しずつ切開を深めていくんだ。APFはやや出血が多いけど、麻酔を適宜追加し、落ち着いて吸引、止血を行えば、コントロールできるよ。

> MWFとAPFの剝離法の違いに注目してみて。

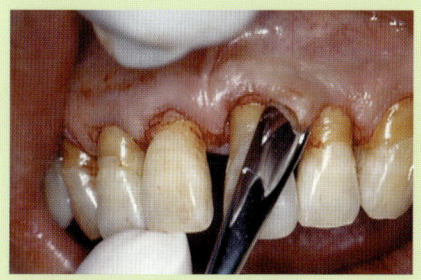

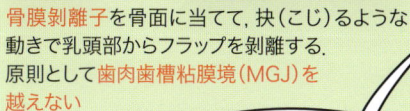

歯肉弁の剝離

骨膜剝離子を骨面に当てて、抉（こじ）るような動きで乳頭部からフラップを剝離する。原則として歯肉歯槽粘膜境（MGJ）を越えない

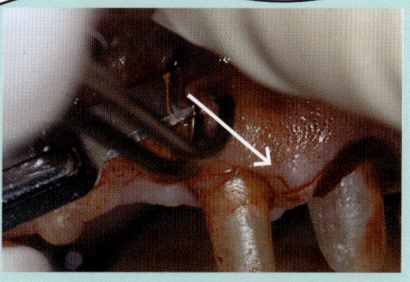

MGJまでディープニングを進めた後、縦切開を入れる。縦切開より粘膜部にメスを入れ、根尖側から歯冠側へ向かって切り上げ、切開を連続させる。MGJを3～5mm越える程度まで剝離する

> APFで用いる部分層弁はメスを使ってフラップを形成するんですね……。

> 部分層弁はMGJを越えるときに歯肉の穿孔を起こしやすいので、根尖側から切り上げる方法が効果的だよ。

> 全層弁のMWFは骨面が露出しているが、部分層弁のAPFでは、骨面上に一層骨膜が残存しているんだ。

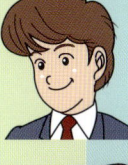

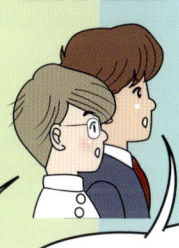

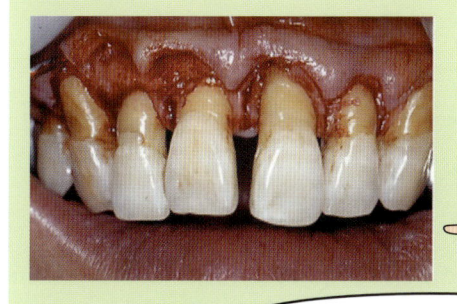

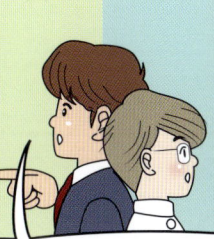

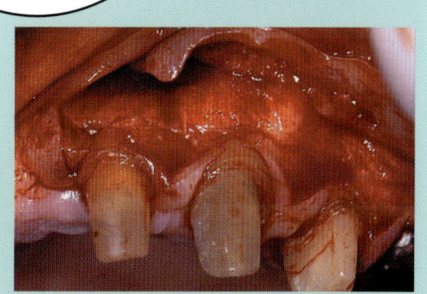

第12章 歯周外科処置の基本3 深い歯周ポケットへの対応 —術式・治癒形態を知ろう—

MWF

次に口蓋側にいこう．
口蓋側もフラップの
剥離法に違いがあるよ．

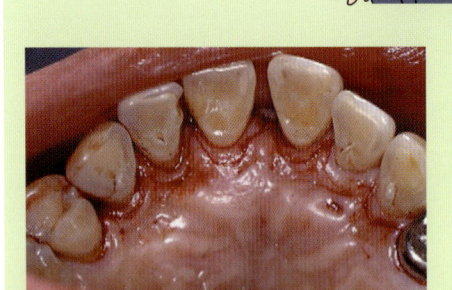

歯肉辺縁切開
唇側同様，歯間乳頭部など極力組織を保存する

APF

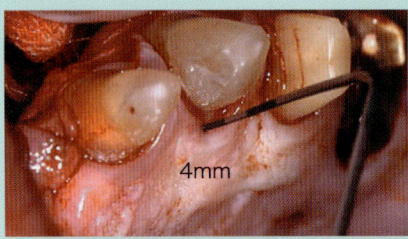

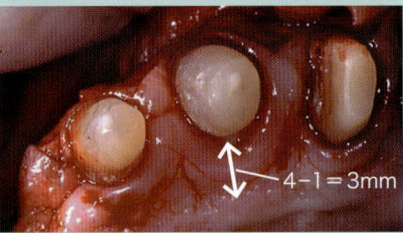

4mm

4−1＝3mm

歯槽骨頂予測切開
ボーンサウンディング値−1mmを目安に歯肉頂から離して切開線を設定する（歯槽骨頂予測切開）．口蓋側はすべて角化歯肉であるため，内斜切開による歯肉切除により歯周ポケットを除去する．頬側同様，歯軸を目安にメスの角度をコントロールして，フラップの厚みを1mm程度に調整するとよい

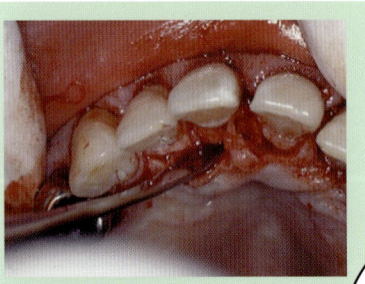

骨膜剥離子

口蓋側はMWFもAPFも全層弁で
剥離するんだよ．剥離の範囲は
骨外科処置の程度によるけれど，
骨頂から2〜3mm，骨面が露出する
ぐらいが適当だよ．

剥離は骨膜剥離子を用いて行う．
キドニーシェイプナイフも角度が付いていて，
歯牙を越えてアクセスする場合に便利だよ．
また，口蓋側の歯肉が厚くて剥離しにくい場合は，
骨外科処置で用いるオーシャンビーンチゼル No.2が
有効だよ．

へぇ〜，骨膜剥離子以外の器具が
フラップの剥離にも応用できるんだ．

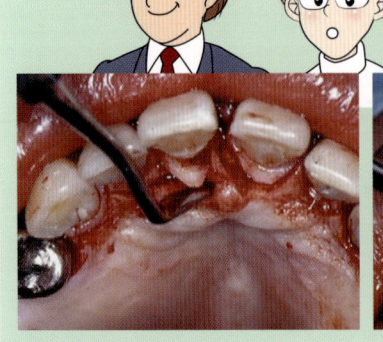

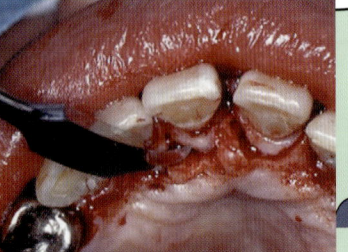

前にも勉強しただろ！

す，すみません．

キドニーシェイプナイフ　　オーシャンビーンチゼルNo.2

| MWF | 歯牙周囲の肉芽組織の除去 | APF |

> 十分に切離できていないうちにあわてて除去しようとしても，出血が多くなり，上手く除去できないんだ．その結果，かえって必要以上に時間がかかってしまい，患者さんの負担も大きくなるんだ．

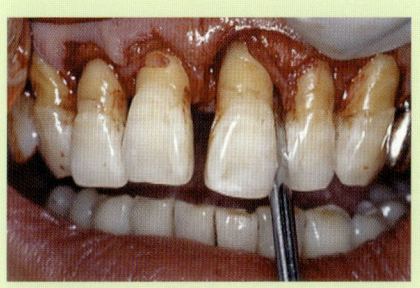

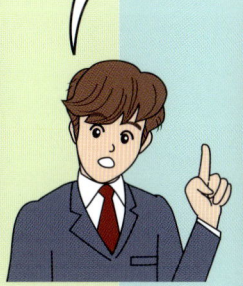

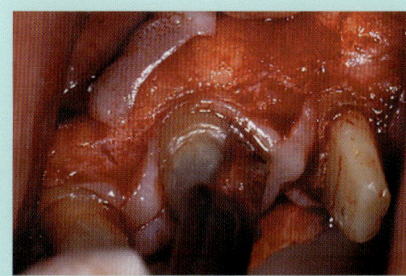

二次切開

> 替刃メスやキドニーシェイプナイフ，スピアシェイプナイフなどを用いて，歯牙や骨からしっかり切離してから，できるだけ一塊に除去すると効率的で時間の短縮にもつながるよ．

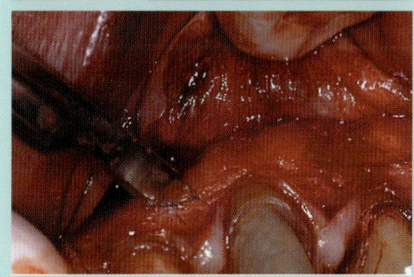

骨膜に水平切開を加えて，歯牙周囲の肉芽組織を除去する．部分層弁の場合，骨膜と歯牙周囲の肉芽組織が一体となっているため切離することが必要となる

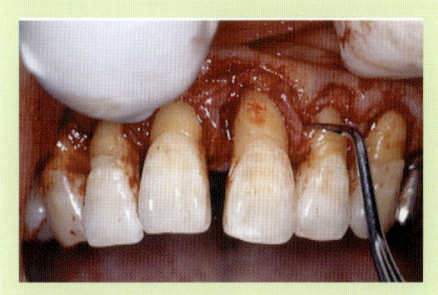

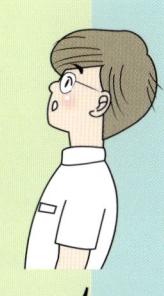

三次切開

> 急がば回れの精神ですね．

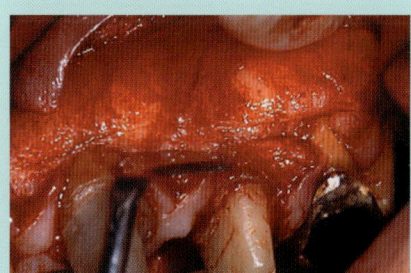

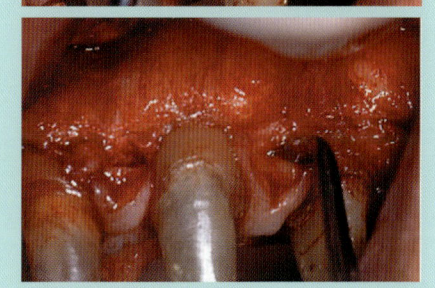

第12章 歯周外科処置の基本3 深い歯周ポケットへの対応 ―術式・治癒形態を知ろう―

MWF / **APF**

歯根周囲や骨欠損部に残った細かい肉芽組織をキュレットや外科用バーで徹底的に除去する．Toeを骨面に当てて鍬（くわ）のように操作するToeストロークが効率的だよ．

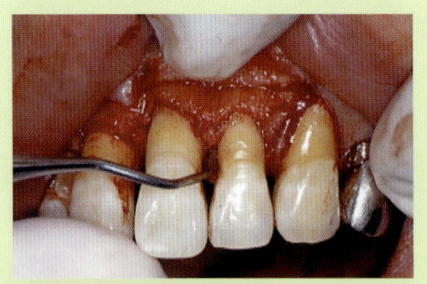

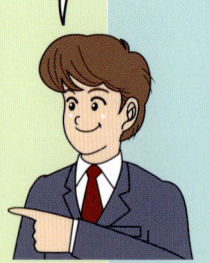

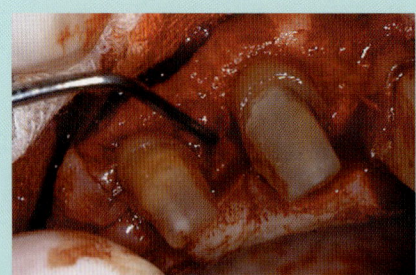

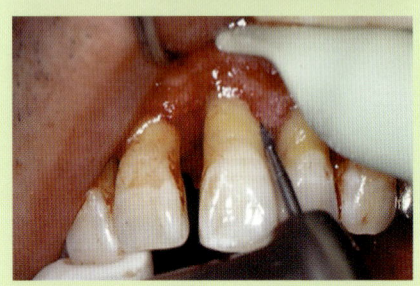

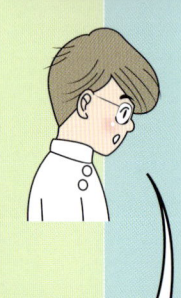

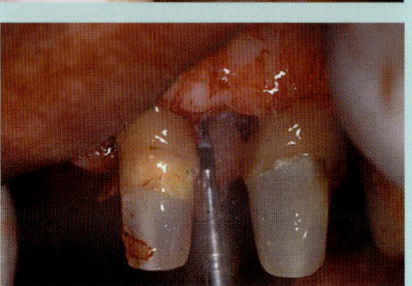

MWFもAPFも炎症性肉芽組織を徹底的に除去することは同じなんだ．

フラップ剝離終了

歯牙周囲の軟組織を除去して，硬組織（歯牙，骨）のみを露出させ，歯石の沈着や骨の形態異常を確認するんだ．ある意味，ここからが手術の本番だよ．

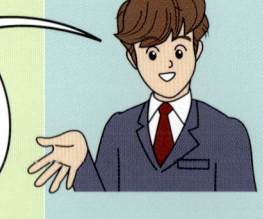

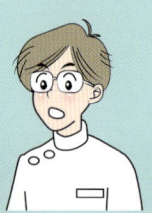

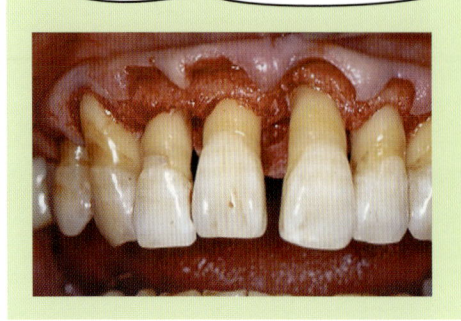

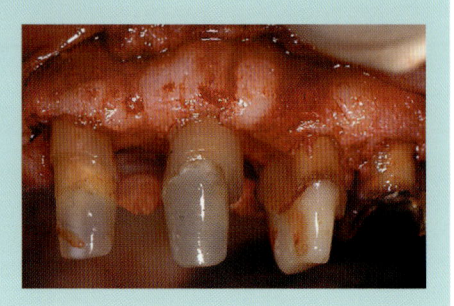

MWF 　　　歯石の除去・骨外科処置　　　**APF**

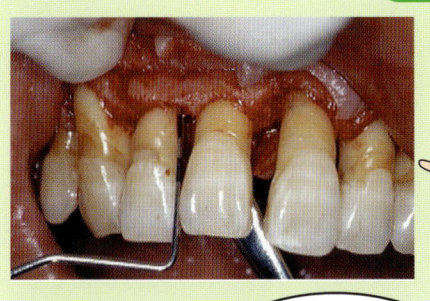

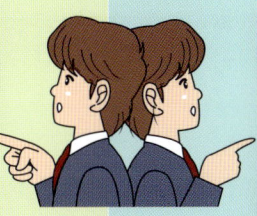

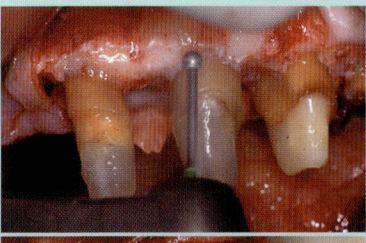

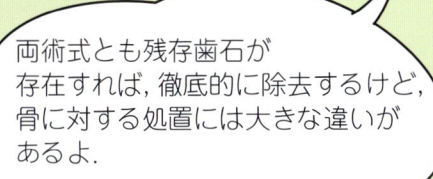

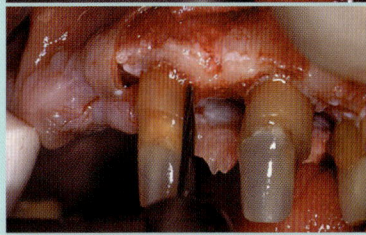

両術式とも残存歯石が存在すれば，徹底的に除去するけど，骨に対する処置には大きな違いがあるよ．

MWFは基本的に骨外科処置は行わず，欠損部の再生を期待するけれど，APFの場合は，骨外科処置によって生理的骨形態を付与して，歯周ポケットの除去を図るんだ．

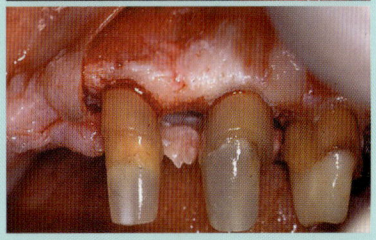

縫 合

さあ，いよいよ縫合だ．ここでも大きな違いがあるよ．MWFは頬側，口蓋側とも単純縫合を行い，フラップをできるだけ元の位置に戻すのに対して，APFは骨膜縫合によりフラップを骨頂に位置づけて歯周ポケットの除去を図るんだ．

さっきのポイントだ．

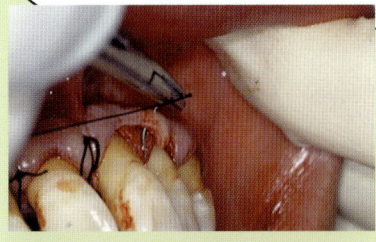

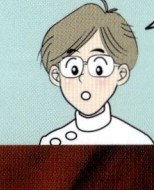

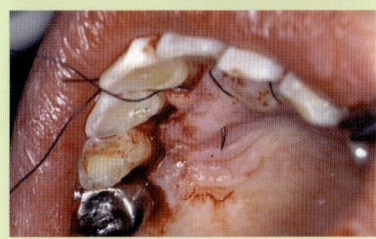

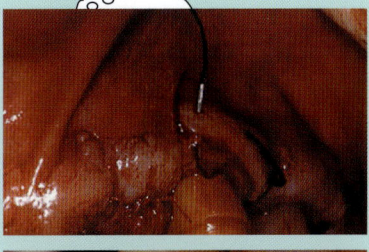

頬側，口蓋側とも単純縫合

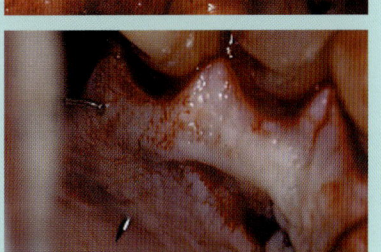

頬側：骨膜縫合
口蓋側：垂直マットレス縫合

第12章 歯周外科処置の基本3 深い歯周ポケットへの対応 ―術式・治療形態を知ろう―

MWF

APF

また，APFは同時に骨膜縫合によりフラップ内の角化歯肉を根尖側に移動し，付着歯肉を増加させることができるんだよ．

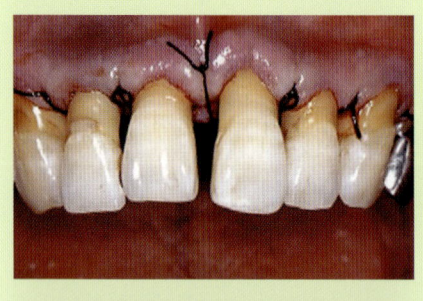

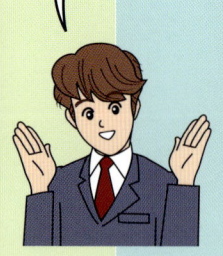

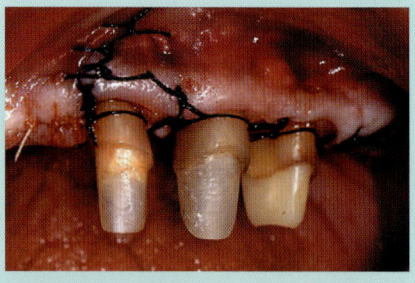

フラップの断端が骨頂に位置づけられており，根面が大きく露出している．このフラップの移動により歯周ポケットの除去ができる

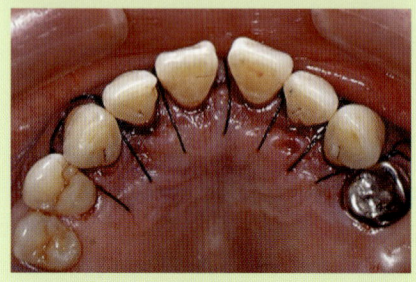

フラップを元の位置に戻す
根面の露出，歯間乳頭部の喪失は最小限に抑えられている

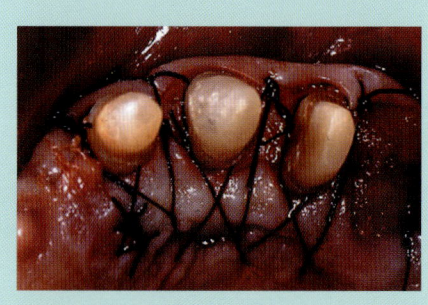

水平マットレス縫合を追加して，フラップを骨面に緊密に適合させる．口蓋側は内斜切開による歯肉切除によって歯周ポケットを除去している

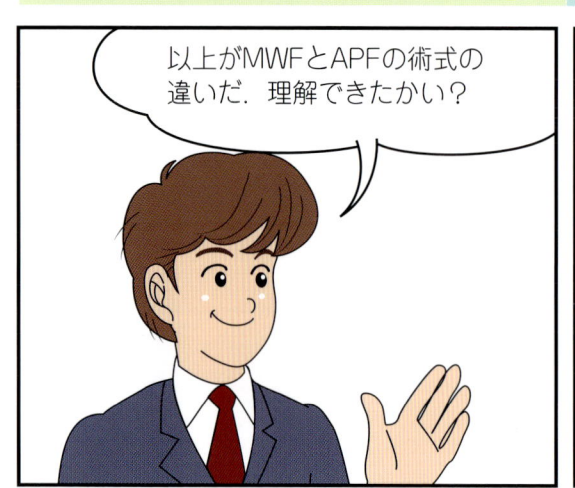

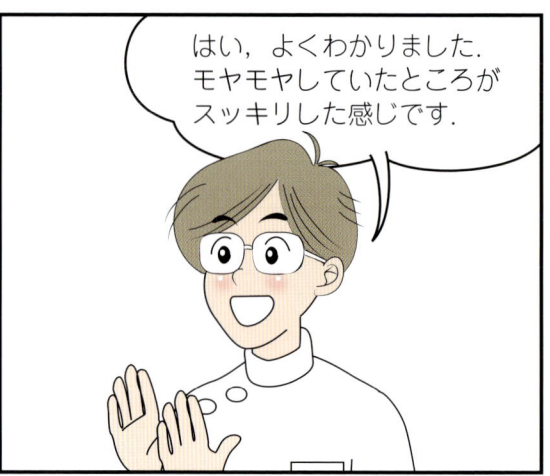

以上がMWFとAPFの術式の違いだ．理解できたかい？

はい，よくわかりました．モヤモヤしていたところがスッキリした感じです．

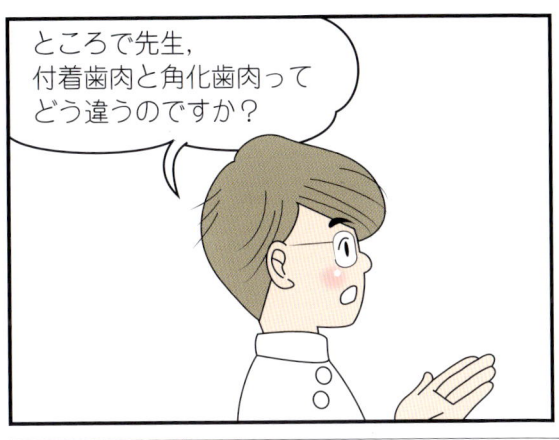

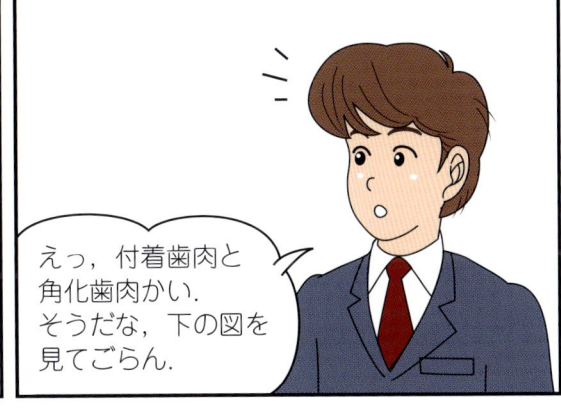

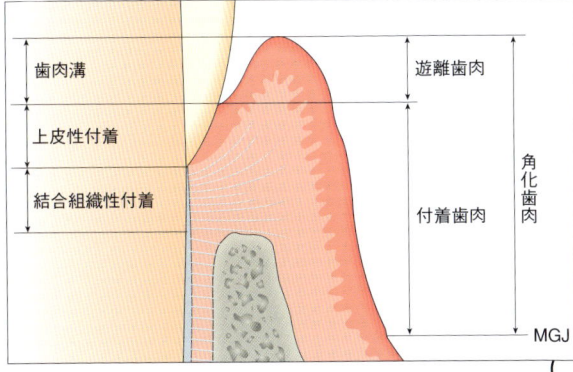

ところで先生，付着歯肉と角化歯肉ってどう違うのですか？

えっ，付着歯肉と角化歯肉かい．そうだな，下の図を見てごらん．

歯肉溝
上皮性付着
結合組織性付着
遊離歯肉
付着歯肉
角化歯肉
MGJ

角化歯肉は，歯肉溝の外側の遊離している部分と歯や骨と付着している部分に分けることができるんだ．歯肉溝の外側の部分を遊離歯肉，歯や骨に裏打ちされている部分を付着歯肉というんだ．

臨床的には，付着歯肉の幅は角化歯肉の幅からプロービング深さを引いて表すんだ．

付着歯肉＝歯牙や骨に付着している角化組織
臨床的には，「角化歯肉の幅−プロービング深さ」

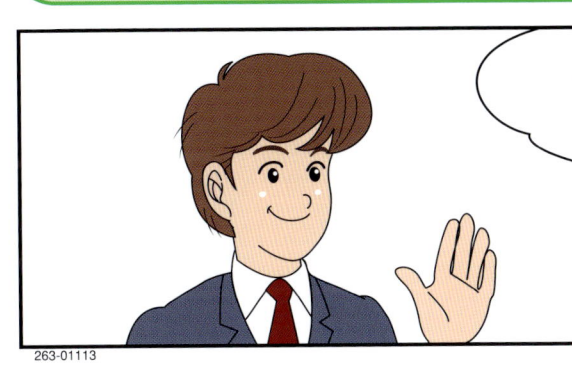

では，次にMWFとAPFの治癒形態の違いをみてみよう．

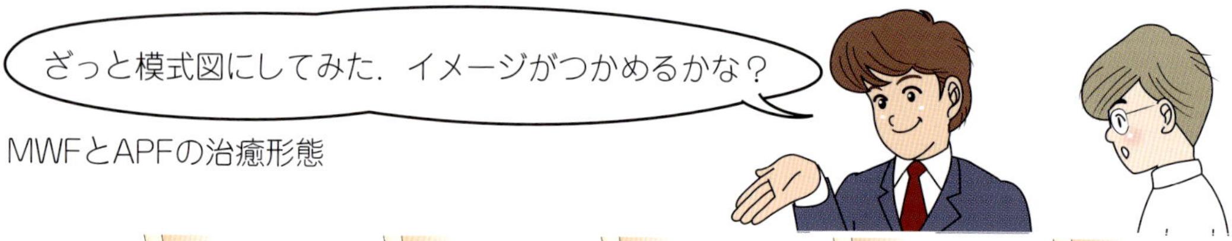

第12章 歯周外科処置の基本3　深い歯周ポケットへの対応　―術式・治癒形態を知ろう―

ざっと模式図にしてみた．イメージがつかめるかな？

MWFとAPFの治癒形態

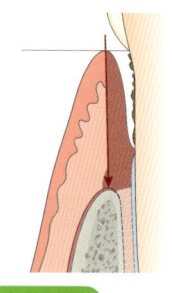

MWF

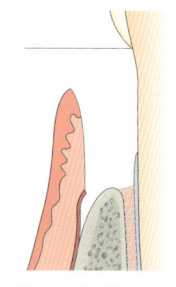

- 全層弁で剥離し，骨面を露出する．剥離はMGJを越えない
- フラップを元の位置に戻すため，フラップが歯根面に重なる
- 上皮が創傷部保護の目的で歯根面に沿って，歯冠側，根尖側両方向へ伸展，深行する
- 深い歯肉溝，長い上皮性付着の治癒形態が得られる．組織が最大限保存され，審美的であるが，歯周ポケットの再発，辺縁歯肉の位置の不安定（歯肉退縮の危険性）など不安が残る

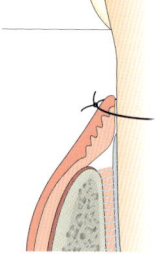

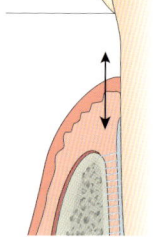

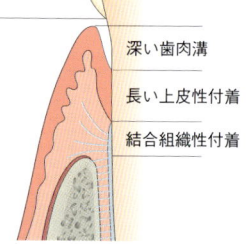

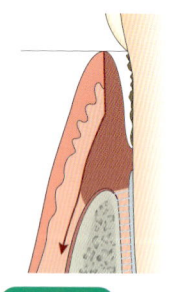

（ラベル：深い歯肉溝／長い上皮性付着／結合組織性付着）

APF

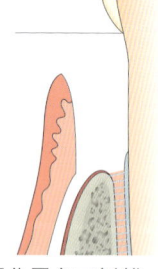

- 部分層弁で剥離し，骨面上に骨膜組織を残す．MGJを3〜5mm越える程度まで剥離する
- 骨膜縫合を利用して，フラップの断端を骨頂に位置づける
- 歯肉は歯冠側方向に向かって治癒する
- Biologic Width（生物学的幅径）の原則に従って治癒する．歯周ポケットの除去，安定した歯周組織の獲得が達成できる．また，深い歯周ポケットにより増加していた遊離歯肉を根尖側に移動して骨面に適合させることにより，付着歯肉の増大が図れる

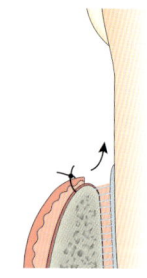

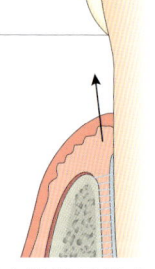

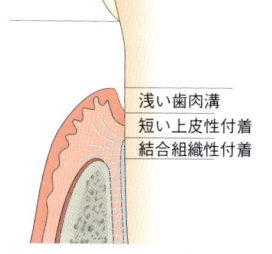

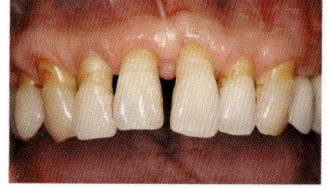

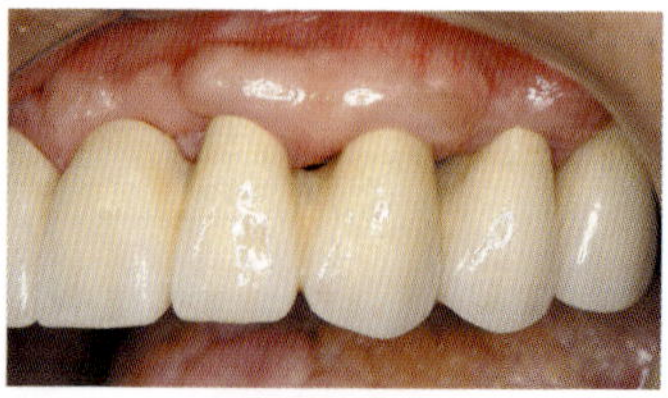

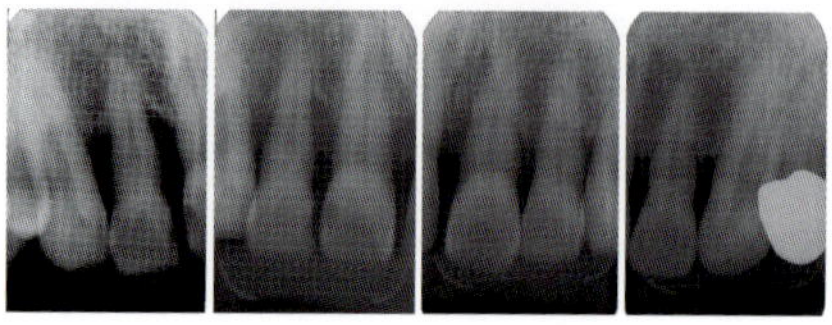

（ラベル：浅い歯肉溝／短い上皮性付着／結合組織性付着）

術後2年　MWF

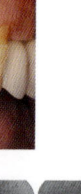

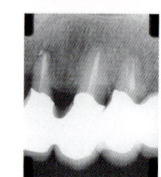

術後4年　APF

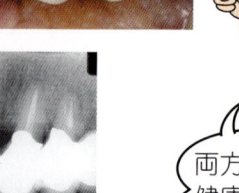

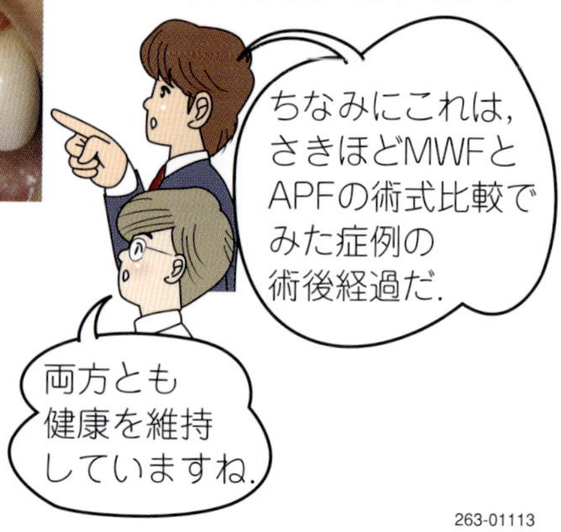

ちなみにこれは，さきほどMWFとAPFの術式比較でみた症例の術後経過だ．

両方とも健康を維持していますね．

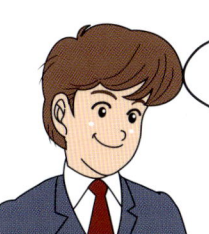

各術式の利点と欠点，適応症と禁忌症についてもまとめてみたよ．

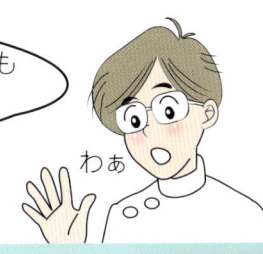

わぁ

MWF

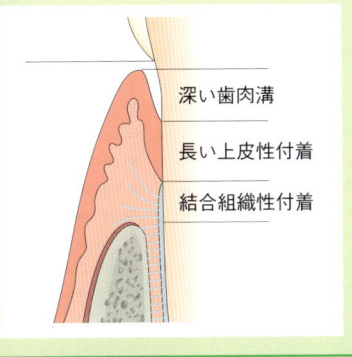

深い歯肉溝
長い上皮性付着
結合組織性付着

利点
- 組織を保存でき，審美的に有利である
- 根面の処置が容易である
- 骨の再生が期待できる
- 長い上皮性付着による治癒が起こる
- アタッチメント・ゲインが得られる

欠点
- 歯周ポケットの減少が不確かである
- 術後にクレーターが生じやすい
- 長期的に歯肉退縮を生じやすい
- 歯間部で乳頭を一次的創傷治癒となるよう縫合するのは技術的に難しい

適応症
- 中等度～重度の歯周炎（歯周ポケット約5〜8mm）
- 適切な量の角化歯肉がある場合
- 骨欠損部の再付着を期待する場合
- 審美性を考慮する部位

禁忌症（非適応症）
- 補綴物マージンを歯肉縁下に設定する場合
- 角化歯肉が3mm以内の場合

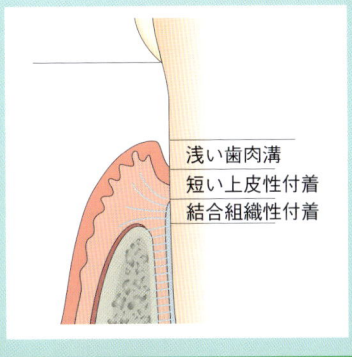

APF

浅い歯肉溝
短い上皮性付着
結合組織性付着

利点
- 歯周ポケットの除去ができる
- Biologic Widthを得ることができる
- 治癒後の辺縁歯肉の位置が安定する
- 付着歯肉を維持または増大できる

欠点
- 歯周ポケット除去の結果，根面の露出が大きくなり，知覚過敏，審美性，発音などの問題が起こる可能性がある
- 他の術式に比べ，手術によるアタッチメント・ロスがわずかに大きい
- 技術的にやや難しい

適応症
- 中等度の歯周炎（歯周ポケット約5〜6mm）
- 適切な量の角化歯肉がある場合
- 術後に予想される審美的変化を許容できる場合
- 歯肉縁下カリエスがある場合
- 歯冠長を延長したい場合
- 清掃性の高い歯周組織を得たい場合

禁忌症（非適応症）
- 手術による審美的障害が大きいと予想される場合
- 適切な角化歯肉がない場合
- 臨床歯冠-歯根比が極端に悪い場合
- 垂直性骨欠損が深すぎる場合
- 解剖学的制限がある場合

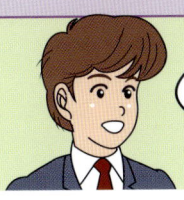

どの術式にも，利点，欠点があるんだ．適応症を見極め，欠点を最小限に抑えながら長所を最大限に生かす工夫が大切だよ．

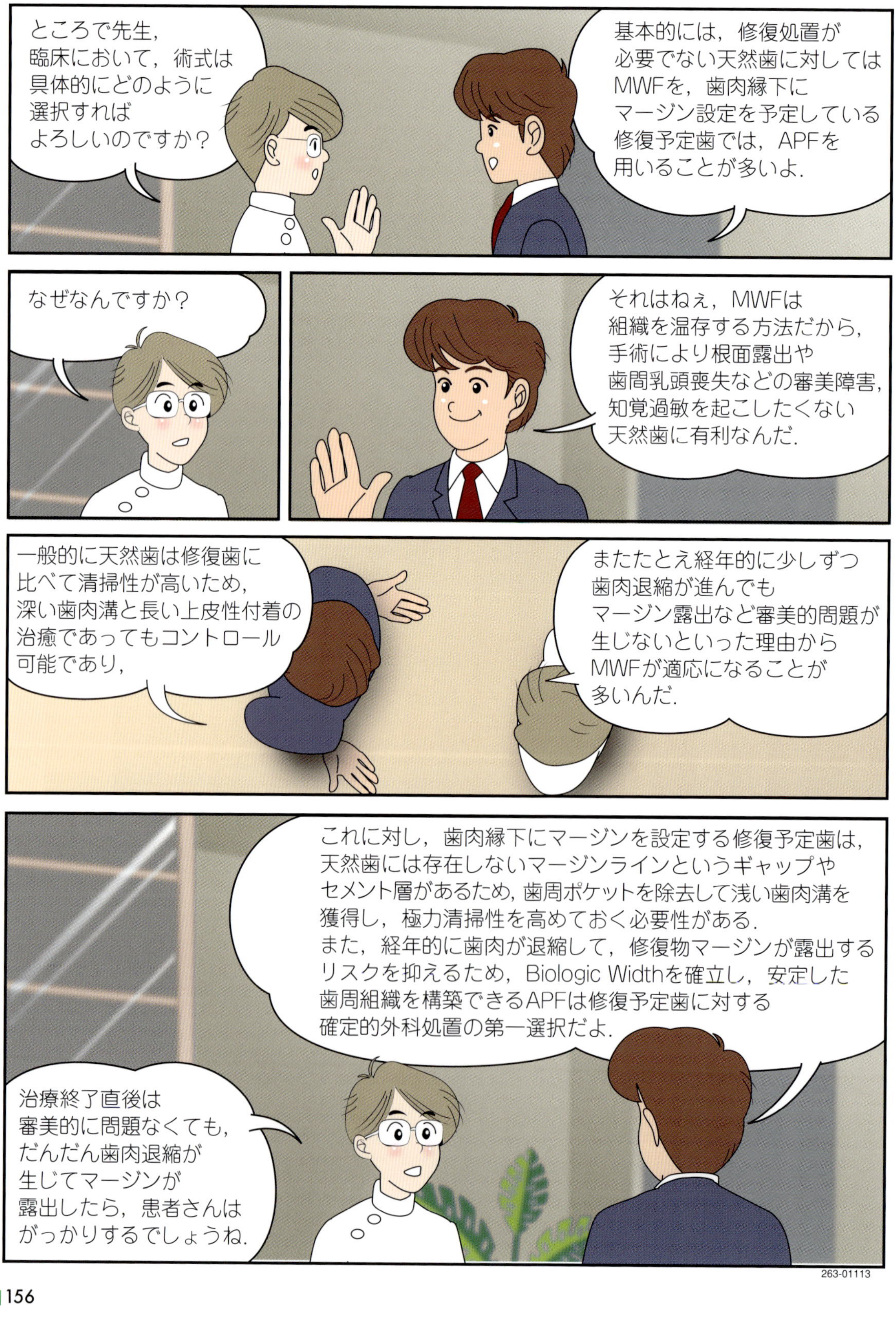
ところで先生，臨床において，術式は具体的にどのように選択すればよろしいのですか？
基本的には，修復処置が必要でない天然歯に対してはMWFを，歯肉縁下にマージン設定を予定している修復予定歯では，APFを用いることが多いよ．
なぜなんですか？
それはねぇ，MWFは組織を温存する方法だから，手術により根面露出や歯間乳頭喪失などの審美障害，知覚過敏を起こしたくない天然歯に有利なんだ．
一般的に天然歯は修復歯に比べて清掃性が高いため，深い歯肉溝と長い上皮性付着の治癒であってもコントロール可能であり，
またたとえ経年的に少しずつ歯肉退縮が進んでもマージン露出など審美的問題が生じないといった理由からMWFが適応になることが多いんだ．
これに対し，歯肉縁下にマージンを設定する修復予定歯は，天然歯には存在しないマージンラインというギャップやセメント層があるため，歯周ポケットを除去して浅い歯肉溝を獲得し，極力清掃性を高めておく必要性がある．また，経年的に歯肉が退縮して，修復物マージンが露出するリスクを抑えるため，Biologic Widthを確立し，安定した歯周組織を構築できるAPFは修復予定歯に対する確定的外科処置の第一選択だよ．
治療終了直後は審美的に問題なくても，だんだん歯肉退縮が生じてマージンが露出したら，患者さんはがっかりするでしょうね．

263-01113

そのとおり．
今，先生が言ってくれたような症例がこれだよ．APFのほうは安定しているだろう．

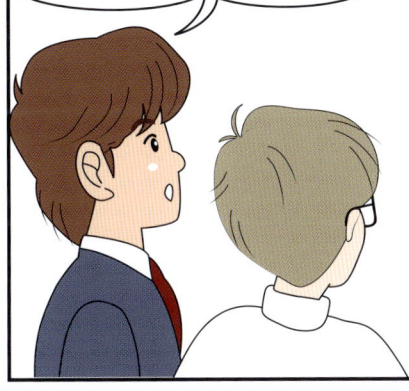

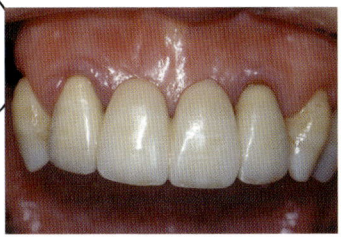

MWFを行い修復処置を行ったが，治癒後3年で|2に歯肉退縮によるマージン露出が生じた．また2|には歯肉の炎症もみられる．深い歯肉溝，長い上皮性付着により歯肉辺縁の位置の不安定さが露呈したといえる

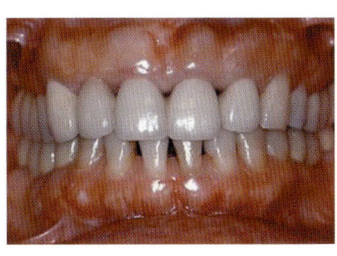

APFを行い，修復処置後7年の状態．歯肉退縮や炎症などは認めず，歯周組織は安定している

ただし，APFは歯冠が長くなるので，上顎前歯部などの審美領域に対しては，注意が必要な場合があるよ．
角化歯肉や骨が十分存在すれば，MWFで対応しても長期的な安定が得られることがあるので，患者さんとともに利点，欠点やその予後について十分検討して選択することが大切だよ．

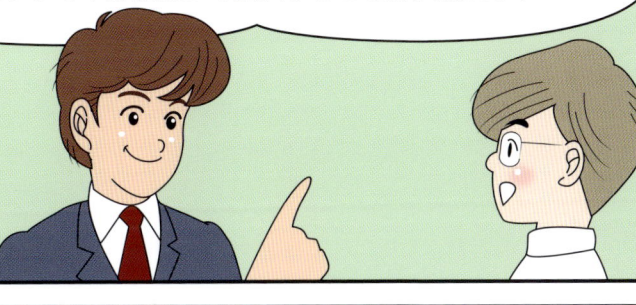

はい，心得ておきます．

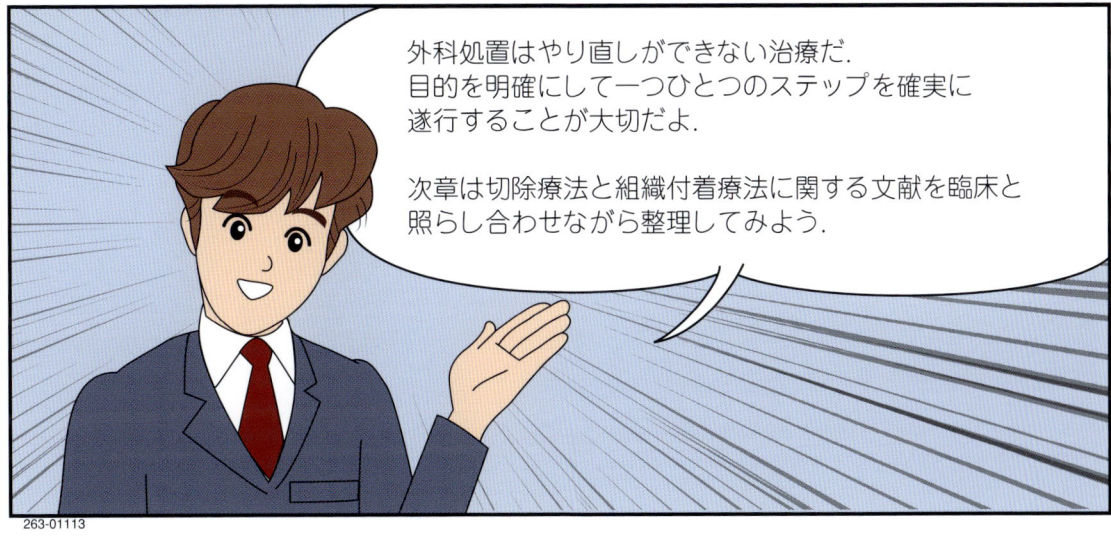

外科処置はやり直しができない治療だ．
目的を明確にして一つひとつのステップを確実に遂行することが大切だよ．

次章は切除療法と組織付着療法に関する文献を臨床と照らし合わせながら整理してみよう．

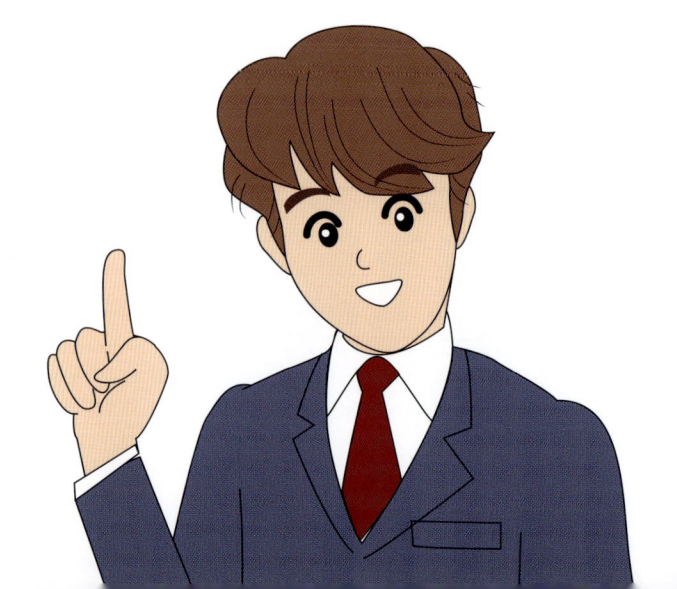

第13章

歯周外科処置の基本 4
深い歯周ポケットへの対応 ―文献的考察―

前章で，深い歯周ポケットに対して行うMWF（Modified Widman Flap）やAPF（Apically Positioned Flap）の術式や術後の治癒形態，利点，欠点を見てきた．本章では，これらの裏づけとなる文献について検討してみよう．

第13章 歯周外科処置の基本4　深い歯周ポケットへの対応　—文献的考察—

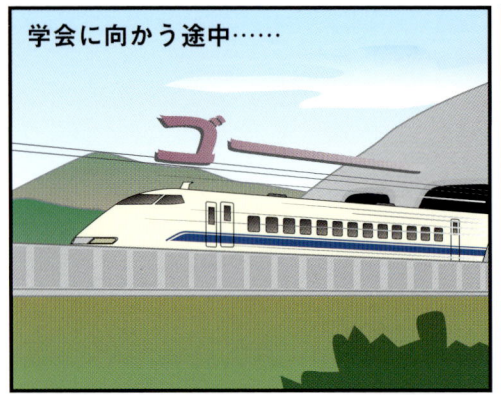

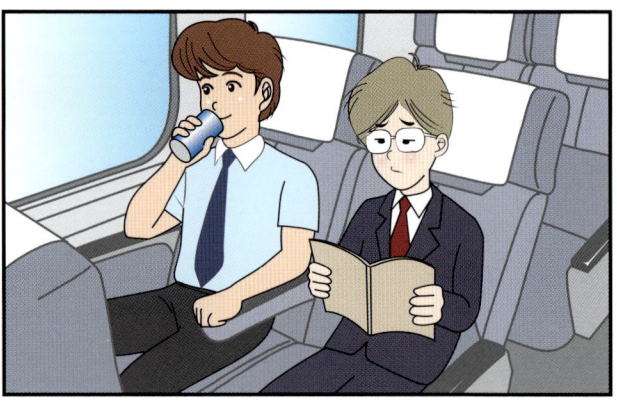

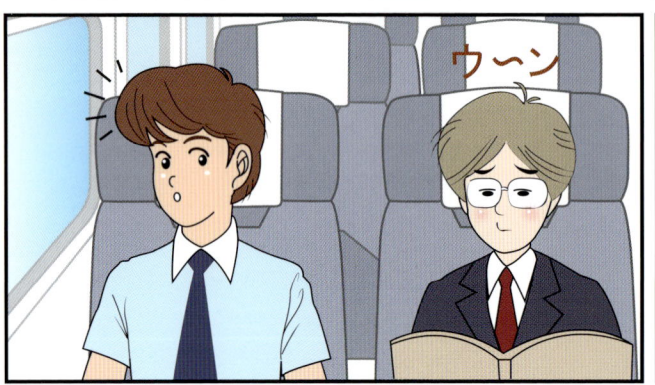

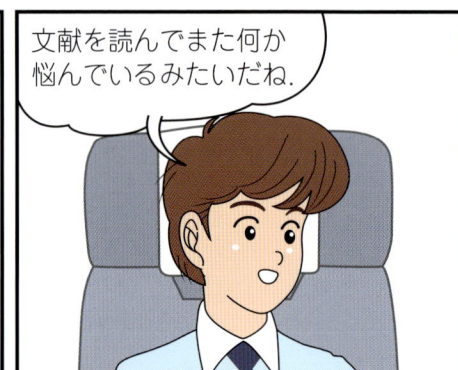

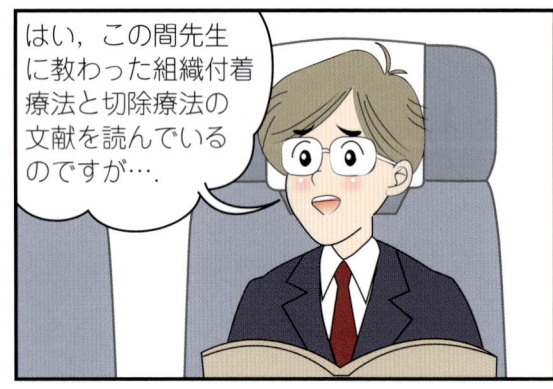

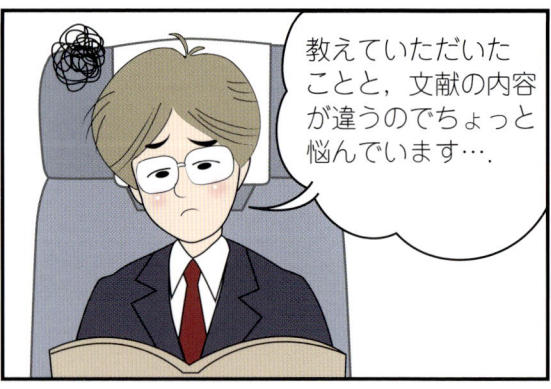

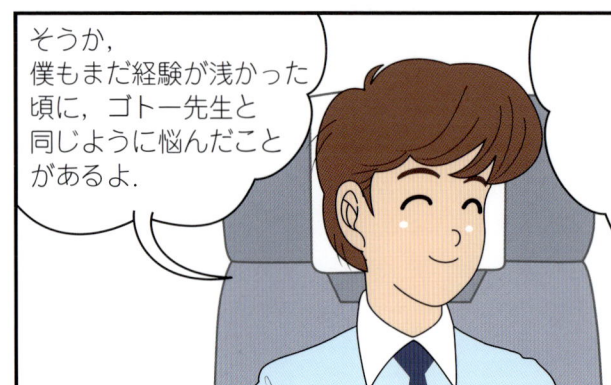

はい，持ってきています．
これがそうです．

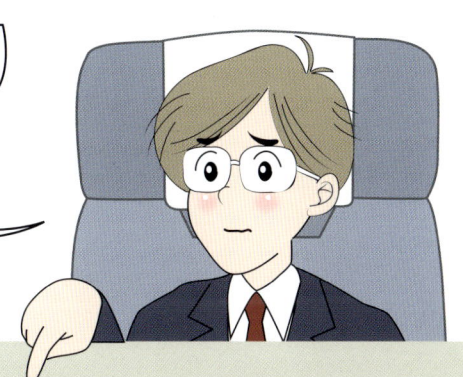

Dimensional alteration of the periodontal tissue following therapy.
Lindhe J, Socransky SS, Nyman S, Westfelt E:
Int J Perio Rest Dent, **7**(2) : 9-21, 1987.

目　的　中等度から重度の歯周疾患を数種類の術式で治療した結果，患者の歯周組織に起こった寸法変化を調べ比較検討する．

方　法　・被験者：39名
　　　　・処　置：Split Mouth Technique で無作為に6種類の術式で処置
　　　　・術　式：SC/RP のみ
　　　　　　　　　SC/RP+Gingivectomy
　　　　　　　　　SC/RP+APF without Bone Recontouring
　　　　　　　　　SC/RP+APF with Bone Rccountouring
　　　　　　　　　SC/RP+MWF without Bone Recontouring
　　　　　　　　　SC/RP+MWF with Bone Recontouring
　　　　・測定項目：プラークスコア，プロービング時の出血の有無（BOP），歯肉指数（GI），
　　　　　　　　　　歯周ポケット深さ（PD），臨床的アタッチメントレベル（CAL），歯肉退縮
　　　　・期　間：6カ月

結　果　・本研究で選択した6つの術式による歯周治療の結果には差が見られなかった
　　　　・術式に関係なく，ほとんどの部位で浅い歯肉溝（4mm以下）を獲得
　　　　・術前の歯周ポケットの浅いものでは付着の喪失を，深かったものでは付着の獲得を認めた
　　　　・歯肉退縮は術前の歯周ポケットの深いもののほうが大きかった
　　　　・歯周ポケットの深い部位では，骨切除を併用した場合，併用しなかった場合に比べて歯肉退縮が大きかった

考　察　Gingival Curettage や MWF の治療結果と Gingivectomy や APF の治療結果を比較した場合，術後の歯肉退縮の量や歯周ポケットの深さに大きな差があるという説には疑問がある．

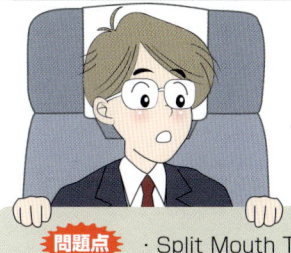

で，これがこの文献の問題点です．

問題点
・Split Mouth Techniqueを採用（術式の適応に問題）
・期間が6カ月（処置結果を検討するには短かすぎる）
・処置後の観察期間（6カ月）を通じて2週間に1度のメインテナンス（実際の臨床との隔たり）
・再評価時にBOPが見られた5%の部位を除外（被験歯の偏り）
・平均値による分析（変化の大きな被験歯の結果がわからない）

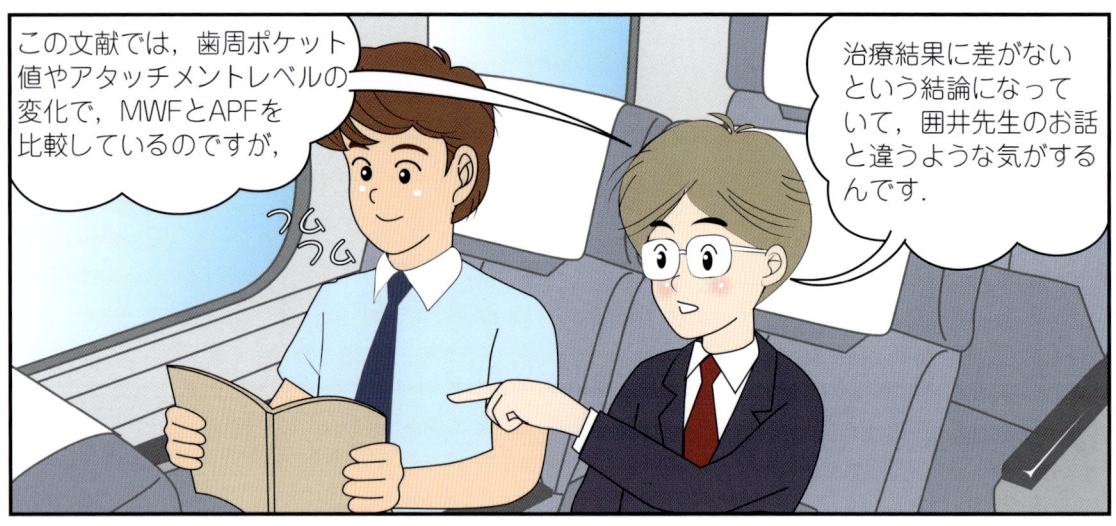

第13章 歯周外科処置の基本 4 深い歯周ポケットへの対応 ―文献的考察―

この文献では，歯周ポケット値やアタッチメントレベルの変化で，MWFとAPFを比較しているのですが，

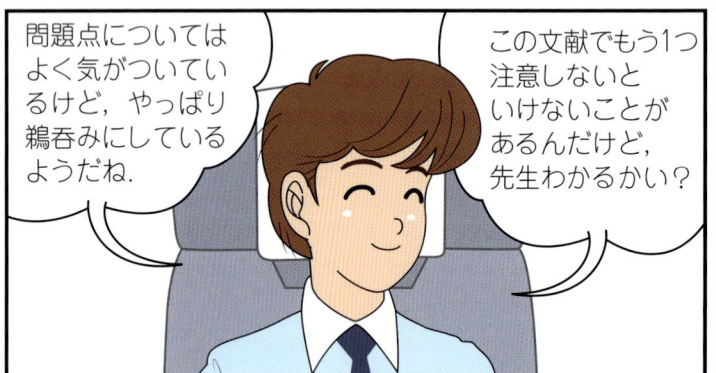

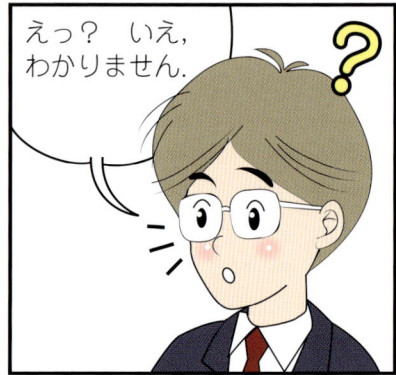

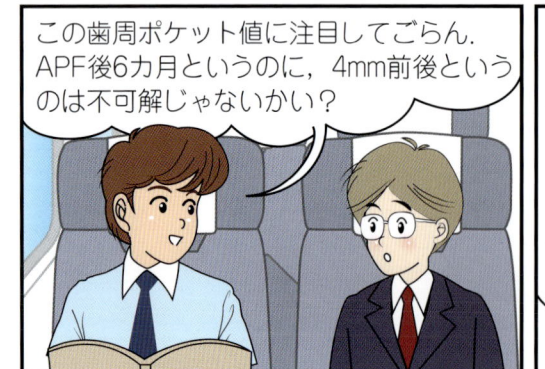

治療結果に差がないという結論になっていて，囲井先生のお話と違うような気がするんです．

問題点についてはよく気がついているけど，やっぱり鵜呑みにしているようだね．

この文献でもう1つ注意しないといけないことがあるんだけど，先生わかるかい？

えっ？ いえ，わかりません．

この歯周ポケット値に注目してごらん．APF後6カ月というのに，4mm前後というのは不可解じゃないかい？

あっ，そういえば，そうですね．
術後の歯周ポケット値が少し大きいように思います．
先日の症例では，術後1〜2mm程度でした．

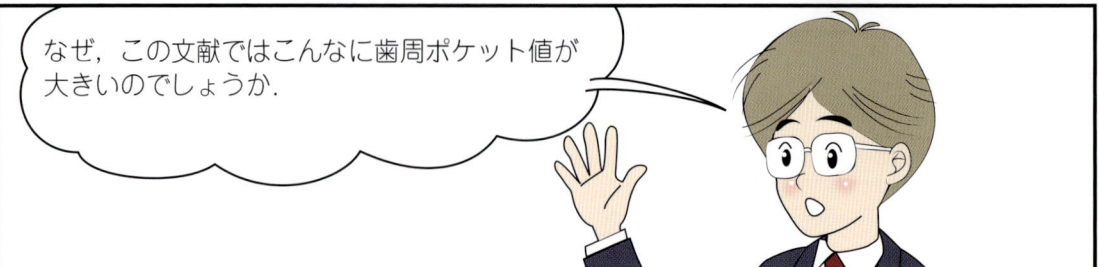

なぜ，この文献ではこんなに歯周ポケット値が大きいのでしょうか．

それを説明するために、ちょっとこの写真を見てくれるかい？

どちらも歯周ポケットに対する処置としてAPFを行っているんだが、左は部分層弁、右は全層弁を用いているんだ．

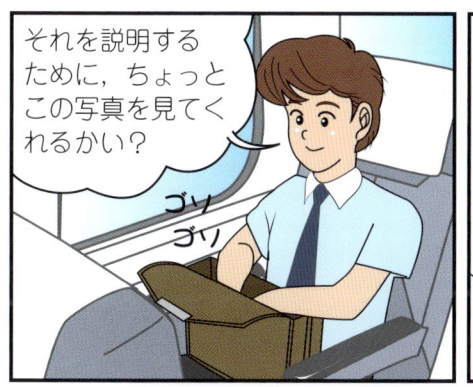

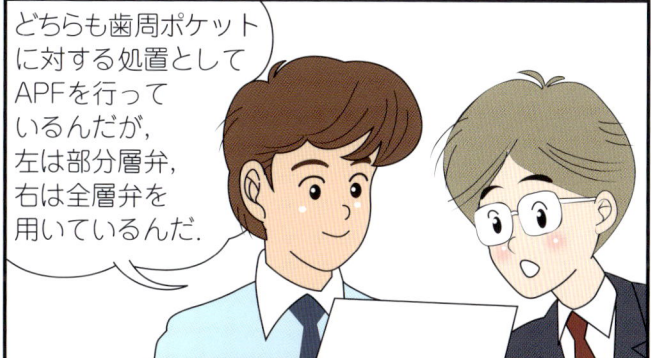

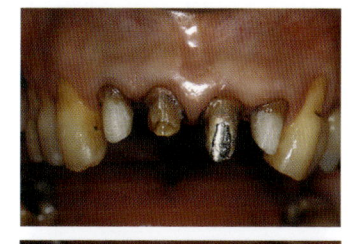

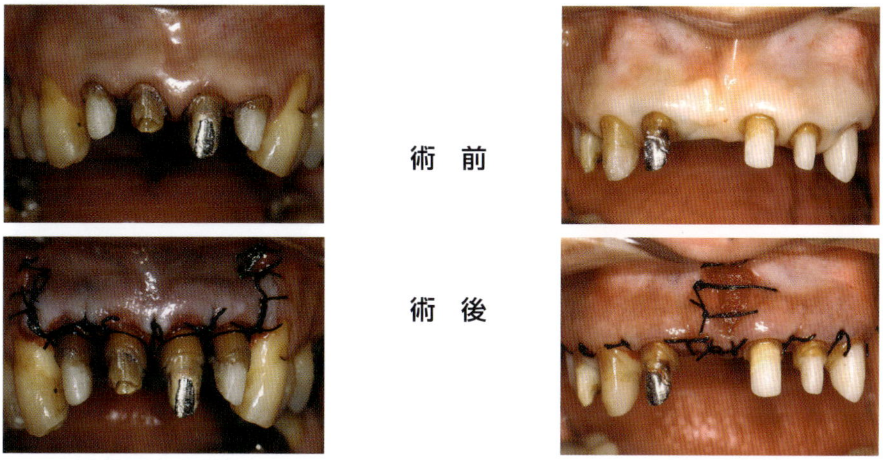

術　前

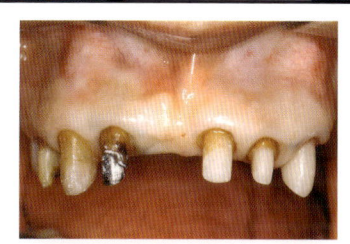

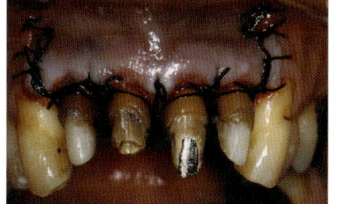

術　後

部分層弁を利用

全層弁を利用

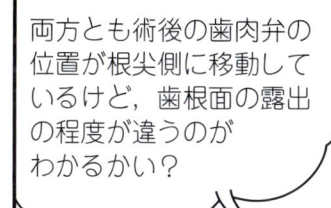

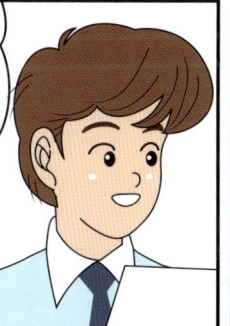

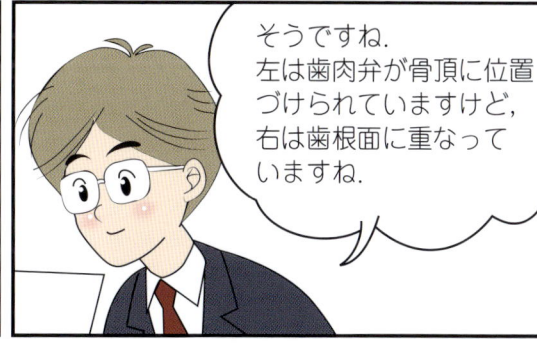

両方とも術後の歯肉弁の位置が根尖側に移動しているけど、歯根面の露出の程度が違うのがわかるかい？

そうですね．左は歯肉弁が骨頂に位置づけられていますけど、右は歯根面に重なっていますね．

そうなんだ．それでも両方とも歯肉弁を根尖側に移動させている．つまり広い意味ではどちらも「APF」といえるんだよ．

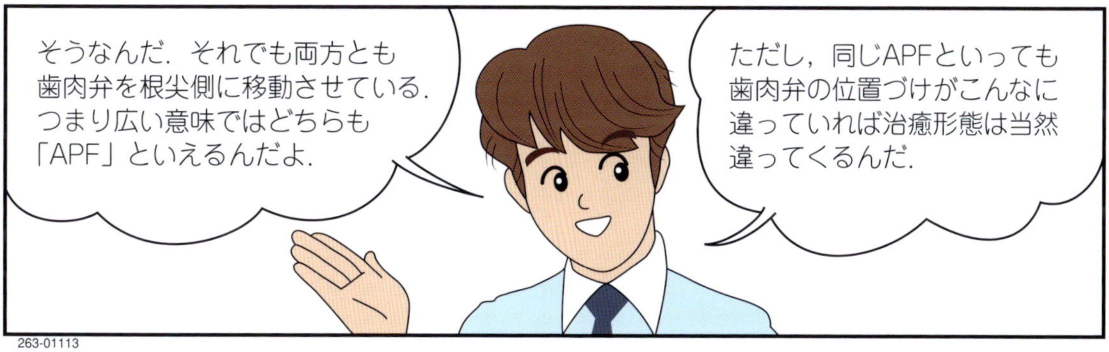

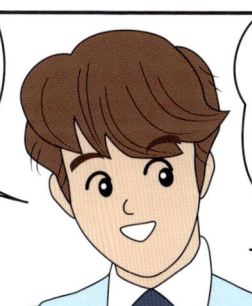

ただし、同じAPFといっても歯肉弁の位置づけがこんなに違っていれば治癒形態は当然違ってくるんだ．

全層弁によるAPFと部分層弁によるAPFの違い

全層弁によるAPF
（弁は歯根面に重なっている）

部分層弁によるAPF
（弁は骨頂に位置づけられている）

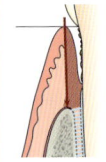

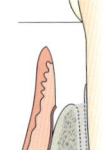

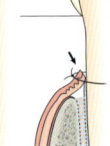

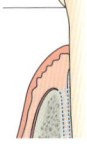

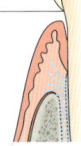

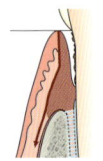

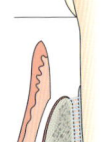

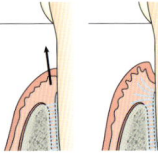

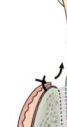

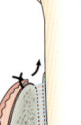

あれっ？ 全層弁のAPFは，なんだかMWFの治癒形態と似てますね．

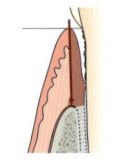

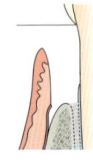

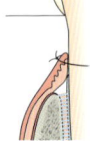

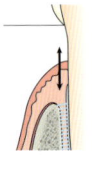

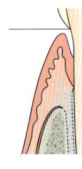

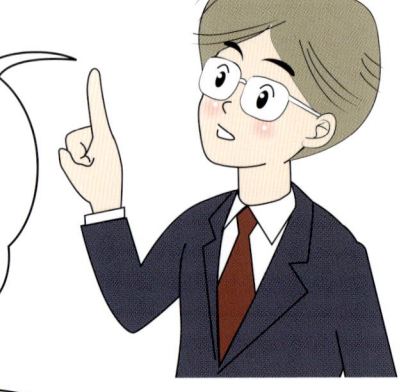

MWFの治癒形態

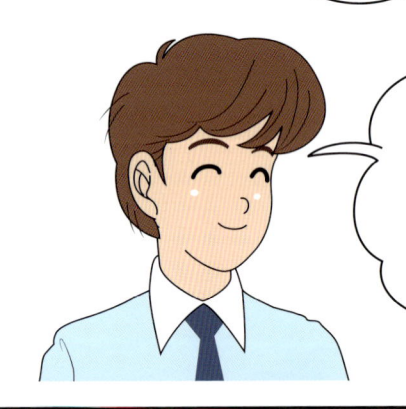

そうなんだ．全層弁によるAPFではMWFとほとんど同じ治癒形態，つまり長い上皮性付着と深い歯肉溝になることが予測されるんだ．

そうか…．それでこの文献では歯周ポケット値がAPF後に4mm前後になったのかもしれないですね．

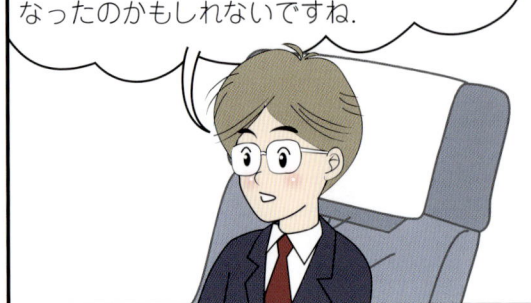

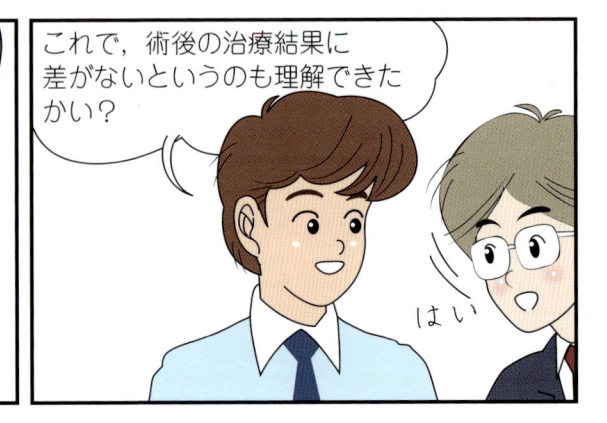

これで，術後の治療結果に差がないというのも理解できたかい？

はい

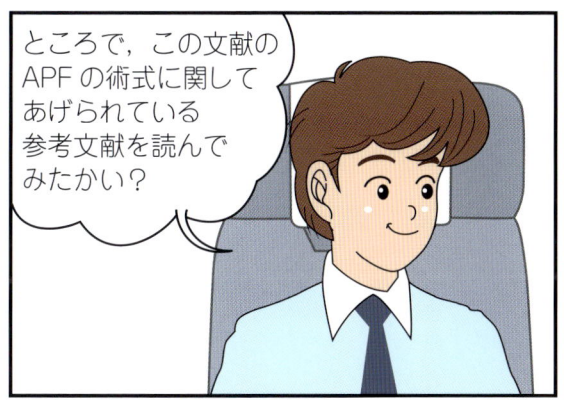

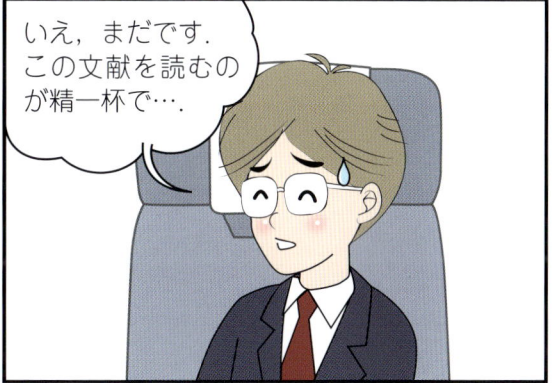

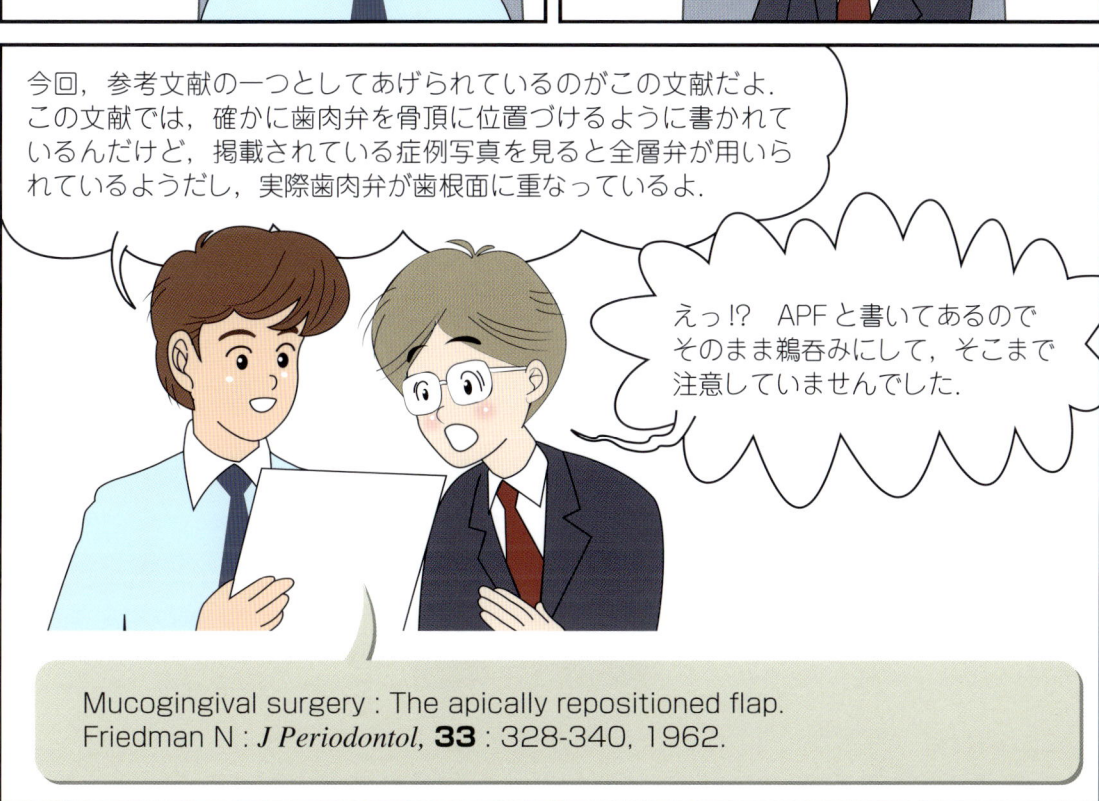

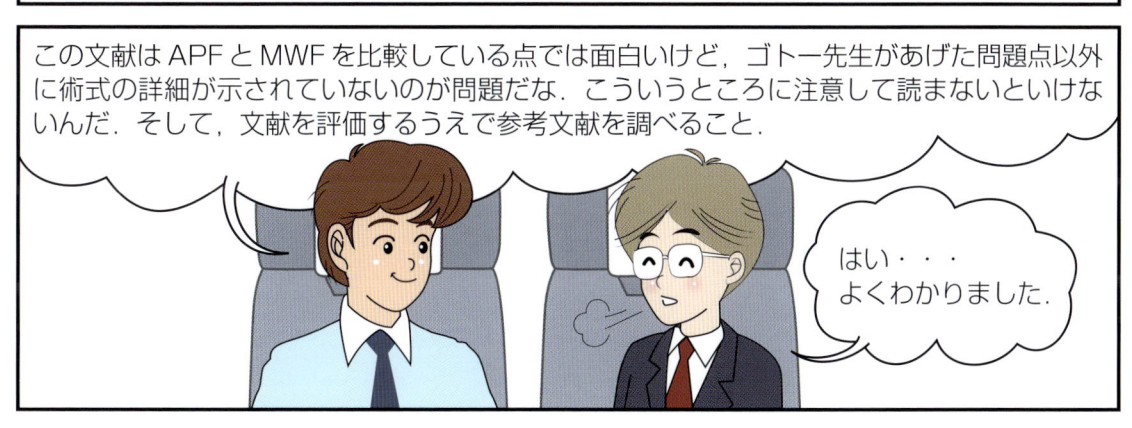

ところで，この文献のAPFの術式に関してあげられている参考文献を読んでみたかい？

いえ，まだです．この文献を読むのが精一杯で…．

今回，参考文献の一つとしてあげられているのがこの文献だよ．この文献では，確かに歯肉弁を骨頂に位置づけるように書かれているんだけど，掲載されている症例写真を見ると全層弁が用いられているようだし，実際歯肉弁が歯根面に重なっているよ．

えっ!?　APFと書いてあるのでそのまま鵜呑みにして，そこまで注意していませんでした．

Mucogingival surgery : The apically repositioned flap.
Friedman N : *J Periodontol*, **33** : 328-340, 1962.

この文献はAPFとMWFを比較している点では面白いけど，ゴトー先生があげた問題点以外に術式の詳細が示されていないのが問題だな．こういうところに注意して読まないといけないんだ．そして，文献を評価するうえで参考文献を調べること．

はい・・・よくわかりました．

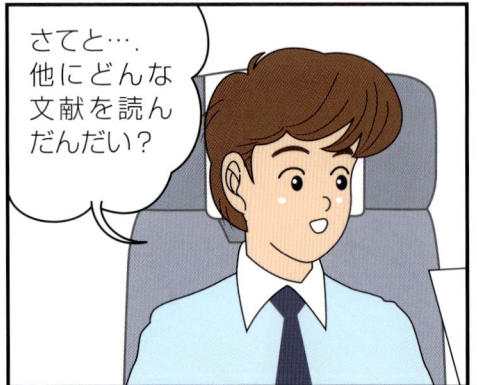

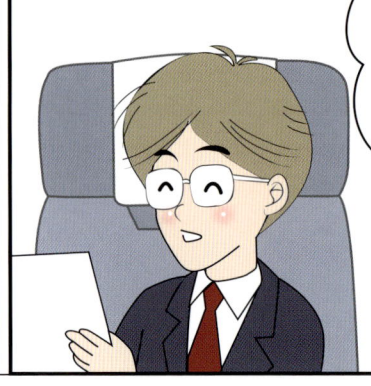

第13章 歯周外科処置の基本4　深い歯周ポケットへの対応　—文献的考察—

> さてと…．他にどんな文献を読んだんだい？

> はい，Dr.Zametの文献を読みましたが，このように報告されています．

A comparative clinical study of three periodontal surgical techniques.
Zamet JS：
J Clin Periodontol, **2**：87-97, 1975.

目　的　一般的にポケット除去に用いられる3種類の処置方法の治療結果について臨床的に比較検討する．

方　法
- 被験者：40名
- 処　置：Split Mouth Techniqueにより3種類の術式による処置
- 術　式：Subgingival Curettage
  Replaced Flap…全層弁（可及的に元の位置に戻す）骨外科処置なし
  APF…全層弁（骨頂に位置づけ）骨外科処置を含む
  処置なし…コントロール群：初期治療のみ
- 測定項目：プラーク指数（PI），歯肉指数（GI），歯周ポケット深さ（PD），アタッチメントレベル（CAL），組織形態（Tissue Contours）
- 期　間：4カ月

結　果
- 3種類の術式すべてで歯周ポケットの深さが有意に減少した
  APFが一番良好な結果でReplaced Flapと比べても減少量は有意に大きかった
  APF：3.48mm→1.89mm，Replaced Flap：3.47mm→2.44mm
- CALの変化量は3種類の術式間で差はわずかであった
  ポケット除去に最も有効な方法としてAPFを選択することについて，CALの変化量は影響しない
- 処置後の歯周組織形態もAPFが一番良好であった

考　察　歯周治療の目的の一つひとつであるポケット除去，浅い歯肉溝の獲得に対し，骨外科処置を伴うAPFは他の処置法よりも有用であると思われる．

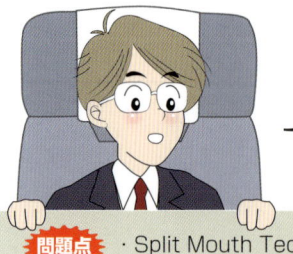

> この文献の問題点は，以下のとおりです．

問題点
- Split Mouth Techniqueを採用（術式の適応に問題）
- 期間が4カ月（処置結果を検討するには短かすぎる）
- 平均値による分析（変化の大きな被験歯の被覆）

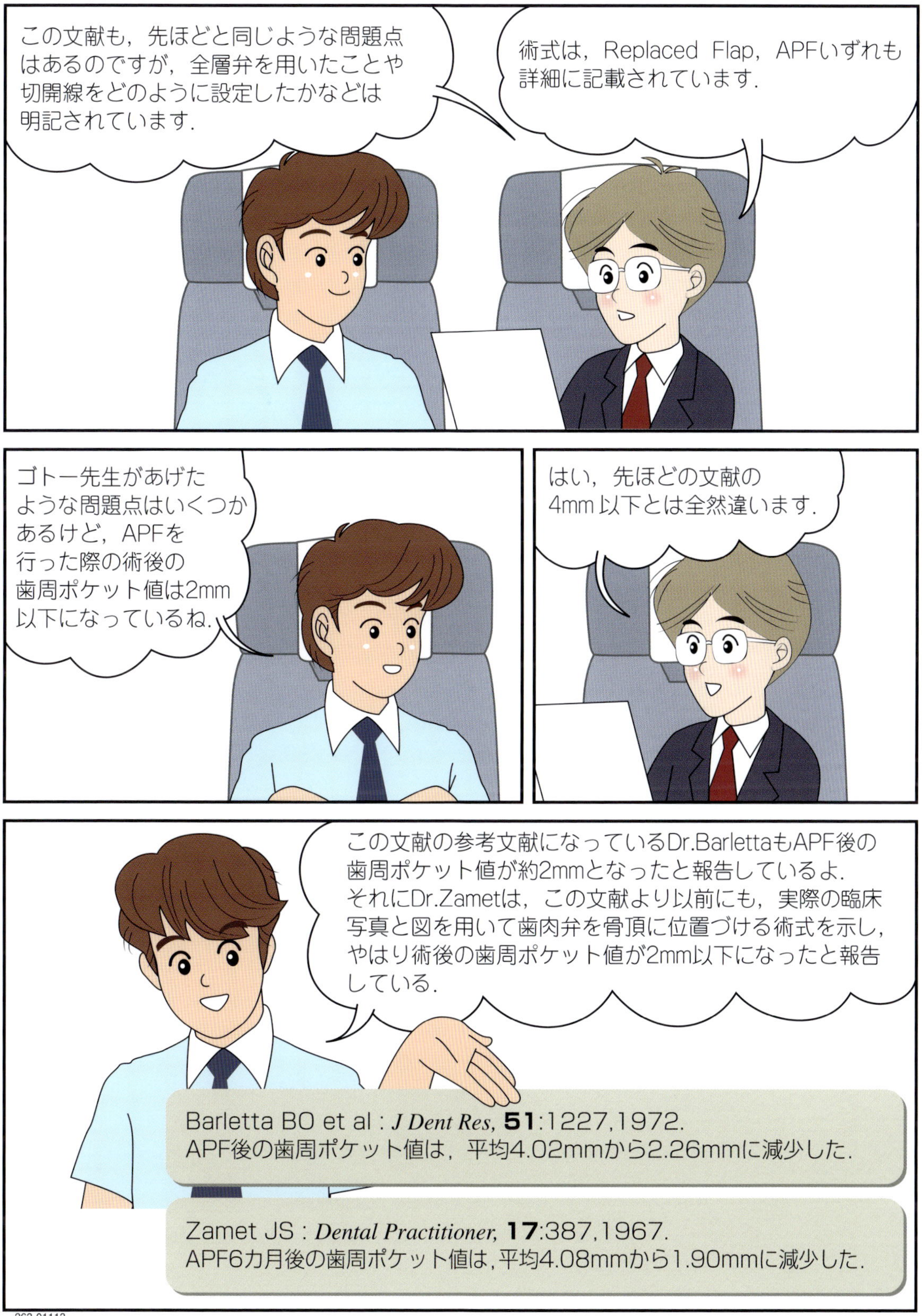
この文献も，先ほどと同じような問題点はあるのですが，全層弁を用いたことや切開線をどのように設定したかなどは明記されています．
術式は，Replaced Flap，APFいずれも詳細に記載されています．
ゴトー先生があげたような問題点はいくつかあるけど，APFを行った際の術後の歯周ポケット値は2mm以下になっているね．
はい，先ほどの文献の4mm以下とは全然違います．
この文献の参考文献になっているDr.BarlettaもAPF後の歯周ポケット値が約2mmとなったと報告しているよ．それにDr.Zametは，この文献より以前にも，実際の臨床写真と図を用いて歯肉弁を骨頂に位置づける術式を示し，やはり術後の歯周ポケット値が2mm以下になったと報告している．
Barletta BO et al : *J Dent Res,* **51**:1227,1972.
APF後の歯周ポケット値は，平均4.02mmから2.26mmに減少した．
Zamet JS : *Dental Practitioner,* **17**:387,1967.
APF6カ月後の歯周ポケット値は，平均4.08mmから1.90mmに減少した．

263-01113

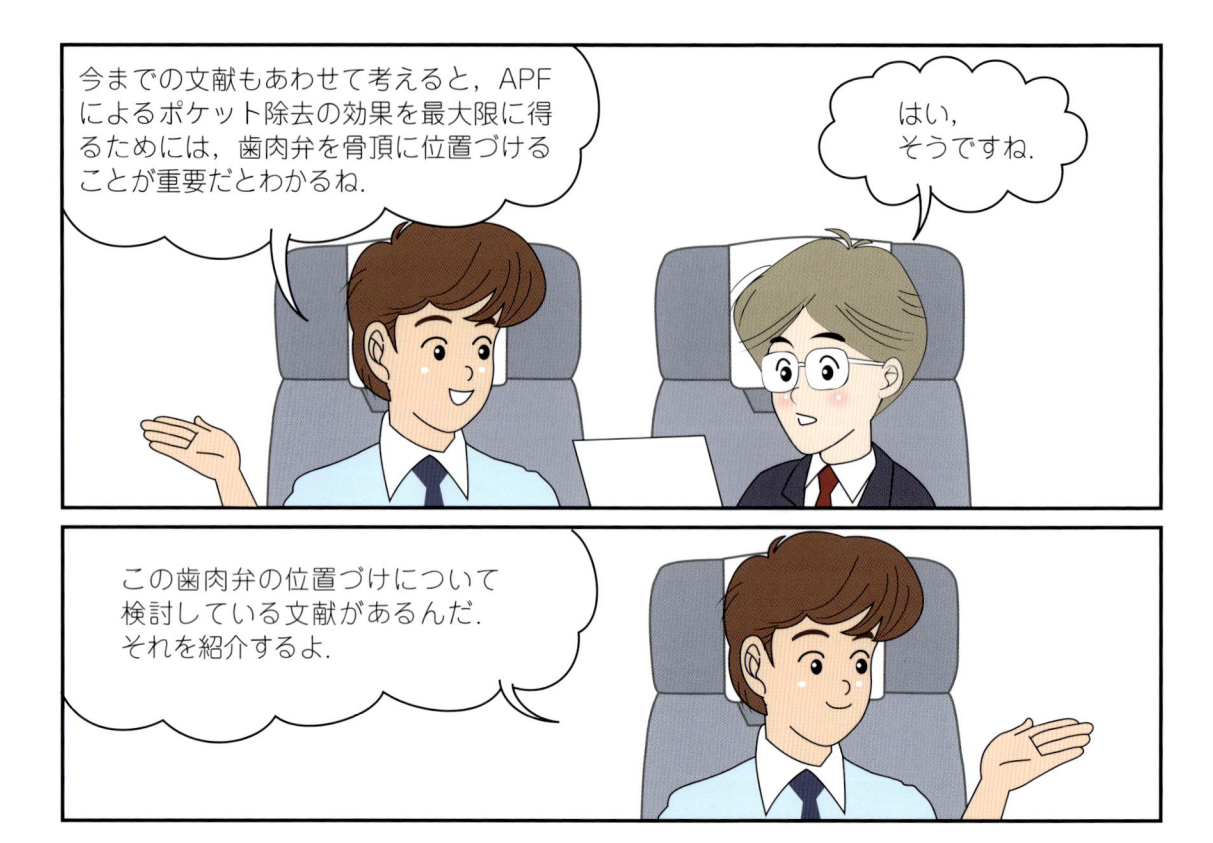

第13章 歯周外科処置の基本4　深い歯周ポケットへの対応　―文献的考察―

今までの文献もあわせて考えると，APFによるポケット除去の効果を最大限に得るためには，歯肉弁を骨頂に位置づけることが重要だとわかるね．

はい，そうですね．

この歯肉弁の位置づけについて検討している文献があるんだ．それを紹介するよ．

The effect of post-surgical flap placement on probing depth and attachment level : A 2 years longitudinal study.

Machtei E, Ben-Yehouda A :
J Periodontol, **65**(9):855-858, 1994.

目　的　中等度から重度の歯周疾患患者の5mm以上の歯周ポケットに対する外科処置について，歯肉弁を戻す位置による治癒様式の違いについて比較検討する．

方　法　・被験者：12名（186歯）
　　　　・測定項目：外科処置直後の歯肉辺縁から骨頂までの距離（SD）
　　　　　　　　　　骨頂への位置づけを0mmとする
　　　　　　　　　　外科処置2年後のプロービング値（PD）
　　　　　　　　　　外科処置2年後のアタッチメントレベル（CAL）
　　　　・期　間：2年

結　果　・歯肉弁を戻す位置が歯冠側になるほど，より深い歯肉溝が残った
　　　　・アタッチメントロスの大きさは，歯肉弁を戻す位置とは関係がなかった

考　察　歯周治療後に残存する深い歯周ポケットは，歯周疾患再発の危険因子の一つであるため，歯周治療後の健康な状態を維持するうえでPDを浅くすることが重要である．そのためポケット除去を目的とした外科処置では，Flapの位置を骨頂付近（本研究では，骨頂から3mm以内）に位置づけることが重要であると思われる．

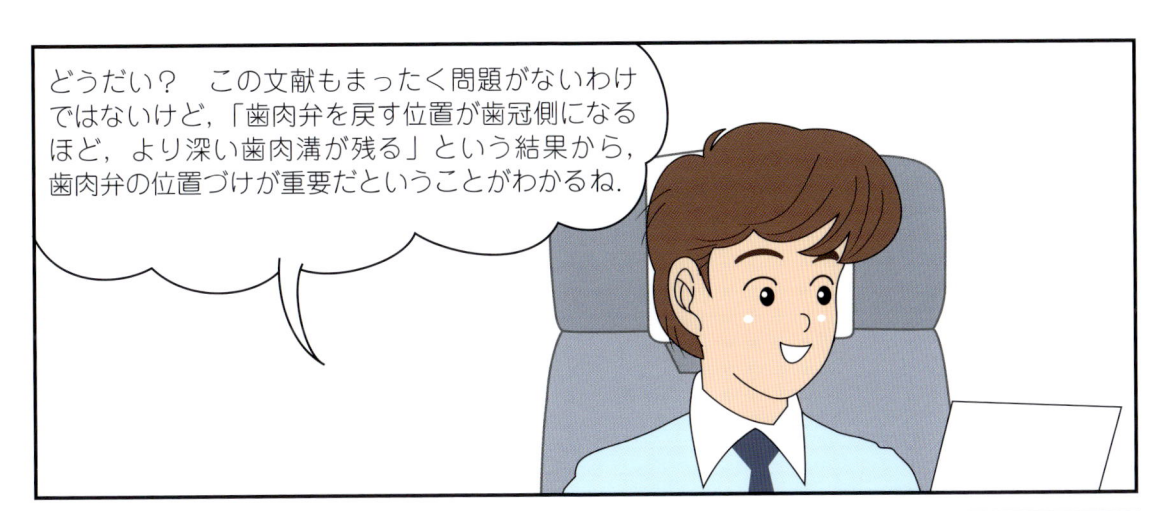

どうだい？　この文献もまったく問題がないわけではないけど，「歯肉弁を戻す位置が歯冠側になるほど，より深い歯肉溝が残る」という結果から，歯肉弁の位置づけが重要だということがわかるね．

はい．APFを行う際には，歯肉弁を骨頂に近づけることが，歯周ポケットを浅くするためのポイントといえますね．

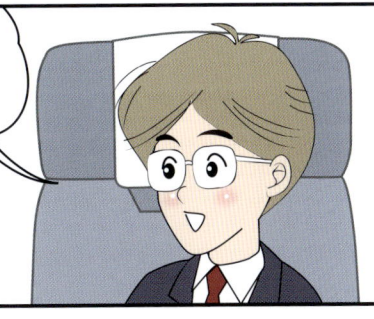

ただし，全層弁の場合，歯肉弁の位置づけが難しいんだ．これは前回実習でうまくいかなかったのを覚えているよね．

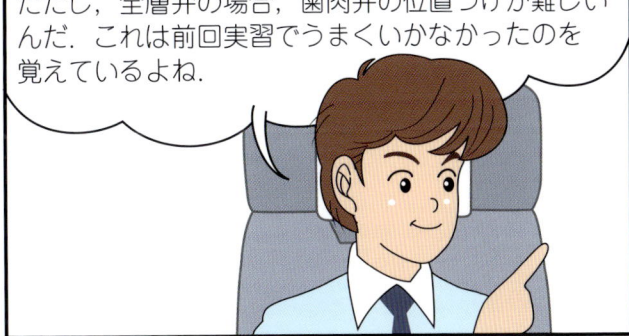

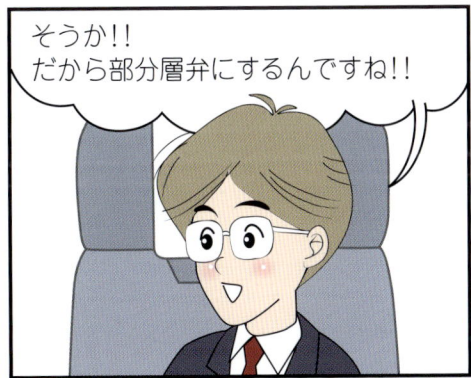

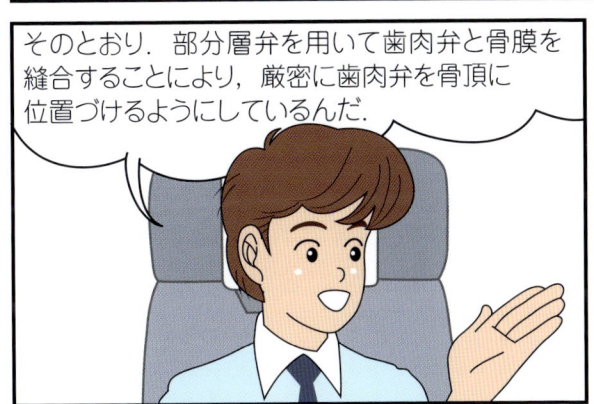

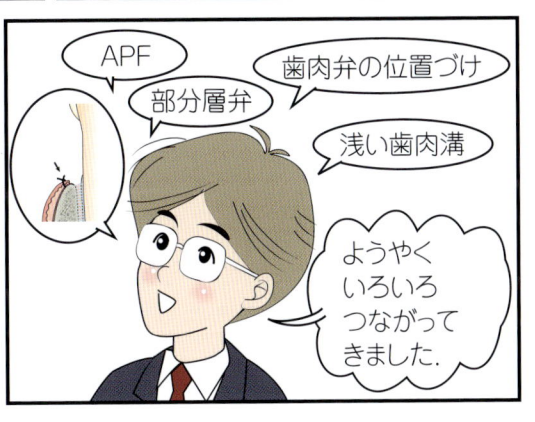

そうか！！だから部分層弁にするんですね！！

そのとおり．部分層弁を用いて歯肉弁と骨膜を縫合することにより，厳密に歯肉弁を骨頂に位置づけるようにしているんだ．

APF
部分層弁
歯肉弁の位置づけ
浅い歯肉溝

ようやくいろいろつながってきました．

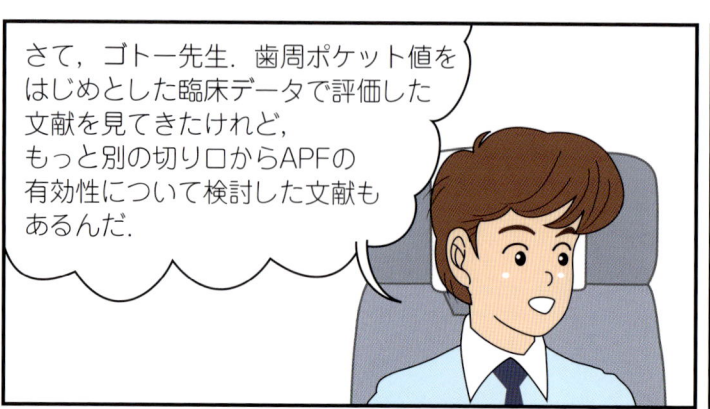

第13章 歯周外科処置の基本4　深い歯周ポケットへの対応　―文献的考察―

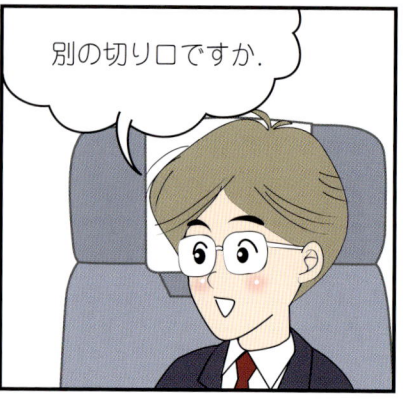

> さて，ゴトー先生．歯周ポケット値をはじめとした臨床データで評価した文献を見てきたけれど，もっと別の切り口からAPFの有効性について検討した文献もあるんだ．

> 別の切り口ですか．

> 歯周病は*P. Gingivalis*などの「歯周病菌」が原因だ．APFを行うことで，これらの細菌がどうなるかを検討した文献があるんだ．

> その文献も入ってるんですか．魔法のカバンですね‥‥．

The effect of apically repositioned flap surgery on clinical parameters and the composition of the subgingival microbiota : 12-month data.

Levy RM, Giannobile WV, Feres M, Haffajee AD, Smith C, Socransky SS :
Int J Perio Rest Dent, **22**(3):209-219, 2002.

目　的　歯肉弁根尖側移動術（APF）による臨床的・細菌学的な効果を調べる（術後12カ月）

方　法
- 被験者：18名
- 術　式：初期治療から3カ月後，歯周ポケット値が4mm以上の部位に対してAPFを行う（歯肉辺縁を骨頂に位置づけ）
- 評　価：外科処置後3，6，9，12カ月に臨床的，細菌学的に評価

結　果
- 歯周ポケットの深さ，歯肉発赤，プロービング時の出血
　　APFを行った部位のほうが初期治療のみの部位と比較して有意に改善していた
- 細菌学的検査 … DNAプローブを用い，40種類の細菌について検査
　　初期治療のみの場合：16種類の細菌の減少
　　初期治療後APFを行った場合：19種類の細菌の減少　が認められた
　☆初期治療のみの部位でも，APFを行った後のほうが細菌の減少が著明であった
　☆特に歯周疾患に強く関与していると考えられている*P.gingivalis, B. Forsythus,T.Denticola*の減少を認めた

考　察　APFによる歯周ポケットの深さの減少およびそれに関連した歯周病原因菌の減少は，歯周組織の安定性を維持するうえで重要であると思われる．

この文献はAPFの有効性について臨床パラメータだけでなく，細菌学的な立場から客観的に評価しているんだ．

APFで浅い歯肉溝ができると，清掃しやすいだけでなく，実際に細菌が生息しにくい環境になっているんですね．

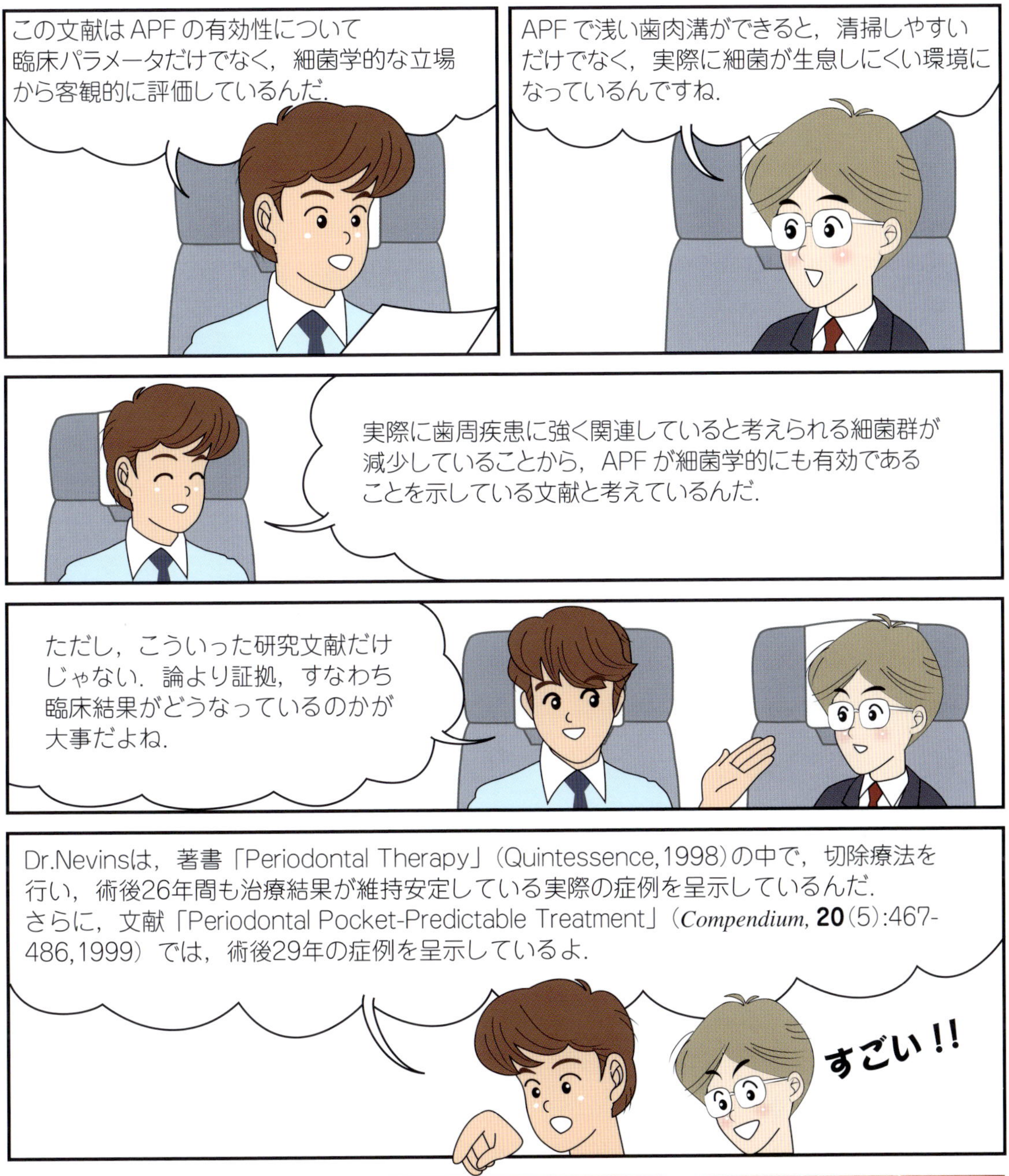

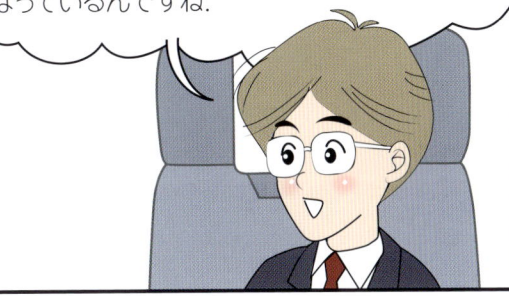

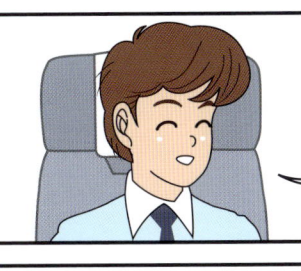

実際に歯周疾患に強く関連していると考えられる細菌群が減少していることから，APFが細菌学的にも有効であることを示している文献と考えているんだ．

ただし，こういった研究文献だけじゃない．論より証拠，すなわち臨床結果がどうなっているのかが大事だよね．

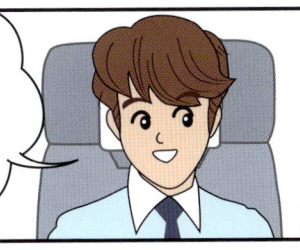

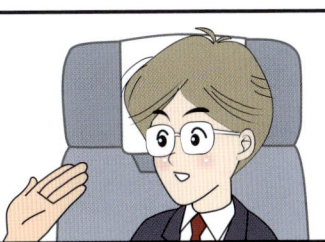

Dr.Nevinsは，著書「Periodontal Therapy」（Quintessence, 1998）の中で，切除療法を行い，術後26年間も治療結果が維持安定している実際の症例を呈示しているんだ．さらに，文献「Periodontal Pocket-Predictable Treatment」（*Compendium*, **20**(5):467-486, 1999）では，術後29年の症例を呈示しているよ．

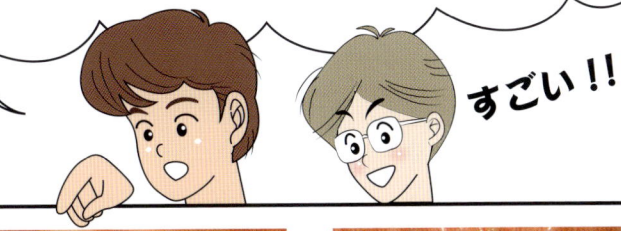

すごい!!

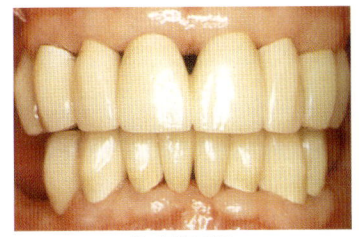

治療終了時 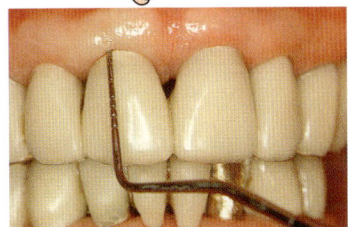　　　術後18年 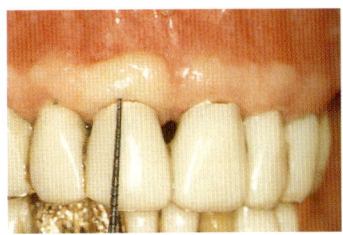　　　術後26年

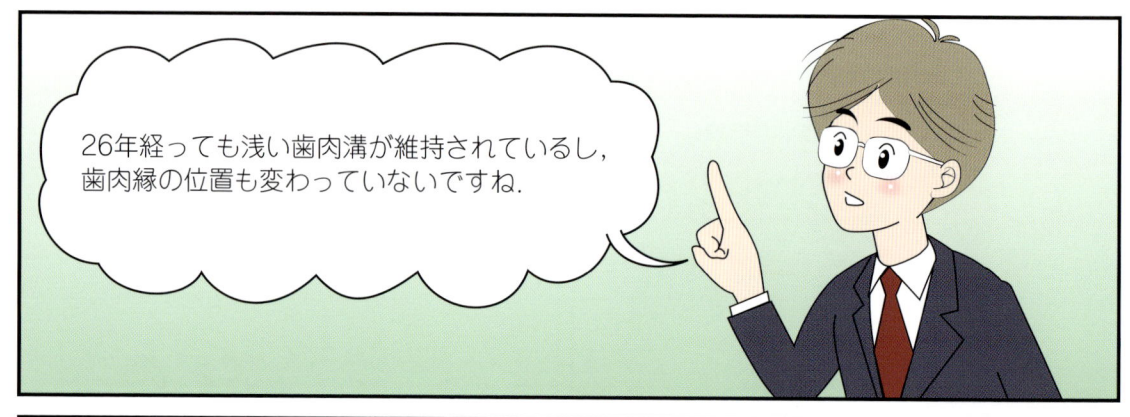

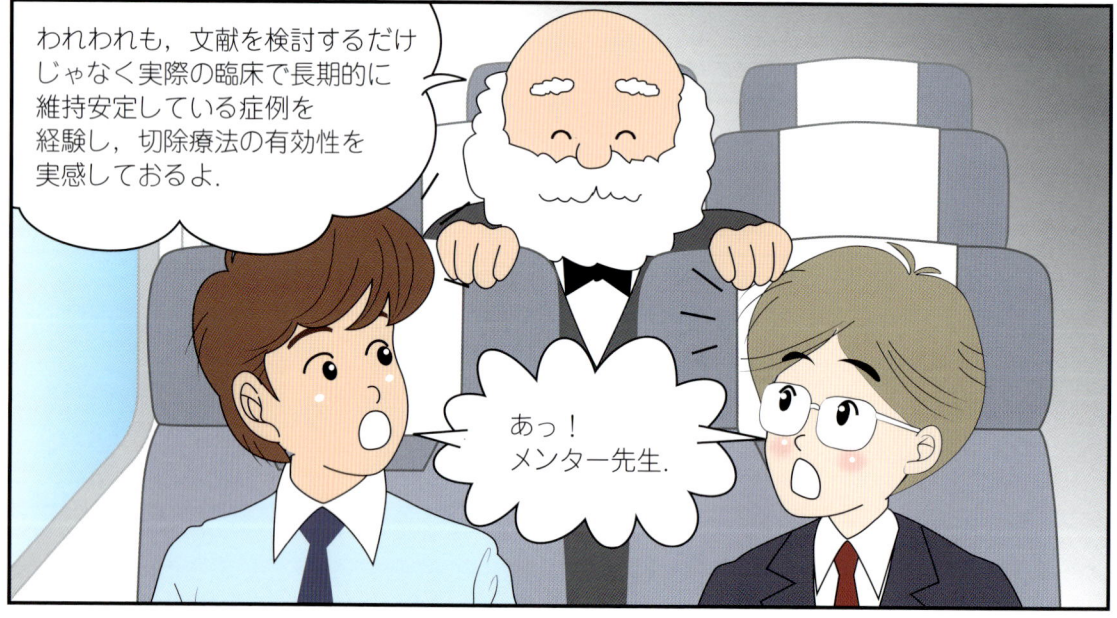

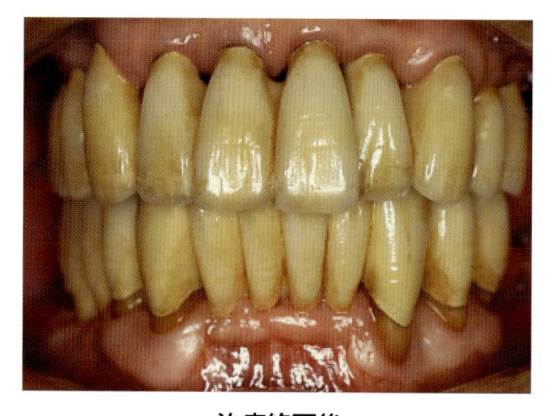

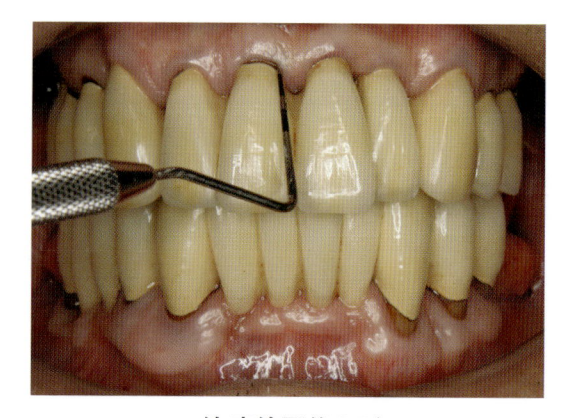

第13章 歯周外科処置の基本4　深い歯周ポケットへの対応　—文献的考察—

26年経っても浅い歯肉溝が維持されているし，歯肉縁の位置も変わっていないですね．

われわれも，文献を検討するだけじゃなく実際の臨床で長期的に維持安定している症例を経験し，切除療法の有効性を実感しておるよ．

あっ！メンター先生．

治療終了後　　　　　　　　　　　　治療終了後16年

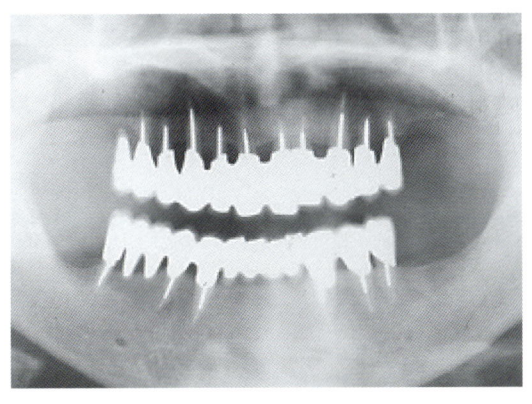

治療終了後（パノラマX線写真） 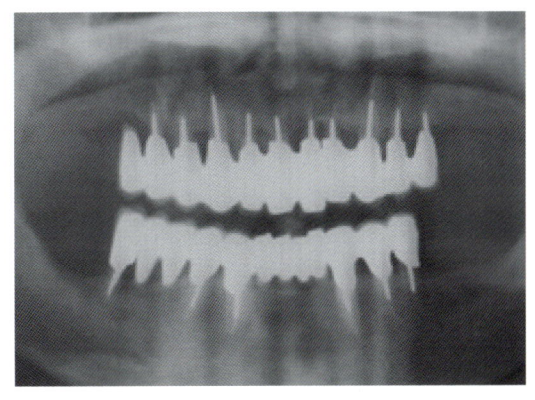 治療終了後16年（パノラマX線写真）

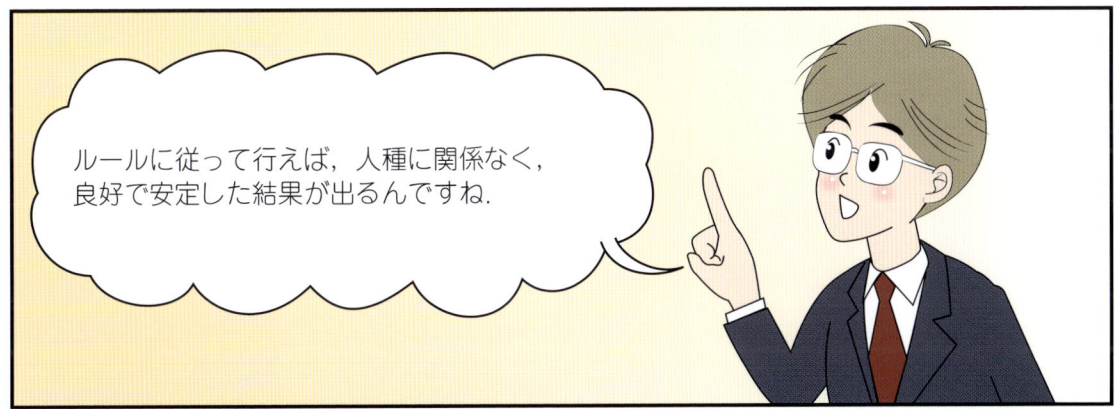

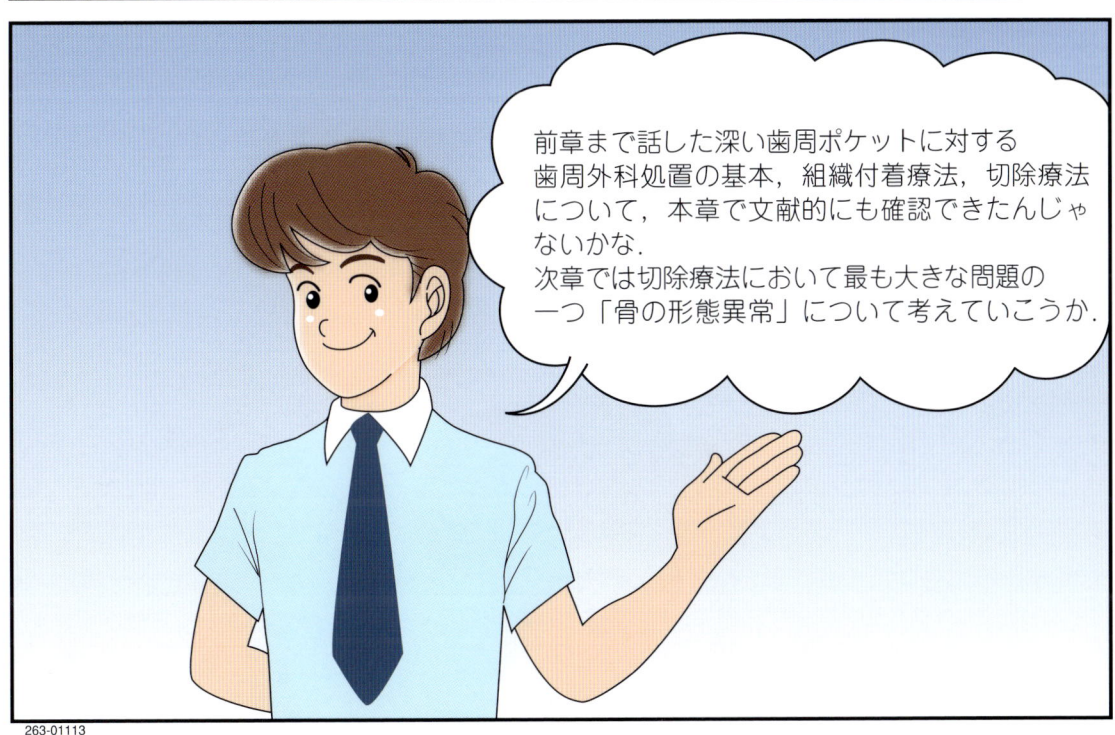

ルールに従って行えば，人種に関係なく，良好で安定した結果が出るんですね．

前章まで話した深い歯周ポケットに対する歯周外科処置の基本，組織付着療法，切除療法について，本章で文献的にも確認できたんじゃないかな．
次章では切除療法において最も大きな問題の一つ「骨の形態異常」について考えていこうか．

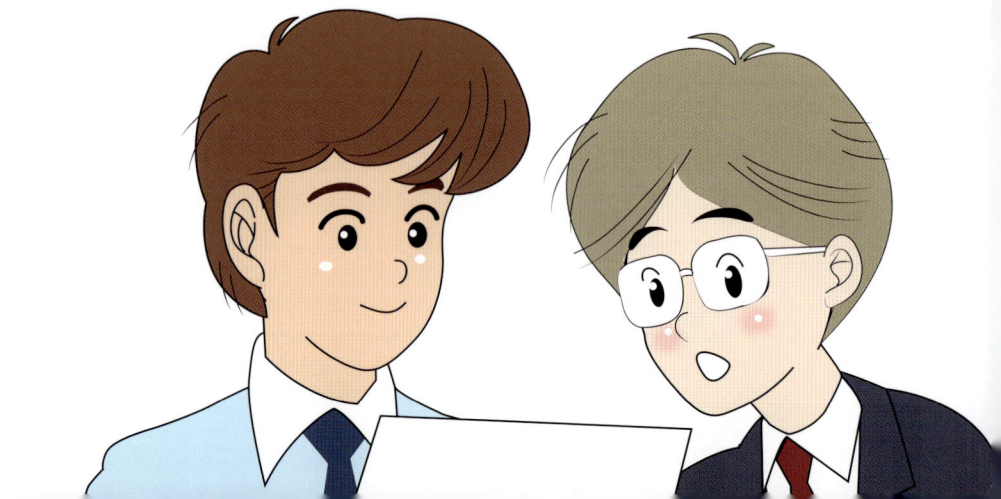

第14章

歯周外科処置の基本5
歯槽骨の形態異常に対する考え方1

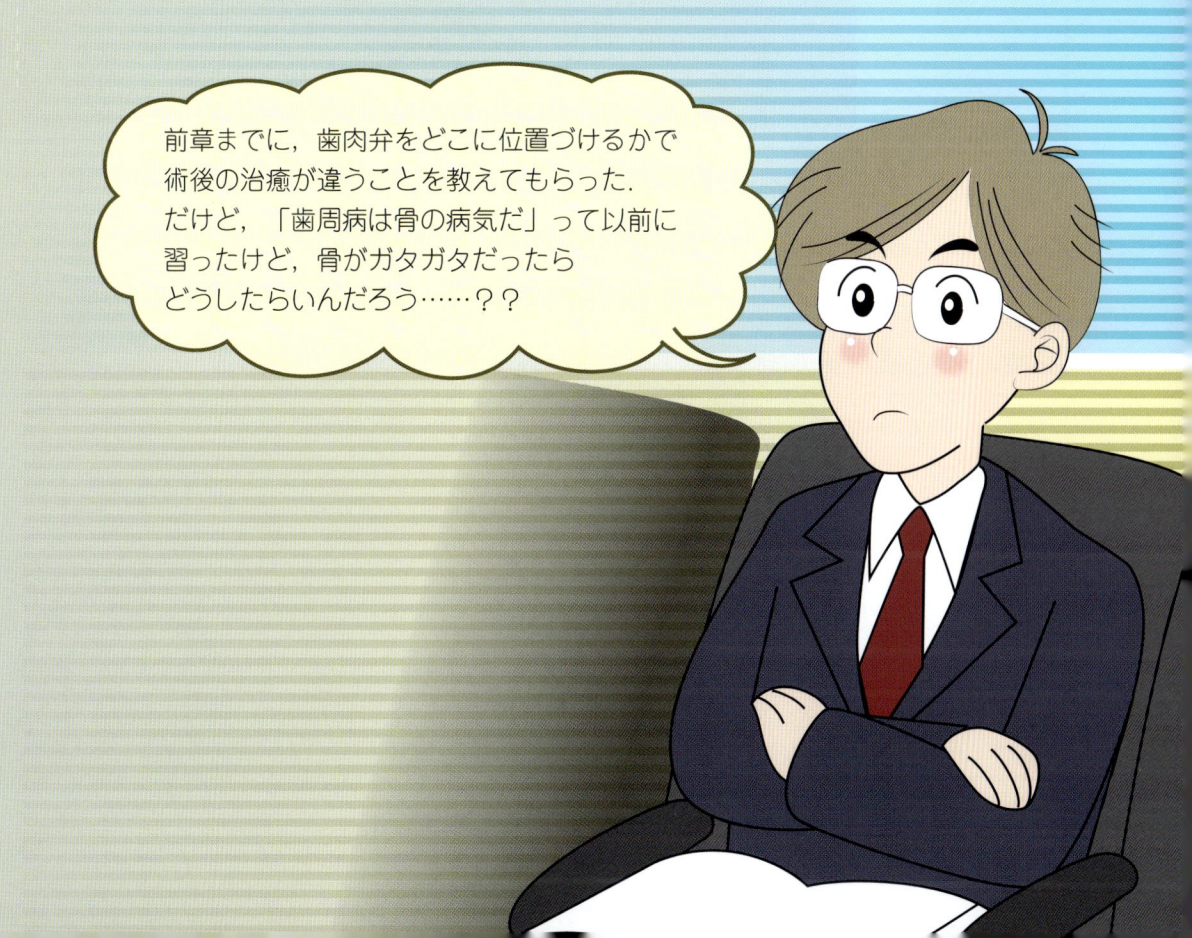

前章までに，歯肉弁をどこに位置づけるかで術後の治癒が違うことを教えてもらった．
だけど，「歯周病は骨の病気だ」って以前に習ったけど，骨がガタガタだったらどうしたらいんだろう……？？

第14章 歯周外科処置の基本5　歯槽骨の形態異常に対する考え方1

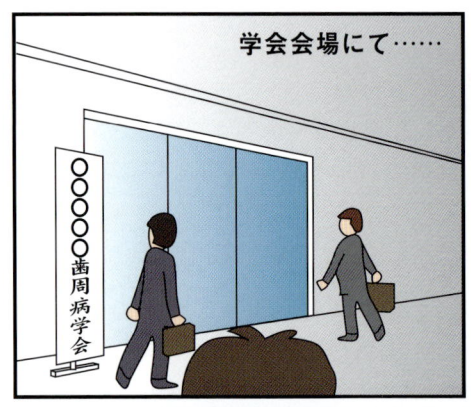

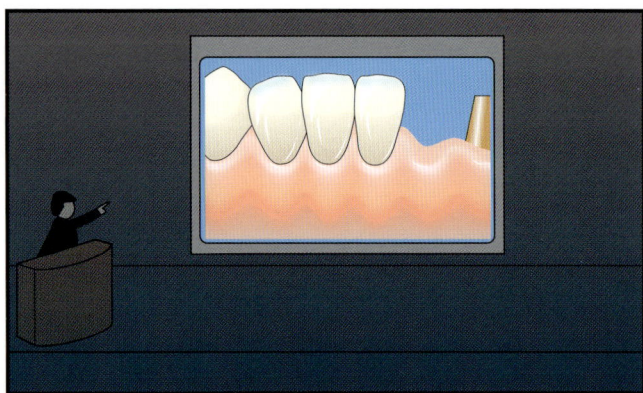

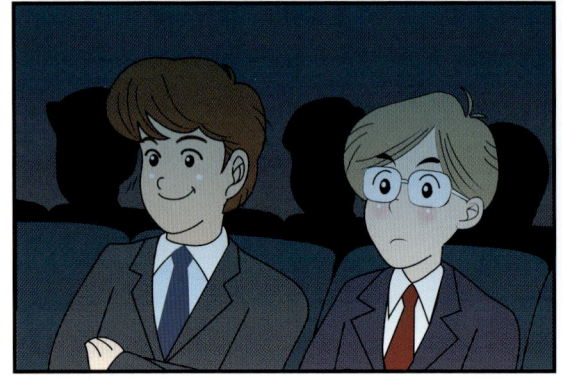

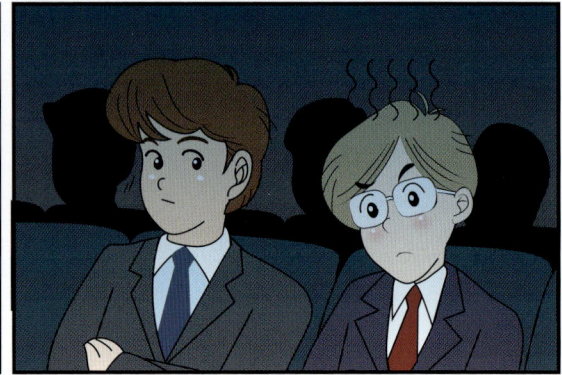

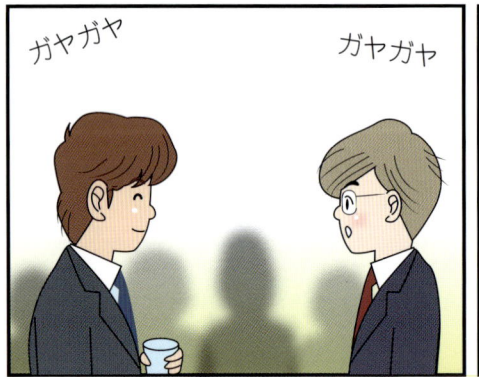

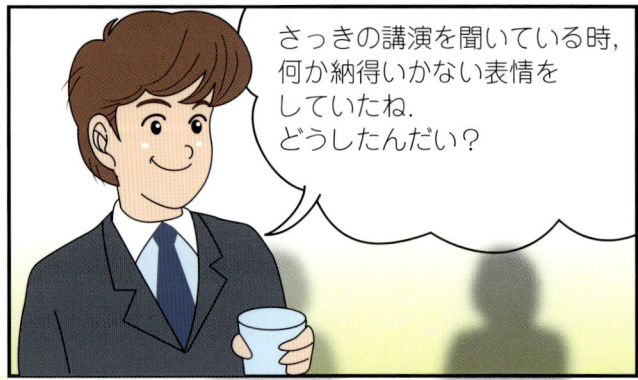

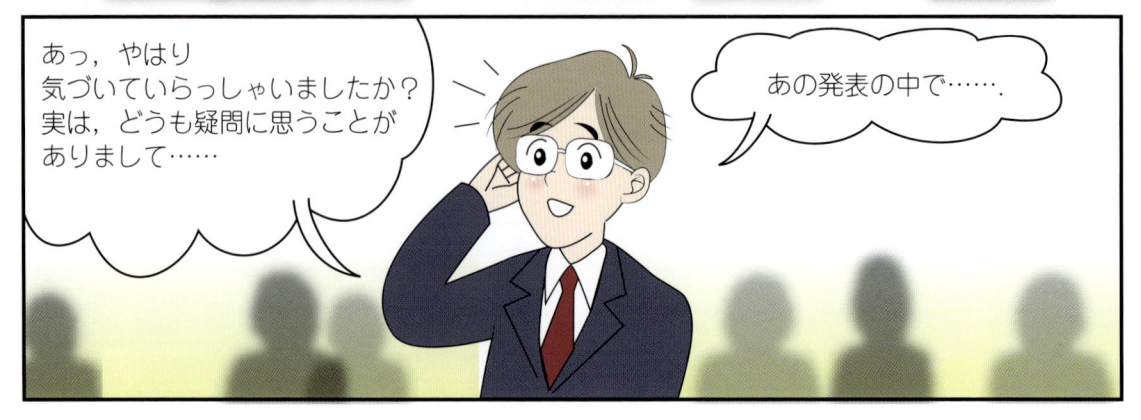

さっきの演題…

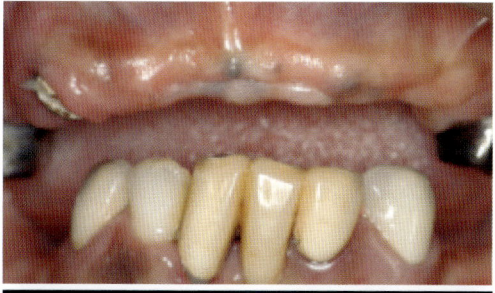

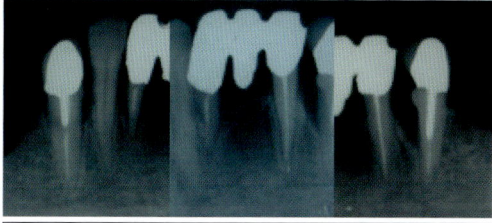

この方は55歳の女性で、咀嚼障害を主訴に来院されました。下顎前歯部は術前の歯周ポケットも深く、X線写真からも垂直性の骨欠損が認められました。

補綴的な治療計画として下顎前歯部は、保存不可能な右側中切歯を抜歯し、右側犬歯から左側犬歯にかけてブリッジにて修復。欠損部は上下顎とも部分床義歯で修復することといたしました。

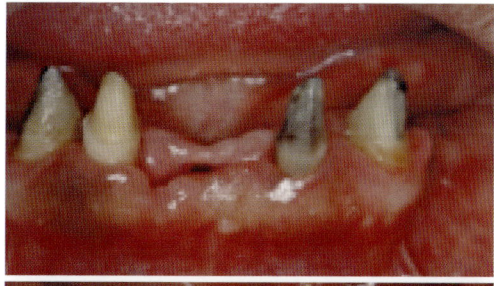

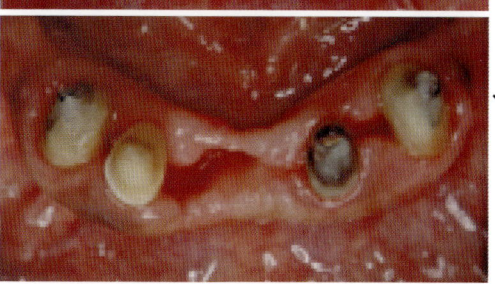

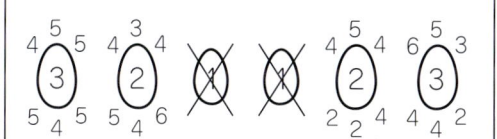

初期治療終了時の写真です。修復予定歯周囲には深い歯周ポケットが残っている部位もあり、また歯石も触知できました。このままでは、最終補綴治療に移行できないと考え、歯周外科処置を行うこととしました。

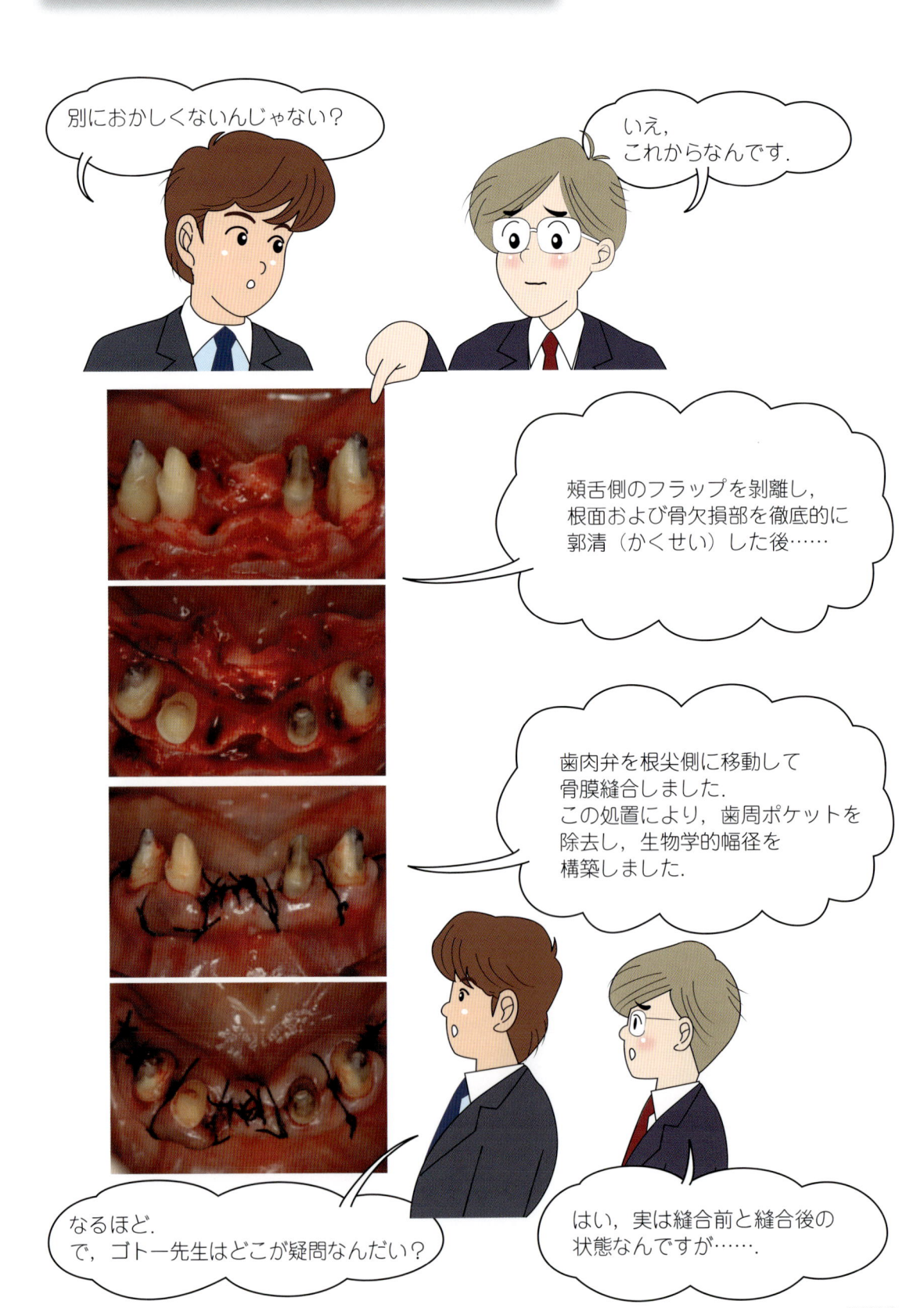

第14章 歯周外科処置の基本5 歯槽骨の形態異常に対する考え方1

別におかしくないんじゃない？

いえ，これからなんです．

頬舌側のフラップを剥離し，根面および骨欠損部を徹底的に郭清（かくせい）した後……

歯肉弁を根尖側に移動して骨膜縫合しました．この処置により，歯周ポケットを除去し，生物学的幅径を構築しました．

なるほど．で，ゴトー先生はどこが疑問なんだい？

はい，実は縫合前と縫合後の状態なんですが……．

178

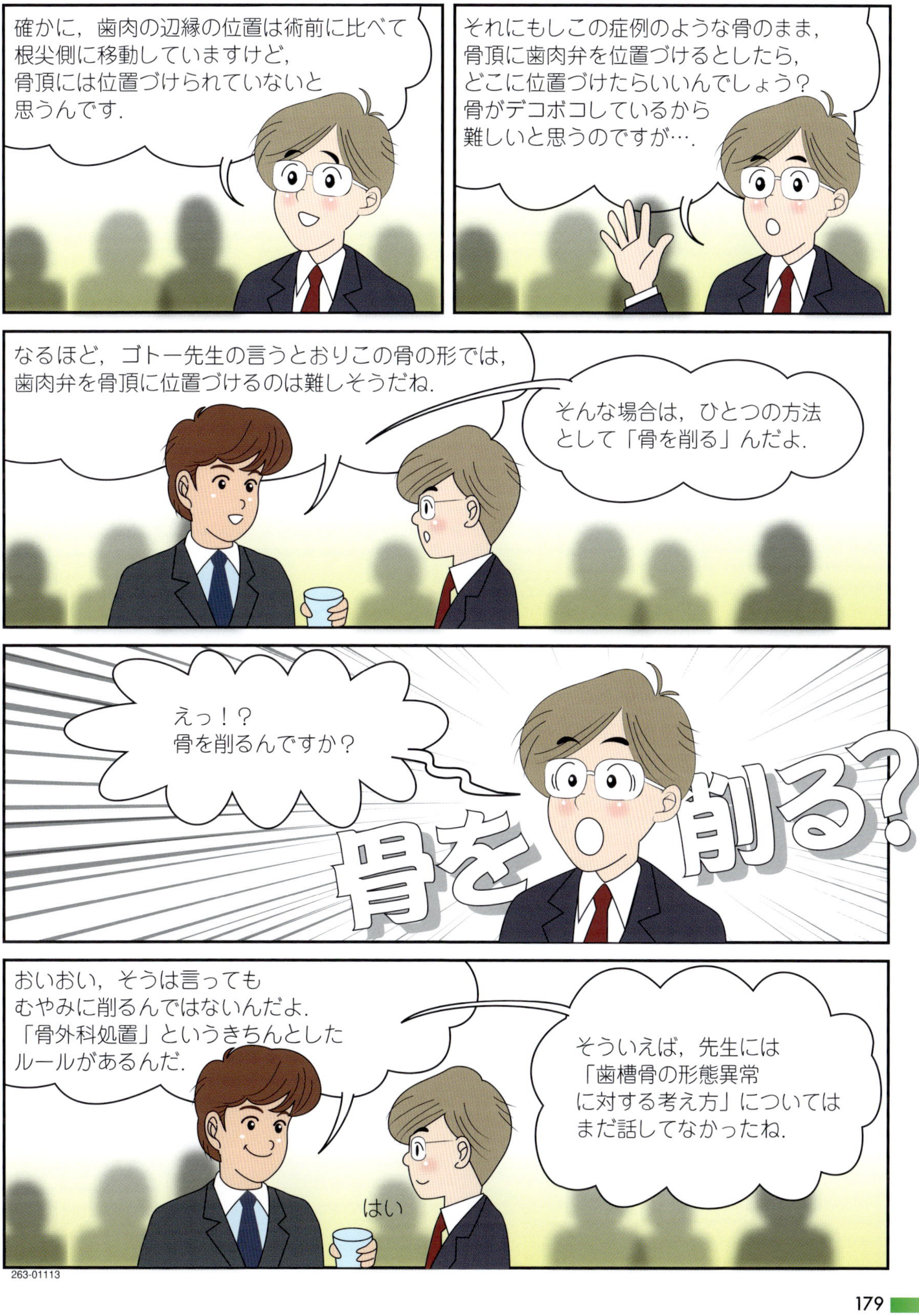
確かに，歯肉の辺縁の位置は術前に比べて
根尖側に移動していますけど，
骨頂には位置づけられていないと
思うんです．
それにもしこの症例のような骨のまま，
骨頂に歯肉弁を位置づけるとしたら，
どこに位置づけたらいいんでしょう？
骨がデコボコしているから
難しいと思うのですが…．
なるほど，ゴトー先生の言うとおりこの骨の形では，
歯肉弁を骨頂に位置づけるのは難しそうだね．
そんな場合は，ひとつの方法
として「骨を削る」んだよ．
えっ！？
骨を削るんですか？
骨を削る？
おいおい，そうは言っても
むやみに削るんではないんだよ．
「骨外科処置」というきちんとした
ルールがあるんだ．
そういえば，先生には
「歯槽骨の形態異常
に対する考え方」については
まだ話してなかったね．
はい

263-01113

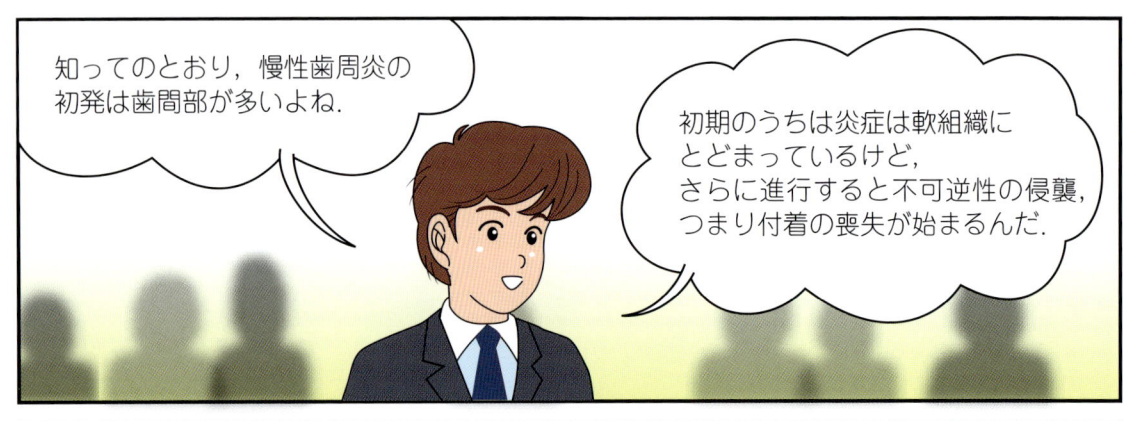

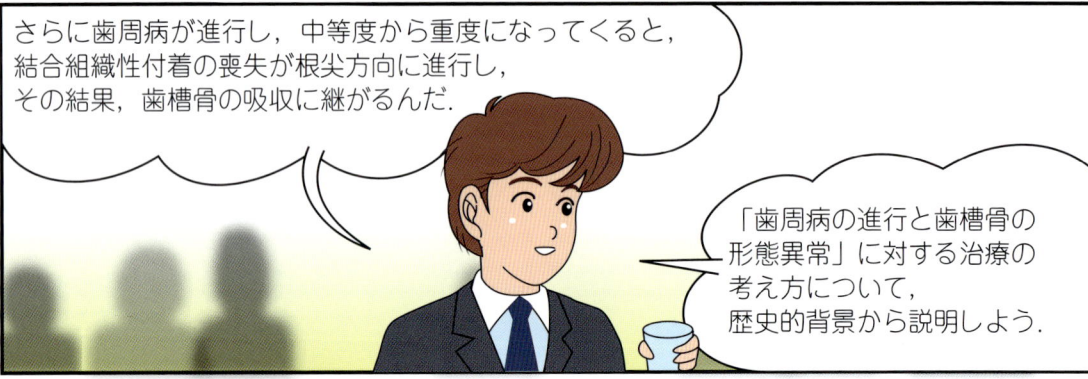

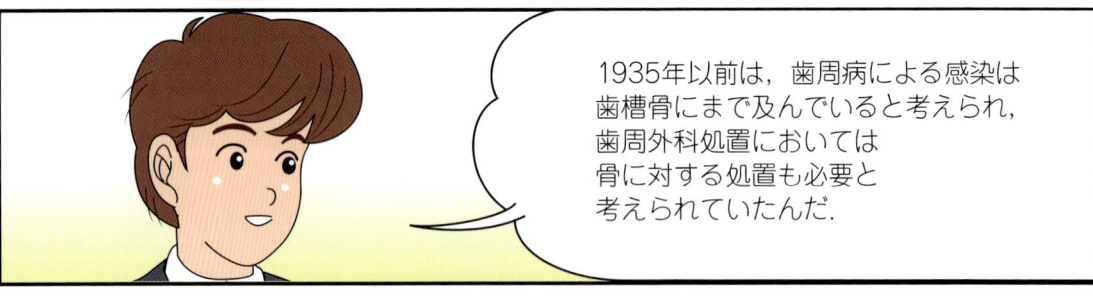

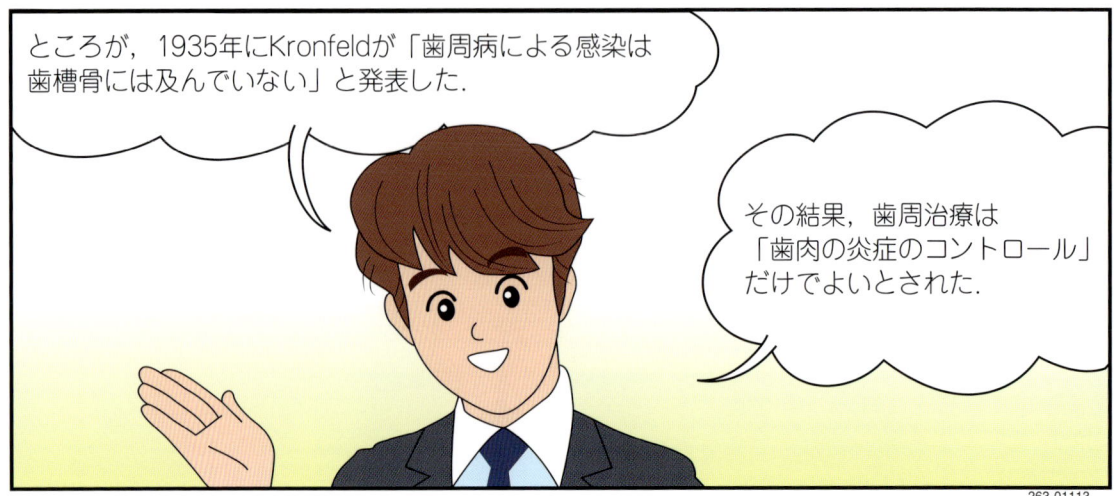

第14章 歯周外科処置の基本5　歯槽骨の形態異常に対する考え方1

知ってのとおり，慢性歯周炎の初発は歯間部が多いよね．

初期のうちは炎症は軟組織にとどまっているけど，さらに進行すると不可逆性の侵襲，つまり付着の喪失が始まるんだ．

さらに歯周病が進行し，中等度から重度になってくると，結合組織性付着の喪失が根尖方向に進行し，その結果，歯槽骨の吸収に継がるんだ．

「歯周病の進行と歯槽骨の形態異常」に対する治療の考え方について，歴史的背景から説明しよう．

1935年以前は，歯周病による感染は歯槽骨にまで及んでいると考えられ，歯周外科処置においては骨に対する処置も必要と考えられていたんだ．

ところが，1935年にKronfeldが「歯周病による感染は歯槽骨には及んでいない」と発表した．

その結果，歯周治療は「歯肉の炎症のコントロール」だけでよいとされた．

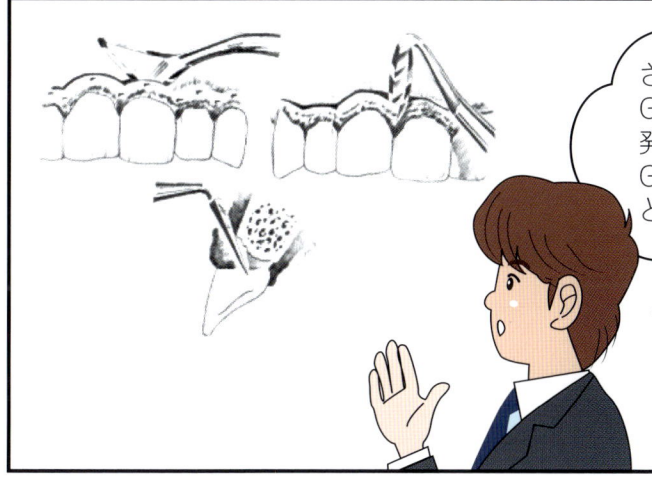

さらに，1939年にはOrbanがGingivectomy（歯肉切除術）の考え方を発表し，「歯周ポケットの除去はGingivectomyだけで十分である」とされたんだ．

ところが，実際には歯周ポケットの除去はGingivectomyだけではうまくいかなかった．

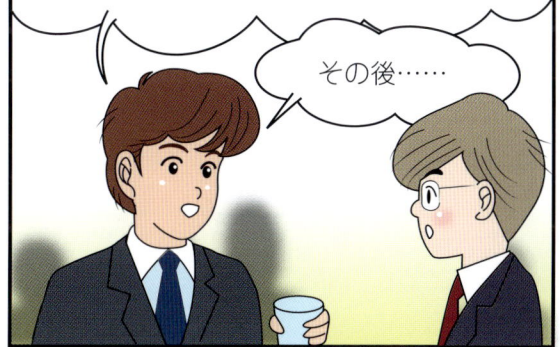

その後……

1949年にSchlugerが「歯周ポケットの除去において骨外科処置が重要だ」ということを発表したんだ．

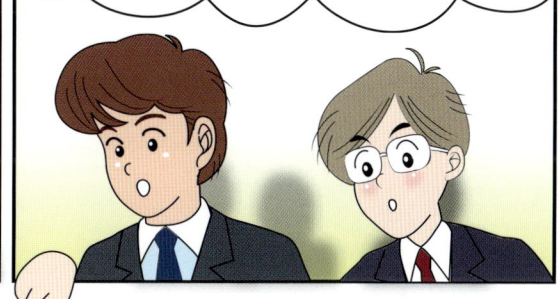

Osseous resection－A basic principle in periodontal surgery.

Schluger S：
Oral Surg Oral Med Oral Pathol, **2**：316-325, 1949.

・Gingivectomyは骨の形態にあわせて歯肉のみを切除する術式なので，骨欠損がある場合にはその形態は残る．

・隣接部に骨欠損がある場合，Gingivectomy後の歯肉はその形態に追随できず，結果的に深い歯肉溝を残すことになる．

・歯肉の裏打ちとなる歯槽骨をなだらかな形態にすることで，歯周ポケットを除去することができ，またその状態を長期に維持できる

第14章 歯周外科処置の基本5 歯槽骨の形態異常に対する考え方1

実際の臨床例を見せてあげよう．

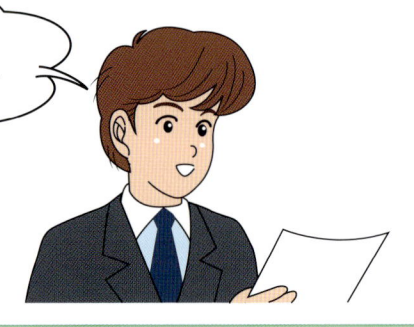

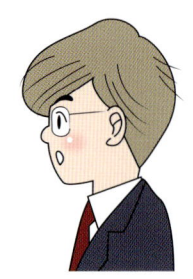

術 前

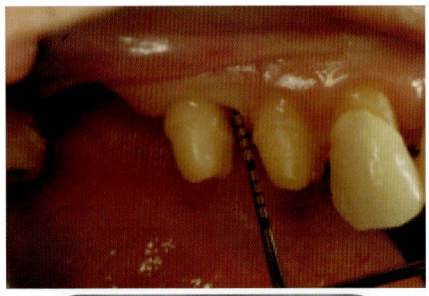

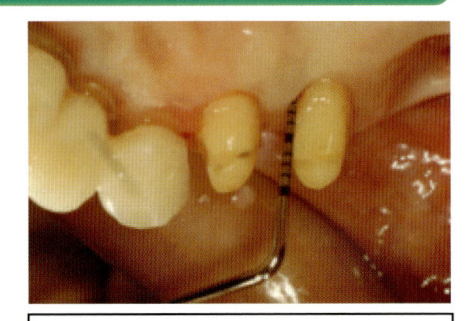

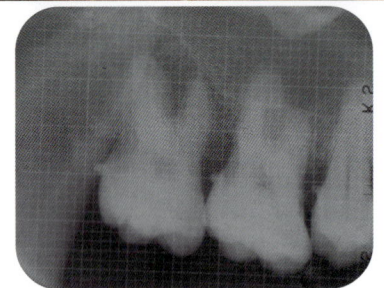

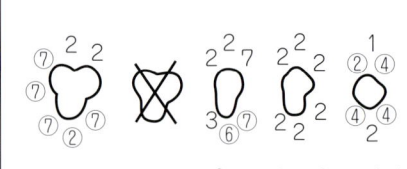

○：プロービング時の出血
（mm）

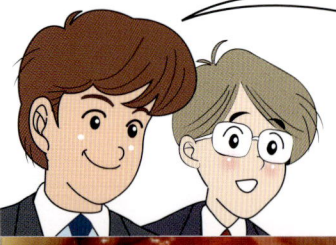

フラップを開けてみると，こんな骨欠損があったんだ．だけど，このときには掻爬だけして，フラップを戻して縫合したんだ．

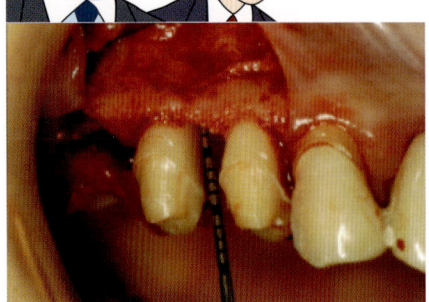

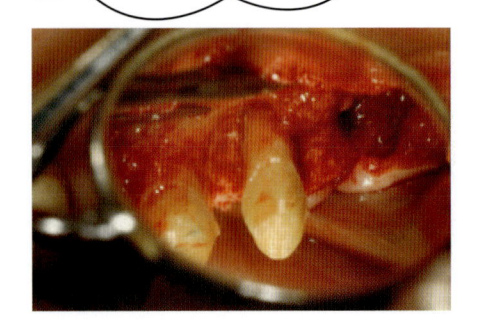

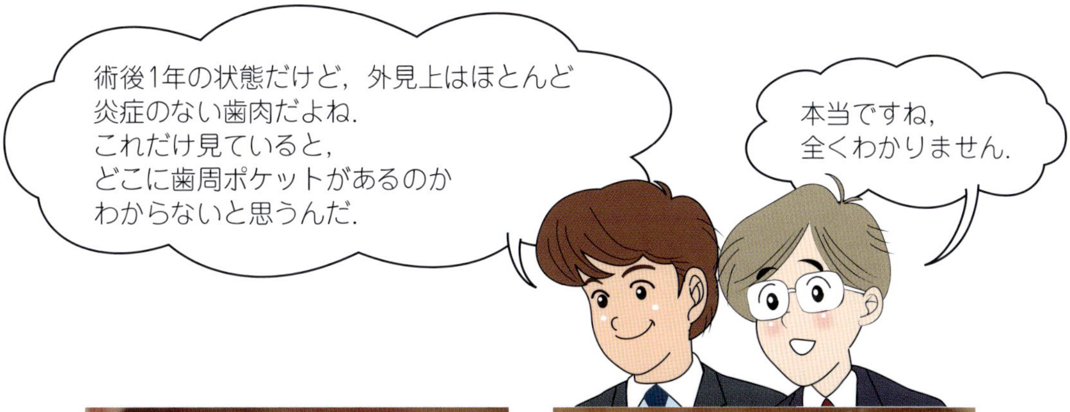
術後1年の状態だけど，外見上はほとんど
炎症のない歯肉だよね．
これだけ見ていると，
どこに歯周ポケットがあるのか
わからないと思うんだ．
本当ですね，
全くわかりません．

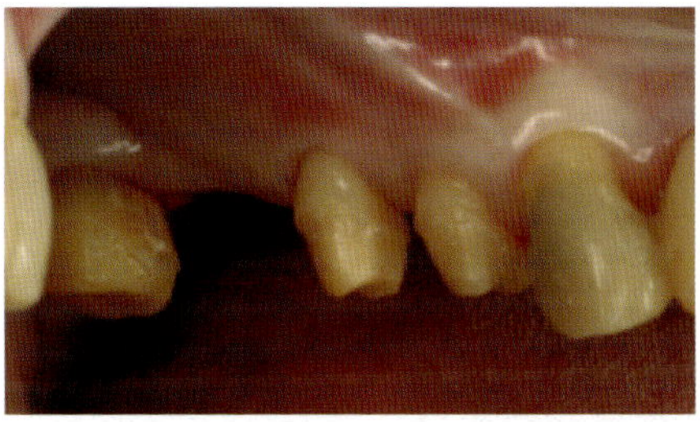

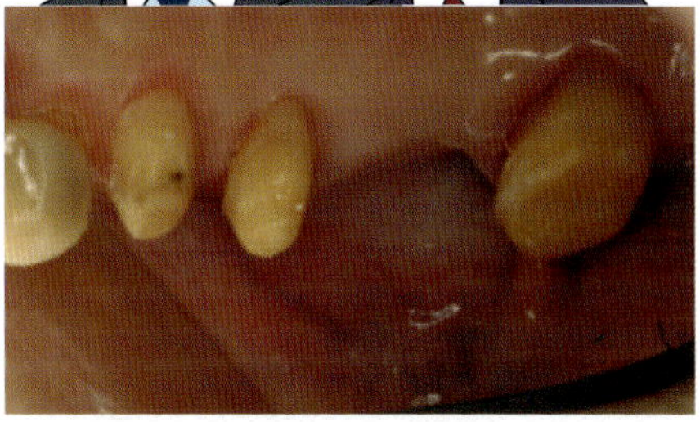

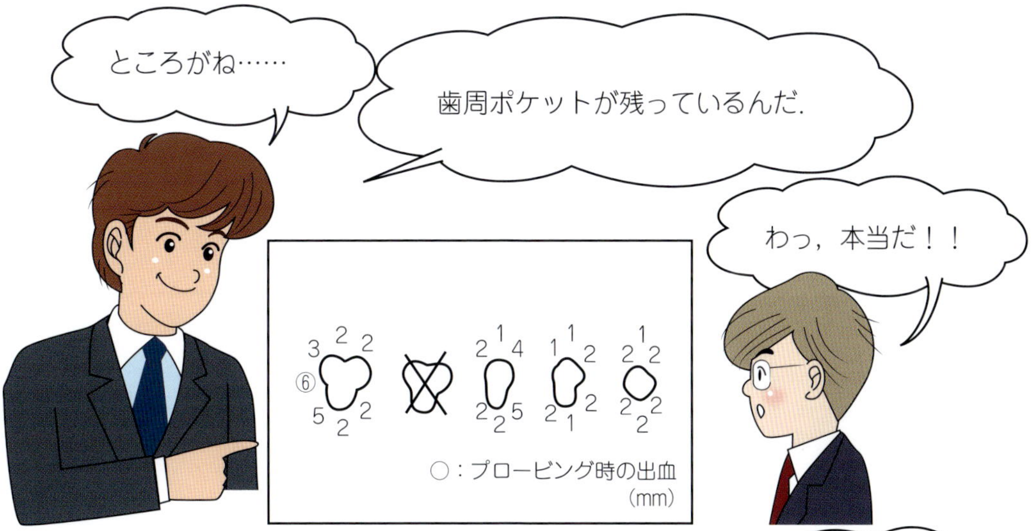
ところがね……
歯周ポケットが残っているんだ．
わっ，本当だ！！
⑥
3 2 2
5 2 2
2 1 4
2 2 5
1 1 2
2 1 2
2 1 2
2 2 2
○：プロービング時の出血
（mm）

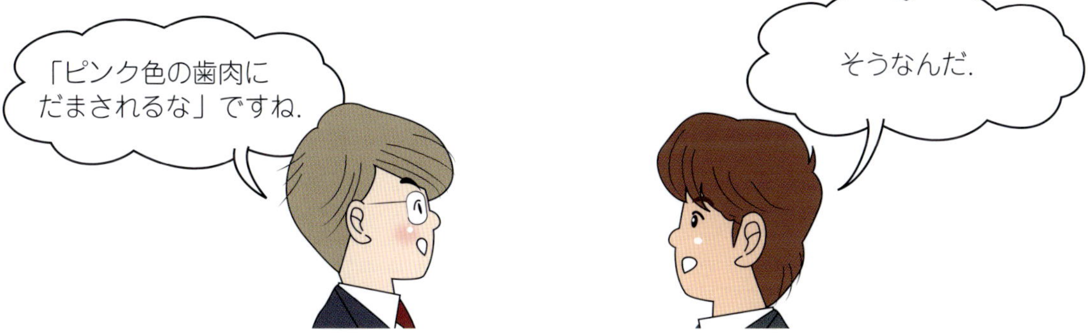
「ピンク色の歯肉に
だまされるな」ですね．
そうなんだ．

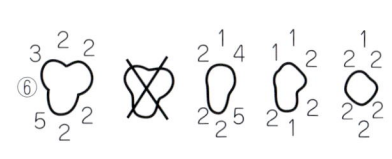

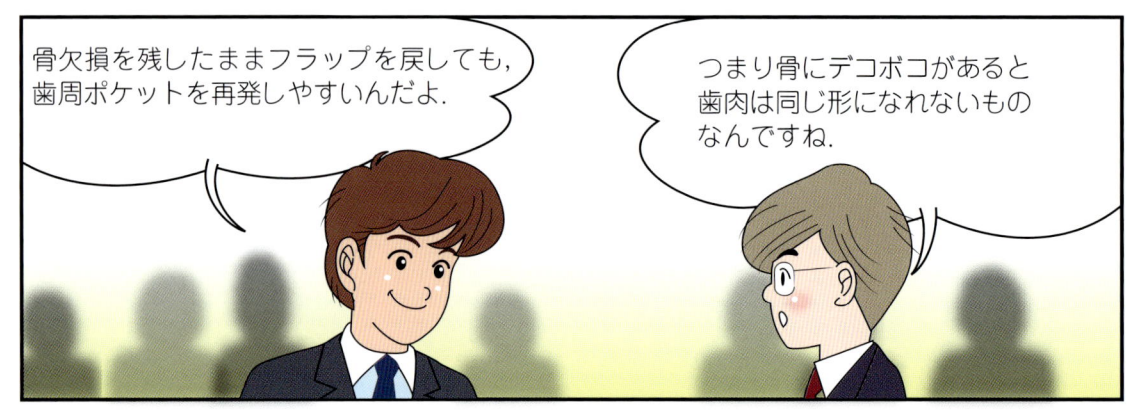

第14章 歯周外科処置の基本5　歯槽骨の形態異常に対する考え方1

> 骨欠損を残したままフラップを戻しても，歯周ポケットを再発しやすいんだよ．

> つまり骨にデコボコがあると歯肉は同じ形になれないものなんですね．

> でも，先生……．「骨を削る」なんて歯周病ですでになくなっているのにいいんですか？

> それは，この文献が示しているよ．

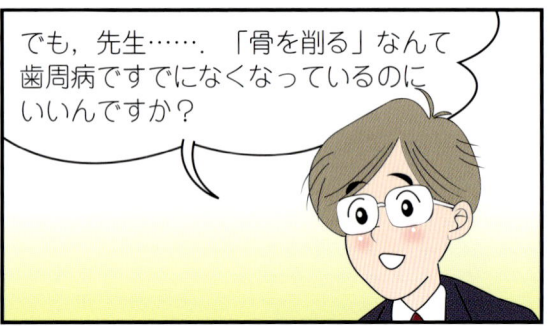

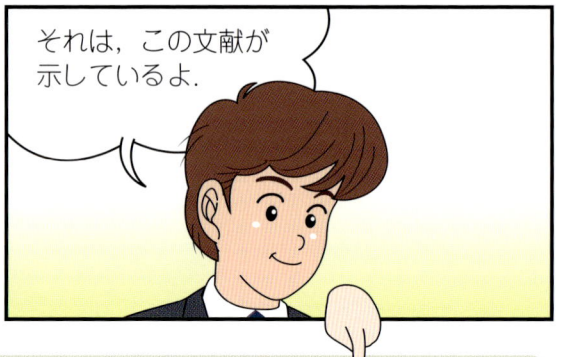

A longitudinal study comparing apically repositioned flaps, with and without osseous surgery.

Olsen C, Ammons W, van Bell G:
Int J Perio Rest Dent, **5**(4): 9-33, 1985.

目　的	中等度の歯周疾患に対し，骨外科処置の有無による歯肉弁根尖側移動術の術後経過の差異を比較検討する
方　法	・被験者：8名 ・期　間：5年間 ・口腔内を6分割し，骨外科処置の有無を無作為に割り当て（Split-mouth Design）術式の詳細が明記され，臨床写真が提示されている ・Plaque index, Gingival index, Mobility, プロービング値，アタッチメントレベル，付着歯肉の幅，ボーンサウンディング値（隣接面中央部）について比較

結　果

	APFのみ	APF+骨外科
歯肉辺縁の位置	わずかに低い	
アタッチメントレベル		わずかに低い
歯周ポケットの深さ	有意に深い	長期間浅く維持
BOP（+）の4mm以上の歯周ポケット	42%	18%
歯槽骨のレベル		わずかに低い

Plaque index, Gingival index, 付着歯肉の幅に関しては有意差はなかった

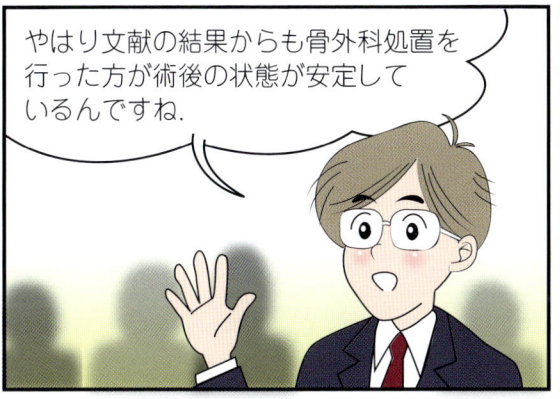

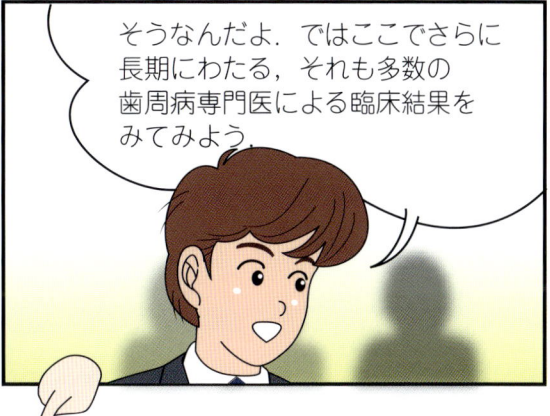

「やはり文献の結果からも骨外科処置を行った方が術後の状態が安定しているんですね．」

「そうなんだよ．ではここでさらに長期にわたる，それも多数の歯周病専門医による臨床結果をみてみよう．」

The case for ostectomy-a time-tested therapeutic modality in selected periodontitis sites.

Kramer GM:
Int J Perio Rest Dent, **15**(3): 229-238, 1995.

骨外科処置後の長期にわたる経過報告

- 15年以上の臨床経験を有する歯周病専門医15名が対象
- 骨外科処置後，5〜30年経過した870症例
- 術前・術後のX線写真による比較評価

術後のX線写真において明瞭な歯槽硬線が認められた

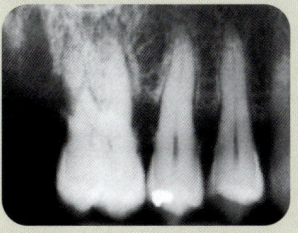

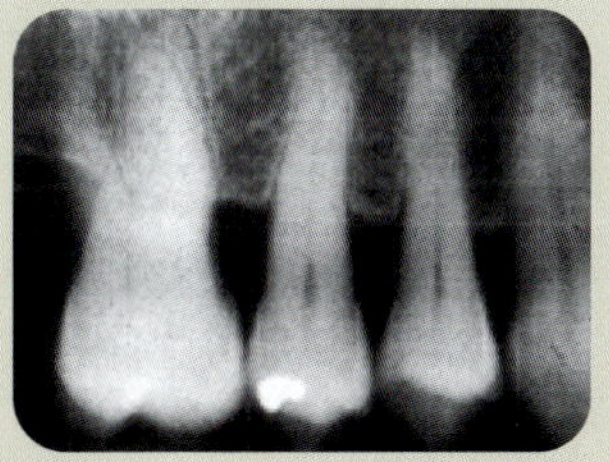

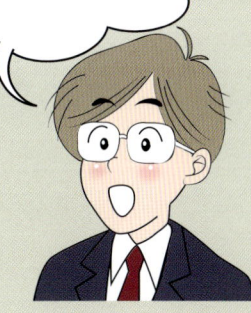

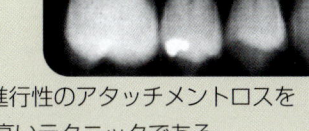

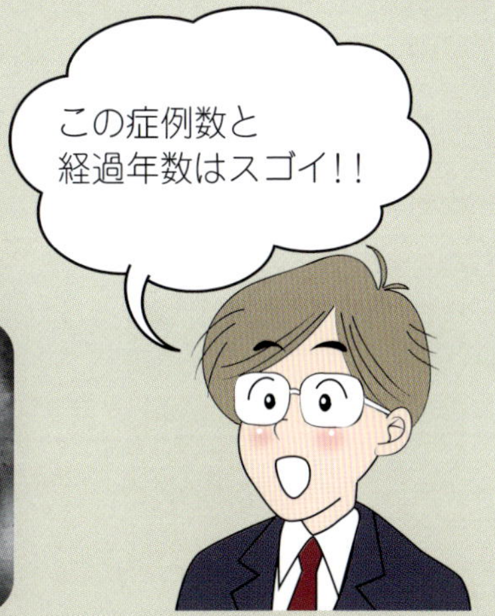

Ostectomy（骨切除術）は，進行性のアタッチメントロスを抑えるうえで有効かつ予知性の高いテクニックである

「この症例数と経過年数はスゴイ！！」

治療前 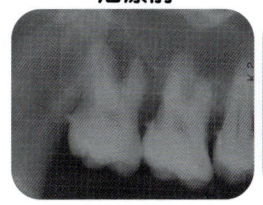
多量の歯石沈着と歯槽骨の吸収を認めた

治療終了直後 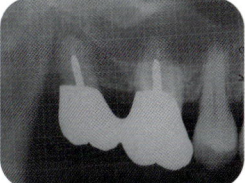
骨外科処置を行った

治療終了後17年 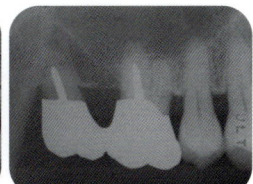
歯槽骨に変化を認めず歯槽硬線も明瞭である

「われわれにもそのような症例はあるんじゃ！」

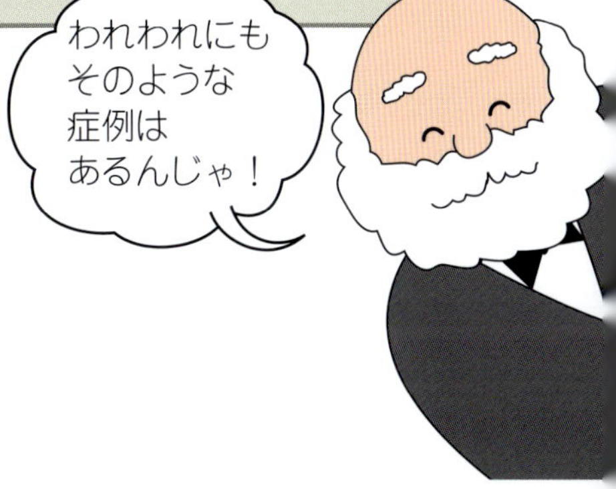

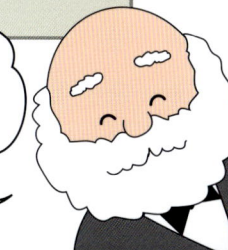

第14章 歯周外科処置の基本5　歯槽骨の形態異常に対する考え方1

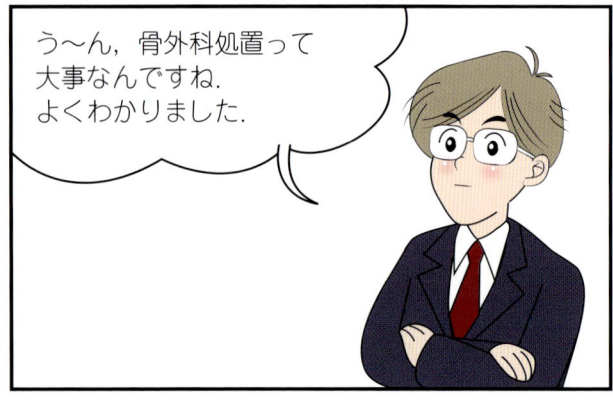

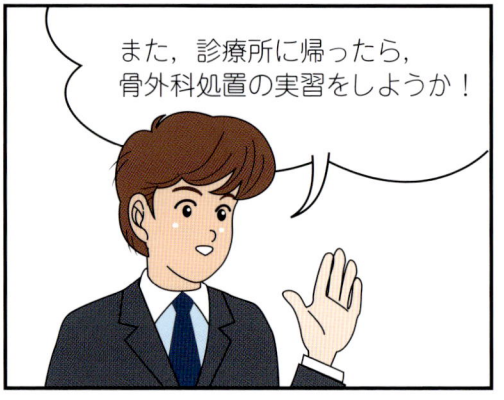

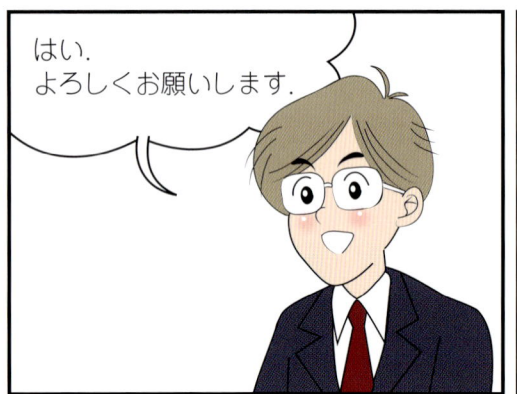

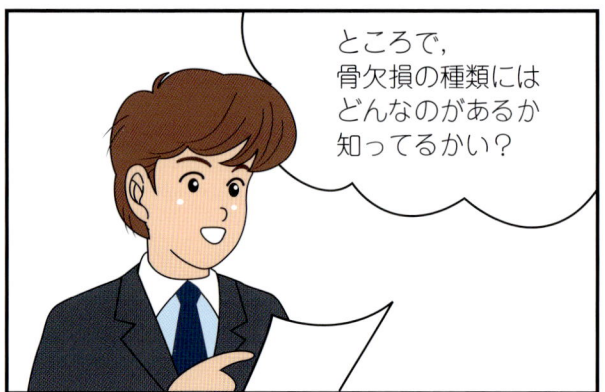

う〜ん，骨外科処置って大事なんですね．よくわかりました．

また，診療所に帰ったら，骨外科処置の実習をしようか！

はい．よろしくお願いします．

ところで，骨欠損の種類にはどんなのがあるか知ってるかい？

骨欠損の種類

1壁性

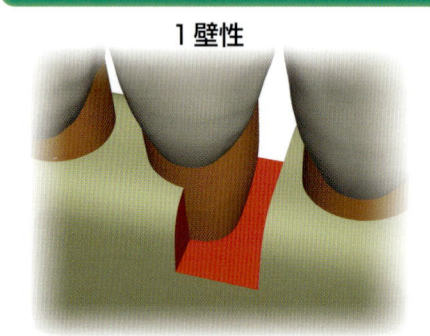

2壁性

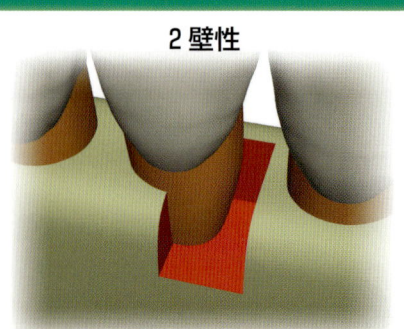

3壁性

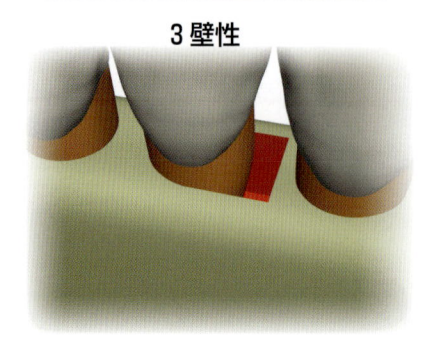

コンビネーション

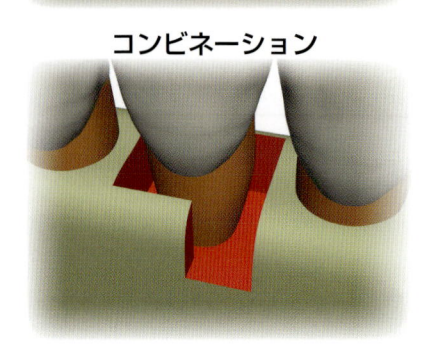

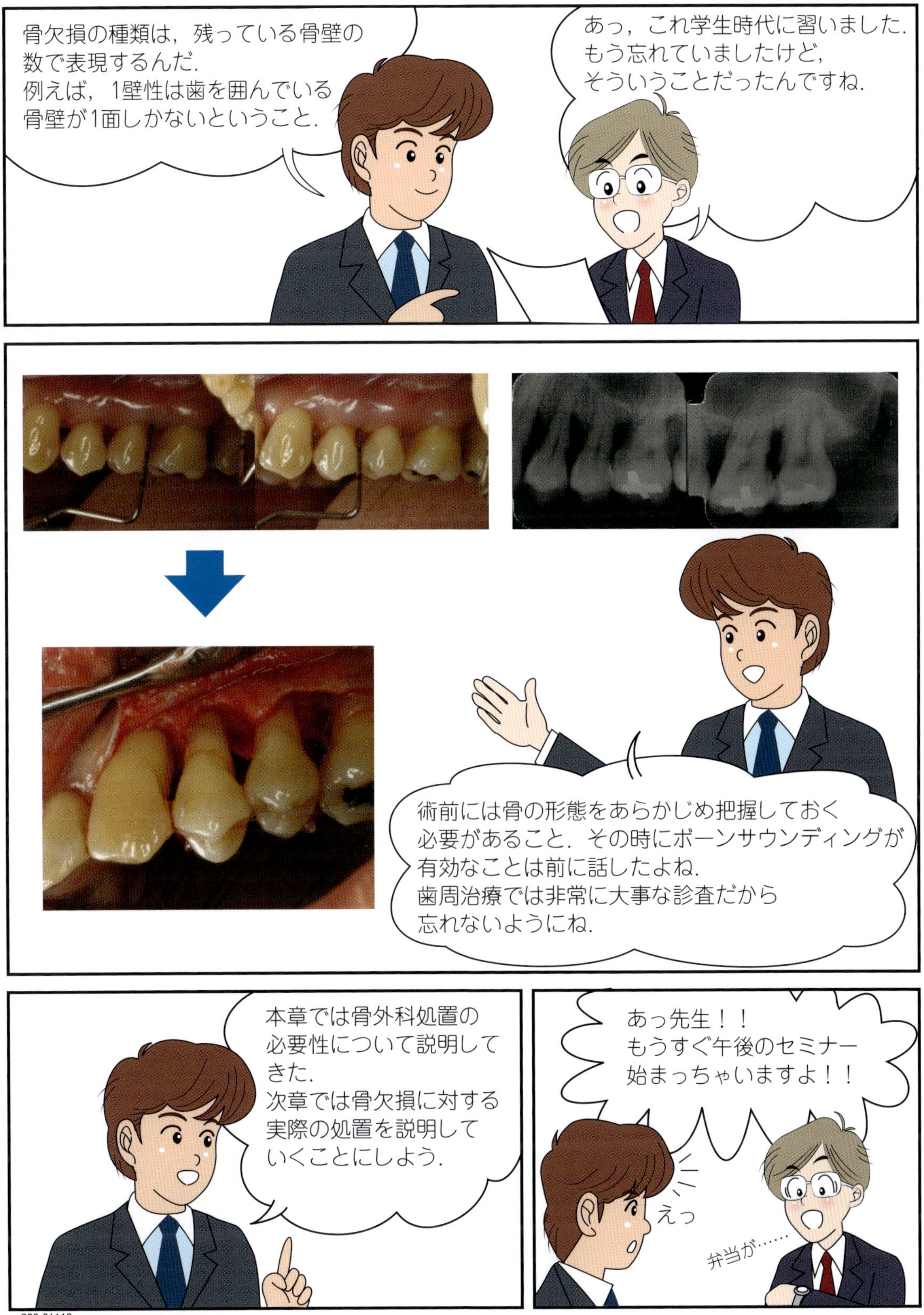
骨欠損の種類は，残っている骨壁の数で表現するんだ．例えば，1壁性は歯を囲んでいる骨壁が1面しかないということ．
あっ，これ学生時代に習いました．もう忘れていましたけど，そういうことだったんですね．
術前には骨の形態をあらかじめ把握しておく必要があること．その時にボーンサウンディングが有効なことは前に話したよね．歯周治療では非常に大事な診査だから忘れないようにね．
本章では骨外科処置の必要性について説明してきた．次章では骨欠損に対する実際の処置を説明していくことにしよう．
あっ先生！！もうすぐ午後のセミナー始まっちゃいますよ！！
えっ
弁当が……

263-01113

188

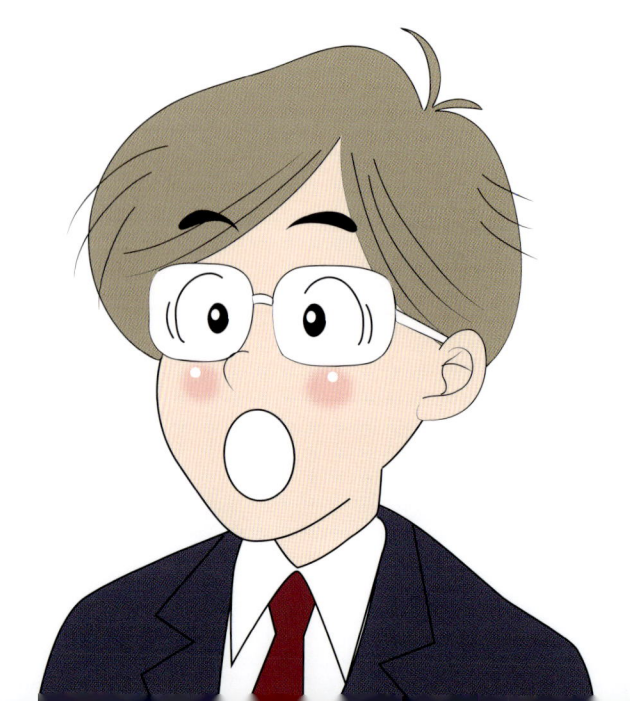

第15章

歯周外科処置の基本 6
歯槽骨の形態異常に対する考え方 2

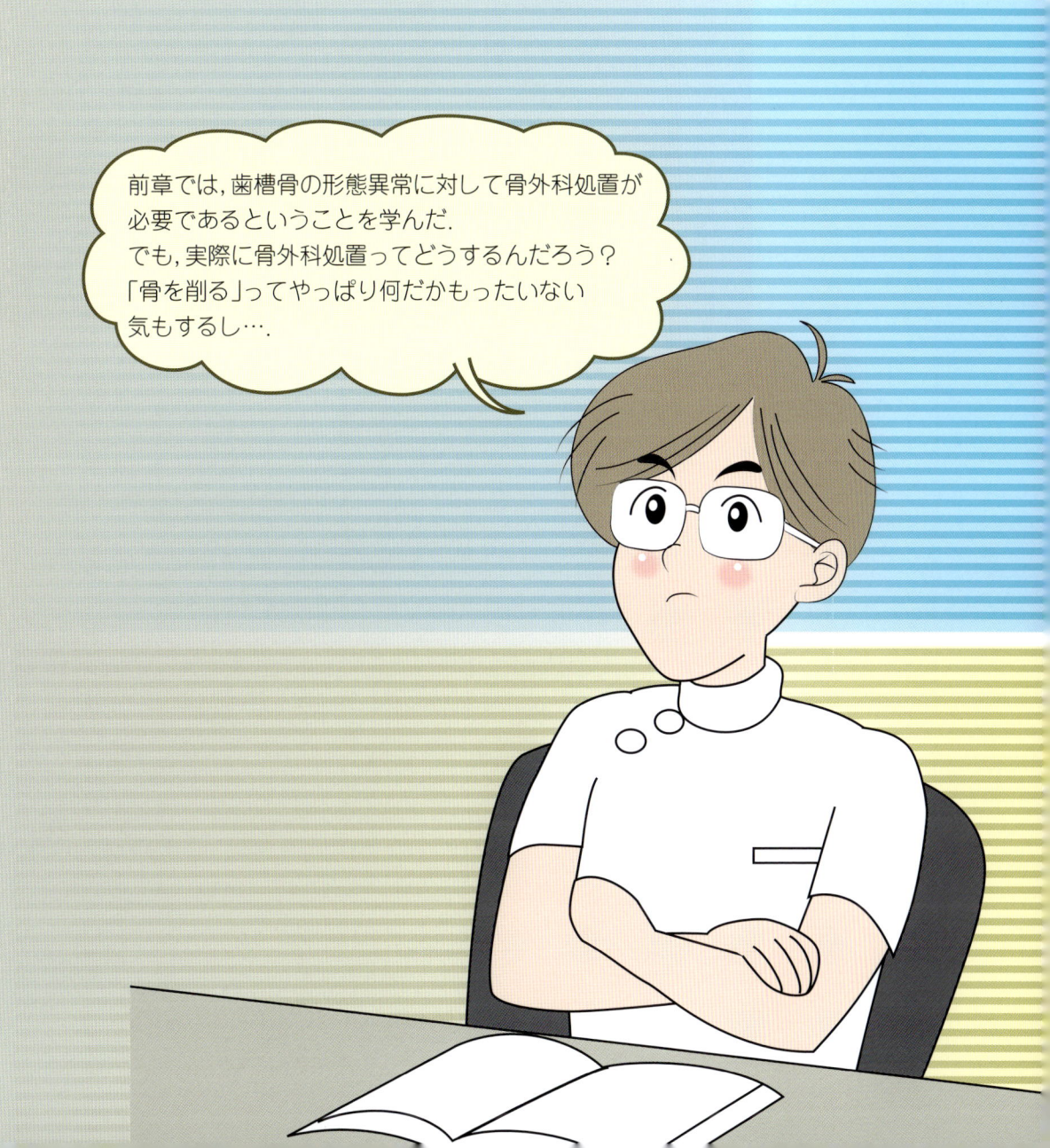

前章では，歯槽骨の形態異常に対して骨外科処置が必要であるということを学んだ．
でも，実際に骨外科処置ってどうするんだろう？
「骨を削る」ってやっぱり何だかもったいない気もするし…．

第15章 歯周外科処置の基本6　歯槽骨の形態異常に対する考え方2

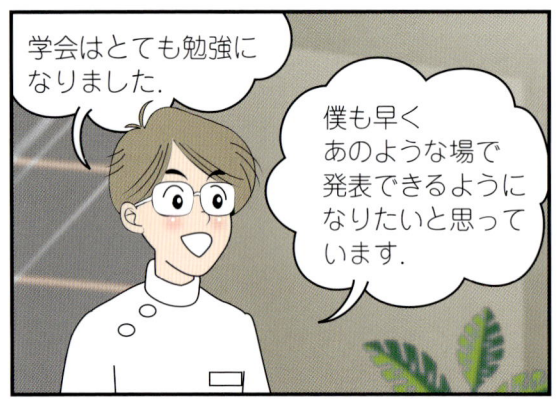

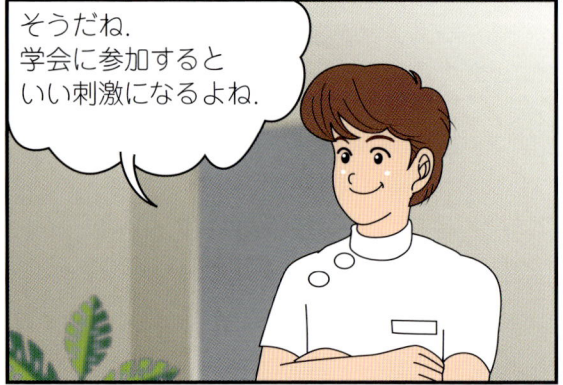

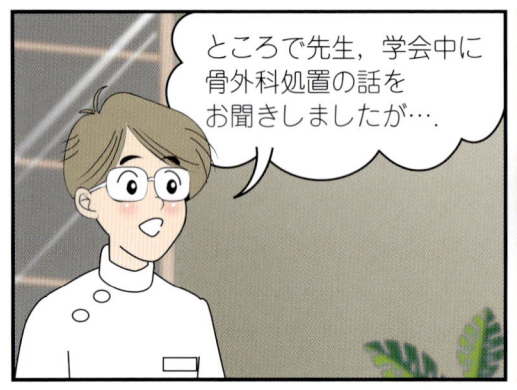

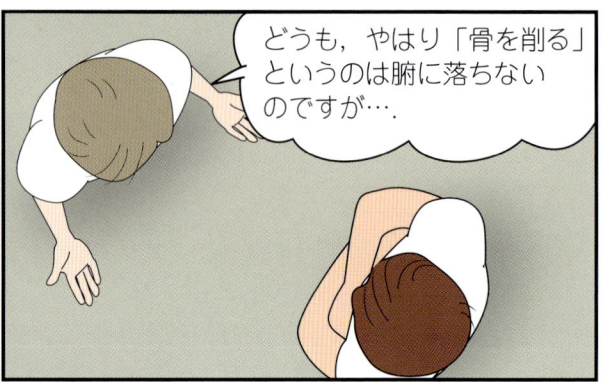

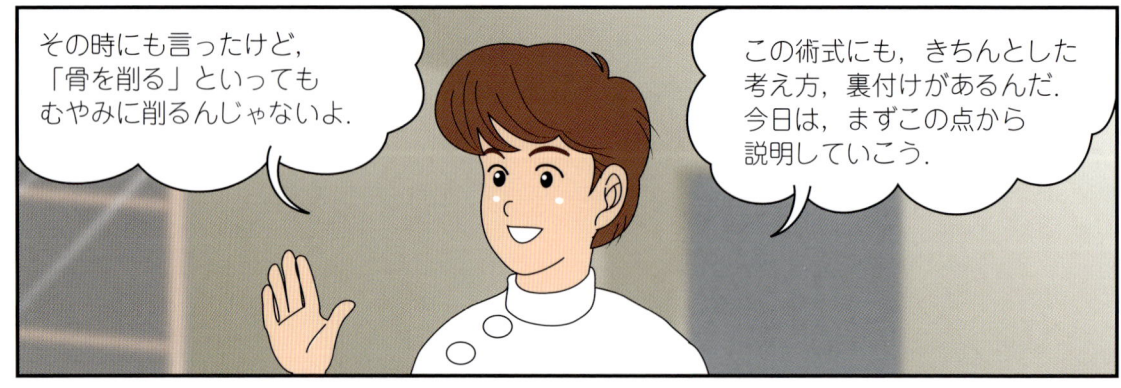

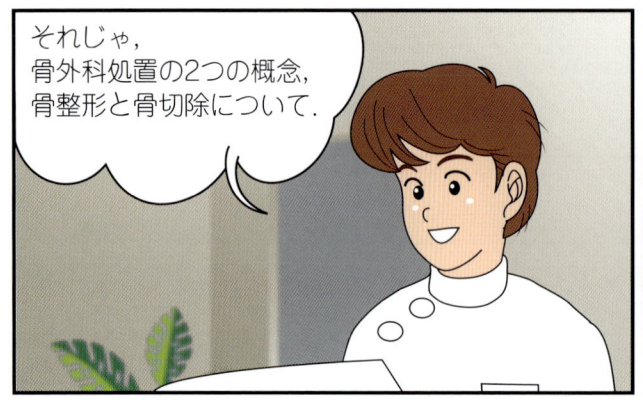

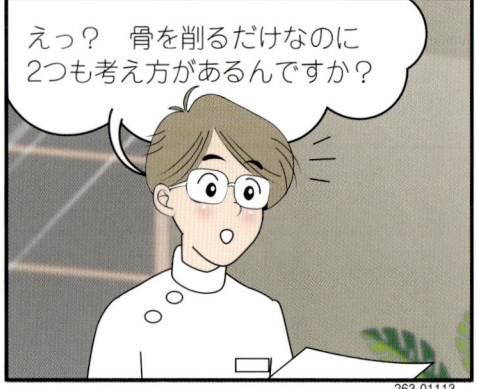

学会はとても勉強になりました.

僕も早くあのような場で発表できるようになりたいと思っています.

そうだね.学会に参加するといい刺激になるよね.

ところで先生,学会中に骨外科処置の話をお聞きしましたが….

どうも,やはり「骨を削る」というのは腑に落ちないのですが….

その時にも言ったけど,「骨を削る」といってもむやみに削るんじゃないよ.

この術式にも,きちんとした考え方,裏付けがあるんだ.今日は,まずこの点から説明していこう.

それじゃ,骨外科処置の2つの概念,骨整形と骨切除について.

えっ? 骨を削るだけなのに2つも考え方があるんですか?

骨外科処置の種類
Periodontal osseous surgery:Osteoplasty and ostectomy.
Friedman N : *J Periodontol*, **26**:257-259, 1955.

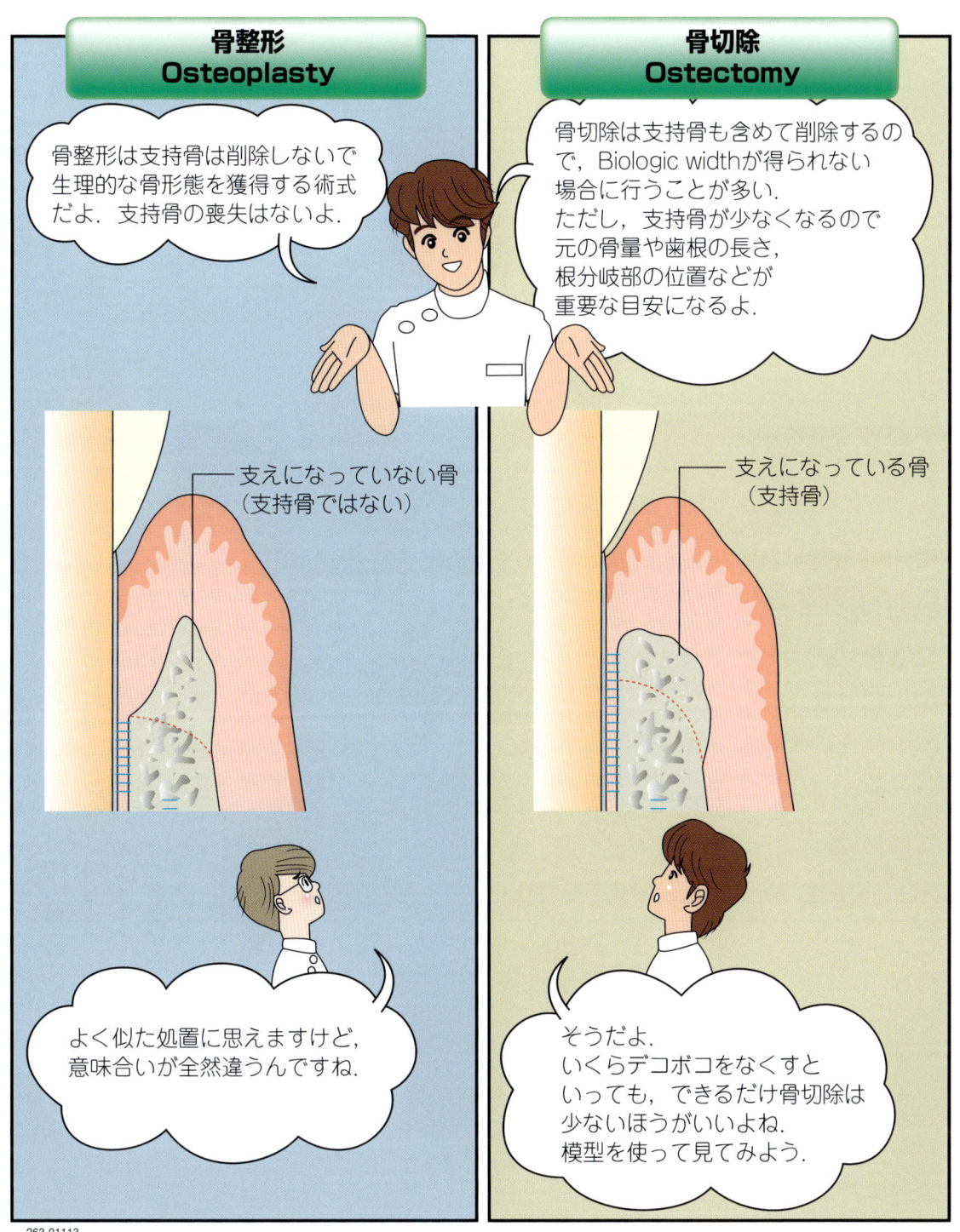

骨整形 Osteoplasty

骨整形は支持骨は削除しないで生理的な骨形態を獲得する術式だよ．支持骨の喪失はないよ．

― 支えになっていない骨（支持骨ではない）

よく似た処置に思えますけど，意味合いが全然違うんですね．

骨切除 Ostectomy

骨切除は支持骨も含めて削除するので，Biologic widthが得られない場合に行うことが多い．
ただし，支持骨が少なくなるので元の骨量や歯根の長さ，根分岐部の位置などが重要な目安になるよ．

― 支えになっている骨（支持骨）

そうだよ．
いくらデコボコをなくすといっても，できるだけ骨切除は少ないほうがいいよね．
模型を使って見てみよう．

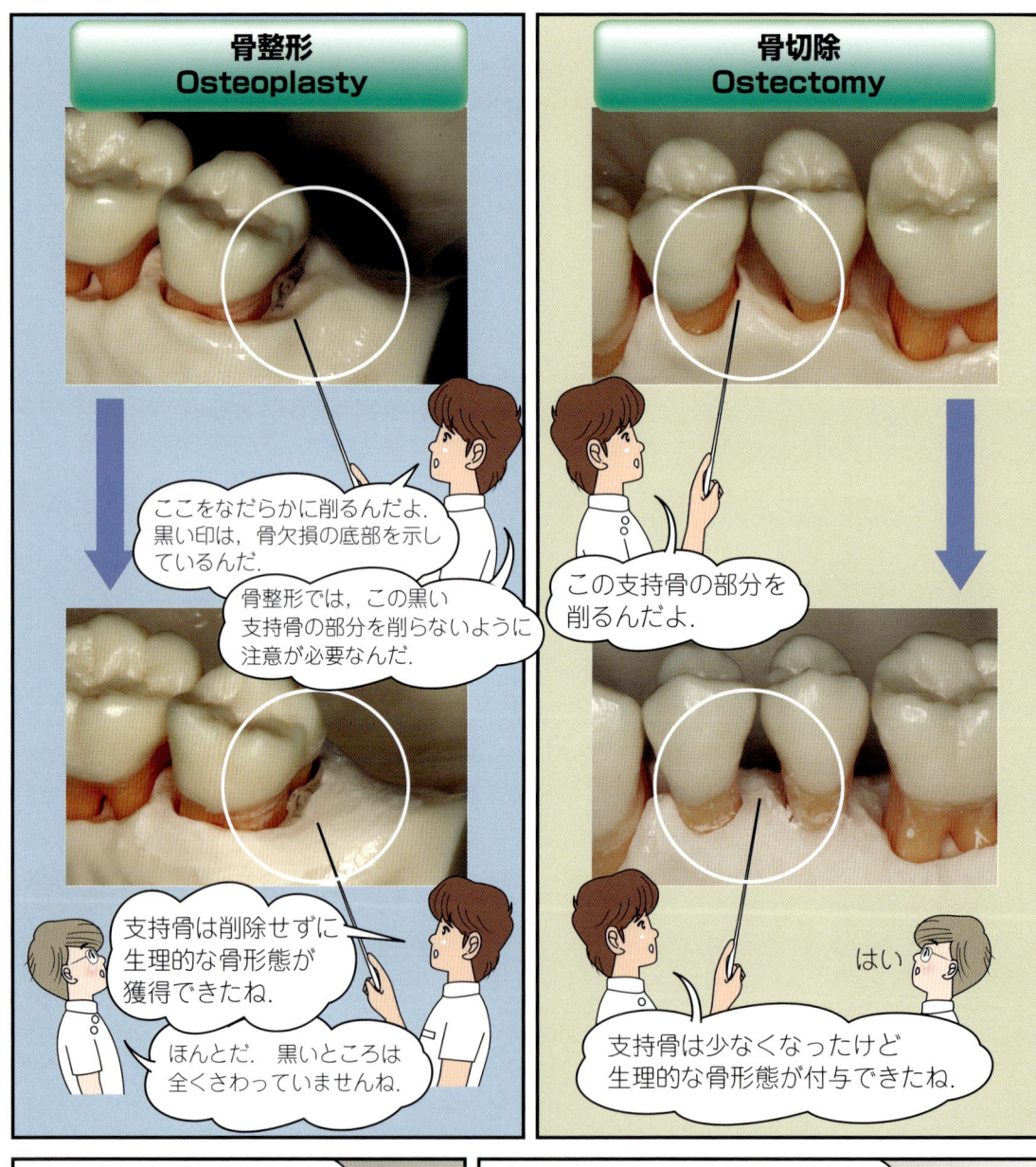

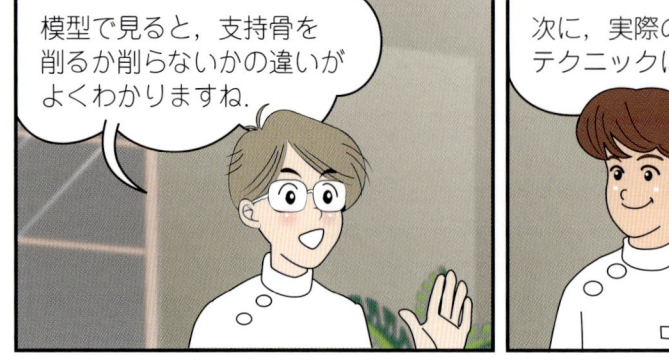

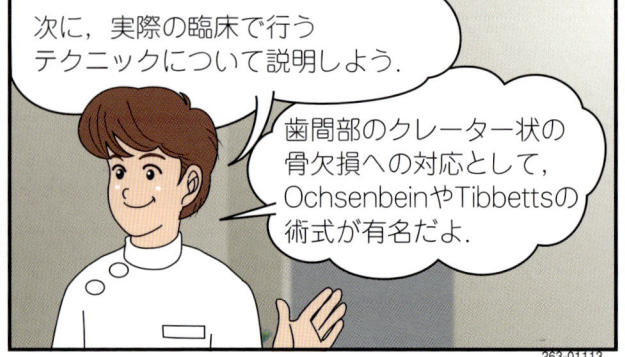

第15章 歯周外科処置の基本6　歯槽骨の形態異常に対する考え方2

骨整形 Osteoplasty

ここをなだらかに削るんだよ．黒い印は，骨欠損の底部を示しているんだ．

骨整形では，この黒い支持骨の部分を削らないように注意が必要なんだ．

支持骨は削除せずに生理的な骨形態が獲得できたね．

ほんとだ．黒いところは全くさわっていませんね．

骨切除 Ostectomy

この支持骨の部分を削るんだよ．

はい

支持骨は少なくなったけど生理的な骨形態が付与できたね．

模型で見ると，支持骨を削るか削らないかの違いがよくわかりますね．

次に，実際の臨床で行うテクニックについて説明しよう．

歯間部のクレーター状の骨欠損への対応として，OchsenbeinやTibbettsの術式が有名だよ．

歯間部のクレーター状の骨欠損への対応

上顎に対しては……

パラタルアプローチ

The palatal approach to osseous surgery. I .Rationale.
Ochsenbein C, Bohannan H : *J Periodontol*, **34**:60-68, 1963.
The palatal approach to osseous surgery. II .Clinical Application.
Ochsenbein C, Bohannan H : *J Periodontol*, **35**:54-68, 1964.

① 歯間部のクレーターを口蓋側から除去することで、頰側の骨切除を最小限にすることができる
② 頰側より口蓋側の骨の方が海綿骨が多く存在し、そのことにより術後の骨吸収がより少なくてすむ
③ 頰側より口蓋側鼓形空隙の方が広く、アクセスしやすい
④ 口蓋側の方が会話、摂食などによる自浄性が高い

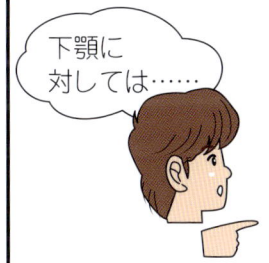

下顎に対しては……

リンガルアプローチ

Rational for the lingual approach to mandibular osseous surgery.
Tibbetts L, Ochsenbein C, Loughlin D : *Dent Clin North Am*, **20**:61-78, 1976.

① 頰側の骨外科処置には限界があり、術後に棚を残すことにもなる
② 下顎大臼歯は、頰側のルートトランクのほうが短い
③ 下顎大臼歯は舌側に傾斜している
④ この部位のクレーターは舌側よりにあることが多い
⑤ 舌側の鼓形空隙を広くすることで、清掃しやすい状態にできる

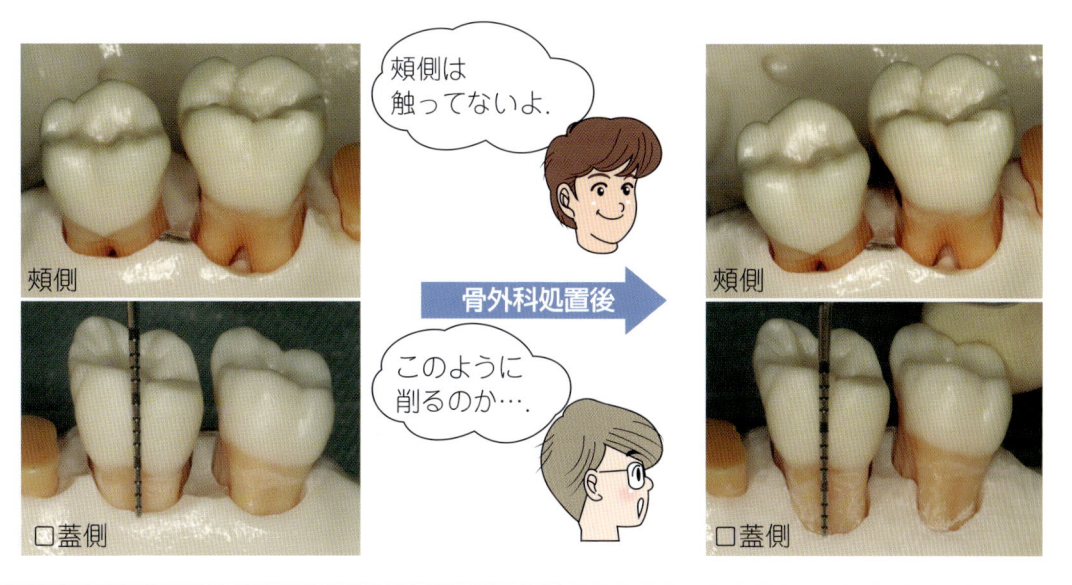

頰側は触ってないよ．

頰側

口蓋側

骨外科処置後 →

このように削るのか…．

頰側

口蓋側

第15章 歯周外科処置の基本6　歯槽骨の形態異常に対する考え方2

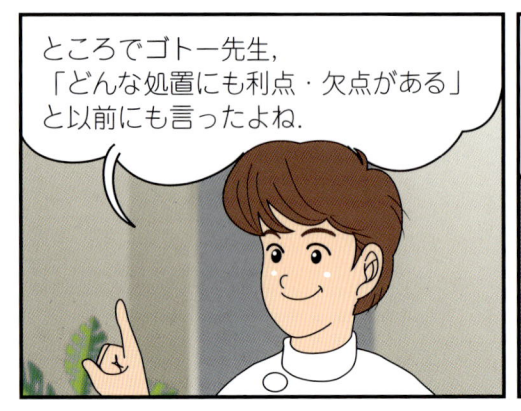

ところでゴトー先生，「どんな処置にも利点・欠点がある」と以前にも言ったよね．

はい．「良い治療結果を出すためにも，適応症の選択を間違わないようにすることが大事だ」と教わりました．

骨外科処置についてもその点を考えてみよう．

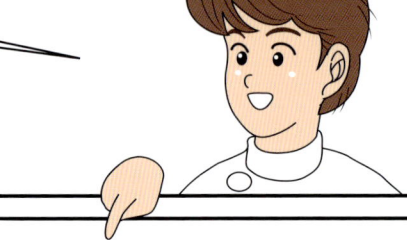

骨外科処置の利点・欠点

Seibert J : Treatment of infrabony lesions by surgical resection procedures. *In* : Periodontal surgery : Biologic basis and technique. Stahl SS ed, Charles C. Thomas, Springfield, 1976.

利点
① 骨欠損を直視できる
② 治療時間を最小限にできる
③ アクセスの面から治療を容易にできる
④ さらなる外科部位の広がりを少なくできる

欠点
① アタッチメントの喪失が起こる

利点が多いですね．でも，アタッチメントの喪失は大きな欠点ですよね？

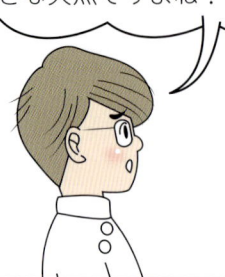

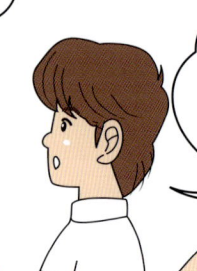

そうだね．次のページにこの点を最小限にするためのポイントをあげてみたよ．

術前に考慮するポイント

1）歯根の長さと形態
2）骨欠損の位置と大きさ
3）歯槽骨の幅
4）歯根の位置
5）骨欠損と隣在歯，解剖学的構造物との位置関係

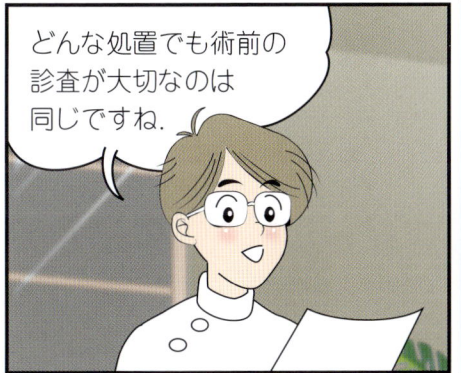

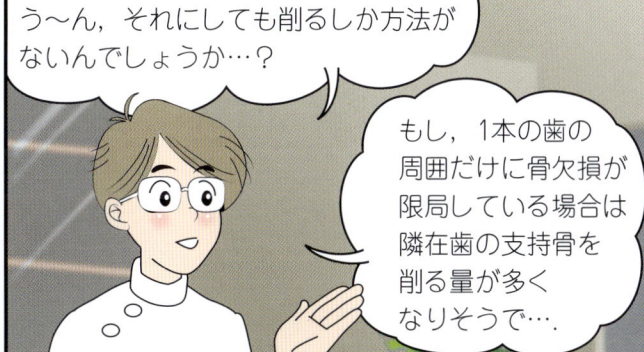

どんな処置でも術前の診査が大切なのは同じですね．

う～ん，それにしても削るしか方法がないんでしょうか…？

もし，1本の歯の周囲だけに骨欠損が限局している場合は隣在歯の支持骨を削る量が多くなりそうで…．

確かに骨を削る方法しかなければ限界があるよね．
実は，他にも骨の不良形態に対する対処法はいくつかあるんだ．
紹介しようか．

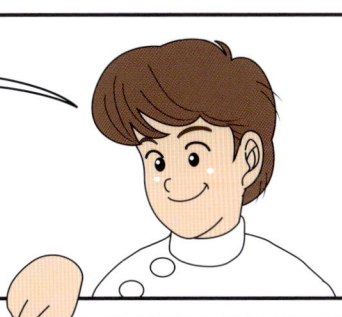

矯正的挺出（エクストリュージョン）

骨の形態異常に対する処置法

矯正的挺出 ＋ 骨外科処置
(Extrusion ＋ Osseous Surgery)

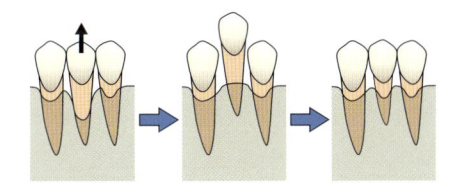

歯牙を矯正的に挺出させることにより付着器官を歯冠側に移動し，骨欠損を浅くする方法だ．
ただし，部位によっては相対的に垂直的骨欠損を新たに作ることにもなるので，挺出後に骨外科処置が必要なことも多いんだ．

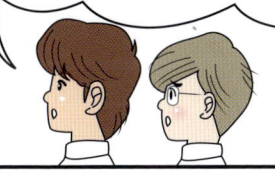

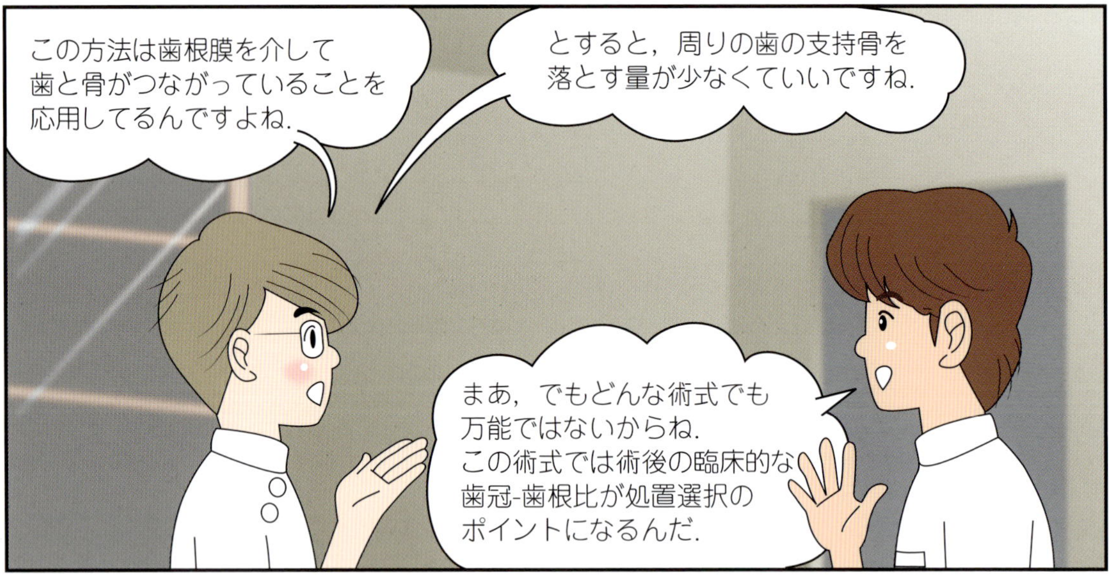
この方法は歯根膜を介して
歯と骨がつながっていることを
応用してるんですよね.
とすると，周りの歯の支持骨を
落とす量が少なくていいですね.
まあ，でもどんな術式でも
万能ではないからね.
この術式では術後の臨床的な
歯冠-歯根比が処置選択の
ポイントになるんだ.

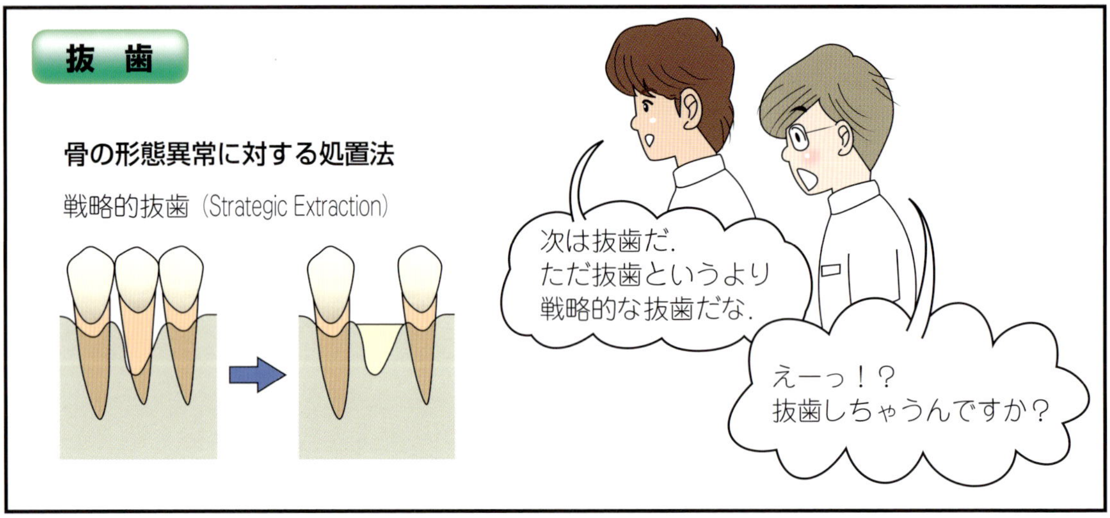
抜　歯
骨の形態異常に対する処置法
戦略的抜歯（Strategic Extraction）
次は抜歯だ.
ただ抜歯というより
戦略的な抜歯だな.
えーっ！？
抜歯しちゃうんですか？

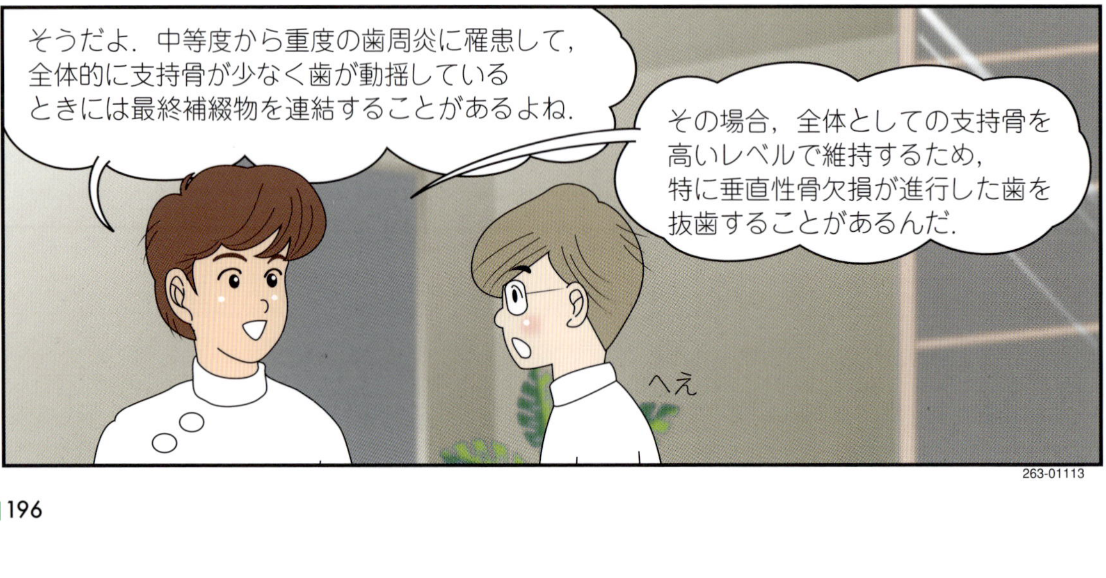
そうだよ．中等度から重度の歯周炎に罹患して，
全体的に支持骨が少なく歯が動揺している
ときには最終補綴物を連結することがあるよね.
その場合，全体としての支持骨を
高いレベルで維持するため，
特に垂直性骨欠損が進行した歯を
抜歯することがあるんだ.
へえ

263-01113

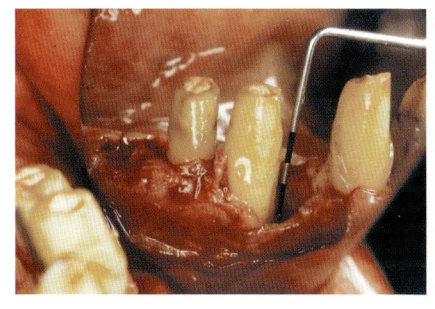

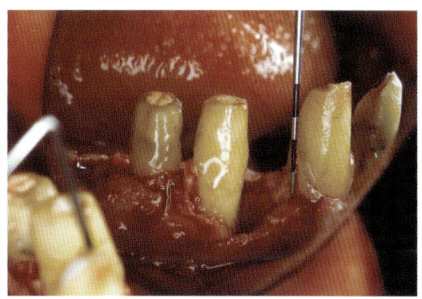

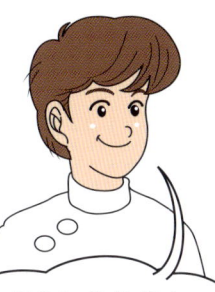

こういう抜歯を
"戦略的抜歯"
というんだ．

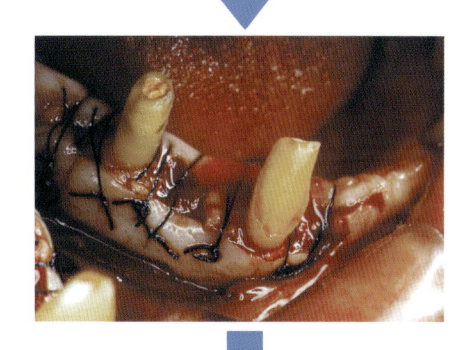

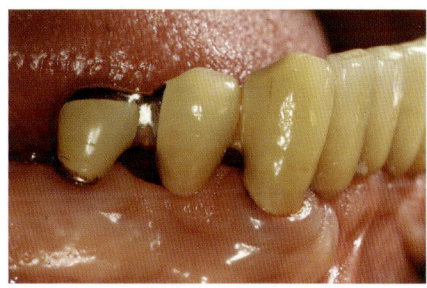

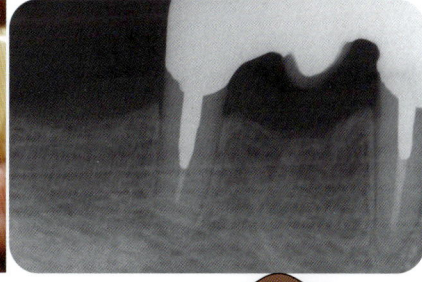

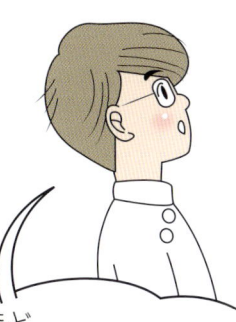

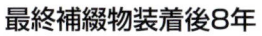

最終補綴物装着後8年

なるほど．
抜歯することで骨欠損が
埋まるんですね．

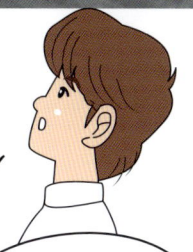

そうなんだ．
もちろん，もとの骨欠損の大きさや
形態に左右されるけどね．
全体の治療計画のなかで補綴治療も
考慮したうえで判断するんだ．

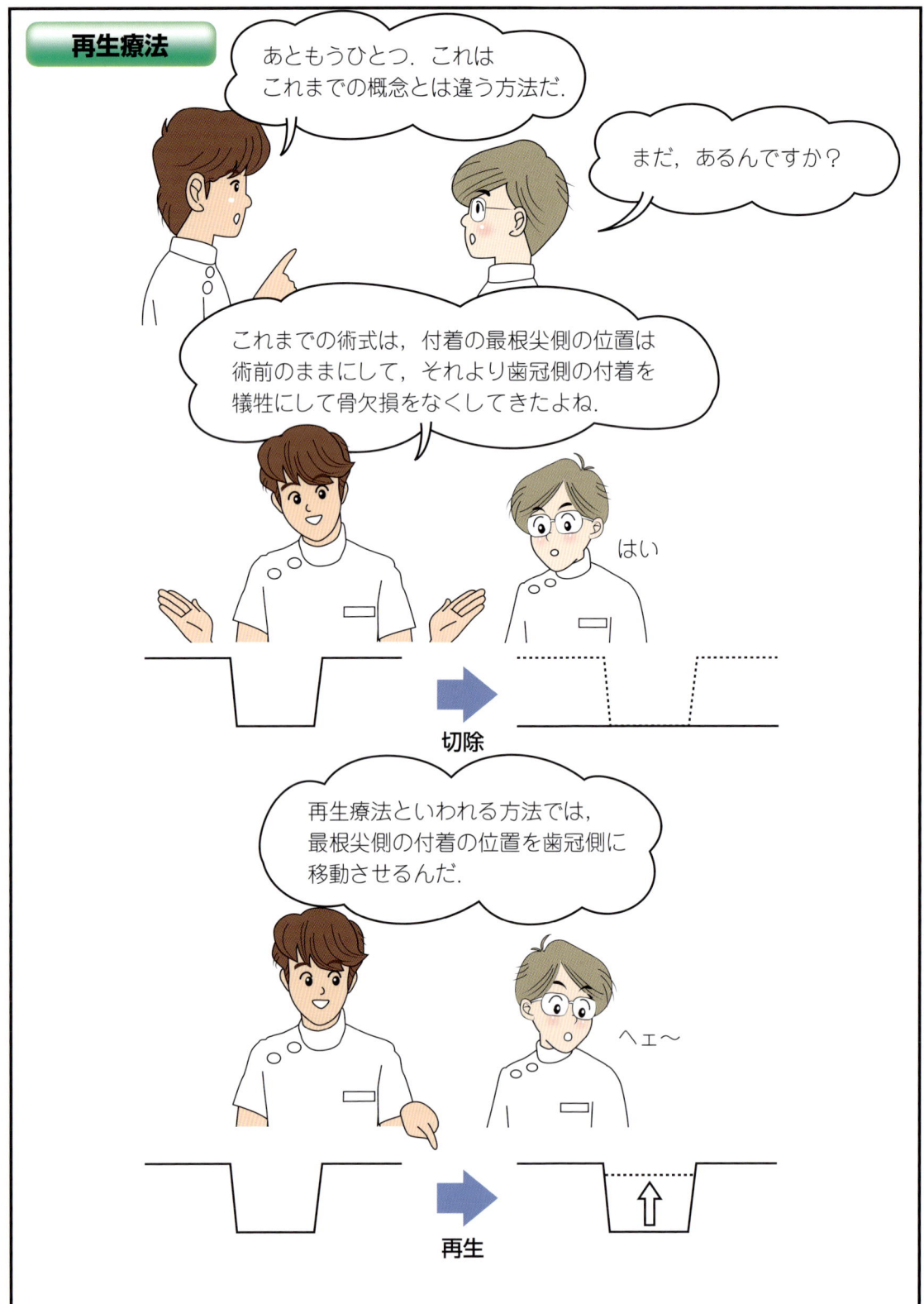

第15章 歯周外科処置の基本6　歯槽骨の形態異常に対する考え方2

再生療法

あともうひとつ．これはこれまでの概念とは違う方法だ．

まだ，あるんですか？

これまでの術式は，付着の最根尖側の位置は術前のままにして，それより歯冠側の付着を犠牲にして骨欠損をなくしてきたよね．

はい

切除

再生療法といわれる方法では，最根尖側の付着の位置を歯冠側に移動させるんだ．

ヘェ～

再生

骨欠損を底上げすればいいんですね！

そのとおり．でも，実際はそんな理想どおりにはならないんだよ．

当然ながら再生させるのは骨だけでなく，セメント質や歯根膜などの付着器官も再生させないといけないんだ．

再生療法で骨欠損が100％埋まればいいんだけどね…．

再生療法がうまくいったとしても骨欠損が残ることが多いんだ．

えっ？そうなんですか？

そうなんだ．

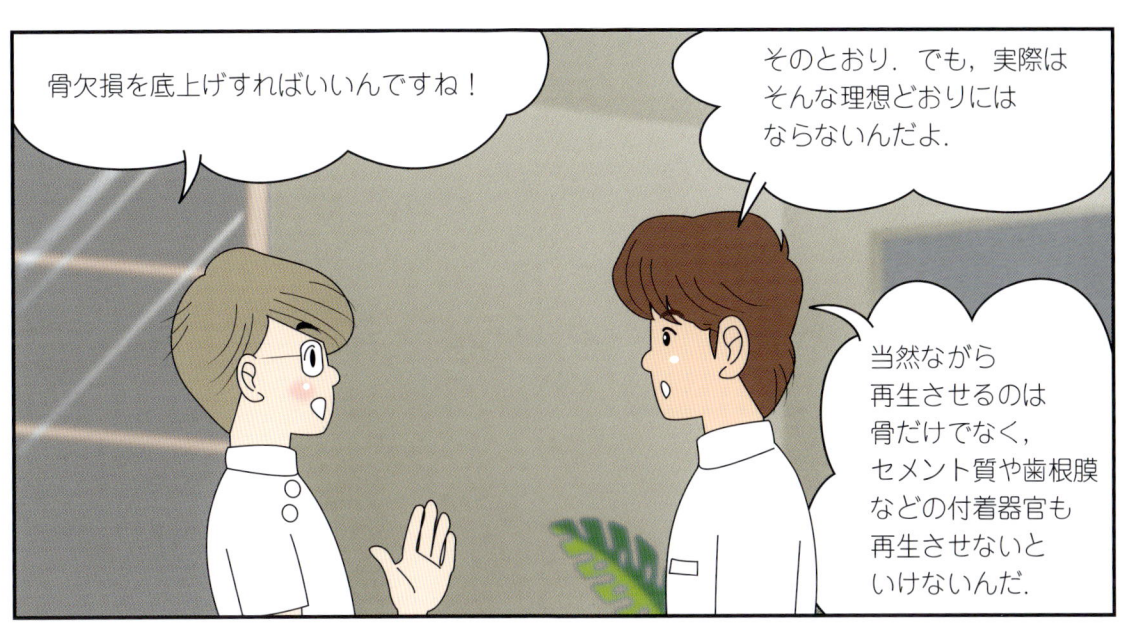

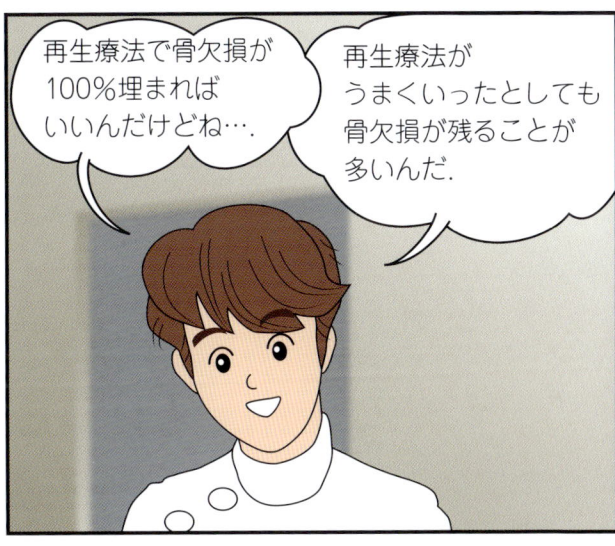

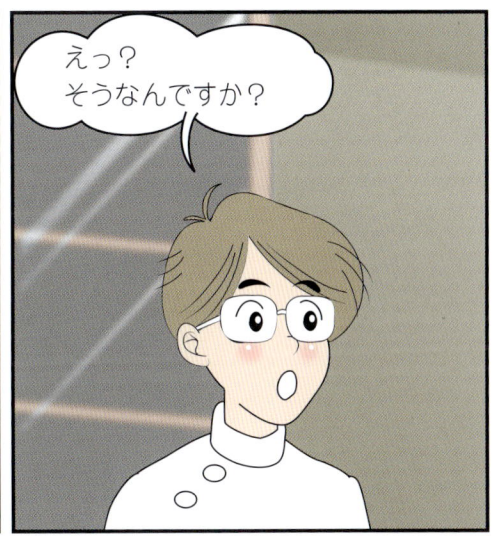

ところが，「100％再生できなかったから失敗か？」というと，そういうわけでもないんだよ．

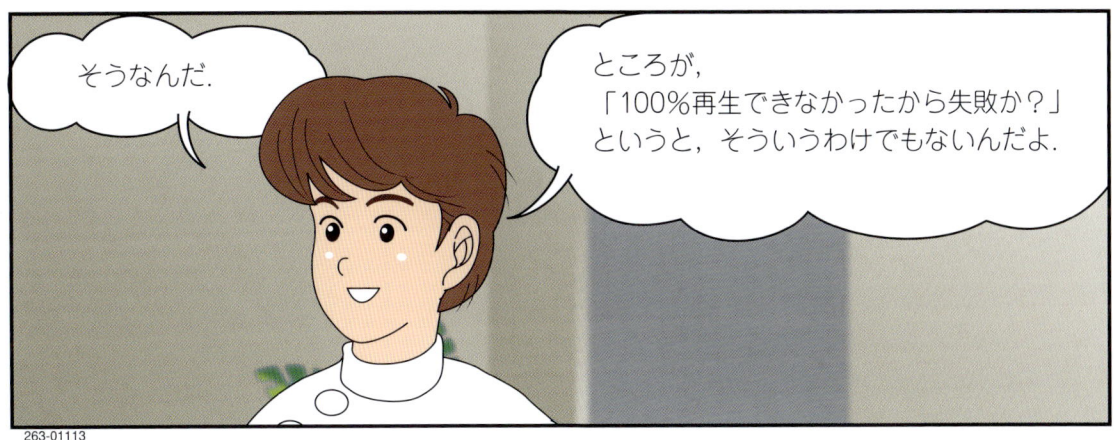

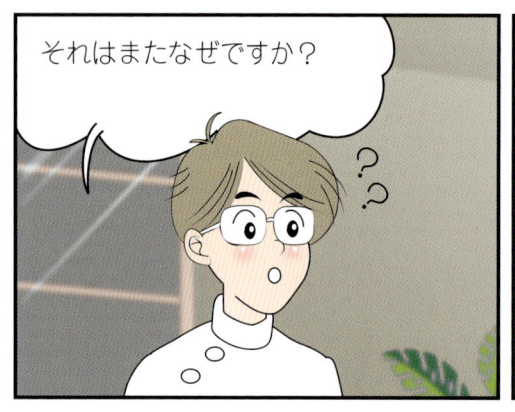

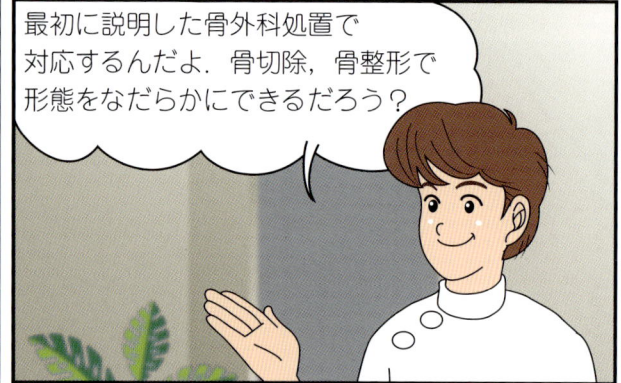

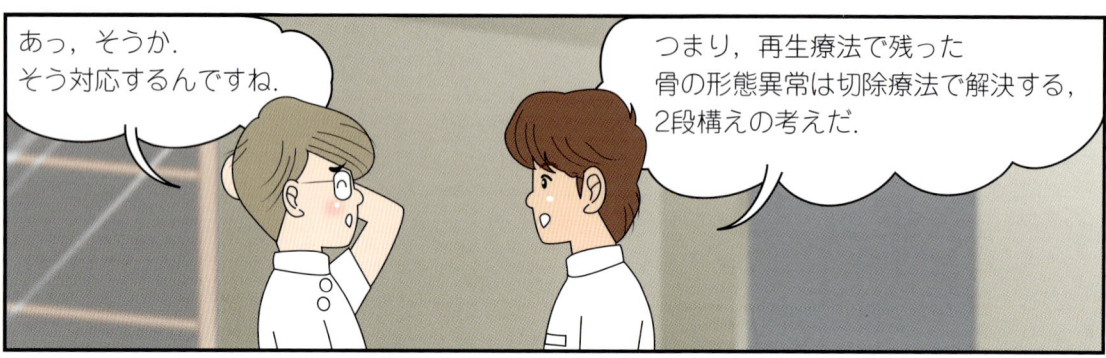

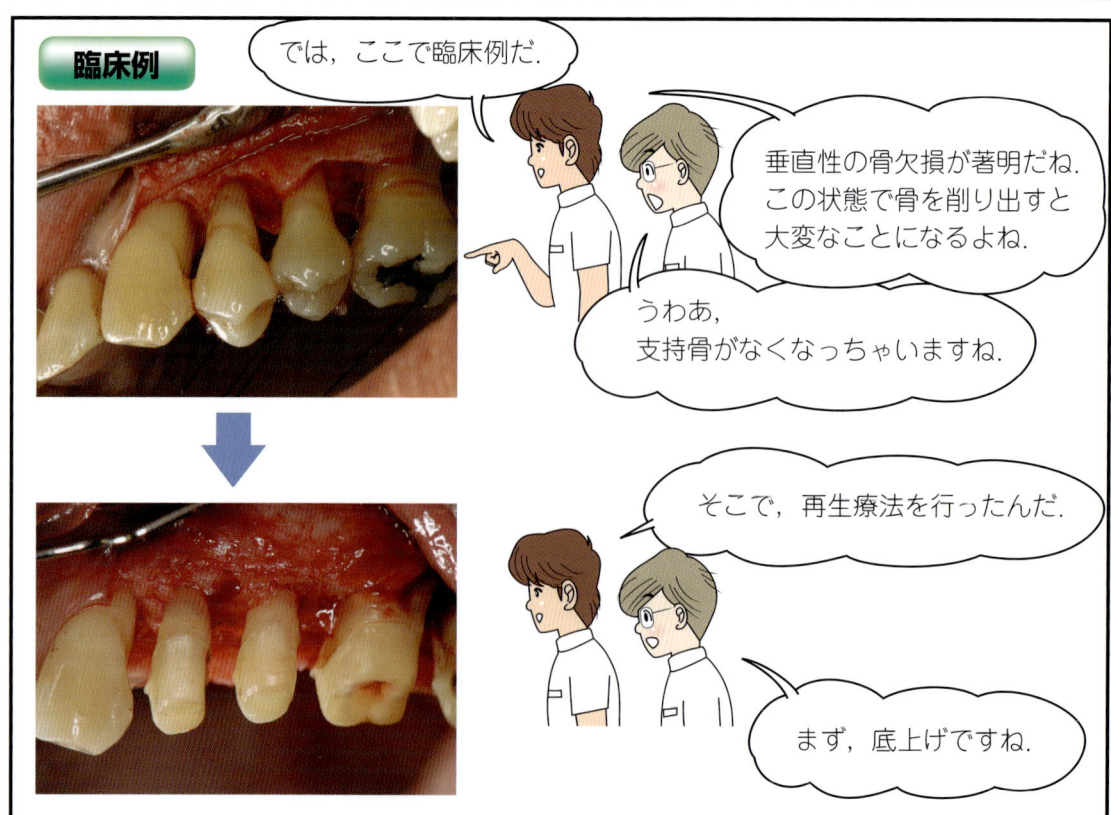

第15章 歯周外科処置の基本6　歯槽骨の形態異常に対する考え方2

それはまたなぜですか？

最初に説明した骨外科処置で対応するんだよ．骨切除，骨整形で形態をなだらかにできるだろう？

あっ，そうか．そう対応するんですね．

つまり，再生療法で残った骨の形態異常は切除療法で解決する，2段構えの考えだ．

臨床例

では，ここで臨床例だ．

垂直性の骨欠損が著明だね．この状態で骨を削り出すと大変なことになるよね．

うわあ，支持骨がなくなっちゃいますね．

そこで，再生療法を行ったんだ．

まず，底上げですね．

200

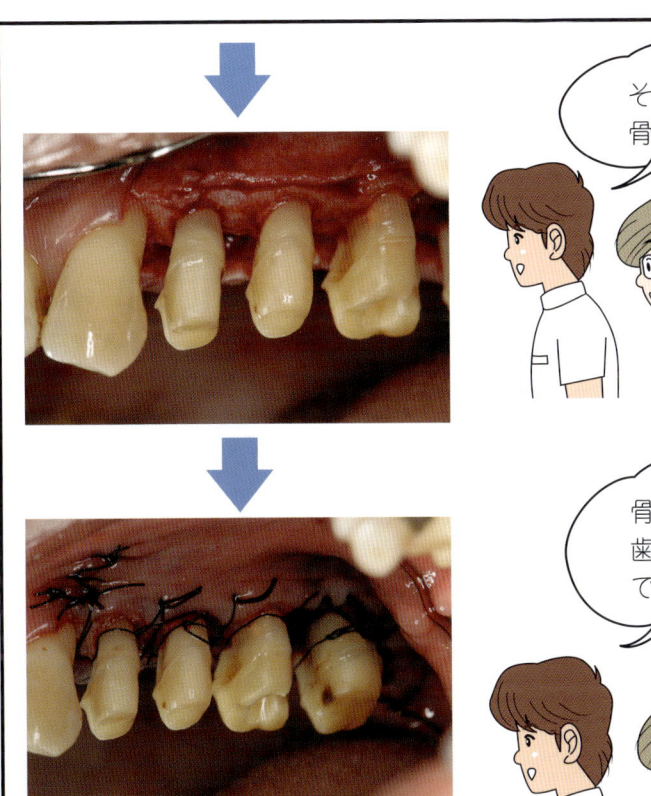

そして，残った不整形をなくすため，骨整形と骨切除を行った．

なだらかな形態ですね．

骨がなだらかな形になった結果，歯肉弁を骨頂に位置づけることができたんだ．

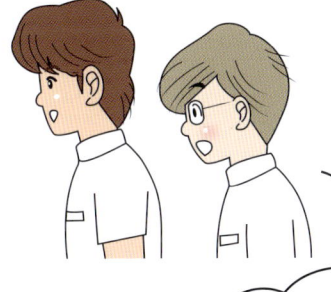

なるほど！
何だか，いろんなことがつながってきました．

SchlugerやOchsenbeinの文献に書いてあった「歯周ポケットを除去するためには歯肉の裏打ちとなる歯槽骨がなだらかな形でないといけない」という意味がわかってきました．

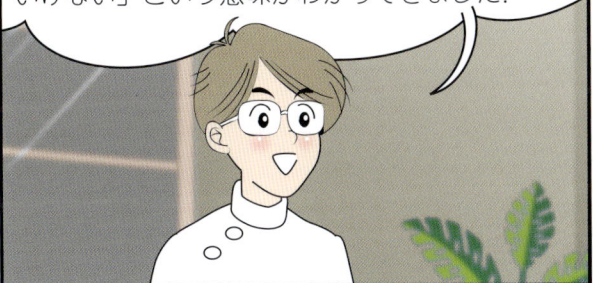

ゴトー先生も，文献と臨床がだんだんつながってきたかな？
それじゃ，今回の対処法をまとめておこう．

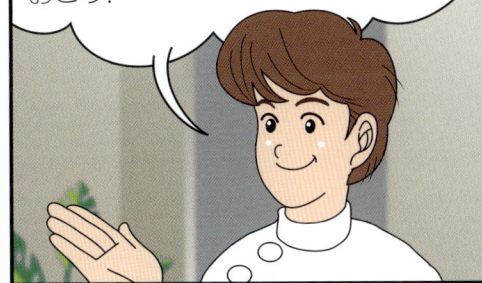

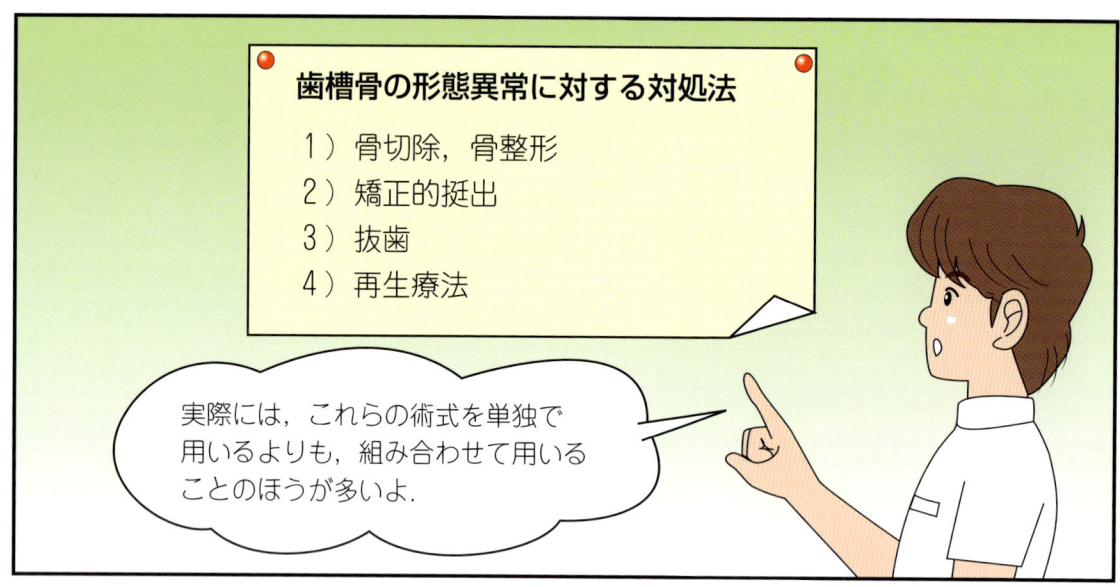

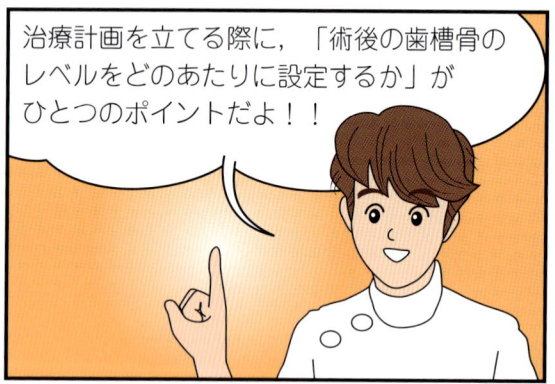

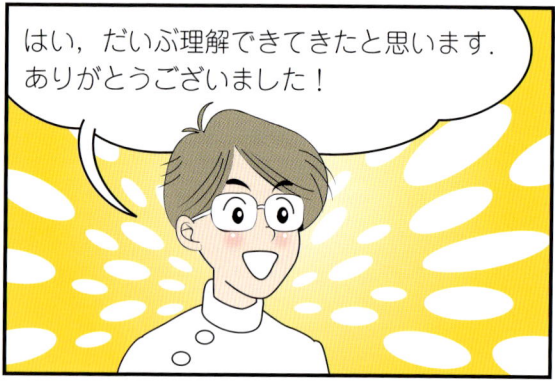

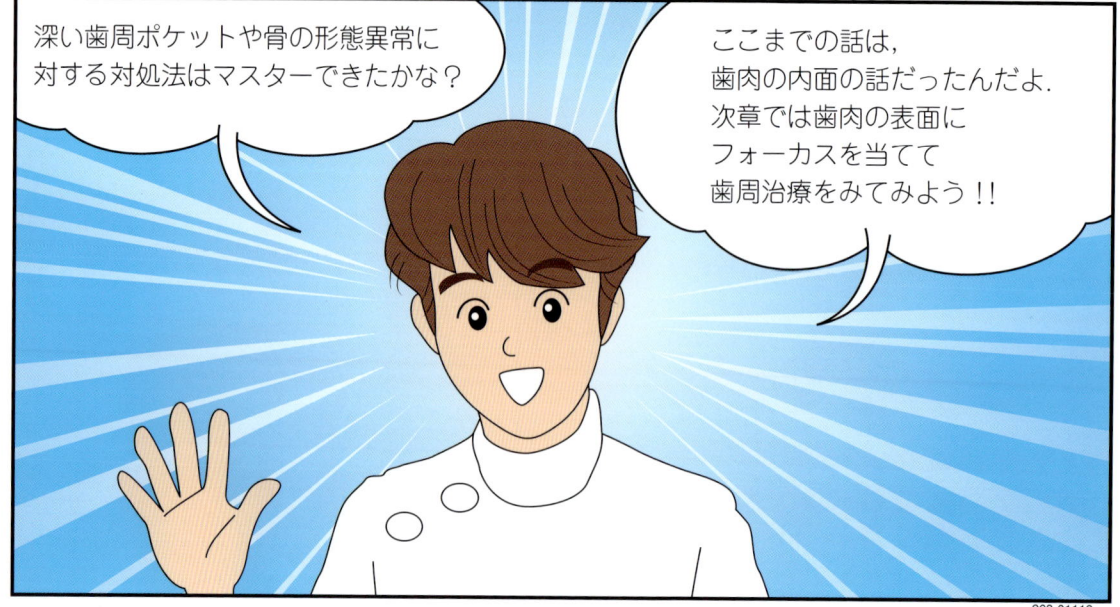

第15章 歯周外科処置の基本6　歯槽骨の形態異常に対する考え方2

歯槽骨の形態異常に対する対処法

1）骨切除，骨整形
2）矯正的挺出
3）抜歯
4）再生療法

実際には，これらの術式を単独で用いるよりも，組み合わせて用いることのほうが多いよ．

治療計画を立てる際に，「術後の歯槽骨のレベルをどのあたりに設定するか」がひとつのポイントだよ！！

はい，だいぶ理解できてきたと思います．ありがとうございました！

深い歯周ポケットや骨の形態異常に対する対処法はマスターできたかな？

ここまでの話は，歯肉の内面の話だったんだよ．次章では歯肉の表面にフォーカスを当てて歯周治療をみてみよう！！

第16章

歯周外科処置の基本7
角化歯肉の重要性

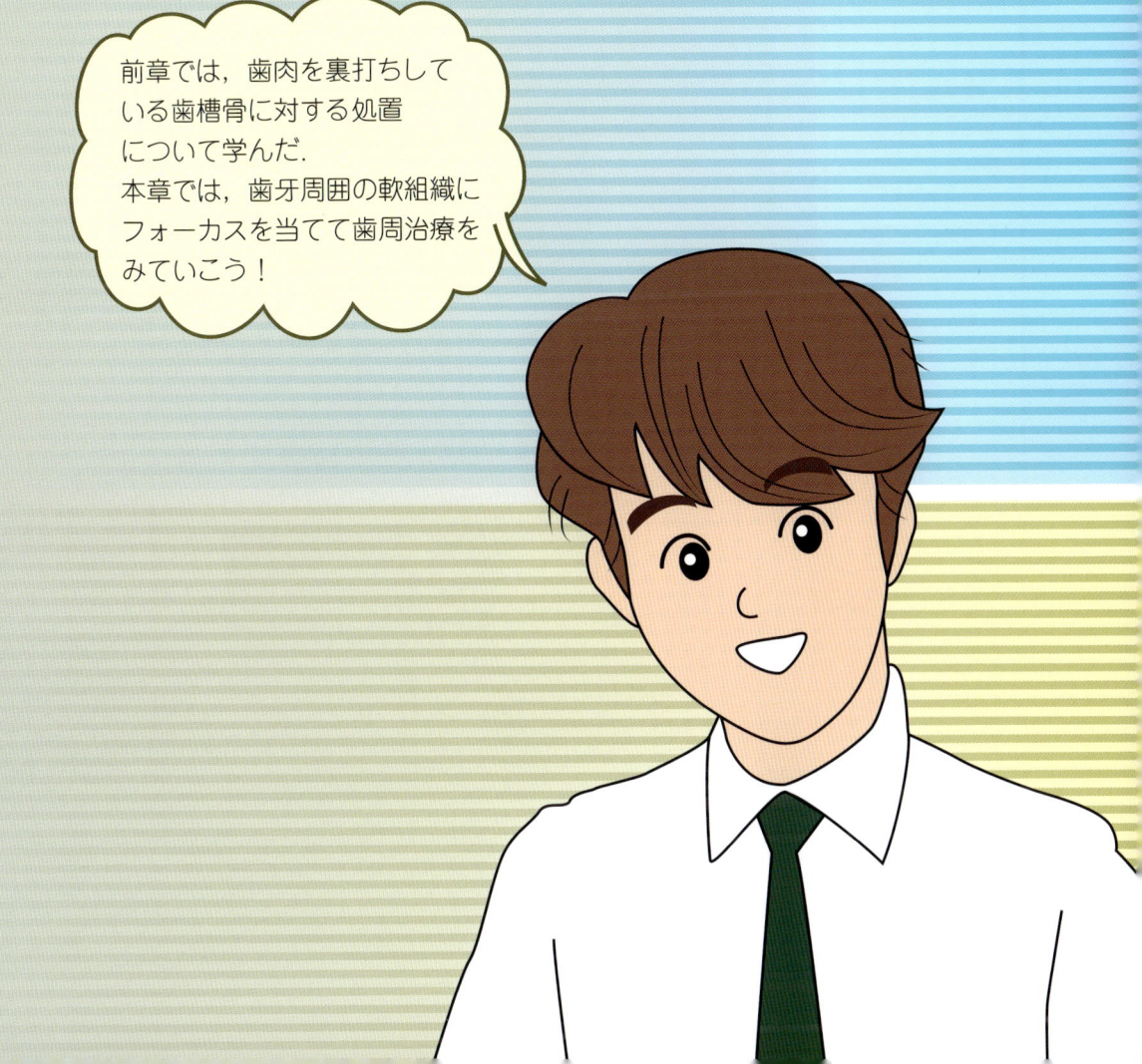

前章では，歯肉を裏打ちしている歯槽骨に対する処置について学んだ．
本章では，歯牙周囲の軟組織にフォーカスを当てて歯周治療をみていこう！

第16章 歯周外科処置の基本7 角化歯肉の重要性

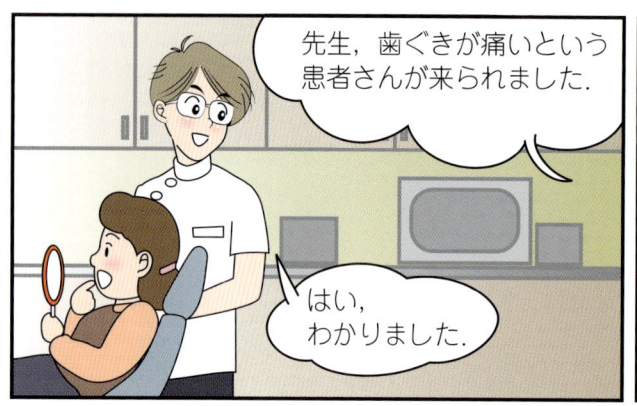

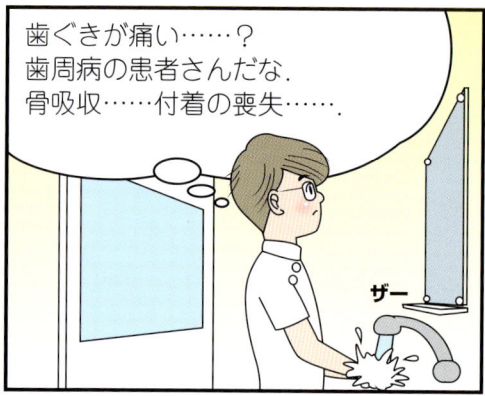

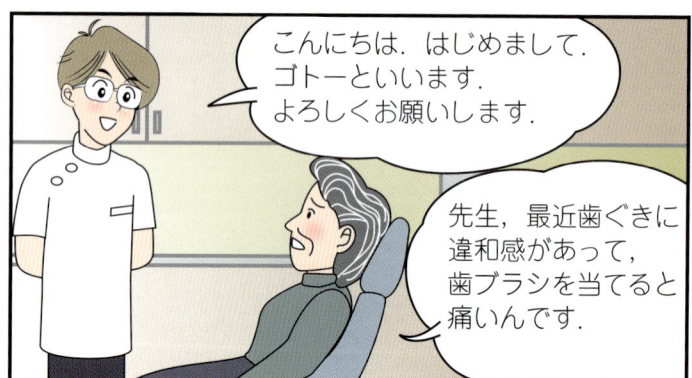

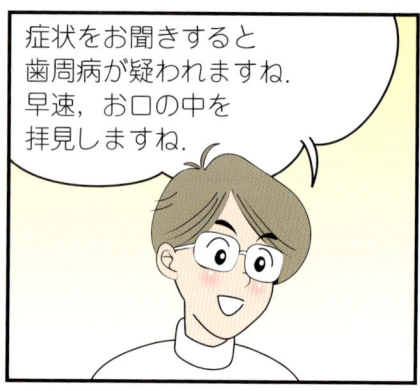

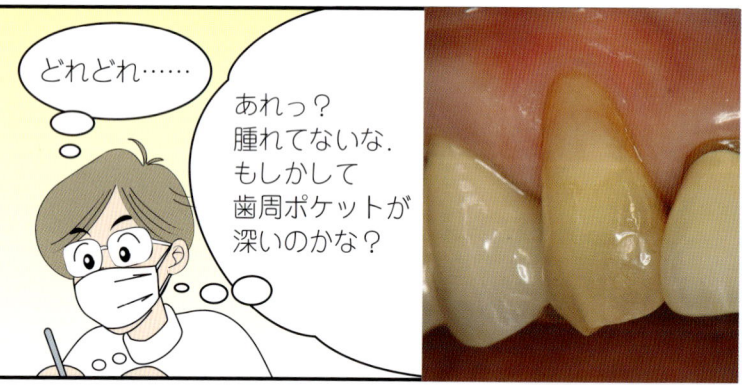

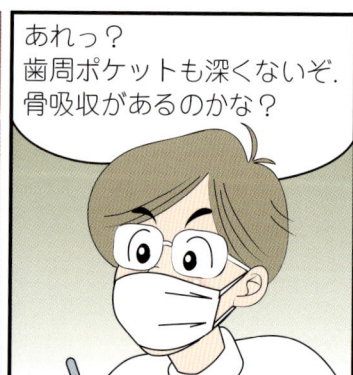

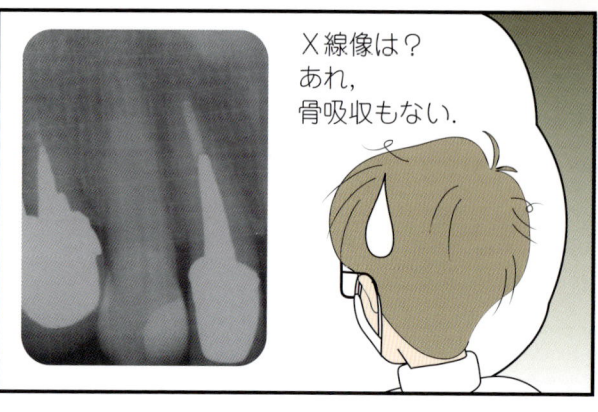

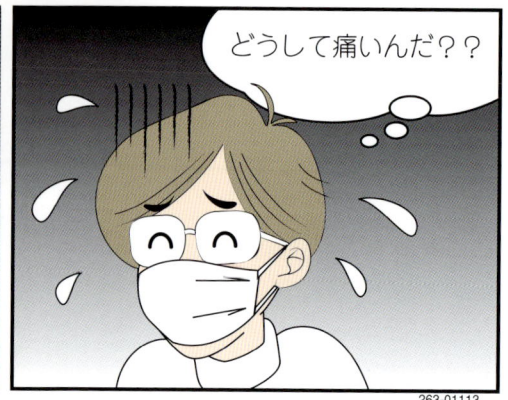

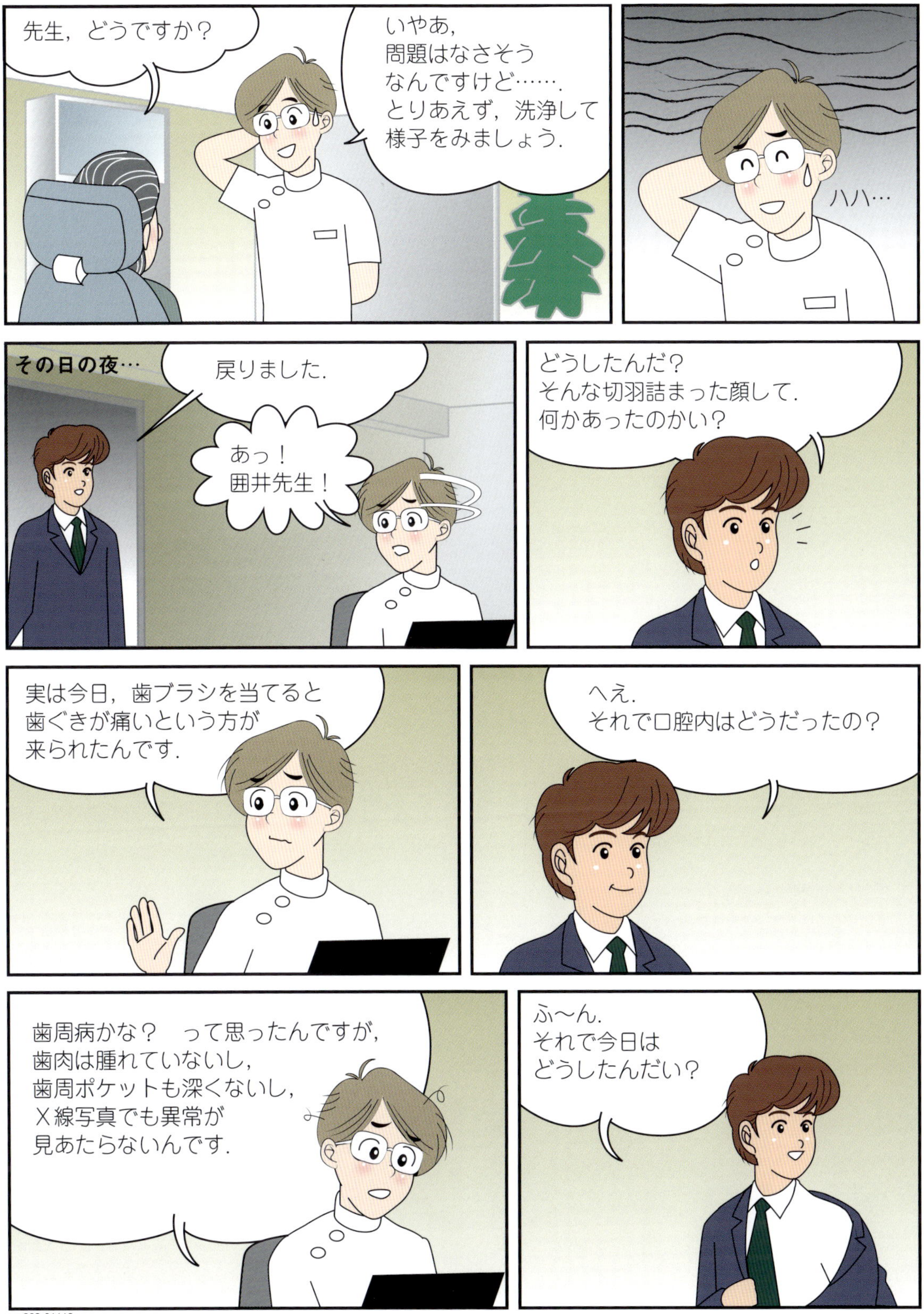
先生，どうですか？
いやあ，問題はなさそうなんですけど……．とりあえず，洗浄して様子をみましょう．
ハハ…
その日の夜…
戻りました．
あっ！囲井先生！
どうしたんだ？そんな切羽詰まった顔して．何かあったのかい？
実は今日，歯ブラシを当てると歯ぐきが痛いという方が来られたんです．
へえ．それで口腔内はどうだったの？
歯周病かな？　って思ったんですが，歯肉は腫れていないし，歯周ポケットも深くないし，X線写真でも異常が見あたらないんです．
ふ〜ん．それで今日はどうしたんだい？

263-01113

第16章 歯周外科処置の基本7　角化歯肉の重要性

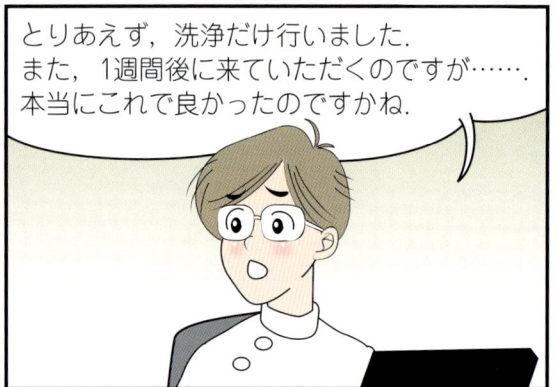

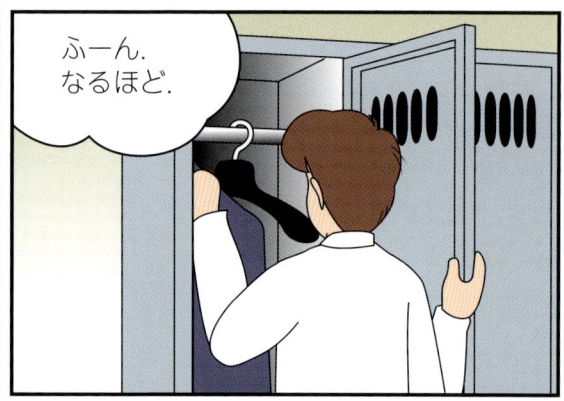

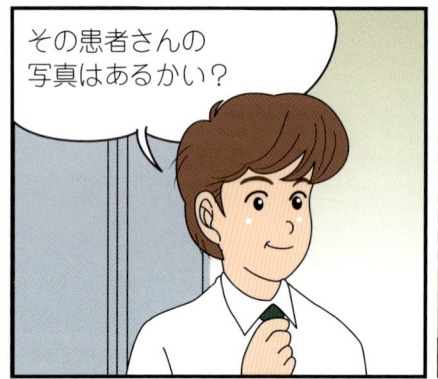

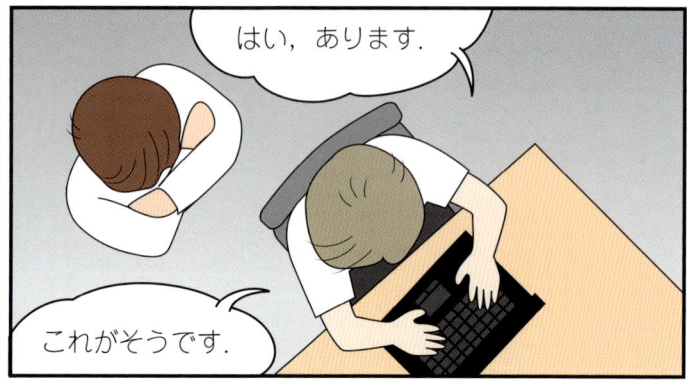

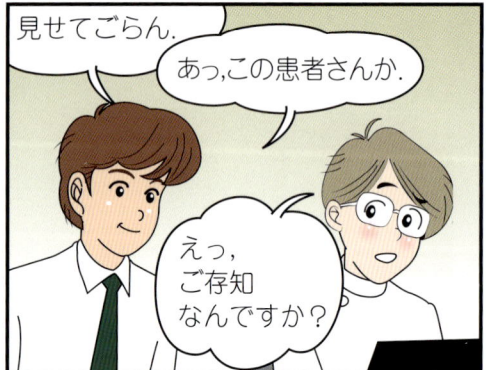

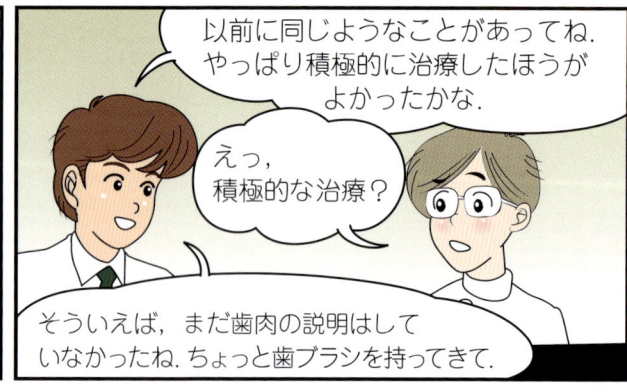

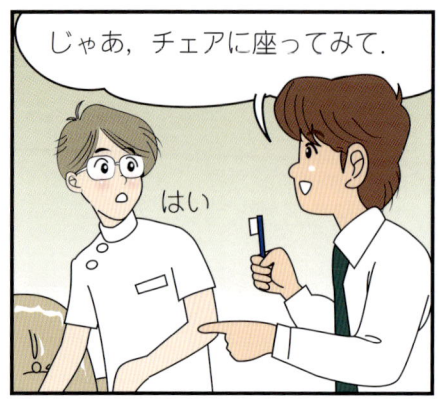

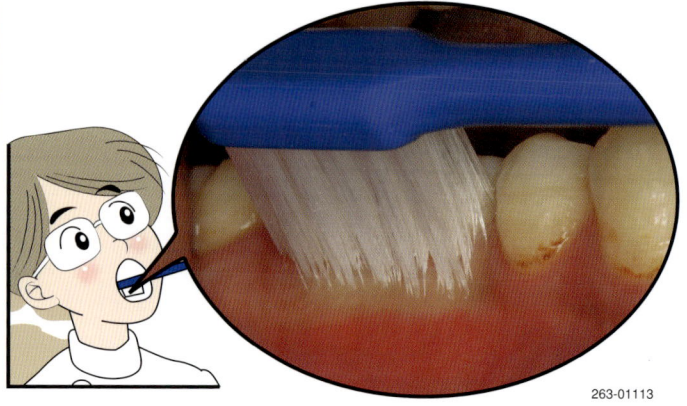

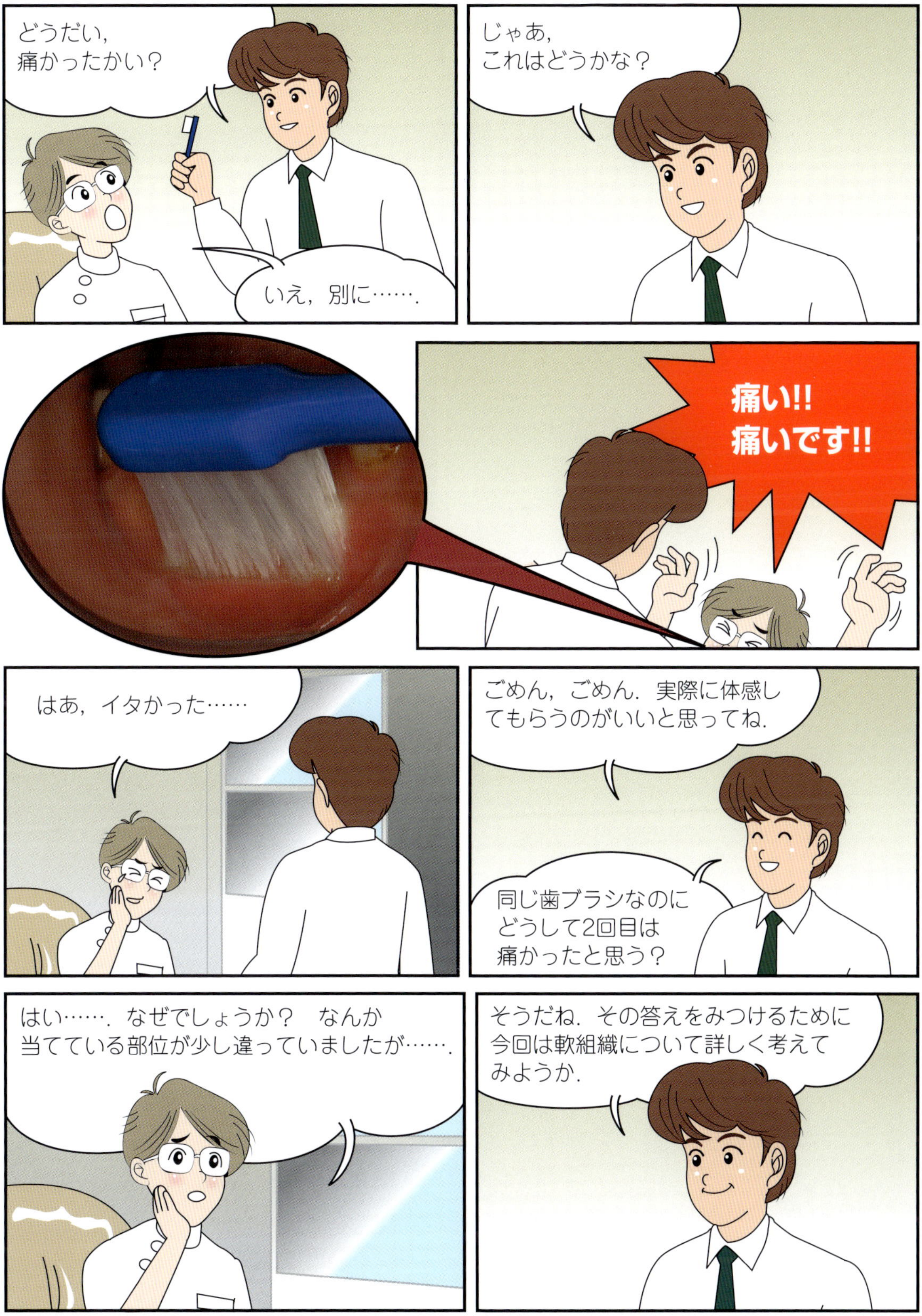
どうだい，痛かったかい？
いえ，別に…….
じゃあ，これはどうかな？
痛い!!
痛いです!!
はあ，イタかった……
ごめん，ごめん．実際に体感してもらうのがいいと思ってね．
同じ歯ブラシなのにどうして2回目は痛かったと思う？
はい……．なぜでしょうか？　なんか当てている部位が少し違っていましたが…….
そうだね．その答えをみつけるために今回は軟組織について詳しく考えてみようか．

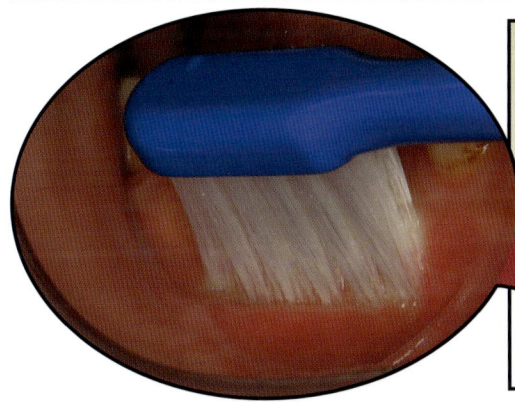

第16章 歯周外科処置の基本7　角化歯肉の重要性

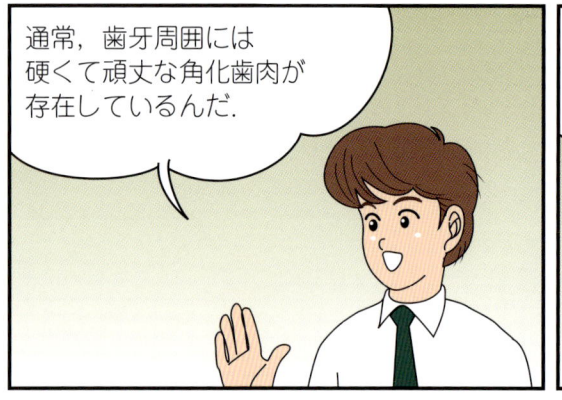

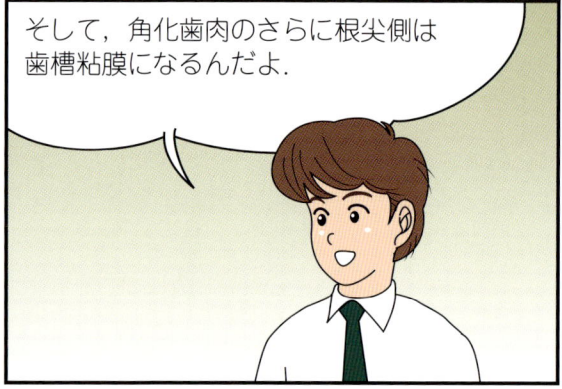

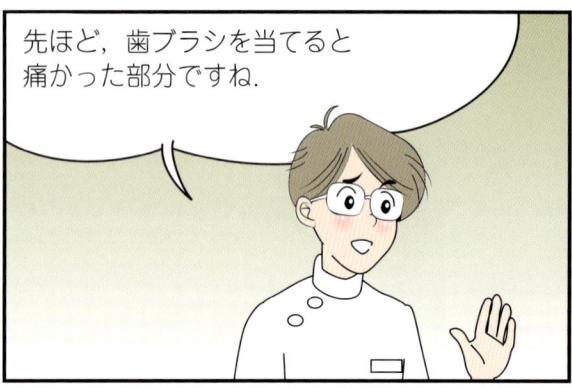

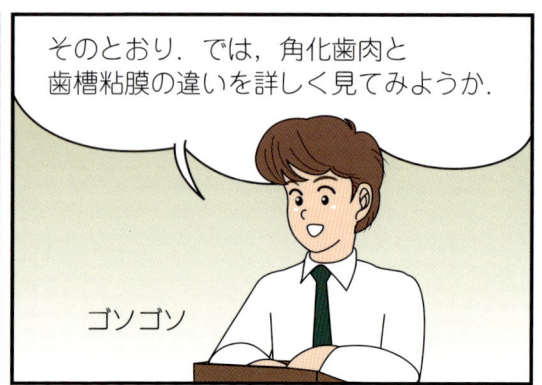

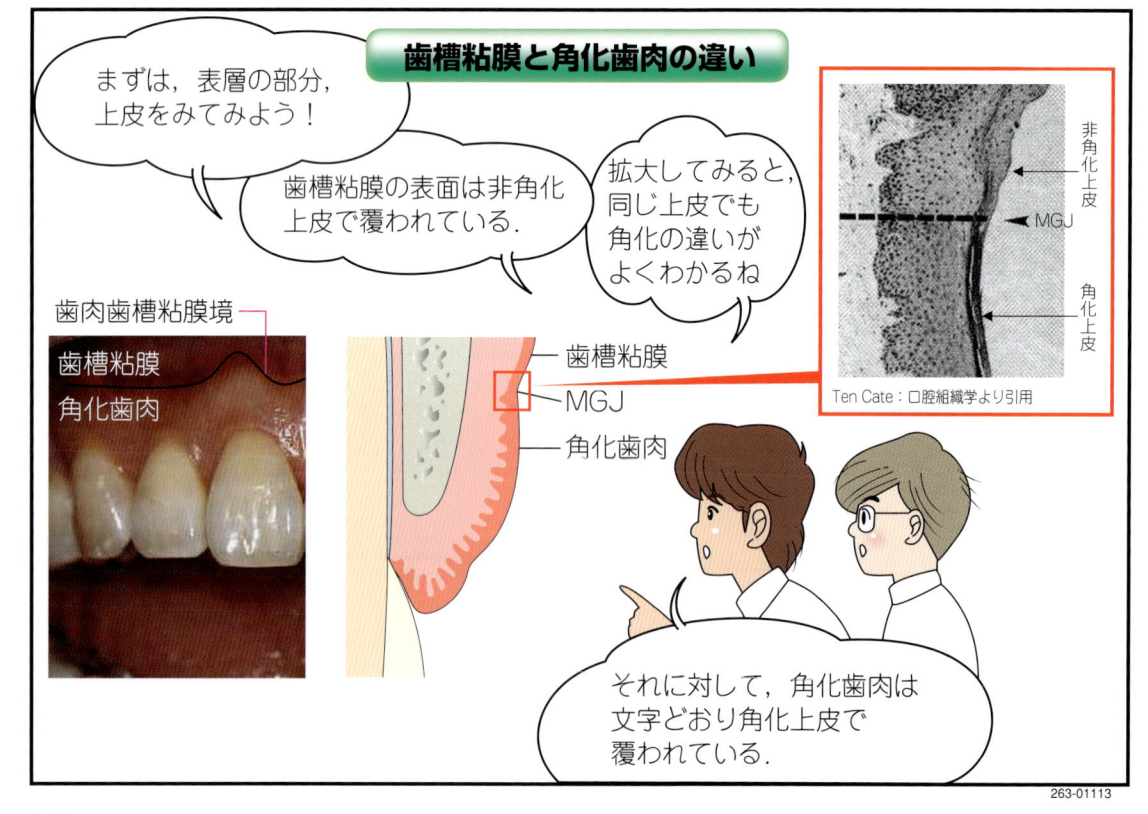

通常，歯牙周囲には硬くて頑丈な角化歯肉が存在しているんだ．

そして，角化歯肉のさらに根尖側は歯槽粘膜になるんだよ．

先ほど，歯ブラシを当てると痛かった部分ですね．

そのとおり．では，角化歯肉と歯槽粘膜の違いを詳しく見てみようか．

ゴソゴソ

歯槽粘膜と角化歯肉の違い

まずは，表層の部分，上皮をみてみよう！

歯槽粘膜の表面は非角化上皮で覆われている．

拡大してみると，同じ上皮でも角化の違いがよくわかるね

非角化上皮
MGJ
角化上皮

Ten Cate：口腔組織学より引用

歯肉歯槽粘膜境
歯槽粘膜
角化歯肉

歯槽粘膜
MGJ
角化歯肉

それに対して，角化歯肉は文字どおり角化上皮で覆われている．

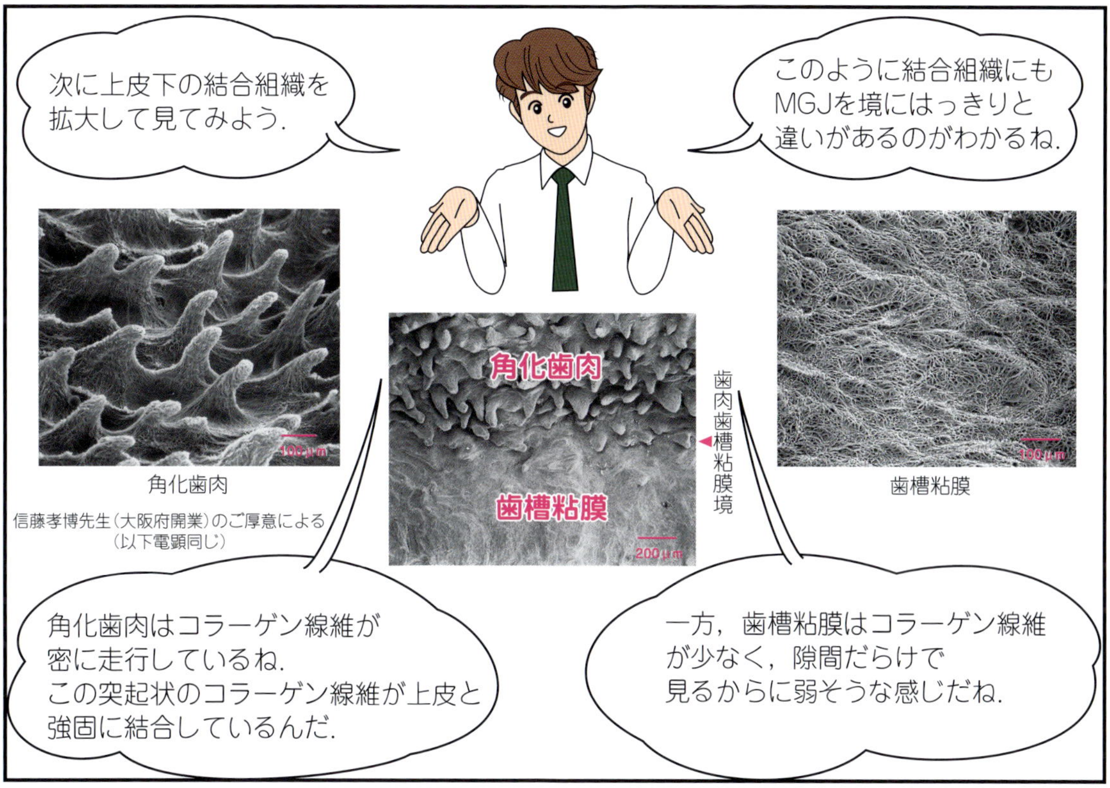

次に上皮下の結合組織を拡大して見てみよう．

このように結合組織にもMGJを境にはっきりと違いがあるのがわかるね．

角化歯肉
信藤孝博先生（大阪府開業）のご厚意による
（以下電顕同じ）

角化歯肉
歯槽粘膜
歯肉歯槽粘膜境

歯槽粘膜

角化歯肉はコラーゲン線維が密に走行しているね．
この突起状のコラーゲン線維が上皮と強固に結合しているんだ．

一方，歯槽粘膜はコラーゲン線維が少なく，隙間だらけで見るからに弱そうな感じだね．

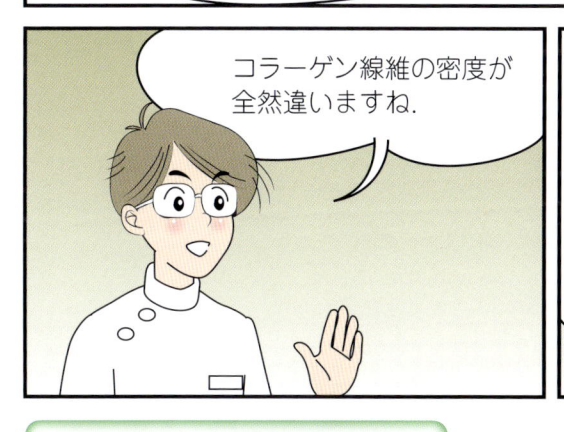

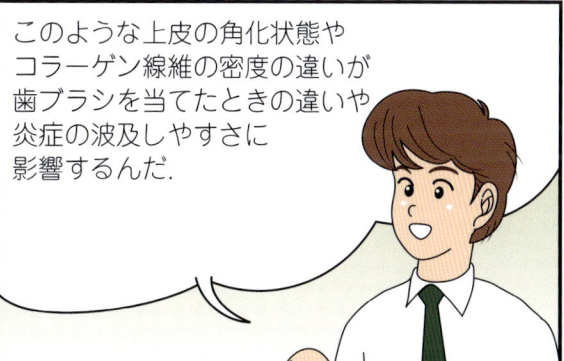

コラーゲン線維の密度が全然違いますね．

このような上皮の角化状態やコラーゲン線維の密度の違いが歯ブラシを当てたときの違いや炎症の波及しやすさに影響するんだ．

角化歯肉と歯槽粘膜の違い

	角化歯肉	歯槽粘膜
上皮	厚い，角化上皮	薄い，非角化上皮
結合組織	密なコラーゲン線維	疎なコラーゲン線維
血管	少ない	多い
炎症の波及	広がりにくい	広がりやすい

第16章 歯周外科処置の基本7 角化歯肉の重要性

ワンポイント

「角化歯肉と歯槽粘膜は臨床的にはこのようにして見分けるんだ.」

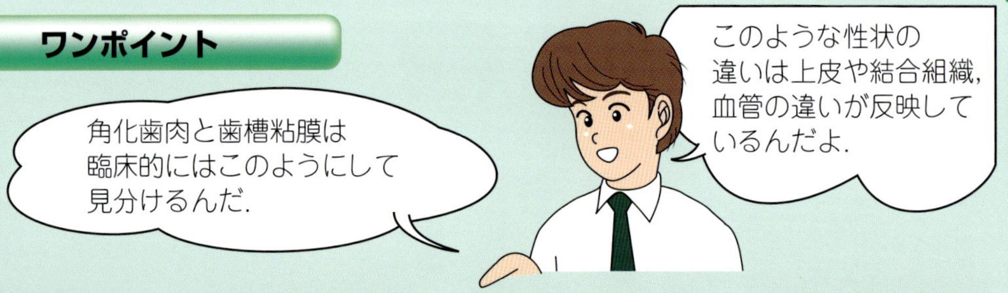

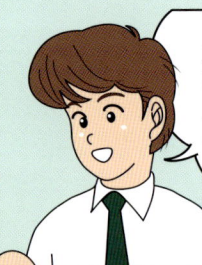

「このような性状の違いは上皮や結合組織,血管の違いが反映しているんだよ.」

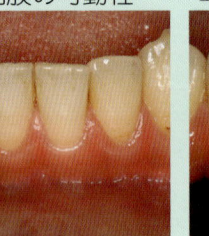

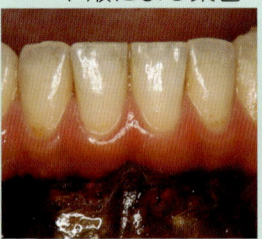

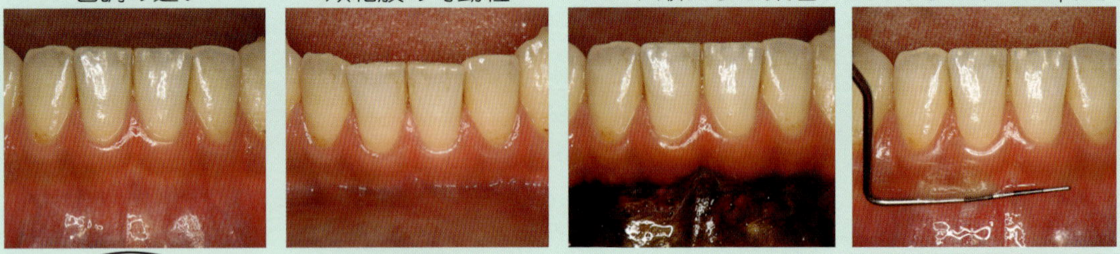

| 色調の違い | 頬粘膜の可動性 | ヨード液による染色 | たぐりよせ（Roll-up法） |

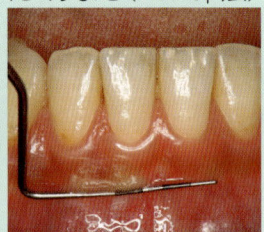

「右の2つは痛いから表面麻酔をしてから行ったほうがいいよ.」

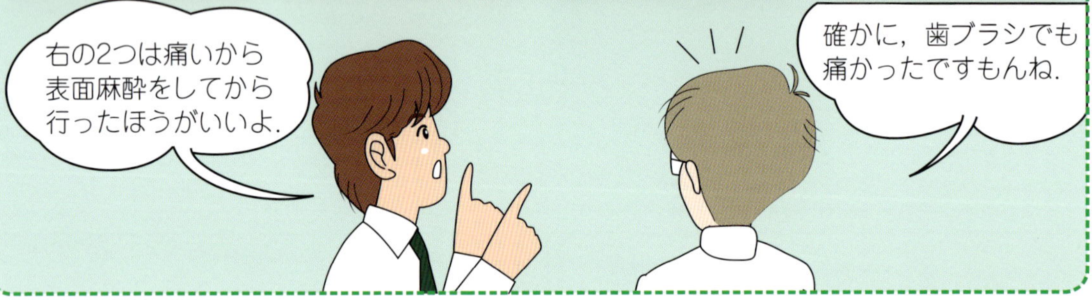

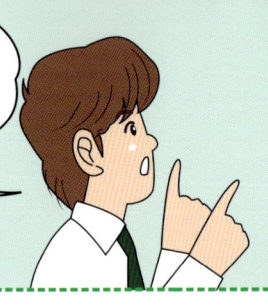

「確かに,歯ブラシでも痛かったですもんね.」

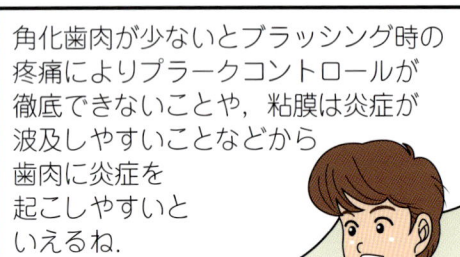

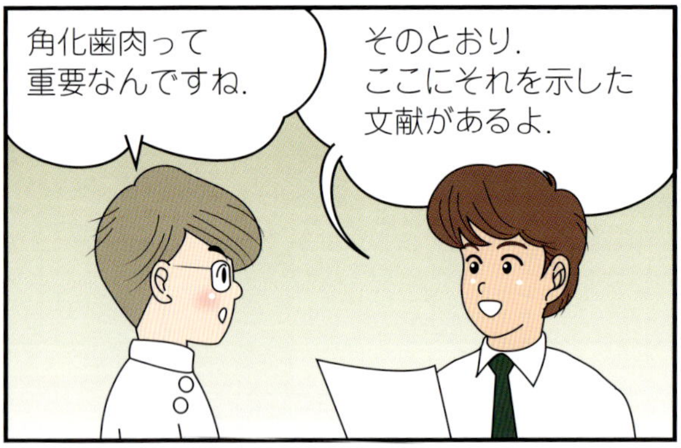

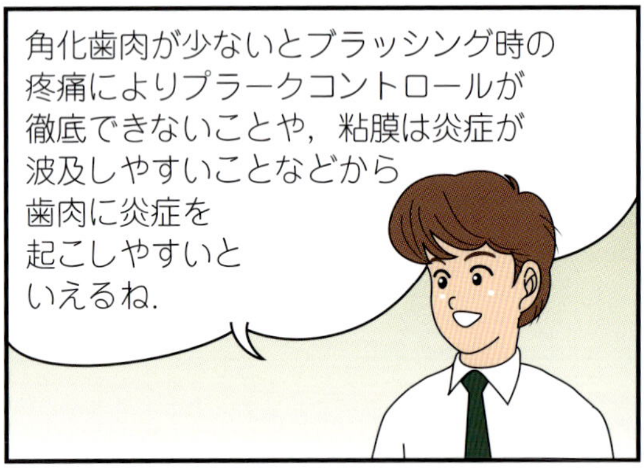

「角化歯肉が少ないとブラッシング時の疼痛によりプラークコントロールが徹底できないことや,粘膜は炎症が波及しやすいことなどから歯肉に炎症を起こしやすいといえるね.」

「角化歯肉って重要なんですね.」

「そのとおり.ここにそれを示した文献があるよ.」

The relationship between the width of keratinized gingiva and gingival health.
Lang NP, Löe H：
J Periodontol, **43**: 623-627, 1972.

臨床的に十分なプラークコントロールが行われていても,角化歯肉が1mm未満の部位では炎症が残存し続けた.

このように角化歯肉が不足すると歯肉に炎症を認めやすいとする文献は結構多いよ.

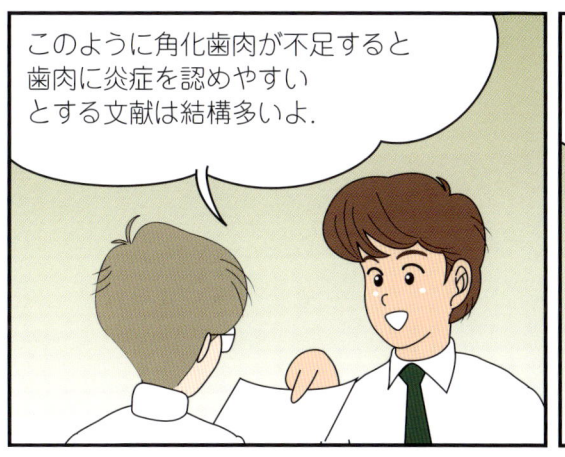

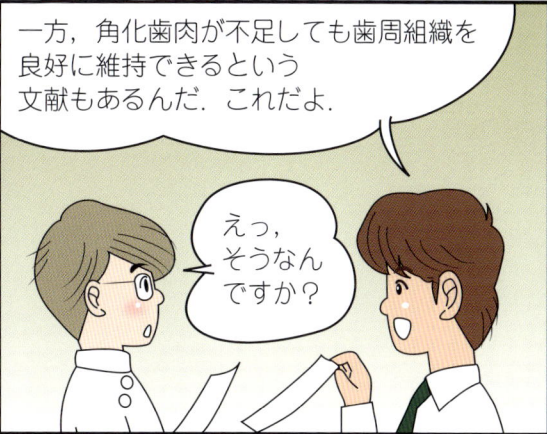

一方, 角化歯肉が不足しても歯周組織を良好に維持できるという文献もあるんだ. これだよ.

えっ, そうなんですか?

A longitudinal study of untreated mucogingival defects.
Salkin LM, Freedman AI, Stein MD, Bassiouny MA :
J Periodontol, **58**(3): 164-166, 1987.

目的:
- 角化歯肉が3mm以下の部位における4年後の歯肉の変化について調べる.

方法:
- 39人の歯科学生を対象
- 角化歯肉3mm以下の119部位について, Plaque Index (PI), Gingival Index (GI), Probing Depth (PD), 角化歯肉幅を測定する.

結果:
- PI, GI, PDは有意に減少.
- 角化歯肉幅はわずかに増加するが有意差なし.

結論:
- 口腔清掃状態が良好であれば, 角化歯肉が不足しても歯肉に変化を認めない.

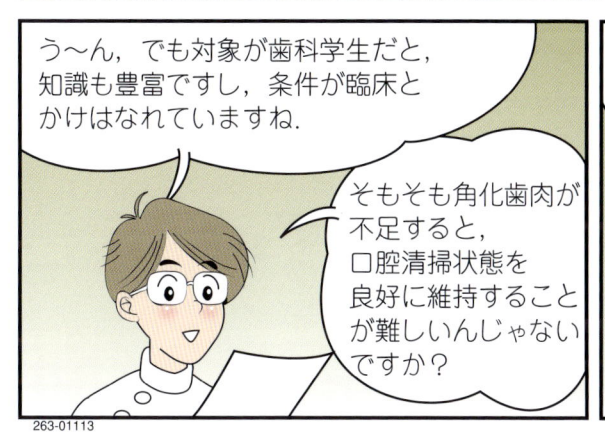

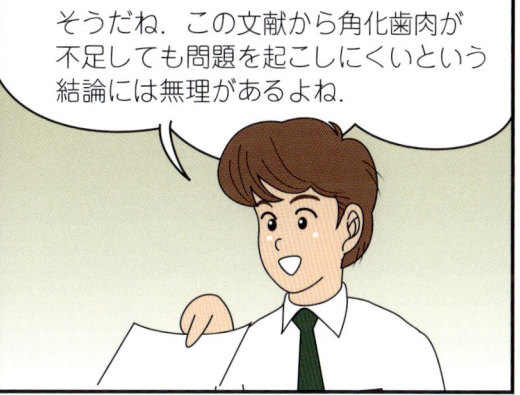

う〜ん, でも対象が歯科学生だと, 知識も豊富ですし, 条件が臨床とかけはなれていますね.

そもそも角化歯肉が不足すると, 口腔清掃状態を良好に維持することが難しいんじゃないですか?

そうだね. この文献から角化歯肉が不足しても問題を起こしにくいという結論には無理があるよね.

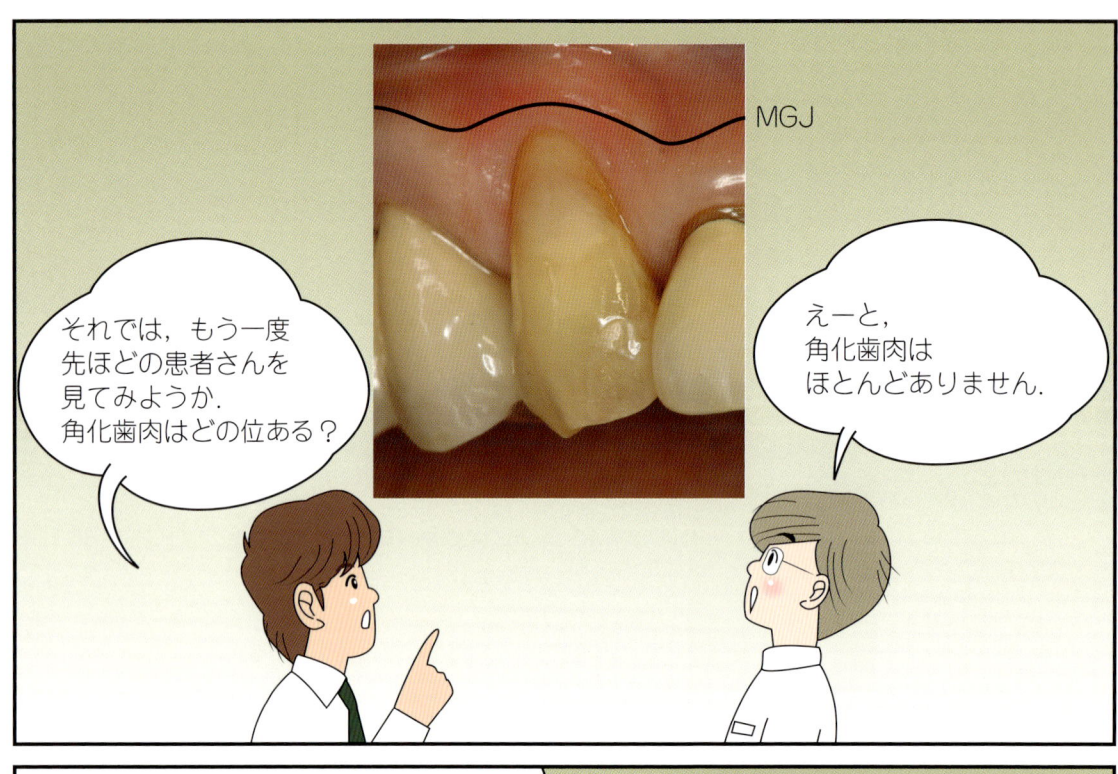

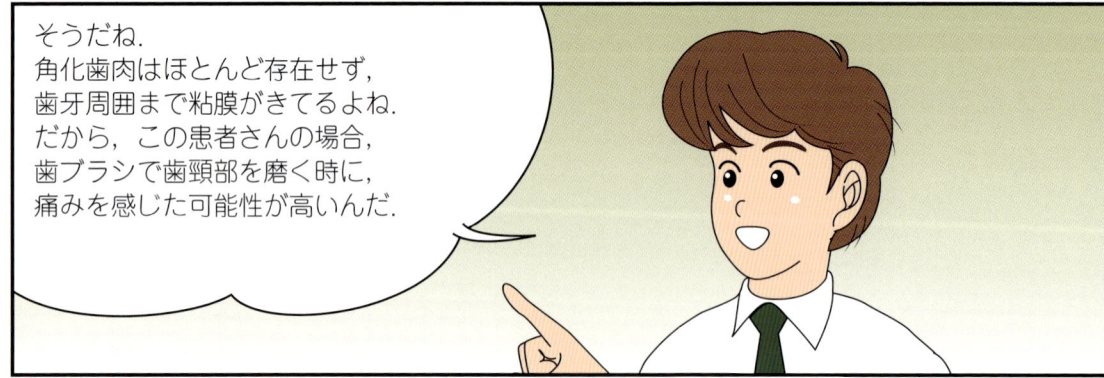

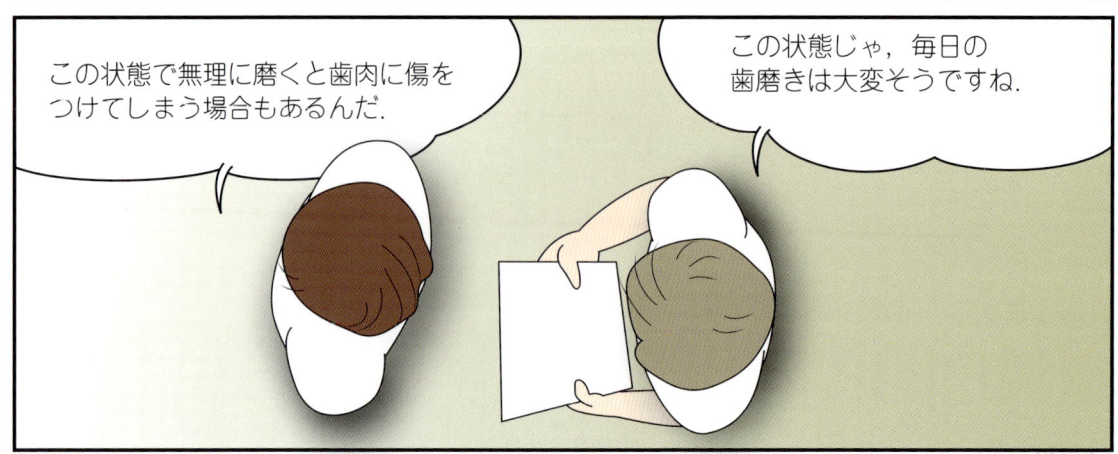

第16章 歯周外科処置の基本7　角化歯肉の重要性

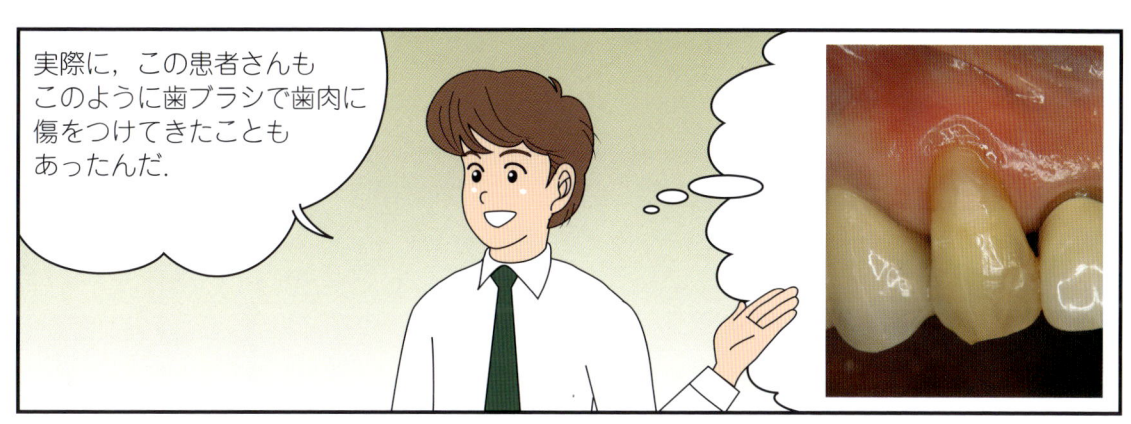

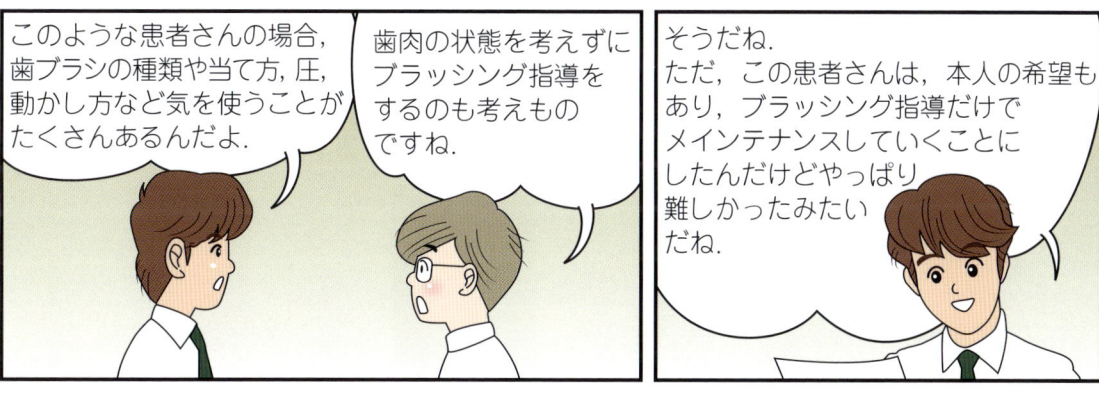

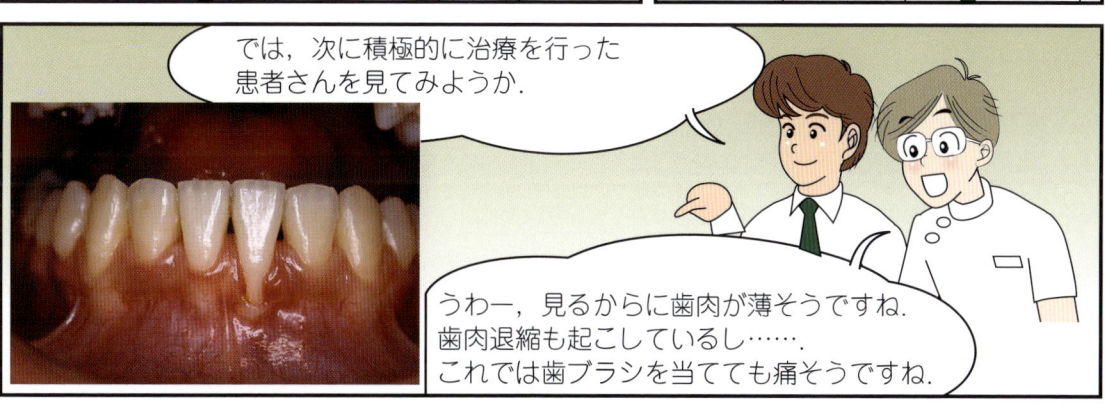

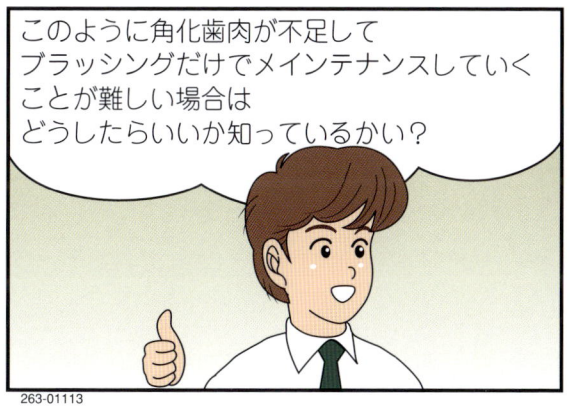

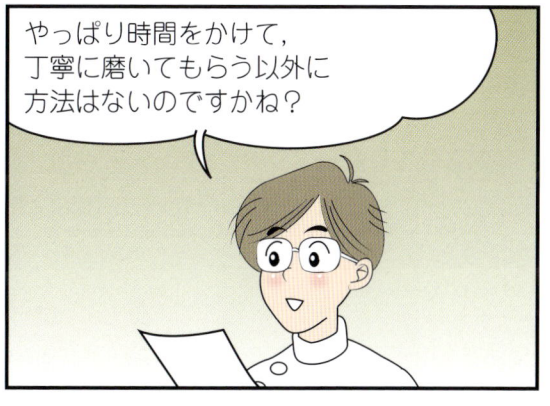

実際に，この患者さんもこのように歯ブラシで歯肉に傷をつけてきたこともあったんだ．

このような患者さんの場合，歯ブラシの種類や当て方，圧，動かし方など気を使うことがたくさんあるんだよ．

歯肉の状態を考えずにブラッシング指導をするのも考えものですね．

そうだね．ただ，この患者さんは，本人の希望もあり，ブラッシング指導だけでメインテナンスしていくことにしたんだけどやっぱり難しかったみたいだね．

では，次に積極的に治療を行った患者さんを見てみようか．

うわー，見るからに歯肉が薄そうですね．歯肉退縮も起こしているし……．これでは歯ブラシを当てても痛そうですね．

このように角化歯肉が不足してブラッシングだけでメインテナンスしていくことが難しい場合はどうしたらいいか知っているかい？

やっぱり時間をかけて，丁寧に磨いてもらう以外に方法はないのですかね？

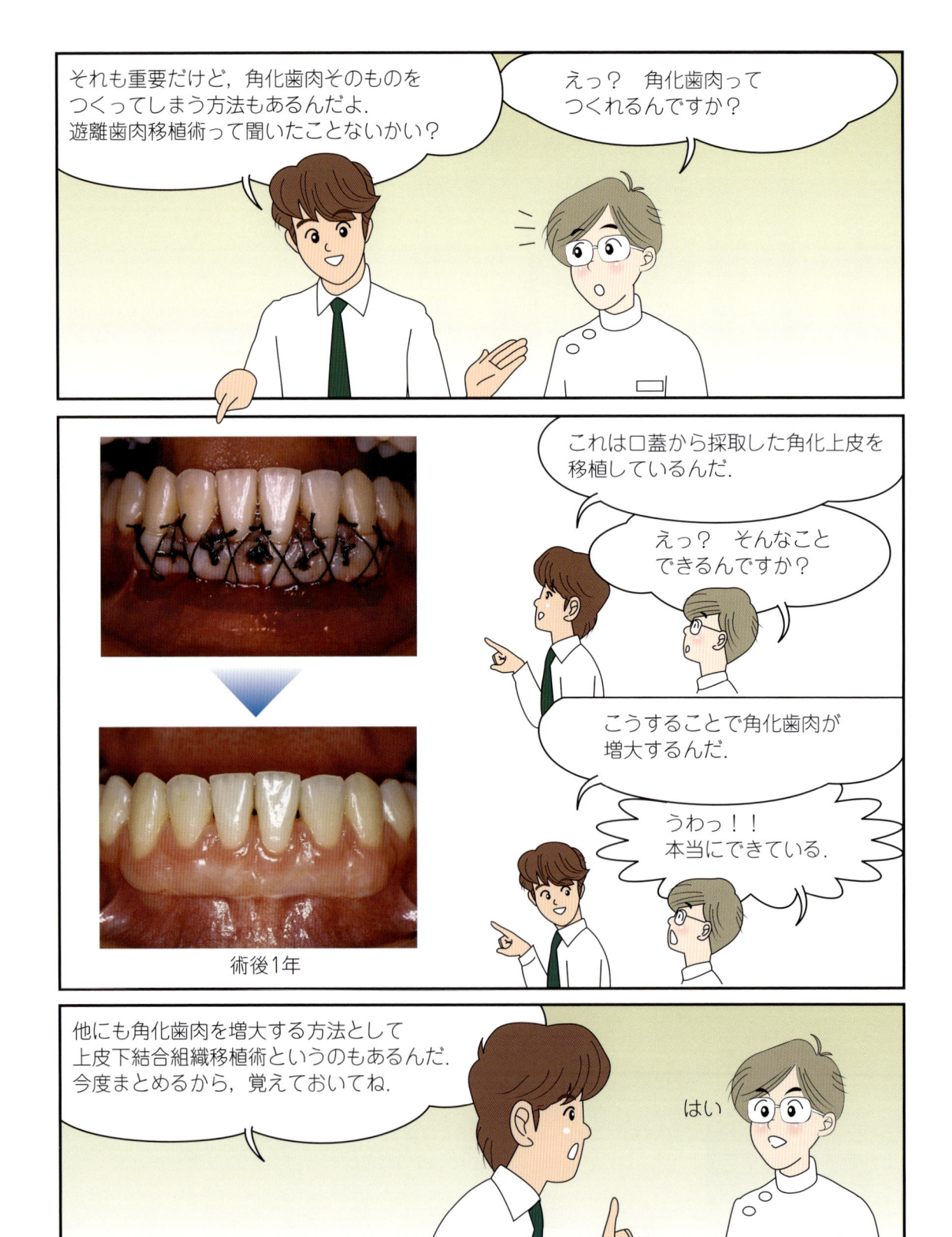

第16章 歯周外科処置の基本7　角化歯肉の重要性

えっ？　角化歯肉ってつくれるんですか？

それも重要だけど，角化歯肉そのものをつくってしまう方法もあるんだよ．遊離歯肉移植術って聞いたことないかい？

これは口蓋から採取した角化上皮を移植しているんだ．

えっ？　そんなことできるんですか？

こうすることで角化歯肉が増大するんだ．

うわっ！！本当にできている．

術後1年

他にも角化歯肉を増大する方法として上皮下結合組織移植術というのもあるんだ．今度まとめるから，覚えておいてね．

はい

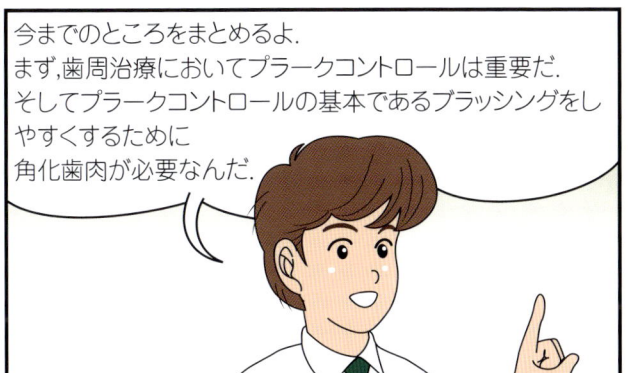

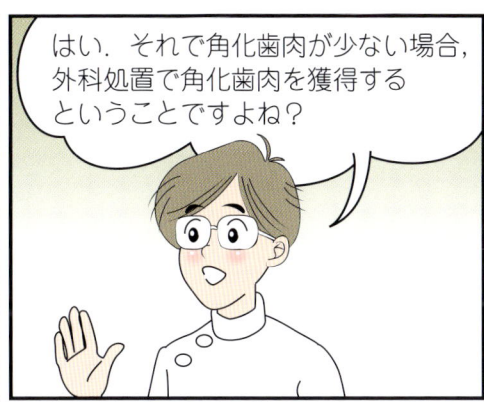

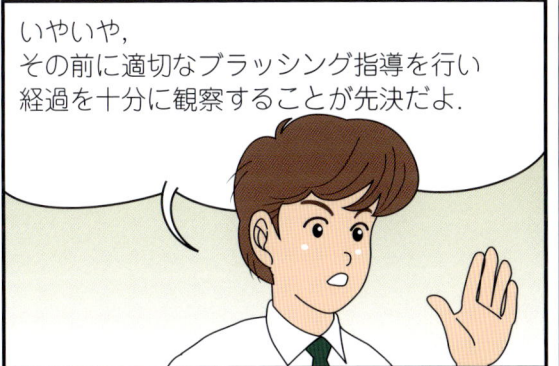

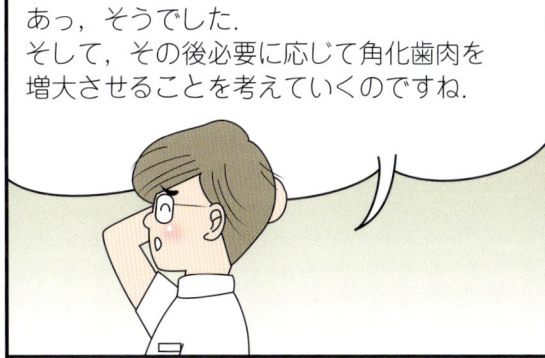

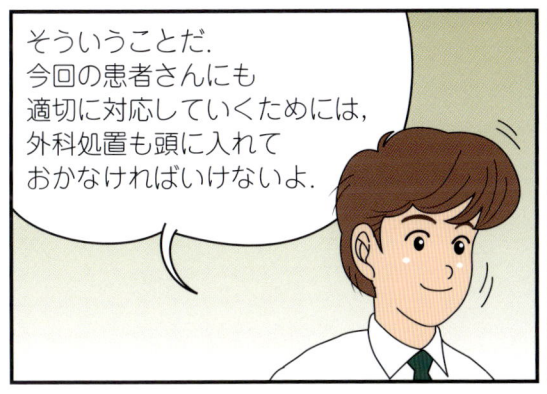

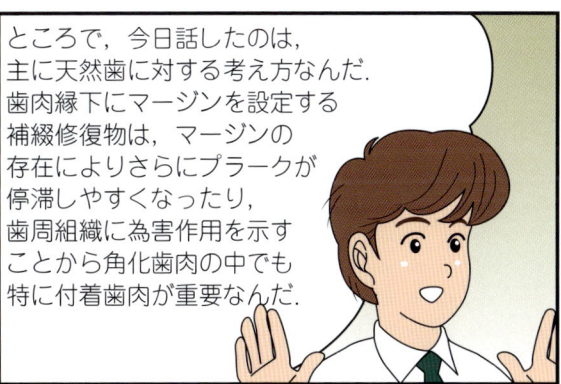

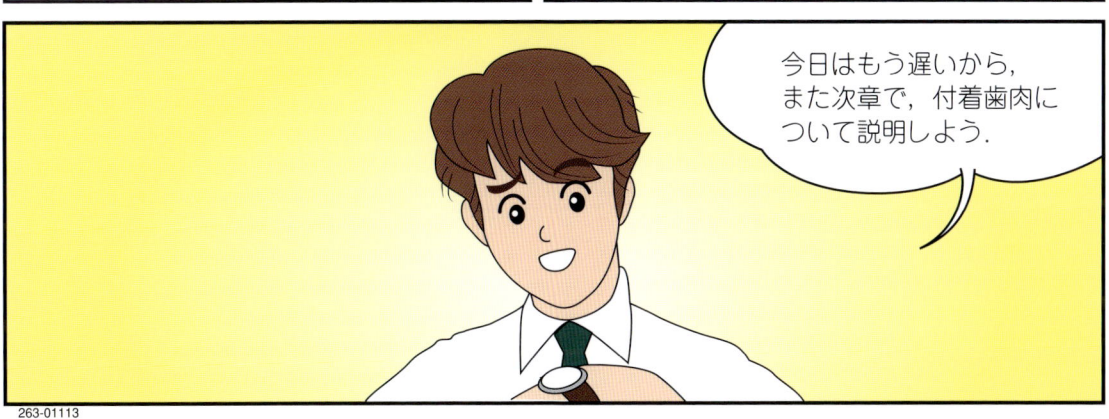

今までのところをまとめるよ．
まず，歯周治療においてプラークコントロールは重要だ．
そしてプラークコントロールの基本であるブラッシングをしやすくするために
角化歯肉が必要なんだ．

はい．それで角化歯肉が少ない場合，外科処置で角化歯肉を獲得するということですよね？

いやいや，
その前に適切なブラッシング指導を行い経過を十分に観察することが先決だよ．

あっ，そうでした．
そして，その後必要に応じて角化歯肉を増大させることを考えていくのですね．

そういうことだ．
今回の患者さんにも
適切に対応していくためには，
外科処置も頭に入れて
おかなければいけないよ．

ところで，今日話したのは，
主に天然歯に対する考え方なんだ．
歯肉縁下にマージンを設定する
補綴修復物は，マージンの
存在によりさらにプラークが
停滞しやすくなったり，
歯周組織に為害作用を示す
ことから角化歯肉の中でも
特に付着歯肉が重要なんだ．

今日はもう遅いから，
また次章で，付着歯肉について説明しよう．

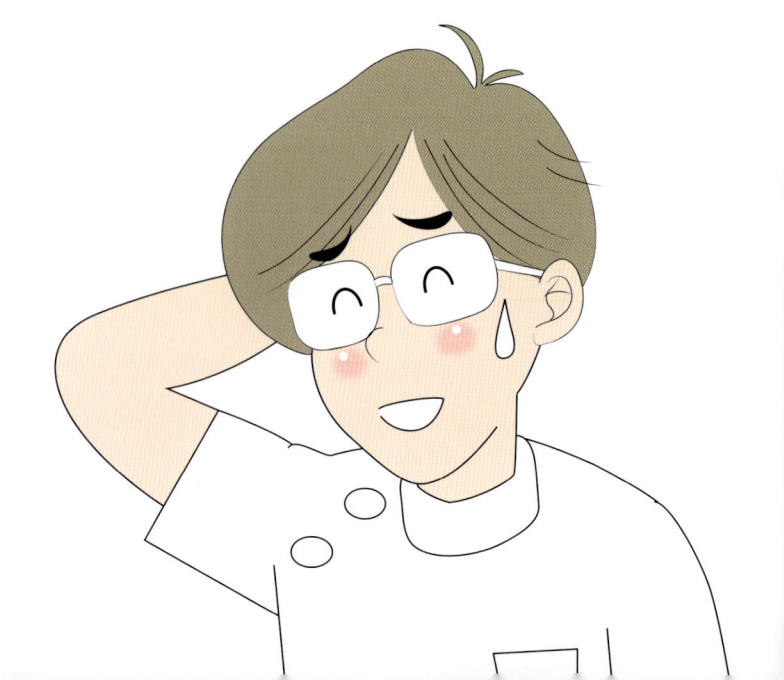

第17章

歯周外科処置の基本 8
付着歯肉の重要性

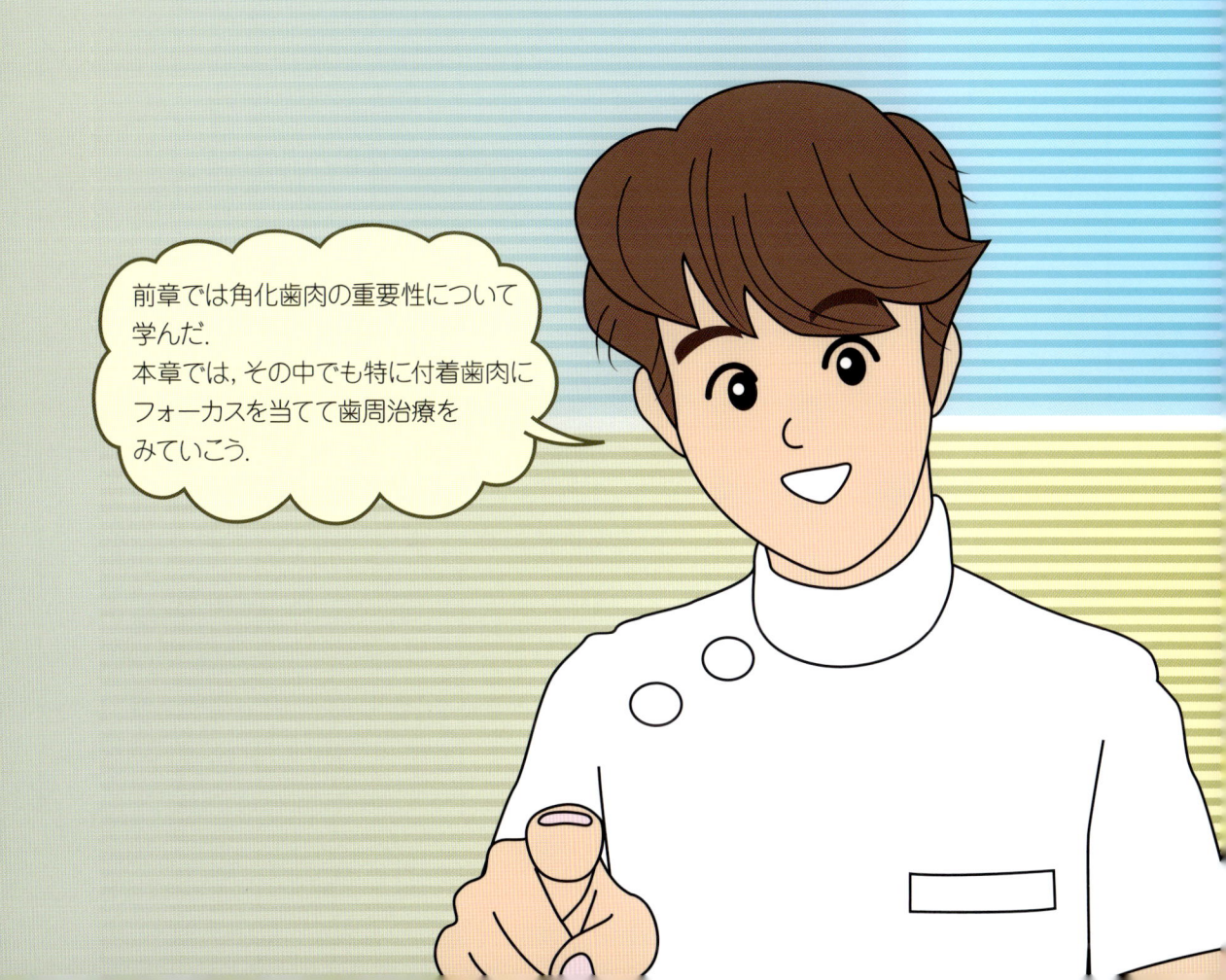

前章では角化歯肉の重要性について学んだ.
本章では,その中でも特に付着歯肉にフォーカスを当てて歯周治療をみていこう.

第17章 歯周外科処置の基本8　付着歯肉の重要性

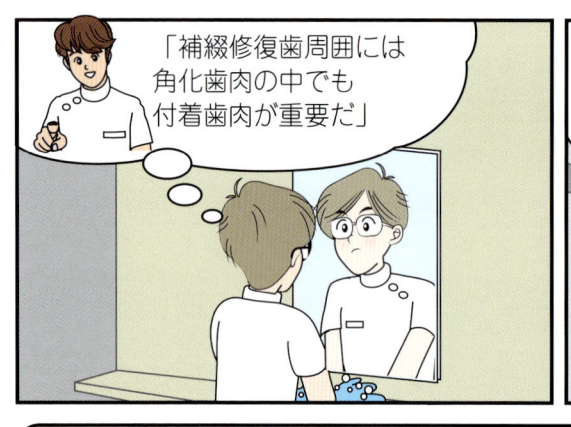

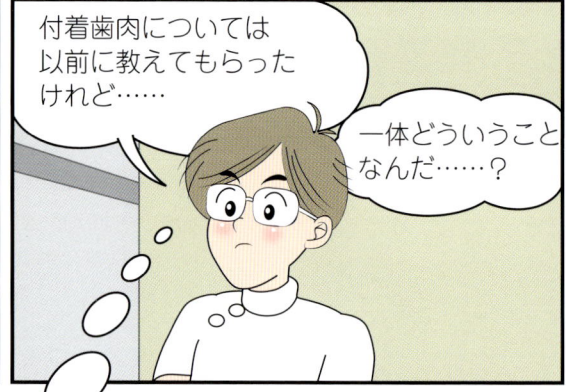

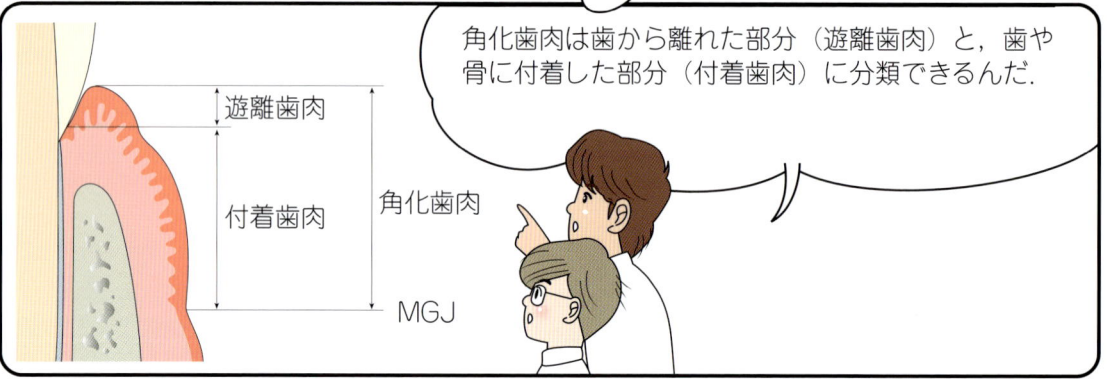

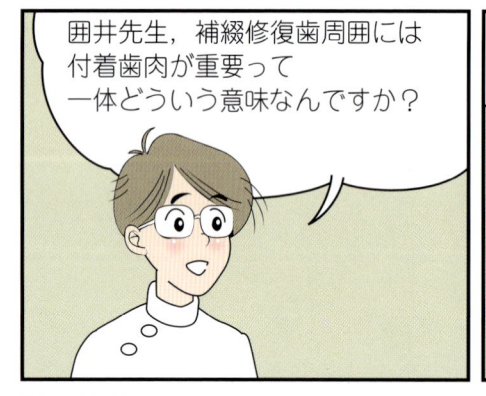

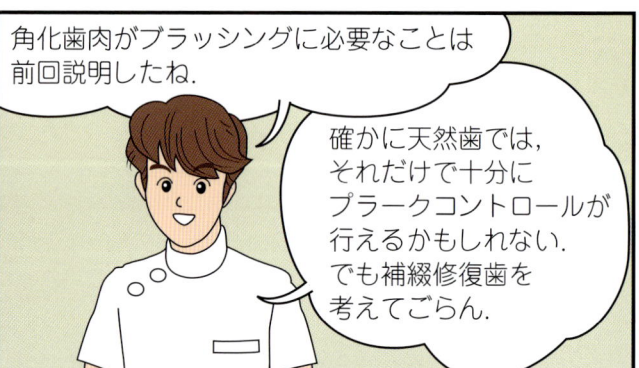

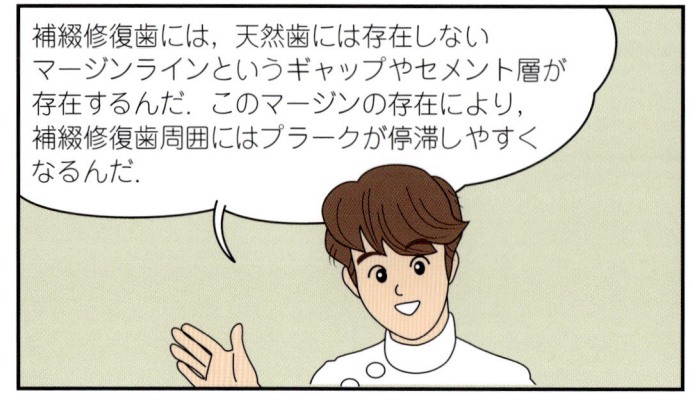

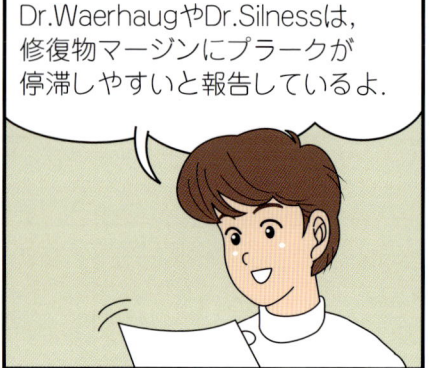

「補綴修復歯周囲には角化歯肉の中でも付着歯肉が重要だ」

付着歯肉については以前に教えてもらったけれど……

一体どういうことなんだ……？

角化歯肉は歯から離れた部分（遊離歯肉）と，歯や骨に付着した部分（付着歯肉）に分類できるんだ．

遊離歯肉
付着歯肉
角化歯肉
MGJ

囲井先生，補綴修復歯周囲には付着歯肉が重要って一体どういう意味なんですか？

角化歯肉がブラッシングに必要なことは前回説明したね．

確かに天然歯では，それだけで十分にプラークコントロールが行えるかもしれない．でも補綴修復歯を考えてごらん．

補綴修復歯には，天然歯には存在しないマージンラインというギャップやセメント層が存在するんだ．このマージンの存在により，補綴修復歯周囲にはプラークが停滞しやすくなるんだ．

Dr.WaerhaugやDr.Silnessは，修復物マージンにプラークが停滞しやすいと報告しているよ．

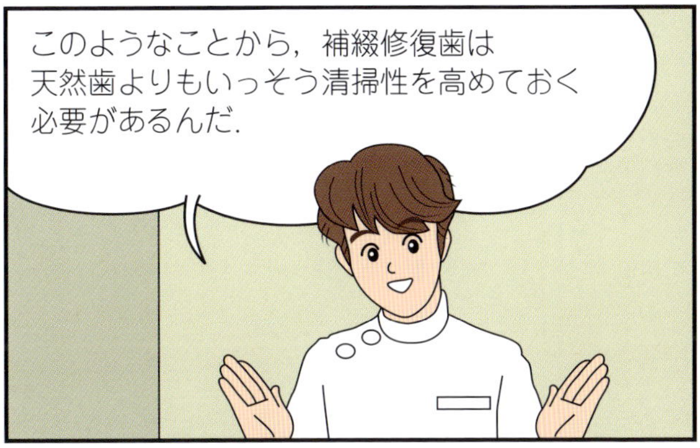

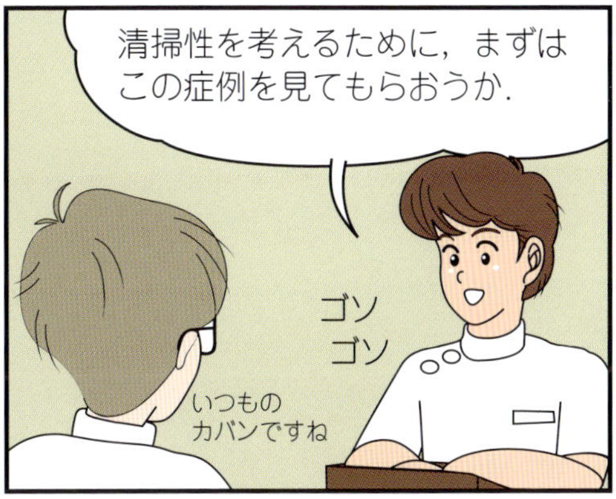

角化歯肉幅 3mm

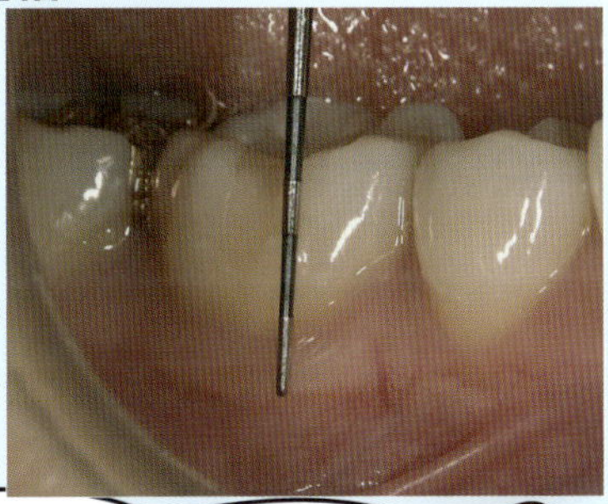

角化歯肉幅 5mm

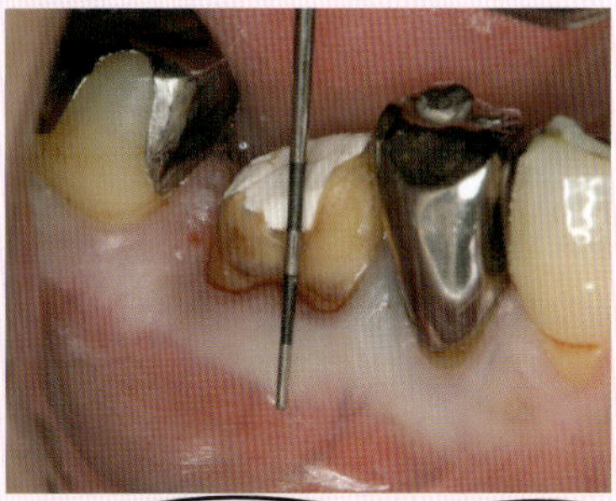

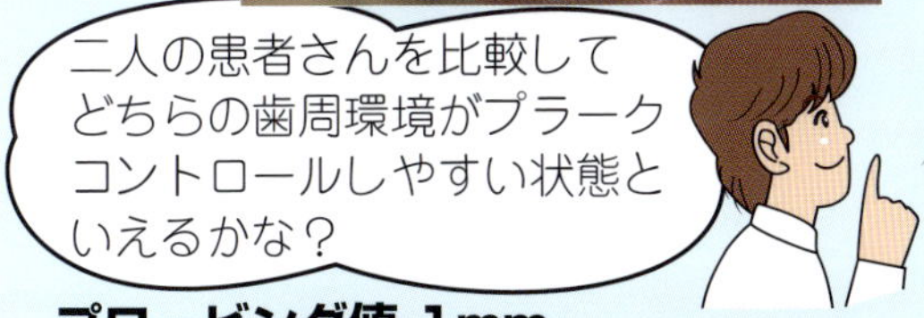

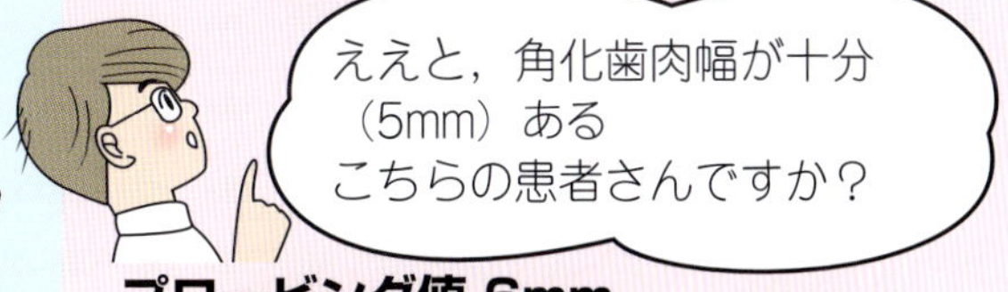

プロービング値 1mm

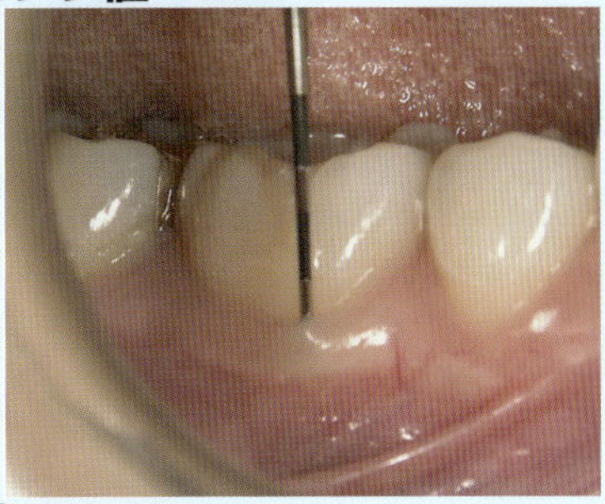

付着歯肉 2mm

プロービング値 6mm

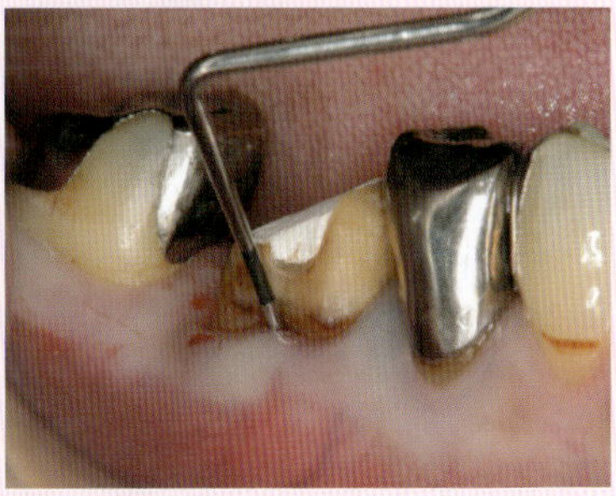

付着歯肉　なし

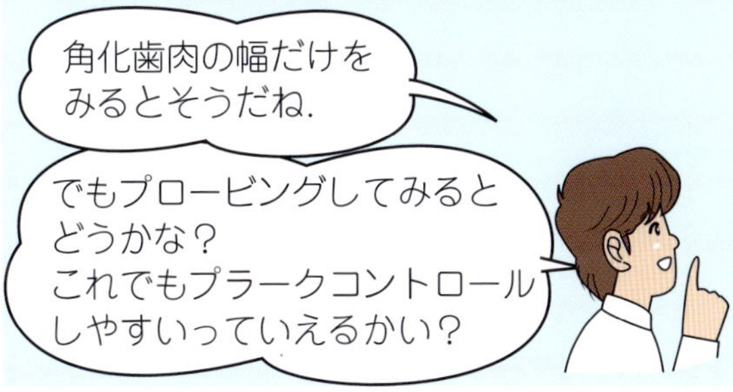

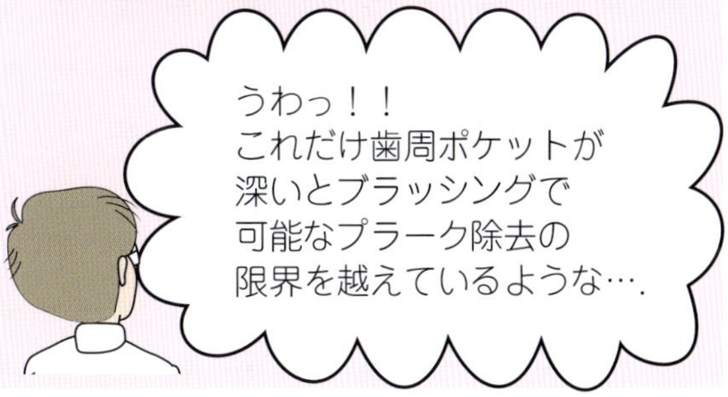

263-01113

第17章 歯周外科処置の基本8　付着歯肉の重要性

このようにブラッシングだけを考えると，角化歯肉に注目すればよかったけれども，清掃性を考える場合，角化歯肉の中でも付着歯肉に注目しなければならないんだ．

ここに付着歯肉の重要性を示した文献があるよ．

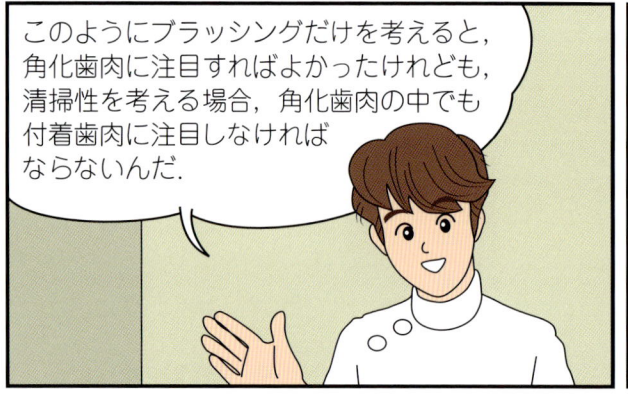

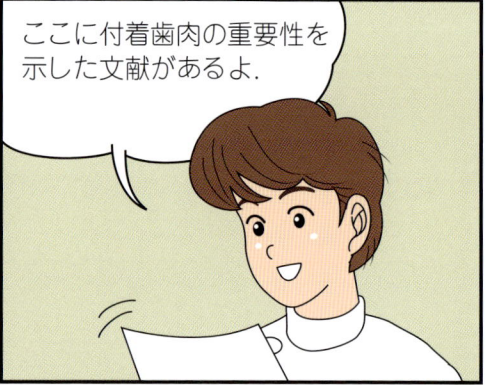

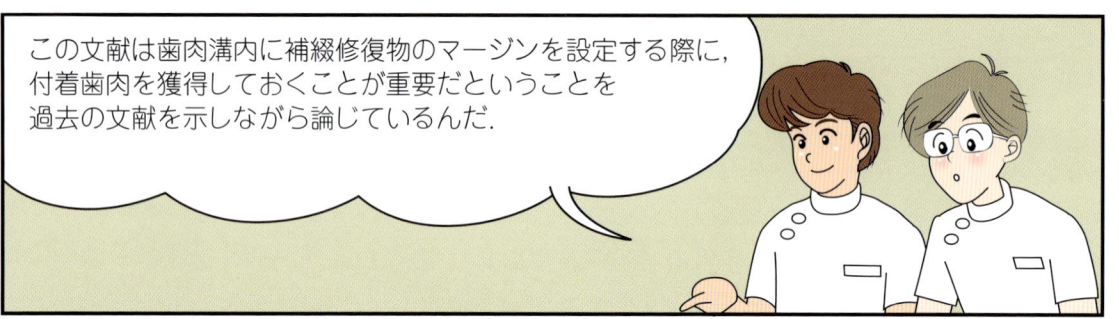

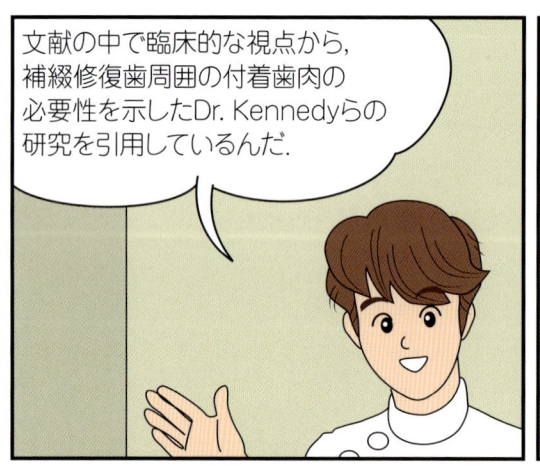

この文献は歯肉溝内に補綴修復物のマージンを設定する際に，付着歯肉を獲得しておくことが重要だということを過去の文献を示しながら論じているんだ．

文献の中で臨床的な視点から，補綴修復歯周囲の付着歯肉の必要性を示したDr. Kennedyらの研究を引用しているんだ．

また，Dr.Weinmanらの組織学的な観点から付着歯肉の重要性を示した研究も引用し，このような結論を導きだしているんだ．

Attached gingiva-mucogingival therapy and restorative dentistry.
Nevins M：
Int J Perio Rest Dent, **6**(4)：9-27, 1986.

結論：
- 天然歯において最小限の付着歯肉の存在であっても，プラークコントロールの徹底ができ，付着の喪失を認めなければ付着歯肉を積極的に獲得する必要はない．
- 歯肉縁下にマージンを設定する補綴修復予定歯において付着歯肉がわずかしか存在しないならば，プラークの停滞しやすさ，修復物マージンの為害作用を考慮して，付着歯肉獲得，および口腔前庭拡張を目的とした歯周外科処置を行う必要がある．

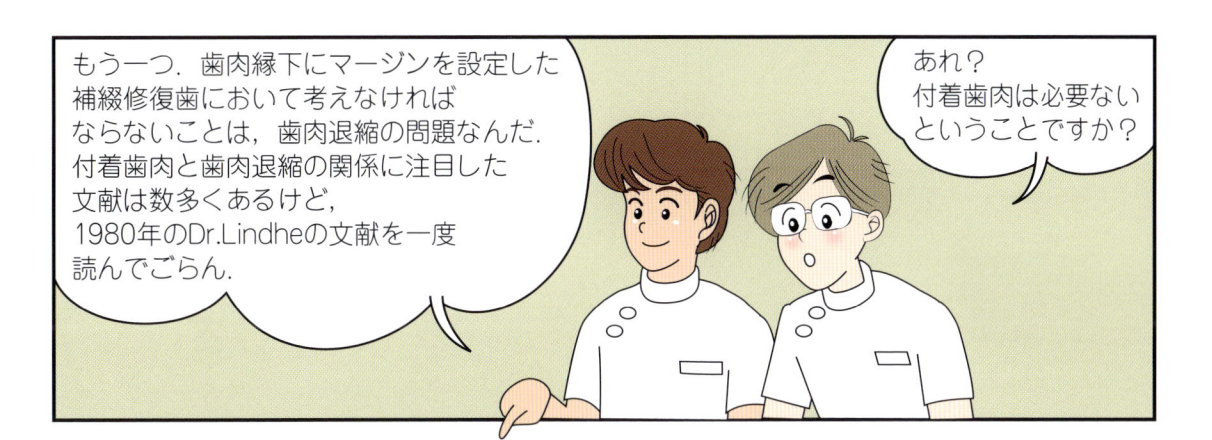

もう一つ．歯肉縁下にマージンを設定した補綴修復歯において考えなければならないことは，歯肉退縮の問題なんだ．付着歯肉と歯肉退縮の関係に注目した文献は数多くあるけど，1980年のDr.Lindheの文献を一度読んでごらん．

あれ？付着歯肉は必要ないということですか？

Alterations of the position of the marginal soft tissue following periodontal surgery.
Lindhe J, Nyman S :
J Clin Periodontol, **7**(6):525-530, 1980.

歯周外科処置後10〜11年の観察では，付着歯肉の有無にかかわらずプラークコントロールを良好に維持することで歯肉辺縁の位置の変化に差を認めなかった．

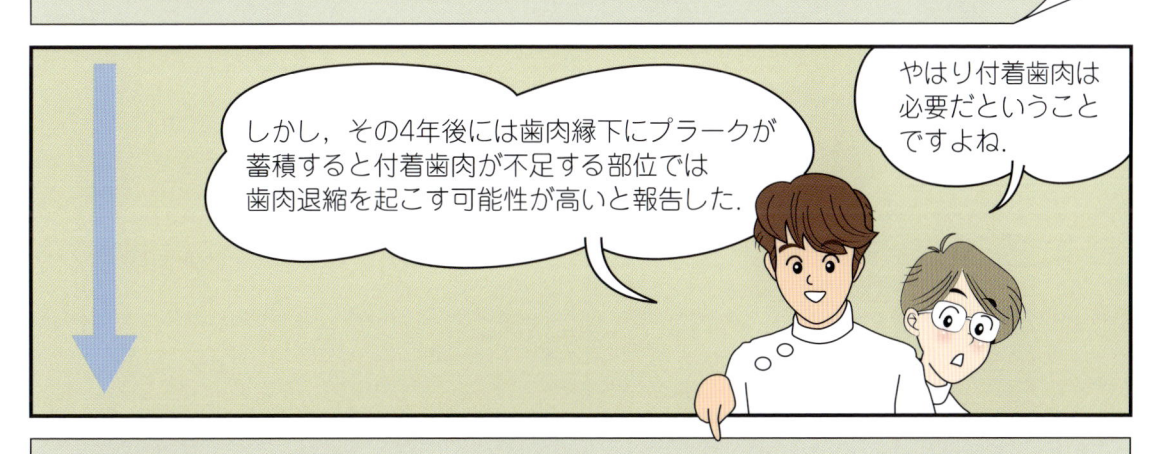

しかし，その4年後には歯肉縁下にプラークが蓄積すると付着歯肉が不足する部位では歯肉退縮を起こす可能性が高いと報告した．

やはり付着歯肉は必要だということですよね．

Recession in sites with inadequate width of the keratinized gingiva : An experimental study in the dog.
Ericsson I, Lindhe J :
J Clin Periodontol, **11**(2):95-103, 1984.

付着歯肉が少ない部位に修復物マージンが歯肉縁下に設定された場合，歯肉縁下にプラークが蓄積すると歯肉に炎症を引き起こし，歯肉退縮が起こる可能性がある．

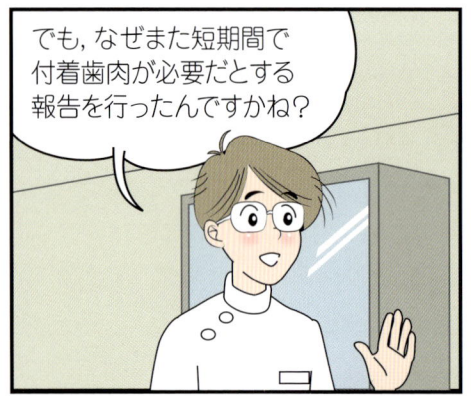

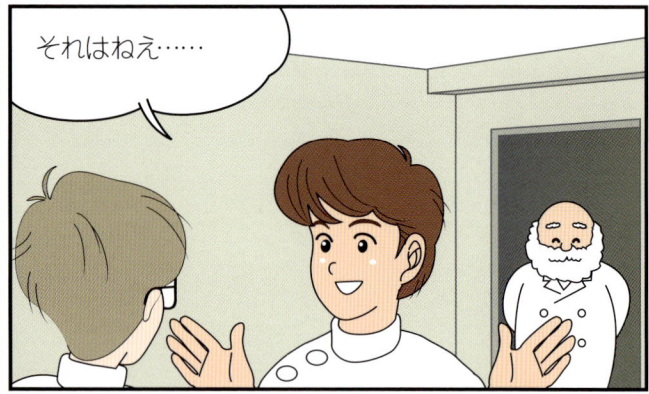

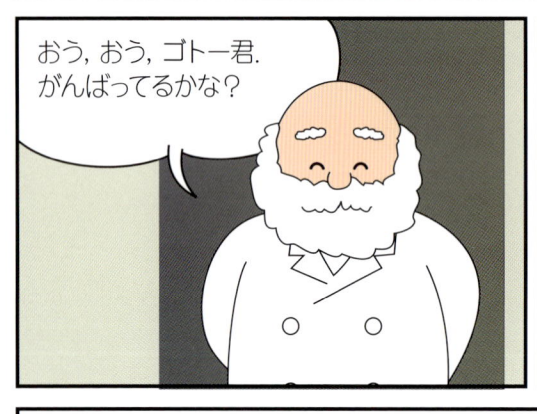

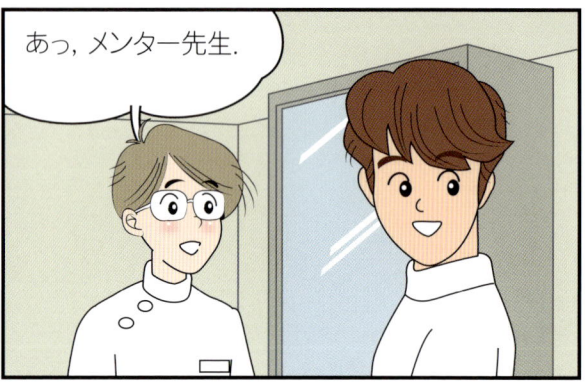

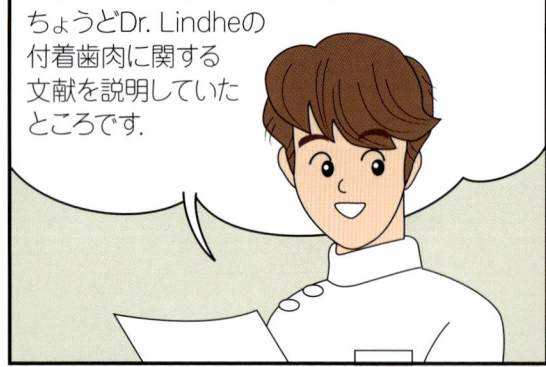

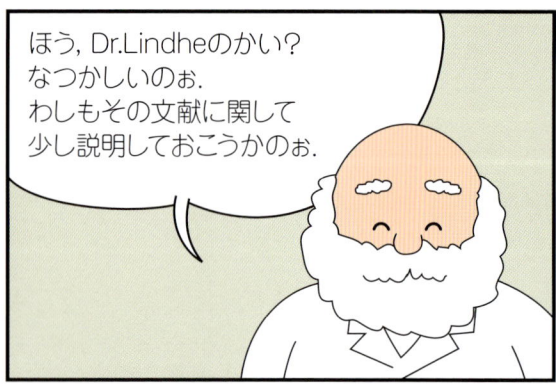

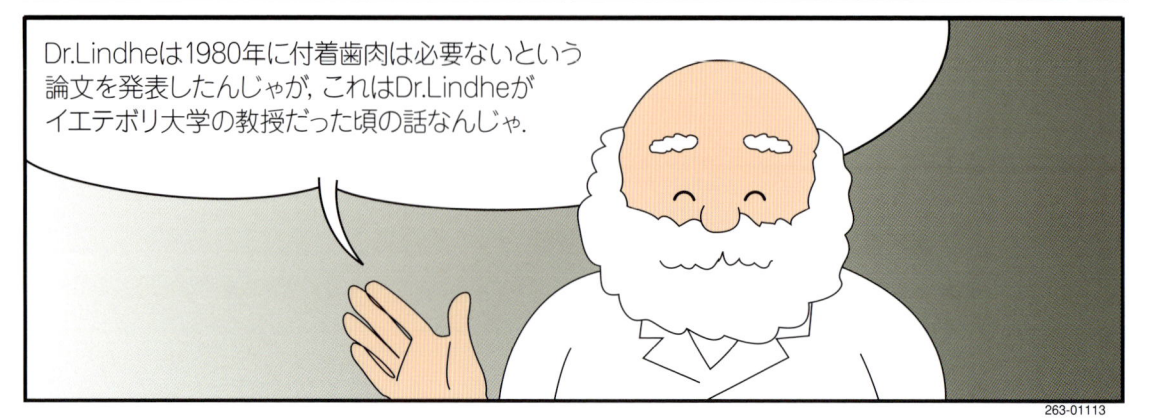

第17章 歯周外科処置の基本8　付着歯肉の重要性

でも, なぜまた短期間で付着歯肉が必要だとする報告を行ったんですかね？

それはねえ……

おう, おう, ゴトー君. がんばってるかな？

あっ, メンター先生.

ちょうどDr. Lindheの付着歯肉に関する文献を説明していたところです.

ほう, Dr.Lindheのかい？なつかしいのぉ. わしもその文献に関して少し説明しておこうかのぉ.

Dr.Lindheは1980年に付着歯肉は必要ないという論文を発表したんじゃが, これはDr.Lindheがイエテボリ大学の教授だった頃の話なんじゃ.

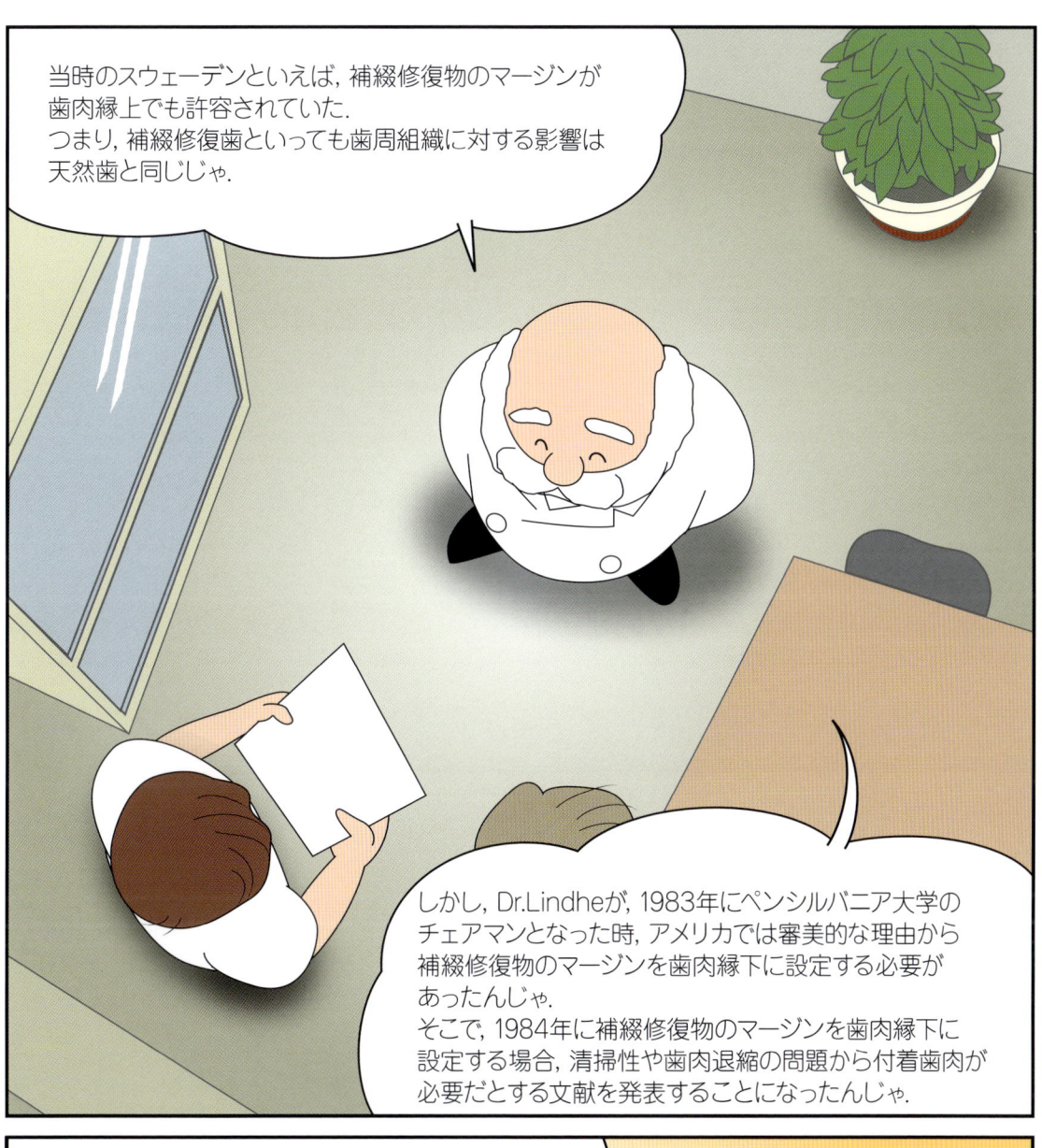

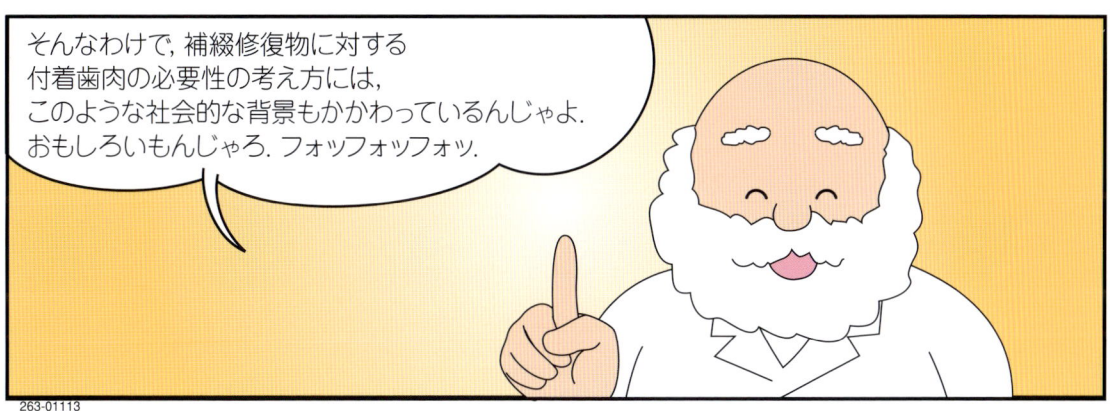

当時のスウェーデンといえば，補綴修復物のマージンが歯肉縁上でも許容されていた．
つまり，補綴修復歯といっても歯周組織に対する影響は天然歯と同じじゃ．

しかし，Dr.Lindheが，1983年にペンシルバニア大学のチェアマンとなった時，アメリカでは審美的な理由から補綴修復物のマージンを歯肉縁下に設定する必要があったんじゃ．
そこで，1984年に補綴修復物のマージンを歯肉縁下に設定する場合，清掃性や歯肉退縮の問題から付着歯肉が必要だとする文献を発表することになったんじゃ．

そんなわけで，補綴修復物に対する付着歯肉の必要性の考え方には，このような社会的な背景もかかわっているんじゃよ．
おもしろいもんじゃろ．フォッフォッフォッ．

第17章 歯周外科処置の基本 8　付着歯肉の重要性

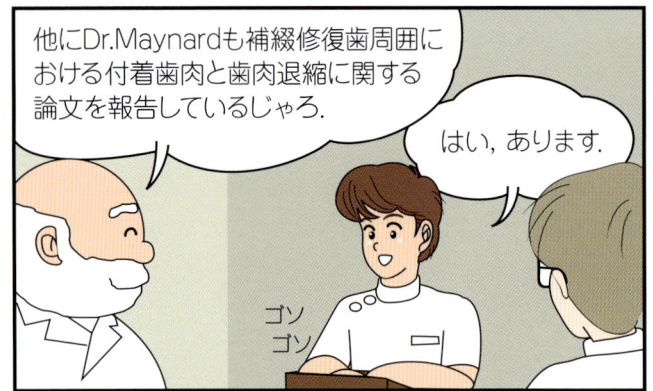

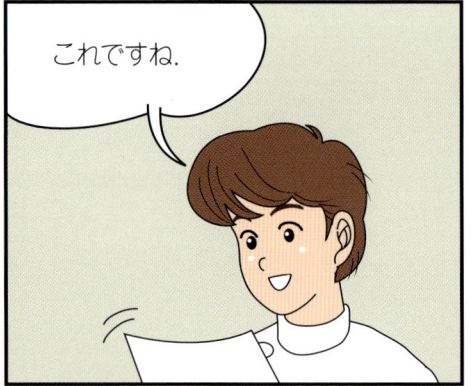

他にDr.Maynardも補綴修復歯周囲における付着歯肉と歯肉退縮に関する論文を報告しているじゃろ.

はい, あります.

これですね.

Physiologic dimensions of the periodontium significant to the restorative dentist.
Maynard JG, Wilson RD : *J Periodontol*, **50**(4): 170-174, 1979.

目的：
・歯肉縁下に補綴修復物マージンを設定するとき必要な付着歯肉の幅と厚みについて, 文献的考察と臨床的観察を行う.

結果：
・5mm以上の角化歯肉（2mmの遊離歯肉, 3mmの付着歯肉）があるほうが, 臨床的に歯周組織の健康が維持されやすい.
・付着歯肉の幅や厚みが十分でない場合, 歯肉退縮が生じる可能性が高い.

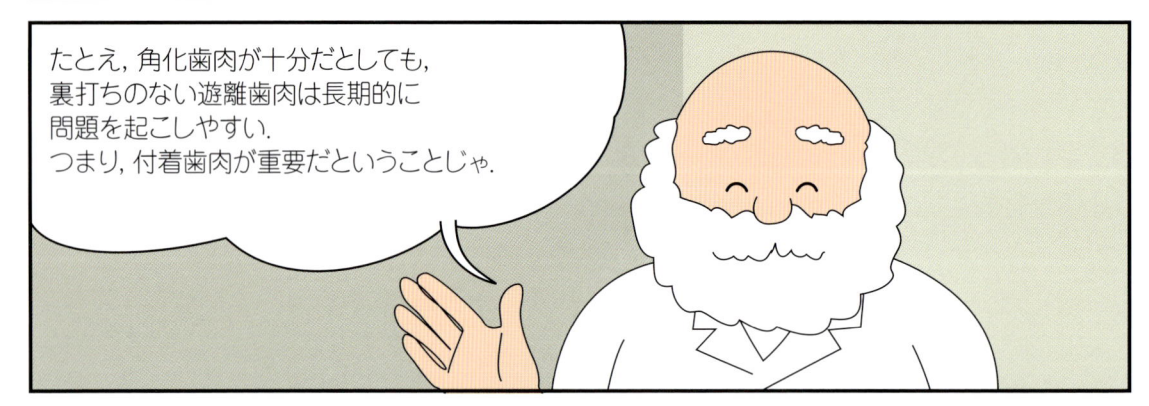

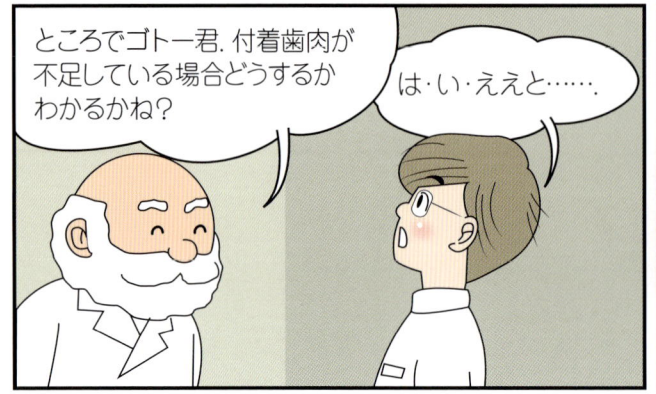

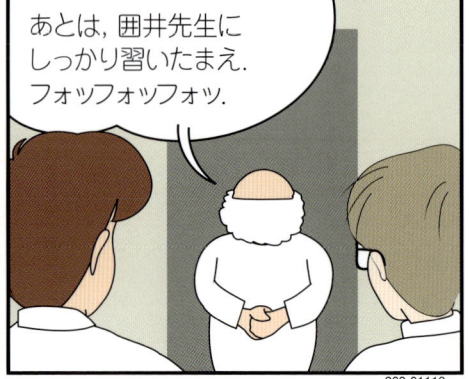

たとえ, 角化歯肉が十分だとしても, 裏打ちのない遊離歯肉は長期的に問題を起こしやすい. つまり, 付着歯肉が重要だということじゃ.

ところでゴトー君. 付着歯肉が不足している場合どうするかわかるかね？

は・い・ええと…….

あとは, 囲井先生にしっかり習いたまえ. フォッフォッフォッ.

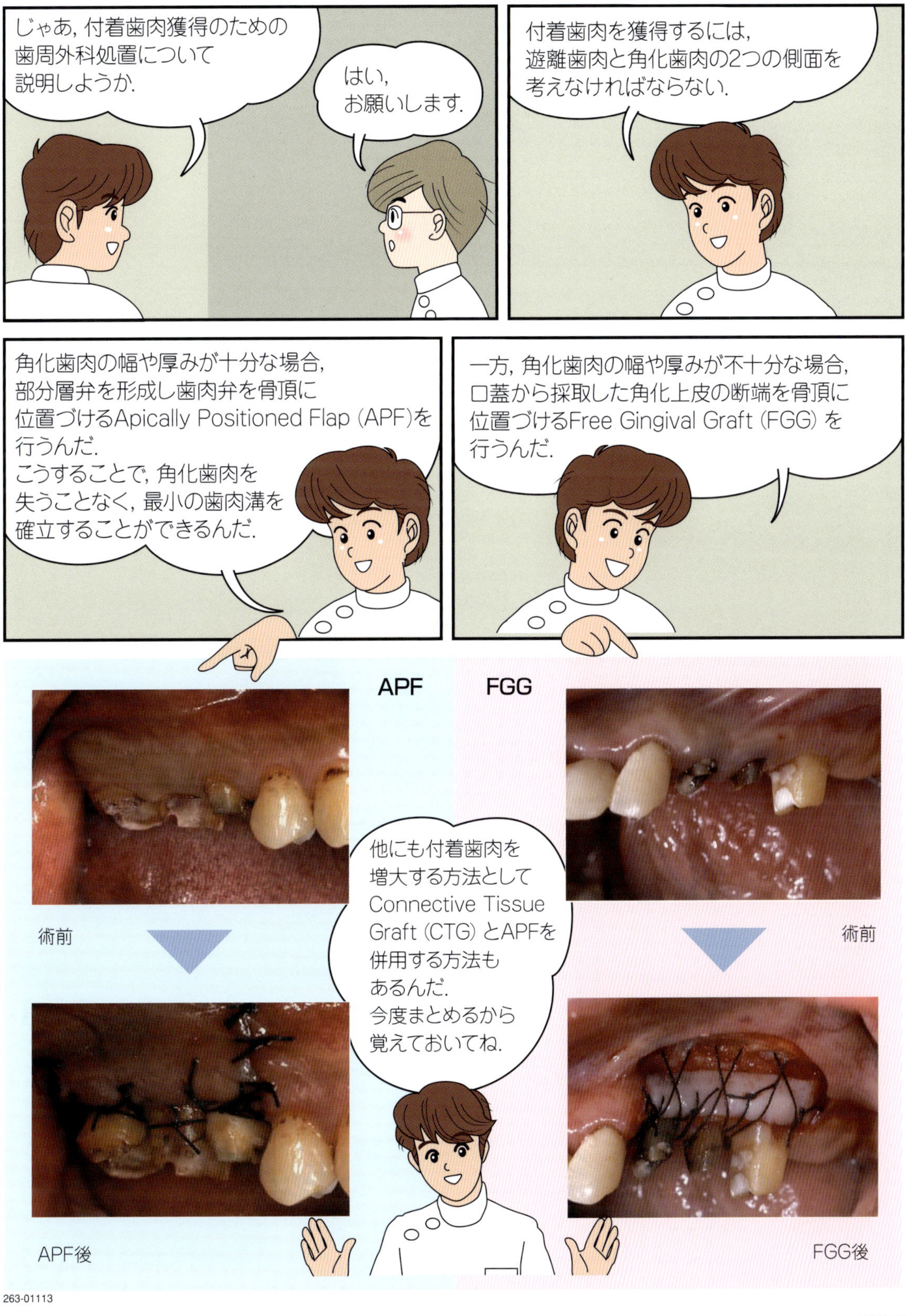

じゃあ, 付着歯肉獲得のための歯周外科処置について説明しようか.

はい, お願いします.

付着歯肉を獲得するには, 遊離歯肉と角化歯肉の2つの側面を考えなければならない.

角化歯肉の幅や厚みが十分な場合, 部分層弁を形成し歯肉弁を骨頂に位置づけるApically Positioned Flap (APF)を行うんだ.
こうすることで, 角化歯肉を失うことなく, 最小の歯肉溝を確立することができるんだ.

一方, 角化歯肉の幅や厚みが不十分な場合, 口蓋から採取した角化上皮の断端を骨頂に位置づけるFree Gingival Graft (FGG)を行うんだ.

APF / **FGG**

術前 / 術前

他にも付着歯肉を増大する方法としてConnective Tissue Graft (CTG) とAPFを併用する方法もあるんだ.
今度まとめるから覚えておいてね.

APF後 / FGG後

第17章 歯周外科処置の基本8　付着歯肉の重要性

では，実際に補綴修復歯周囲に，十分な付着歯肉を獲得して良好な臨床結果を示した症例を見てみようか．

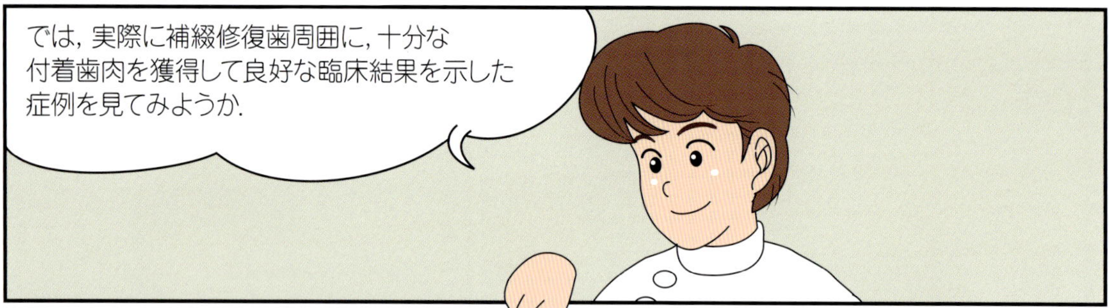

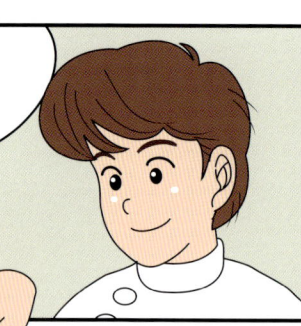

これはFGGを行い十分な付着歯肉を獲得したことで長期的に付着の喪失を認めず，良好に経過している症例なんだよ．

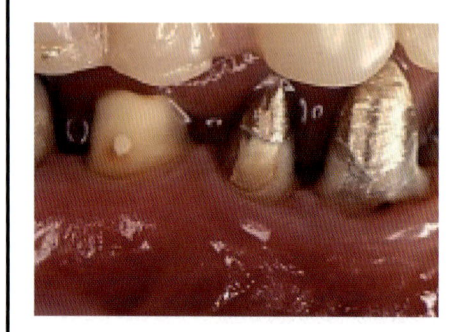

術前

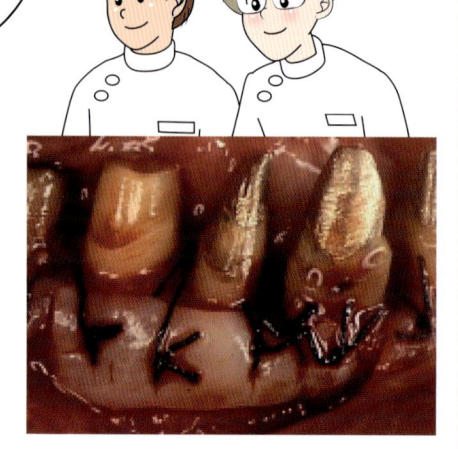

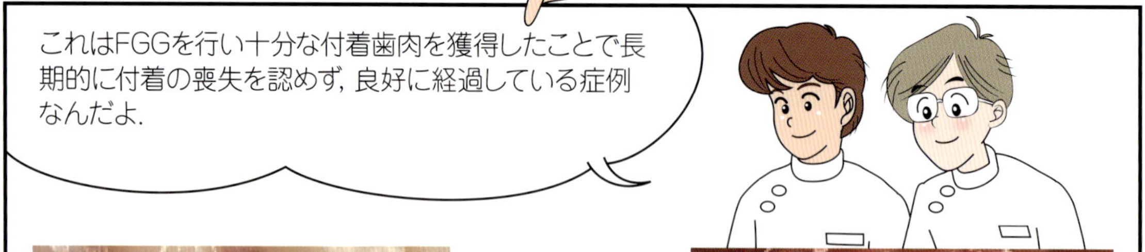

FGG後

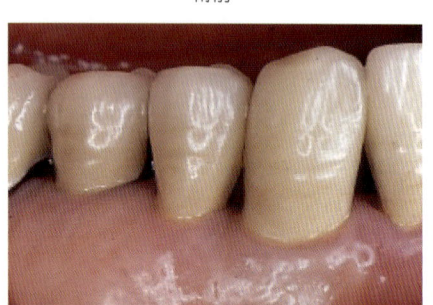

治療終了時

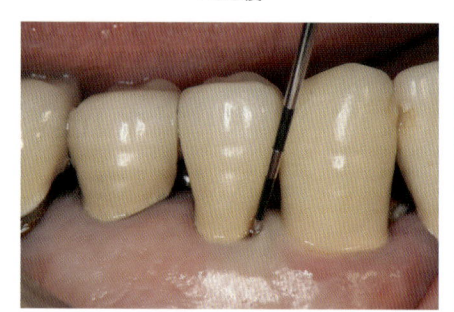

治療終了後18年

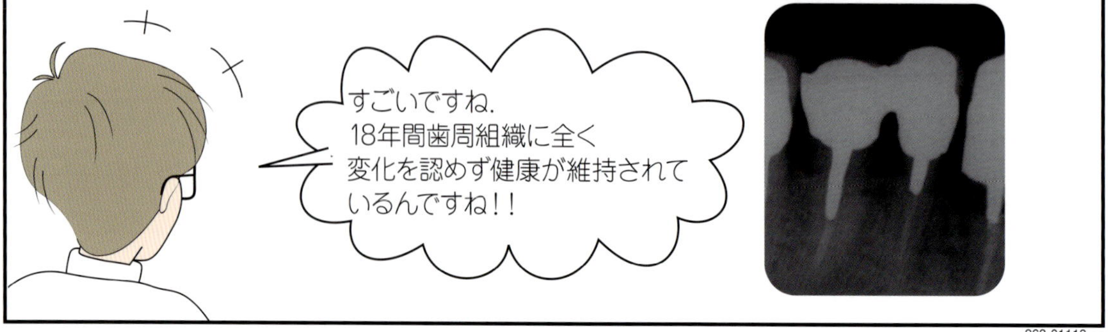

すごいですね．
18年間歯周組織に全く変化を認めず健康が維持されているんですね！！

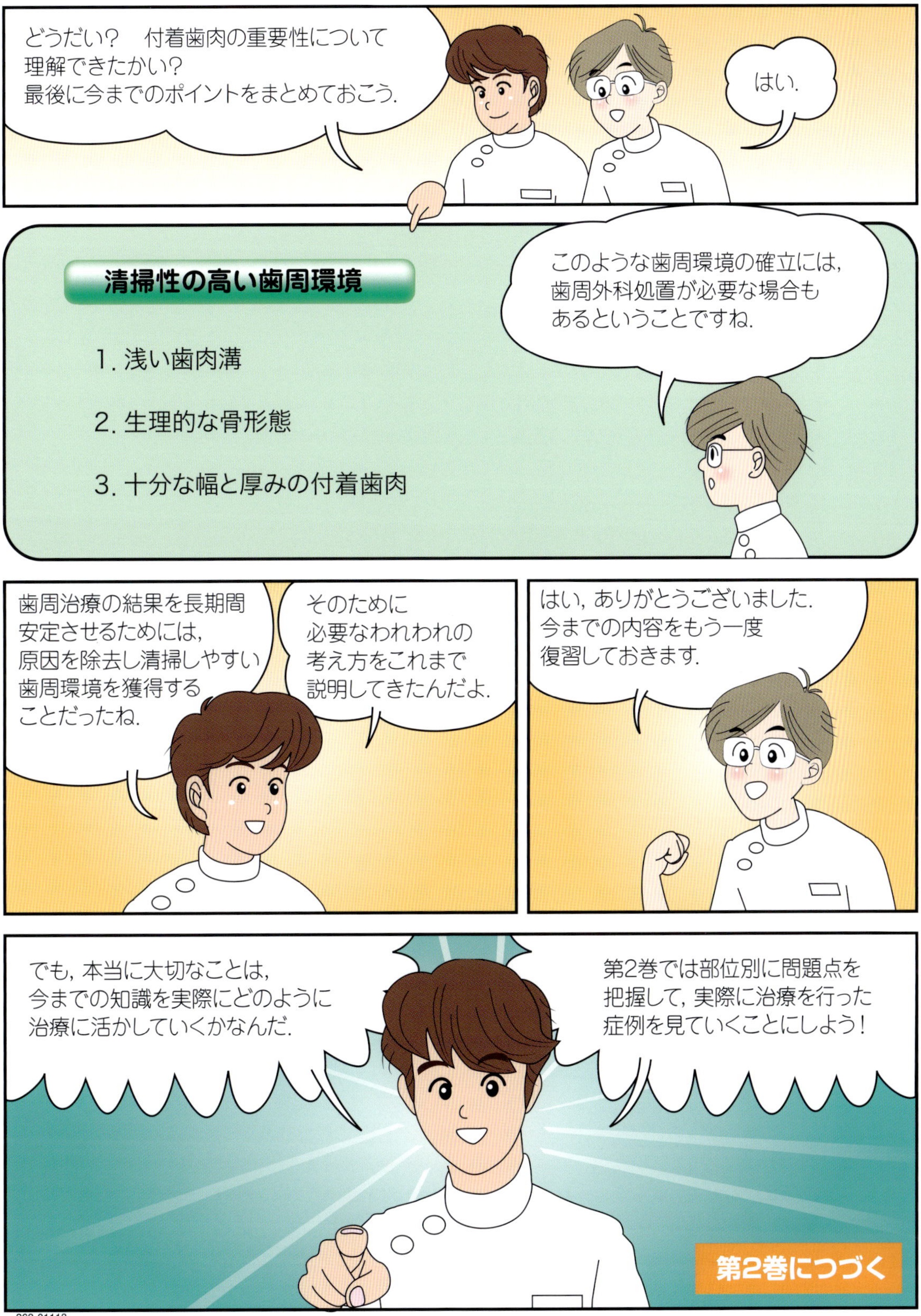
どうだい？　付着歯肉の重要性について理解できたかい？最後に今までのポイントをまとめておこう．
はい．
清掃性の高い歯周環境
1．浅い歯肉溝
2．生理的な骨形態
3．十分な幅と厚みの付着歯肉
このような歯周環境の確立には，歯周外科処置が必要な場合もあるということですね．
歯周治療の結果を長期間安定させるためには，原因を除去し清掃しやすい歯周環境を獲得することだったね．
そのために必要なわれわれの考え方をこれまで説明してきたんだよ．
はい，ありがとうございました．今までの内容をもう一度復習しておきます．
でも，本当に大切なことは，今までの知識を実際にどのように治療に活かしていくかなんだ．
第2巻では部位別に問題点を把握して，実際に治療を行った症例を見ていくことにしよう！
第2巻につづく

263-01113

参考文献

1) Anderson GS, Stern IB: The proliferation and migration of the attachment epithelium on the cemental surface of the rat incisor. *Periodontics,* **4**(3): 115-123, 1966.

2) Bach N, Baylard JF, Voyer R: Orthodontic extrusion: periodontal considerations and applications. *J Can Dent Assoc,* **70**(11): 775-780, 2004.

3) Barletta BO, Cafesse RG, Paladino C, Plot CR: Comparative biometric study of results obtained after gingivectomy and reverse bevel flap surgery. *J Dent Res,* **51**: 1227, 1972.

4) Björn H: Free transplantation of gingiva propria. *Seven Tandlak Tidskr,* **22**: 684, 1963.

5) Brayer WK, Mellonig JT, Dunlap RM, Marinak KW, Carson RE: Scaling and root planing effectiveness: the effect of root surface access and operator experience. *J Periodontol,* **60**(1): 67-72, 1989.

6) Buchanan SA, Jenderseck RS, Granet MA, Kircos LT, Chambers DW, Robertson PB: Radiographic detection of dental calculus. *J Periodontol,* **58**(11): 747-751,1987.

7) Carvalho CV, Bauer FP, Romito GA, Pannuti CM, De Micheli G: Orthodontic extrusion with or without circumferential supracrestal fiberotomy and root planing. *Int J Perio Rest Dent,* **26**(1): 87-93, 2006.

8) Dorfman HS, Kennedy JE, Bird WC: Longitudinal evaluation of free autogenous gingival grafts. *Clin Periodontol,* **7**(4): 316-324, 1980.

9) Cohen ES: Atlas of cosmetic & reconstructive periodontal surgery. 2nd ed. Lea & Febinger, Philadelphia, 1994.

10) Ericsson I, Lindhe J: Recession in sites with inadequate width of the keratinized gingiva: An experimental study in the dog. *J Clin Periodontol,* **11**(2): 95-103,1984.

11) Fleischer HC, Mellonig JT, Brayer WK, Gray JL, Barnett JD: Scaling and root planing efficacy in multi-rooted teeth. *J Periodontol,* **60**(7): 402-409, 1989.

12) Folwaczny M, Merkel U, Mehl A, Hickel R: Influence of parameters on root surface roughness following treatment with a magnetostrictive ultrasonic scaler: an *in vitro* study. *J Periodontol,* **75**(9): 1221-1226, 2004.

13) Friedman N: Mucogingival surgery: The apically repositioned flap. *J Periodontol,* **33**: 328-340, 1962.

14) Friedman N : Periodontal osseous surgery: Osteoplasty and ostectomy. *J Periodontol,* **26**: 257-259, 1955.

15) Gargiulo AW, Wentz FM, Orban B: Dimensions and relations of the dento-gingival junction in humans. *J Clin Periodontol,* **32**: 261-267, 1961.

16) Ingber JS, Rose LF, Coslet JG: The "biologic width": A concept in periodontics and restorative dentistry. *Alpha Omegan,* **70**(3): 62-65, 1977.

17) Ingber JS: Forced eruption. I. A method of treating isolated one and two wall infrabony osseous defects-rationale and case report. *J Periodontol,* **45**(4): 199-206, 1974.

18) Ingber JS: Forced eruption: part II. A method of treating nonrestorable teeth–Periodontal and restorative considerations. *J Periodontol,* **47**(4): 203-216,1976.

19) Kaldahl WB, Kalkwarf KL, Patil KD, Molvar MP, Dyer JK: Long-term evaluation of periodontal therapy: II. Incidence of sites

breaking down. *J Periodontol,* **67**(2): 103-108, 1996.
20) Kennedy JE, Bird WC, Palcanis KG, Dorfman HS: A longitudinal evaluation of varying widths of attached gingiva. *J Clin Periodontol,* **12**(8): 667-675, 1985.
21) Kozlovsky A, Tal H, Lieberman M: Forced eruption combined with gingival fiberotomy. A technique for clinical crown lengthening. *J Clin Periodontol,* **15**(9): 534-538, 1988.
22) Kramer GM: The case for ostectomy-A time-tested therapeutic modality in selected periodontitis sites. *Int J Perio Rest Dent,* **15**(3): 229-238, 1995.
23) Kronfeld R: The condition of the alveolar bone underlying periodontal pockets. *J Periodontol,* **6**: 22, 1935.
24) Lang NP, Löe H: The relationship between the width of keratinized gingiva and gingival health. *J Periodontol,* **43**: 623-627, 1972.
25) Levy RM, Giannobile WV, Feres M, Haffajee AD, Smith C, Socransky SS: The effect of apically repositioned flap surgery on clinical parameters and the composition of the subgingival microbiota. *Int J Perio Rest Dent,* **22**(3); 209-219, 2002.
26) Lindhe J, Westfelt E, Nyman S, Socransky SS, Heiji L, Bratthall G: Healing following surgical/non-surgical treatment of periodontal disease. A clinical study. *J Clin Periodontol,* **9**(2): 115-128, 1982.
27) Lindhe J, Westfelt E, Nyman S, Socransky SS, Haffajee AD : Long-term effect of surgical/non-surgical treatment of periodontal disease. *J Clin Periodontol,* **11**(7): 448-458, 1984.
28) Lindhe J: The textbook of clinical periodontology. pp353, Munksgaard, Copenhagen, 1983.
29) Lindhe J, Socransky SS, Nyman S, Westfelt E: Dimension alteration of the periodontal tissue following therapy. *Int J Perio Rest Dent,* **7**(2): 9-21, 1987.
30) Lindhe J, Nyman S: Alterations of the position of the marginal soft tissue following periodontal surgery. *J Clin Periodontol,* **7**(6): 525-530, 1980.
31) Listgarten MA, Rosenberg MM: Histological study of repair following new attachment procedures in human periodontal lesions. *J Periodontol,* **50**(7): 333-344, 1979.
32) Listgarten MA: Periodontal probing: what does it mean? *J Clin Periodontol,* **7**(3): 165-176, 1980.
33) Machtei E, Ben-Yehouda A: The effect of post-surgical flap placement on probing depth and attachment level. *J Periodontol,* **65**(9): 855-858, 1994.
34) Matia JI, Bissada NF, Maybury JE, Ricchetti P: Efficiency of scaling of the molar furcation area with and without surgical access. *Int J Perio Rest Dent,* **6**(6): 24-35, 1986.
35) Maynard JG, Wilson RD: Physiologic dimensions of the periodontium significant to the restorative dentist. *J Periodontol,* **50**(4): 170-174, 1979.
36) Nabers CL: Repositioning the attached gingiva. *J Periodontol,* **25**: 38-39, 1954.
37) Nevins M: Attached gingiva-mucogingival therapy and restorative dentistry. *Int J Perio Rest Dent,* **6**(4): 9-27, 1986.
38) Nevins M, Skurow HM: The intracrevicular restorative margin, the biologic width, and the maintenance of the gingival margin. *Int J Perio Rest Dent,* **4**(3): 30-49, 1984.

39) Nevins M, Mellonig JT: Periodontal Therapy. Quintessence Publishing Co, Inc, 1998.
40) Nevins M: Periodontal pocket-predictable treatment. *Compendium,* **20**(5): 467-486, 1999.
41) Nobuto T, Tanda H, Yanagihara K, Nishikawa Y, Imai H, Yamaoka A: The relationship between connective tissue and its microvasculature in the healthy dog gingiva. *J Periodont Res,* **24**(1): 45-52, 1989.
42) Nobuto T, Yanagihara K, Teranishi Y, Minamibayashi S, Imai H, Yamaoka A: Periosteal microvasculature in the dog alveolar process. *J Periodontol,* **60**(12): 709-715, 1989.
43) Ochsenbein C: A primer for osseous surgery. *Int J Perio Rest Dent,* **6**(1): 8-47, 1986.
44) Ochsenbein C, Bohannan H: The palatal approach to osseous surgery. I. Rationale. *J Periodontol,* **34**: 60-68, 1963.
45) Ochsenbein C, Bohannan H: The palatal approach to osseous surgery. II. Clinical application. *J Periodontol,* **35**: 54-68, 1964.
46) O'Leary TJ: The impact of research on scaling and root planing. *J Periodontol,* **57**(2): 69-75, 1986.
47) Orban B: Gingivectomy or flap operation? *J Am Dent Assoc,* **26**: 1276-1283, 1939.
48) Olsen C, Ammons W, van Bell G: A longitudinal study comparing apically repositioned flaps, with and without osseous surgery. *Int J Perio Rest Dent,* **5**(4): 9-33, 1985.
49) Papapanou PN, Wennström JL: The angular bony defect as indicator of further alveolar bone loss. *J Clin Periodontol,* **18**(5): 317-322, 1991.
50) Ramfjord SP, Morrison EC, Burgett FG, Nissle RR, Shick RA, Zann GJ, Knowles JW: Oral hygiene and maintenance of periodontal support. *J Periodontol,* **53**(1): 26-30, 1982.
51) Ramfjord SP, Nissle RR: The modified widman flap. *J Periodontol,* **45**(8): 601-607, 1974.
52) Salkin LM, Freedman AL, Stein MD, Bassiouny MA: A Longitudinal study of untreated mucogingival defects. *J Periodontol,* **58**(3): 164-166, 1987.
53) Schluger S: Osseous resection-A basic principle in periodontal surgery. *Oral Surg Oral Med Oral Pathol,* **2**: 316-325, 1949.
54) Seibert J: Treatment of infrabony lesions by surgical resection procedures. *In*: Periodontal surgery: Biologic basis and technique.Stahl SS ed, Charles C. Thomas, Springfield, 1976.
55) Silness J: Periodontal conditions in patients treated with dental bridges. 2. The influence of full and partial crowns on plaque accumulation, development of gingivitis and pocket formation. *J Periodont Res,* **5**(3): 219-224, 1970.
56) Skougaard MR, Beagrie GS: The renewal of gingival epithelium in marmosets (Callithrix Jacchus) as determined through autoradiography with thymidine-H_3. *Acta Odontol Scand,* **20**: 467-84, 1962.
57) Smulow JB, Turesky SS, Hill RG: The effect of supragingival plaque removal on anerobic bacteria in deep periodontal pockets. *J Am Dent Assoc,* **107**(5): 737-742, 1983.
58) Stahl SS, Froum SJ, Kushner L: Periodontal healing following open debridement flap procedures. II. Histologic observations. *J*

Periodontol, **53**(1): 15-21, 1982.

59) Stambaugh RV, DragooM, Smith DM, Carasali L: The limits of subgingival scaling. *Int J Perio Rest Dent,* **1**(5): 30-41, 1981.

60) Tibbetts L, Ochsenbein C, Loughlin D: Rational for the lingual approach to mandibular osseous surgery. *Dent Clin North Am,* **20**: 61-78, 1976.

61) van Venrooy JR, Yukna RA: Orthodontic extrusion of single-rooted teeth affected with advanced periodontal disease. *Am J Orthod,* **87**(1): 67-74, 1985.

62) Waerhaug J: Healing of the dento-epithelial junction following subgingival plaque control. II. As observed on extracted teeth. *J Periodontol,* **49**(3): 119-134, 1978.

63) Waerhaug J: Tissue reactions around artificial crowns. *J Periodontol,* **54**: 172-185, 1953.

64) Wagenberg BD: The role of orthodontics in periodontics and restorative dentistry. *Compendium,* **14**(9): 1180, 1182, 1184-1188, quiz 1188, 1993.

65) Wilson TG, Glover ME, Schoen J, Baus C, Jacobs T: Compliance with maintenance therapy in private periodontal practice. *J Periodontol,* **55**(8): 468-473, 1984.

66) World Workshop in Clinical Periodontics. AAP, 1989.

67) Yukna RA, Bowers GM, Lawrence JJ, Fedi PF Jr: A clinical study of healing in humans following the excisional new attachment procedure. *J Periodontol,* **47**(12): 696-700, 1976.

68) Yulzari JC: Strategic extraction in periodontal prosthesis. *Int J Perio Rest Dent,* **2**(6): 50-65, 1982.

69) Zamet JS : A comparative clinical study of three periodontal surgical techniques. *J Clin Periodontol,* **2**: 87-97, 1975.

70) Zamet JS : A Comparison of gingivectomy and apically repositioned flap procedures. *Dental Practitioner,* **17**: 387-395, 1967.

71) Zander HA: The attachment of calculus to root surface. *J Periodontol,* **24**: 16, 1953.

72) Nevins M, 藤本順平, 船越栄次：臨床歯周病学会における今日の考え方と歯周補綴．ザ・クインテッセンス, **6**(7)：52-81, 1987.

73) Nevins M, 小野善弘, 中村公雄：歯周治療学と修復歯科学の要．ザ・クインテッセンス, **6**(7)：84-107, 1987.

74) Reiser GM：歯周初期病変の確実な診断のために．ザ・クインテッセンス, **9**(12): 98-112, 1990.

75) 三辺正人, 吉野敏明：細菌検査を用いた歯周治療のコンセプト．医学情報社, 東京, 2005.

76) 中村公雄, 小野善弘, 畠山善行, 宮本泰和：歯周外科の考え方と実際．クインテッセンス出版, 東京, 1994.

77) 李　載仁：下顎の老化に関する病理組織学的研究．九州歯学雑誌, **32**(5)：564-589, 1979.

78) 小野善弘, 畠山善行, 宮本泰和, 松井徳雄：コンセプトをもった予知性の高い歯周外科処置．クインテッセンス出版, 東京, 2001.

79) 大住祐子：歯科衛生士のためのステップアップ！　歯周治療―初診からメインテナンスまで―．クインテッセンス出版, 東京, 2002.

80) Antonio N（編著）, 川崎堅三（監訳）：Ten Cate 口腔組織学　原著第6版．医歯薬出版, 東京, 2006.

執筆者一覧

松井　徳雄
Tokuo Matsui

貴和会歯科銀座診療所
〒104-0061　東京都中央区銀座6-9-8　銀座UKビル7階
Tel.03-3572-2800

浦野　智
Satoru Urano

浦野歯科診療所
〒530-0003　大阪市北区堂島1-6-20　堂島アバンザ5階
Tel.06-6455-0766

佐々木　猛
Takeshi Sasaki

貴和会歯科新大阪診療所
〒532-0003　大阪市淀川区宮原3-4-30　ニッセイ新大阪ビル9階
Tel.06-6395-8011

山内　忍
Shinobu Yamauchi

貴和会歯科新大阪診療所
〒532-0003　大阪市淀川区宮原3-4-30　ニッセイ新大阪ビル9階
Tel.06-6395-8011

水野　秀治
Shuji Mizuno

貴和会歯科新大阪診療所
〒532-0003　大阪市淀川区宮原3-4-30　ニッセイ新大阪ビル9階
Tel.06-6395-8011

佐々生康宏
Yasuhiro Sasao

大阪大学歯学部附属病院 顎口腔機能治療部
〒565-0871　大阪府吹田市山田丘1-8
Tel.06-6879-2278

小野　善弘
Yoshihiro Ono

貴和会歯科銀座診療所
〒104-0061　東京都中央区銀座6-9-8　銀座UKビル7階
Tel.03-3572-2800

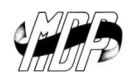

歯周治療って面白い！
―マンガでわかる考え方とテクニック―1．基礎編
ISBN978-4-263-46101-3

2008年9月20日　第1版第1刷発行
2024年7月25日　第1版第8刷発行

著者　松井　徳雄
　　　浦野　　智
　　　佐々木　猛
　　　山内　　忍
　　　水野　秀治
　　　佐々生康宏
　　　小野　善弘
発行者　白石　泰夫

発行所　医歯薬出版株式会社
〒113-8612 東京都文京区本駒込1-7-10
TEL.(03)5395-7634(編集)・7630(販売)
FAX.(03)5395-7639(編集)・7633(販売)
https://www.ishiyaku.co.jp/
郵便振替番号 00190-5-13816

乱丁，落丁の際はお取り替えいたします　　　印刷・三報社印刷／製本・明光社

Ⓒ Ishiyaku Publishers, Inc., 2008. Printed in Japan

本書の複製権・翻訳権・翻案権・上映権・譲渡権・貸与権・公衆送信権(送信可能化権を含む)・口述権は，医歯薬出版㈱が保有します．

本書を無断で複製する行為(コピー，スキャン，デジタルデータ化など)は，「私的使用のための複製」などの著作権法上の限られた例外を除き禁じられています．また私的使用に該当する場合であっても，請負業者等の第三者に依頼し上記の行為を行うことは違法となります．

JCOPY ＜出版者著作権管理機構 委託出版物＞
本書をコピーやスキャン等により複製される場合は，そのつど事前に(社)出版者著作権管理機構(電話03-5244-5088，FAX 03-5244-5089，e-mail：info@jcopy.or.jp)の許諾を得てください．